应急医疗队建设
标准操作流程

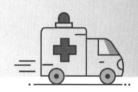

主　编　田军章　　刘中民　　许树强
副主编　叶泽兵　　劳炜东　　樊毫军　　张连阳

人民卫生出版社
·北　京·

图书在版编目（CIP）数据

应急医疗队建设标准操作流程/田军章，刘中民，许树强主编. —北京：人民卫生出版社，2023.10

ISBN 978-7-117-35300-7

Ⅰ. ①应… Ⅱ. ①田… ②刘… ③许… Ⅲ. ①医疗队－标准化管理－技术操作规程 Ⅳ. ①R197.8-65

中国国家版本馆 CIP 数据核字（2023）第 190230 号

人卫智网	www.ipmph.com	医学教育、学术、考试、健康，购书智慧智能综合服务平台
人卫官网	www.pmph.com	人卫官方资讯发布平台

应急医疗队建设标准操作流程

Yingji Yiliaodui Jianshe Biaozhun Caozuo Liucheng

主　　编：田军章　刘中民　许树强
出版发行：人民卫生出版社（中继线 010-59780011）
地　　址：北京市朝阳区潘家园南里 19 号
邮　　编：100021
E - mail：pmph @ pmph.com
购书热线：010-59787592　010-59787584　010-65264830
印　　刷：北京瑞禾彩色印刷有限公司
经　　销：新华书店
开　　本：787×1092　1/16　印张：29
字　　数：724 千字
版　　次：2023 年 10 月第 1 版
印　　次：2023 年 11 月第 1 次印刷
标准书号：ISBN 978-7-117-35300-7
定　　价：119.00 元

打击盗版举报电话：010-59787491　E-mail：WQ @ pmph.com
质量问题联系电话：010-59787234　E-mail：zhiliang @ pmph.com
数字融合服务电话：4001118166　E-mail：zengzhi @ pmph.com

编　者

丁文锋（广东省第二人民医院）　　　　　吴　丽（广东省第二人民医院）

马　力（广东省第二人民医院）　　　　　吴　静（中南大学湘雅医院）

王柏磊（北海市人民医院）　　　　　　　吴政光（广东省第二人民医院）

亓玉伟（吉林大学白求恩第一医院）　　　冷梅芳（广东省第二人民医院）

邓庚国（中山大学附属第三医院）　　　　张　艳（安徽医科大学第一附属医院）

石爱丽（浙江省人民医院）　　　　　　　张连阳（陆军特色医学中心）

卢　铖（新疆维吾尔自治区人民医院）　　陈　伟（广东省第二人民医院）

卢慧勤（广东省第二人民医院）　　　　　陈　孚（郑州大学第一附属医院）

叶泽兵（广东省第二人民医院）　　　　　林冠文（广东省第二人民医院）

田军章（广东省第二人民医院）　　　　　周代伟（广东省第二人民医院）

邢　锐（广东省第二人民医院）　　　　　郑　文（广东省第二人民医院）

吕小燕（广东省第二人民医院）　　　　　郑　诗（广东省第二人民医院）

华颂文（中南大学湘雅二医院）　　　　　胡　海（四川大学华西医院）

刘中民（同济大学附属东方医院）　　　　俞玲娜（广东省第二人民医院）

江小运（广东省第二人民医院）　　　　　姜迎萍（广东省第二人民医院）

江嘉欣（广东省职业病防治院）　　　　　莫建坤（广东省第二人民医院）

许长鹏（广东省第二人民医院）　　　　　钱　欣（福建省立医院）

许树强（上海交通大学中国医院发展研究院）　唐柚青（广东省第二人民医院）

孙鸿涛（广东省第二人民医院）　　　　　黄　雷（四川省人民医院）

孙嘉增（广东省第二人民医院）　　　　　黄惜华（广东省第二人民医院）

劳炜东（广东省第二人民医院）　　　　　曹东林（广东省第二人民医院）

李观明（广东省生殖医院）　　　　　　　韩　静（同济大学附属东方医院）

李春晖（天津市人民医院）　　　　　　　樊毫军（天津大学应急医学研究院）

李霁昕（广东省第二人民医院）

编写秘书　叶泽兵（广东省第二人民医院）
　　　　　　　陈淑华（广东省第二人民医院）

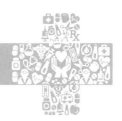

　　筚路蓝缕，以启山林，栉风沐雨，终将薪火相传。小小的一部《应急医疗队建设标准操作流程》的诞生，些许见证了我国卫生应急工作及应急队伍的发展。

　　2003年严重急性呼吸综合征（SARS）之后，党中央、国务院在认真总结SARS防治工作的经验和教训的基础上，拉开了我国应急管理体系构建工作的序幕，卫生应急工作也快速推进。2008年汶川特大地震以后，国家深刻认识到开展全国范围内卫生应急救援专业队伍体系建设的重要性和紧迫性。2010年12月，卫生部出台了《国家卫生应急队伍管理办法（试行）》，统筹建设国家级卫生应急队伍，地方建设具有地域特点的各类卫生应急救援专业队伍，初步形成从中央到地方的应急医学救援队伍体系。广东省第二人民医院（广东省应急医院）在七十余年间薪火相传，前赴后继，不忘初心，不负重托锻造了一只国内领先、国际一流的应急医学救援队伍，紧急医学救援能力建设方面也走在了全国前列。

　　从1947年医院成立之初临时组建东北民主联军第7纵队鼠疫防疫队起，应急基因自始奔涌于血脉，沉淀于骨髓。从真枪实弹的战争到没有硝烟的战场，我们始终与国家同呼吸、共命运。

　　从2003年抗击SARS的无一例患者因SARS死亡，没有一位医务人员感染的"双无"奇迹到2008年汶川地震后，我们主动请缨建立紧急医学救援队，广东省第二人民医院始终在中国卫生应急工作的发展中有着浓墨重彩的一笔。2010年被卫生部确定为全国首批六支国家级应急医学救援队之一。2012年，我们毛遂自荐，拿下了"广东省应急医院"的金字招牌。在深圳光明新区红坳村山体滑坡、信宜市台风灾害、广州7·15公交车爆燃事件、H7N9流感应急行动、登革热防治应急行动等紧急救援行动中，都有我们坚实的救援之手。

　　十年磨剑，"结得千层茧，练就冲天翅"。2017年5月，我们承建的国家紧急医学救援队伍通过了世界卫生组织（WHO）专家组严格的评估认证，成为全球9支国际紧急医学救援队（EMT）之一，被誉为"会飞的医院"。我们领跑全国展翅飞出国门，国际应急医疗队快如雄鹰，可在6小时内完成集结，飞抵高温、高湿地区开展国际救援。广东国际应急医疗队建设的经验、做法，被国家卫生健康委员会总结为"应急医学广东模式"，相关的建设规范和高度智能化的帐篷医院救援信息系统，完全成为四川大学华西医院、中南大学湘雅医院、天津市人民医院等国家卫生应急处置中心、国际应急医疗队对标的范本。帐篷医院救援信息系统受到WHO专家组高度评价，被认为水平极高，可作为标杆向全球推荐。由此推动了广东应急产业发展，其中深圳、广州、佛山的一批应急医学救援设备供应企业从广东走向全国、全球。

　　开启新篇章，当前广东正在迈出实现"四个走在全国前列"、当好"两个重要窗口"新征程，积极构建粤港澳大湾区卫生与健康共同体。新时代呼唤世界一流的大湾区卫生应急中心。2018 年，我们成为广东省卫生健康委员会指定的"广东省紧急医学救援指导中心"，指导全省队伍的建设工作。身处大湾区中的中心城市广州，当下我们正以排头兵的担当守护粤港澳大湾区这一充满活力的世界级城市群的卫生安全。2020—2023 年抗疫期间，广东省第二人民医院服务全国、全省抗疫大局，以"排头兵"的勇气担当，以"尖刀连"的本领作风，圆满完成了各项应急救援任务。

可以说，这部《应急医疗队建设标准操作流程》就是近 20 年来医院应急工作及应急队伍建设的经验总结，更是一代代卫生应急工作者上下求索，前赴后继的智慧结晶。古人云："凿井者，起于三寸之坎，以就万仞之深。""为之，则难者亦易矣；不为，则易者亦难矣。"愿就以吾辈之力做那凿井者，起三寸之坎。于是，我们组织了一大批专家，总结多年先进经验，吸取前人优秀做法，梳理了应急医疗队标准操作流程并编辑成书，以待更好推广示范应急医疗救援相关经验、做法。

本书内容翔实、全面，可操作性强，涵盖了组织管理、人员管理、技术管理、药品耗材、设备后勤等方面，充分反映了中国特点特色和实际情况。希望此书有助于打造更多专业化、规范化、高素质的应急医疗队伍，共同打造全球公共卫生安全的屏障，成就那万仞深井。

主编
2023 年 5 月

目 录

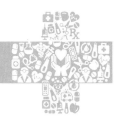

第一章
组 织 管 理

第一节　队伍部署启动标准操作流程

目的：发生重特大灾难性事件后需要应急医疗队在受灾地区开展紧急医学救援时，队伍在接到任务指令后，在最短的响应时间内启动部署，迅速为灾区群众提供紧急医学救援服务（图1-1）。

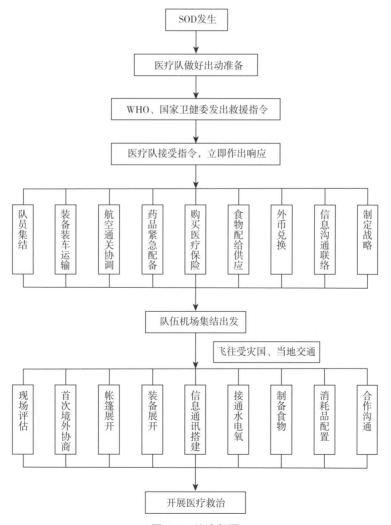

图 1-1　总流程图

SOD: sudden onset disaster, 突发灾害；WHO: World Health Organization, 世界卫生组织

1

适用范围：应急医疗队。

背景：当某一国家或地区发生重特大灾难事件，在上级卫生行政主管部门下达任务指令后，应急医疗队启动部署，迅速开展出行协调管理（图1-2），使队伍能够在12小时内完成准备工作，具备开赴受灾地区实施紧急医学救援的各项条件。

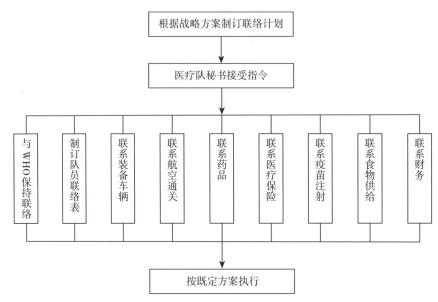

图 1-2 紧急沟通协调流程图

（一）信息收集与评估

应急医疗队协调员负责收集受灾国政府或地区、世界卫生组织、其他权威渠道发布的灾情信息，包括事件等级、性质、程度；卫生条件和医学救援实力；经济状况、生活状况、社会安全、地理环境、文化宗教、气候状况等；监测灾情发展趋势。相关信息以简报方式，报医疗队的队长和上级卫生行政主管部门。

应急医疗队队长负责灾情评估与判断实施紧急医学救援的可行性，保持与上级卫生行政主管部门的沟通联系，并接受上级卫生行政主管部门的指导。按照上级卫生行政主管部门的任务指令开展后续准备工作，相关信息以简报方式报上级主管部门。

（二）救援队伍组织

应急医疗队应急指挥组负责组织救援队员。现场指挥官根据任务要求和灾情特点，迅速按功能抽组，确定组长及各组应急医疗队员名单；通知各名队员在要求的时间内到岗到位；各队员应按任务要求准备好个人携行背囊；清点救援装备。各组长负责组织协调组内队员的准备情况，并向现场指挥官报告（图1-3）。

应急指挥组根据任务地域特点和灾情特点确定出行前教育培训内容、方式、时间、地点，并组织好培训师资，强调组织纪律、外事纪律、保密纪律等。

应急指挥组在出发前协调召开动员大会、举行出征仪式，鼓舞士气，宣布出征。

（三）救援物资准备

应急医疗队各功能组的组长负责组织组内队员按任务与灾情特点，准备各类救援物质，物质清单由各组长负责汇总并报现场指挥官（图1-4）。

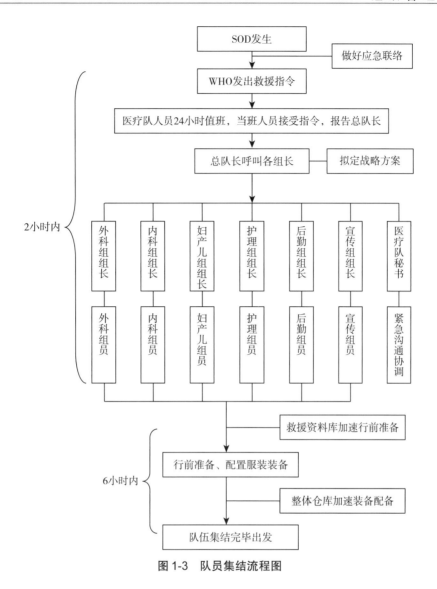

图1-3 队员集结流程图

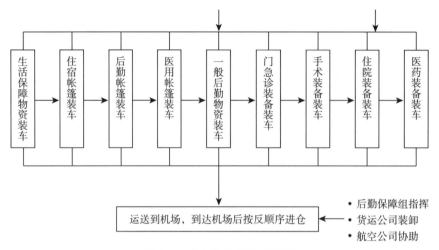

图 1-4　装备装车运输流程图

（四）出行手续办理

应急医疗队指挥组负责救援战略制订（图 1-5）、协调、办理各项出行手续。包括：信息沟通联络（图 1-6），联系上级主管部门以及外事部门，办理出国（境）手续，如外币兑换（图 1-7）、护照签证、疫苗注射、购买意外保险（图 1-8），队员签署保密协议等。

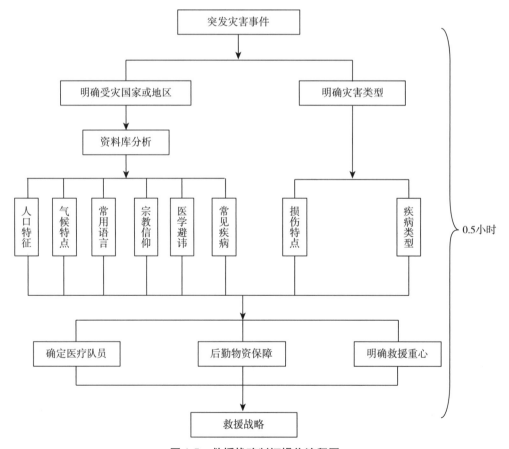

图 1-5　救援战略制订操作流程图

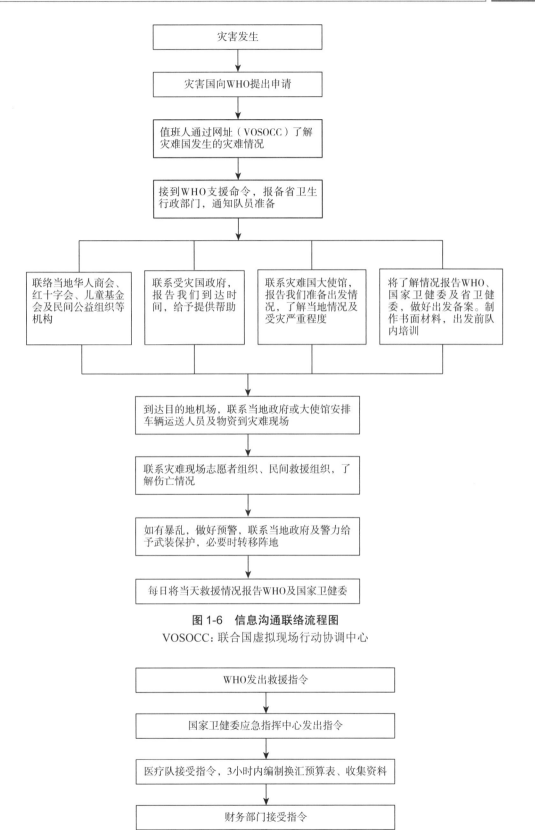

图1-6　信息沟通联络流程图
VOSOCC：联合国虚拟现场行动协调中心

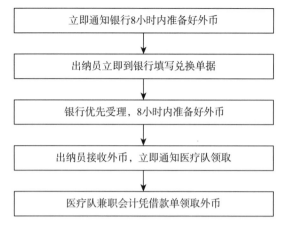

图1-7 外币兑换流程图

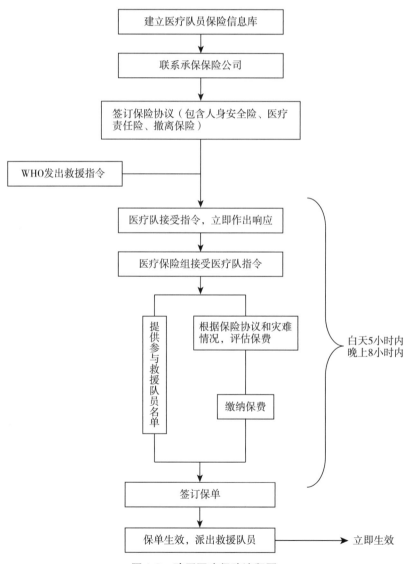

图1-8 购买医疗保险流程图

（五）航空运输准备

应急医疗队指挥组协调员在上级主管部门协调下，完成航空运输准备工作，包括：明确航空运输方式、空运机型等；协调物流公司做好救援物资装备装箱、运输工作等各项准备。

（六）出入通关办理

应急指挥组负责安排车辆运送医疗队员及装备赴机场；抵达机场后，按确定通道和程序办理物资空运；医疗队员按确定的通道办理出关（图1-9）、登机手续；各组组长负责组内队员出行安全。

应急指挥组协调员在上级外事部门协调下，联系我国驻受援国大使馆，向大使馆通报应急医疗队人员、物资装备、空运及行程时间等信息；商请我驻受援国大使馆负责协助安排入境通关事宜，如协调包机抵达、人员入关、物资清关、救援目的地及救援工作等（图1-10、图1-11）。

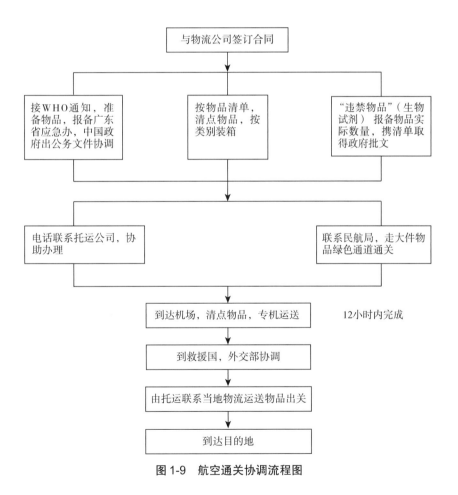

图1-9 航空通关协调流程图

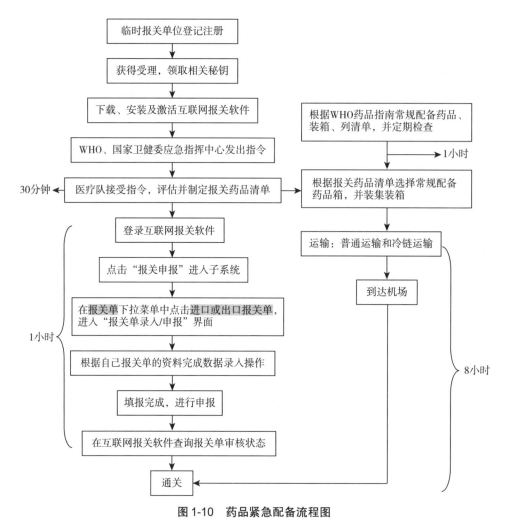

图 1-10 药品紧急配备流程图

（七）首次境外协商（图 1-12）

应急医疗队抵达受灾国、受灾地区救援现场后，应立即进行首次救援协调工作，以确定前期掌握的信息和协商的事宜，进一步明确涉及救援工作的相关事宜。

指挥协调组根据受灾地区及世界卫生组织的相关要求，及时向灾难现场指挥部和当地卫生行政主管部门进行队伍的报到或登记注册，使救援队尽快纳入受灾国灾难救援的总体网络中。注册报到内容涉及队员基本情况、仪器设备、药品物资、后勤保障、预计工作时间、所能提供的救援服务、联络员及其基本信息等。

现场救援准备：指挥协调组立即组织救援现场准备工作，主要包括：现场评估（图 1-13）、现场部署（图 1-14）、营地建设（图 1-15～图 1-19）、医学救治、宣传报道、合作沟通（图 1-20）、情况报告等。

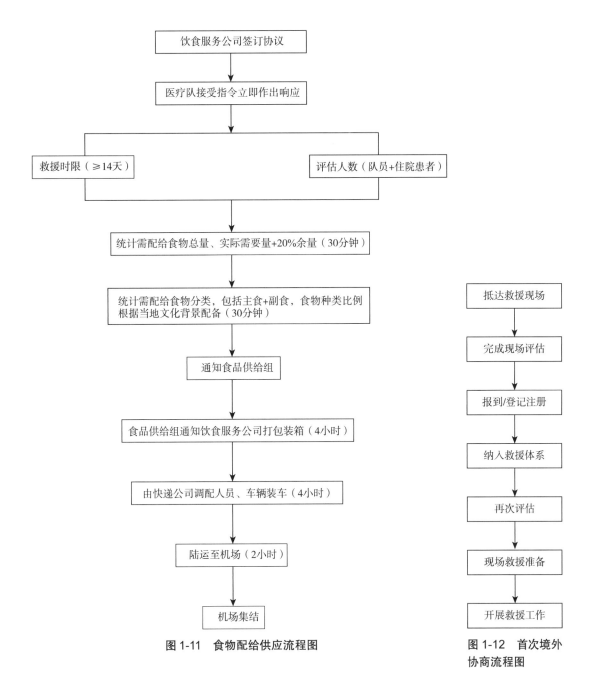

图 1-11　食物配给供应流程图

图 1-12　首次境外协商流程图

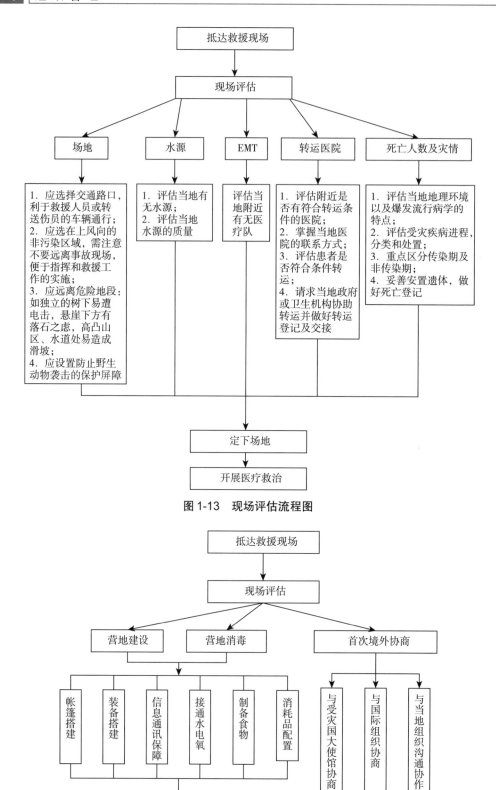

图 1-13 现场评估流程图

图 1-14 现场部署流程图

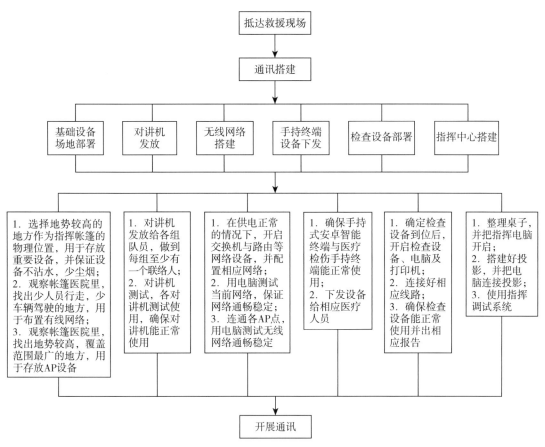

图 1-15 信息通讯搭建流程图

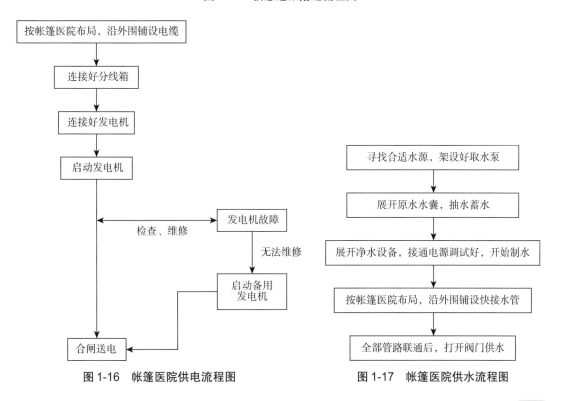

图 1-16 帐篷医院供电流程图   图 1-17 帐篷医院供水流程图

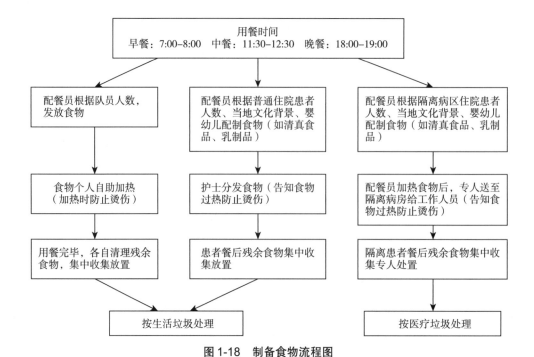

图 1-18 制备食物流程图

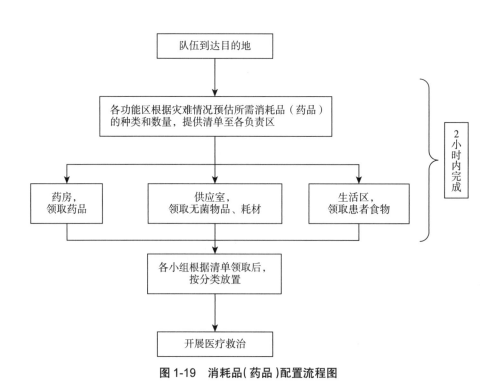

图 1-19 消耗品（药品）配置流程图

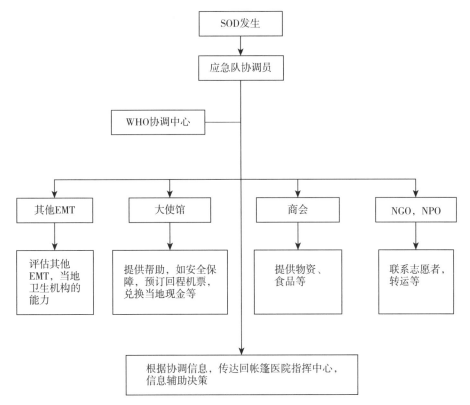

图 1-20　合作沟通操作流图

备注：12 小时内完成国内部署准备，12 小时内完成灾区现场部署（除外交通时间）

NGO：Non-Governmental Organizations，非政府组织；NPO：Non-Profit Organizations，非盈利组织

（丁文锋　许树强　田军章）

第二节　队伍常规撤离

目的：保证救援工作结束后团队能顺利进行工作移交以及顺利回国。

适用范围：应急医疗队队员。

背景：在国际紧急医学救援启动后，应当及时制订撤出策略。评估救援队撤出的最佳时机是一个持续的过程。应根据灾情，对救援持续时间、技术支持类型和程度等不断进行调整，并努力争取救援项目的可持续性。当地友好组织和其他参与者应能够在救援队离开后独立接手移动医院项目，或与其他机构进行交接、整合。

（一）结束救援

1. 撤出流程（图 1-21）

（1）确定撤出：一旦确定撤出时间和方式，应提前 2 天通知每一个队员做好撤离准备。

（2）工作移交：如果没有后续救援队接替，救援队应提前 2 天发布信息，在移动医院醒目位置张贴通知，将救援队即将撤出的信息通知当地居民。如果有后续救援队接替，则救援队间应有 1～2 天的交接工作时限，以利于顺利交接工作。

2. 物资馈赠　根据国际惯例和历次国际紧急医学救援的经验，投送到灾区的部分医疗设备和物资一般不再运回国内，将以馈赠的方式移交给当地政府或机构。救援队要列出一份设备和物资馈赠的详细清单(清单内容要包括设备名称、机器编号等),作为移交备忘录的附件。应当举行一个简单的馈赠仪式,双方在移交备忘录上签字,保留影像资料。

3. 合作意向 双方可就未来合作领域进行合作意向协商,并签署合作意向书。救援队回国后可向国家卫生健康委员会提交合作意向书。

4. 返程安排 可安排专机或乘坐民航班机回国。对有传染病接触史的救援队员应做好健康监测和医学观察工作。

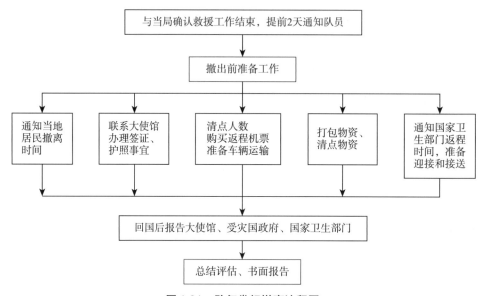

图 1-21 队伍常规撤离流程图

（二）总结评估

救援队回国后,应完成队员个人总结及救援队总结;举行救援行动评估会议,广泛听取各方意见,及时形成书面报告;召开总结表彰会,总结执行任务期间的经验与不足,对相关人员进行表彰。根据设备物资消耗情况,按规定结算报销;及时编制目录和清单,申报专项经费采购储备。

（劳炜东　刘中民　许树强）

第三节 队伍紧急撤离

目的:当所在国家的安全形势对团队成员人身安全造成威胁时,启动本预案以确保团队成员撤离至安全地带或者顺利回国(图 1-22)。

适用范围:应急医疗队队员。

背景:灾难对社会造成的损害不可预估,受灾国家安全形势复杂,很有可能所在救援地点会受到灾难的波及,甚至周边遭到恐怖袭击或爆发战争。此时,受灾国家宣布进入紧急状态,各国家救援队接到要求紧急撤离的消息后,应立即启动紧急撤离预案。

（一）撤离预案启动与人员分工

在应急撤离工作小组下达启动应急撤离预案后,应立即组织现场工作的全部人员,迅速返回驻地指定地点集中。按照应急撤离各工作小组的职责要求,结合现场的人员情况,

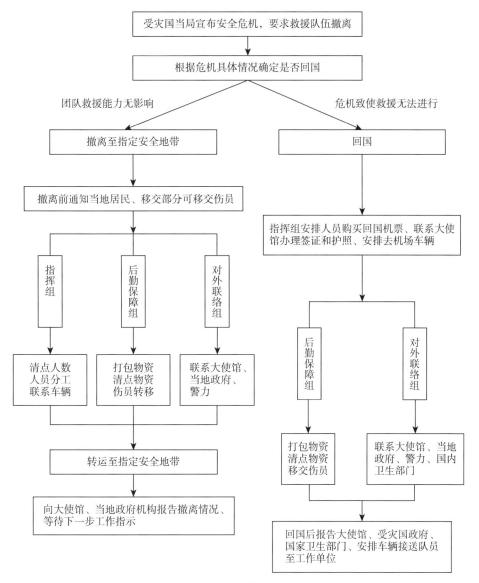

图 1-22　队伍紧急撤离流程图

进行工作分工。在应急撤离工作小组统一领导下,各工作小组负责人要立即组织开展相应的撤离准备工作,保证各项应急撤离的工作职责得到有效落实和应急撤离的圆满完成。

(二)撤离前准备工作

1．**落实随行警卫**　立即与大使馆、当地政府、军警等联系并落实撤离警卫事宜,请求大使馆、当地政府、军警在实施紧急撤离前,配备足够的撤离随行保卫警力,并提前集合到位。

2．**组织运输车辆**　准备安全可靠的运输车辆,以保证全部撤离人员的运输能力,并提前组织到达指定的上车地点。

3．**准备撤离物资**　立即准备好撤离所需食品、饮用水、药品等物品,在应急撤离所要求的时间内提前装运上车。其他撤离人员在完成相应的准备工作后,收拾重要的工作资料和简单的个人随行物品,在撤离要求的时间内提前到达上车地点等候。

4．**清点物资**　立即按照库存物资清单办理现场物资的清点、移交签字手续,并对现场的物资材料存放区、办公区、住宿区等进行照相、录像、贴封条等,在撤离前完成现场物资移交与取证工作。

5. 落实人员名单　立即将最新的现场人员名单、护照号码、工作单位等相关信息资料,通过传真或电子邮件协助落实全部撤离人员回国的相关工作。

（三）撤离过程中的工作安排

1. 在各工作小组完成相应的准备工作后,领导小组要做最后一次撤离前的全面检查。确认全部准备工作完成后,在上车地点清点人数,在人员清点完成后依次上车,确保不遗漏一个撤离人员。

2. 指定临时负责人,负责联络和分发食品、饮用水等工作。

3. 按照预定的撤离时间、撤离路线准时出发,随时监控、处理撤离过程中的有关情况。

4. 各车负责人应随时关注撤离人员在撤离过程中的情绪,做好撤离人员的安抚工作,以保障紧急撤离途中的良好秩序。

5. 在撤离车队出发后,现场应急撤离工作小组应及时报告。

（四）撤离至安全地带

1. 如确定按照要求,撤离到指定的安全地带后,报告大使馆和当地政府。

2. 到达指定目的地后,落实撤离人员在临时驻地的食宿和安全保卫工作,同时报告总部,等待下一步的工作安排指令。

（五）撤离回国

1. 根据实际情况,如果确定需要撤离回国,应急撤离工作小组应组织购买好回国机票,安排有关撤离人员快速直达机场等候。

2. 在现场撤离人员中,如果存在需要补办签证延期手续的情况,则应提前安排人员与中国大使馆取得联系,请求大使馆为撤离人员在延期签证、护照办理等方面提供最大的方便和帮助。

3. 提前安排人员通过各种方式购买到全部撤离人员的回国机票,以保证撤离人员以最快的时间回到国内。购买到机票后,立即向主管汇报,安排人员到国内机场迎接撤离人员回国。

4. 在全部现场撤离人员到达国内机场后,应按照撤离人员的工作单位和常驻地情况,联系航班和安排车辆,将撤离人员安全护送到其工作单位。

（邓庚国　许树强　田军章）

第四节　医疗纠纷处理

目的:为了及时妥善处理在提供紧急医学救援服务过程当中产生的各种投诉,保障患者的合法权益,提高服务质量,维护应急医疗队的形象,根据应急医疗队的服务理念及指导原则和接受救援地法律法规,制定投诉处理制度。

适用范围:患者、应急医疗队队员。

背景:医患冲突是一种常态。在国际医疗救援中,需要一套完善的医疗纠纷防范机制以应对可能发生的医疗投诉事件。一旦国际救援中发生医疗投诉,可以通过标准化、系统化的医疗纠纷处理流程进行处理,妥善处理医疗投诉,以保证应急医疗队救援行动顺利进行。

医疗纠纷处理流程(图1-23):

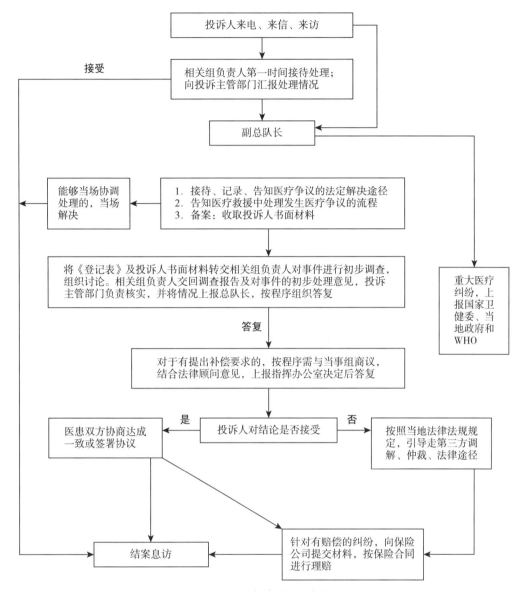

图 1-23　医疗纠纷处理流程图

1. 应急队相关组负责人进行接待　国际救援过程中,投诉人以来电、来访、来信等形式对救援队医疗等行为进行投诉,实行首诉负责制。应急队相关功能组(如医疗组、护理组、后勤组等)负责人认真对待投诉人的投诉,及时稳定投诉人情绪,详细记录投诉的原由和投诉要求,收集投诉者的相关资料。

2. 调查、处理　纠纷能当场解决的,可即时予以处理,尽快给出答复;难以解决的医疗纠纷,上报副总队长进行处理。

副总队长将《医疗投诉处理登记表》(表 1-1)及投诉人书面材料转交相关组负责人对事件进行调查,组织讨论。相关组负责人交回调查报告及对事件的初步处理意见,副总队长负责核实,并将情况上报总队长以及帐篷医院。投诉人对答复不满意的,按当地法律规定,引导投诉人走第三方调解、仲裁、法律等途径解决。重大医疗纠纷应及时上报国家卫生行政主管部门和世界卫生组织。

3. 理赔　纠纷解决后,针对存在赔偿的医疗纠纷,副总队长准备相关保险理赔材料,向保险公司进行理赔。

表 1-1　医疗投诉处理登记表

投诉方式:□来电□来访□来信□其他

投诉人姓名		与患者关系	
患者姓名		患者性别	
患者年龄		住院 / 门诊号	
投诉时间		被投诉人员	
联系电话		首诉接待人员	
地址、邮政编码			

投诉内容:

记录人:

记录时间:

投诉人签字确认:

续表

调查核实情况：
记录：　　年　　月　　日
处理结果：
记录：　　年　　月　　日
反馈记录：
记录：　　年　　月　　日

（劳炜东　樊毫军　刘中民）

第五节　应急医疗队新闻发布

目的：按"统一管理、集中发布"的原则，及时、客观、准确、权威发布新闻内容。

适用范围：应急医疗队对外发布新闻信息。

背景：建立新闻发言人制度，客观、真实发布有关事件发展和应急处置工作的信息，提高工作透明度，澄清谬误，明辨是非，将会起到良好的对外沟通作用。

1. 医疗队建立新闻发言人制度，按"统一管理、集中发布"的原则，由新闻发言人统一、客观、真实发布有关的工作信息。

2. 新闻发布内容

（1）应急医疗队人才队伍、装备保障、物资储备等救援能力情况。

（2）应急医疗队现场救援指挥制度、救援方案、救援措施。

（3）应急医疗队医疗转运与救治情况。

（4）对舆论关注的救援焦点、热点和关键问题的回应。

（5）对新闻媒体有关报道的回应和澄清。

（6）其他需要及时对外发布信息的事项。

3. 新闻发布形式

（1）新闻发布会：由应急医疗队提出申请，经省级卫生行政部门、国家卫生行政部门批准,对涉及应急医疗队重要工作或重大事项,以应急医疗队名义举行新闻发布会予以发布。

（2）记者招待会：由应急医疗队提出申请,经省级卫生行政部门、国家卫生行政部门批准,对涉及应急医疗队重要工作或重大事项,以应急医疗队名义举行记者招待会予以发布。

（3）新闻通稿：由应急医疗队提出申请,经省级卫生行政部门、国家卫生行政部门批准,对其他需要及时对外发布的事项,通过电子邮件向媒体发布新闻信息。

4. 新闻发言人制度

（1）按照"统一管理,集中发布"的要求,做好应急医疗队重大事件和重要信息的新闻发布工作,保证新闻信息发布的准确性和权威性,应急医疗队建立新闻发言人制度。

（2）新闻发言人由省级卫生行政部门、国家卫生行政部门任命或指定。

（3）新闻发言人应为具备较高的政治理论和思想水平,熟悉医疗卫生法规、医学伦理,熟悉救援工作,且具有良好语言表达能力的负责人。

（4）新闻发言人在省级卫生行政部门、国家卫生行政部门领导下,受应急医疗队委托,代表应急医疗队发布重要新闻信息,并回答记者提出的问题。

5. 新闻发布管理制度

（1）对引起社会高度关注的重大信息和事件,以及适宜进行对外新闻发布的重要事件和信息发布实行严格的内容把关管理制度,避免出现信息失真或引起歧义,确保对外发布的内容、文字表达准确。

（2）凡需要对外发布新闻信息、举行新闻发布会或记者招待会,必须经上级部门审批且批准后方可举行;未经批准或授权,不得擅自发布。

（3）对外新闻发布工作,应严格遵守中国相关保密规定,防止泄密。

（4）新闻发布后,及时做好有关新闻报道的反馈、收集和总结工作,将新闻发布资料归档保存（图1-24）。

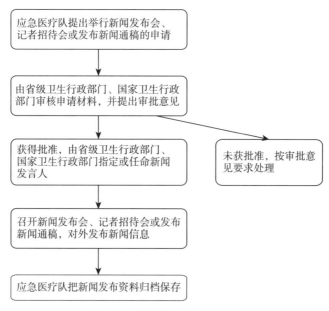

图1-24　新闻发布审批流程图

（李观明　劳炜东　张连阳）

第二章

人 员 管 理

第一节 队员临床资质审查与记录流程

目的:为救援队员依据资质选拔纳入救援队伍提供标准处理流程。

适用范围:应急医疗队队员。

背景:救援队伍的组建需要相关资质的队员进行选拔纳入,标准化的临床资质审查与记录流程,严格执行规范,加强救援队员的资质管理及登记(图2-1)。

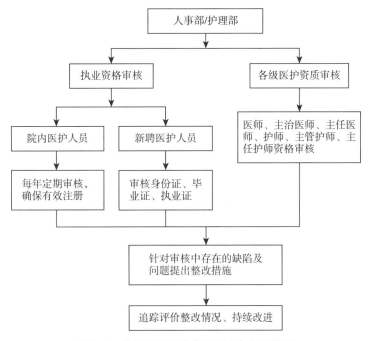

图2-1 救援队员临床资质审查与记录流程

1. 人事部负责对各级应急医护人员的资质进行审核,并履职进行监管,确保应急医护人员资质与岗位要求相匹配。如在审核管理中出现问题与缺陷要进行追踪和评价,持续改进要有成效,并做记录。

2. 执业资质审核

(1) 对《中华人民共和国医师执业证书》《中华人民共和国护士执业证书》(简称《执业证书》)进行集体检验,医护人员执业注册有效期为5年,在注册期间30日内,人事部完成注册及延续注册确认,确保依法执业。

（2）审核新招聘应急医护人员的身份证、毕业证、《执业证书》。未取得《执业证书》或未有效注册的新应急医护人员不能单独工作，必须在执业医师、护士的指导下进行应急医护人员工作；取得《执业证书》后，由人事部进行首次注册的确认。

（3）取得《执业证书》，并有效注册的转入聘用应急医护人员，由人事部组织办理本地注册变更。

3. 各级护理人员资质审核

（1）医师

1）经过正规医学院校相关专业脱产学习，并取得本科以上学历证书，并通过医师执业证书考试合格的医务人员方可在本院从事临床医务工作。

2）新毕业医师（含外单位调入人员），必须岗前培训后到临床试用3个月，通过科室、人事部考试考核合格，方签订聘用合同，进行医师执业注册或变更注册，取得执业证书，临床科室审核能单独胜任临床工作，方可具备医师资格。

3）低年资医师（工作时间≤2年），已从事临床基础工作、一般性专科技术操作工作，在高年资医师指导下从事复杂临床技术操作，担任主管医师。

4）高年资医师（工作时间>2年），主要担任责任，具备独立进行临床评估资质，能够制订并组织实施临床计划。

（2）护士

1）经过正规医学院校护理专业脱产学习，并取得中专以上学历证书，2013年9月1日以后新进人员必须取得大专以上学历证书，并通过护士执业证书考试合格的护理人员方可在本院从事临床护理工作。

2）新毕业护士（含外单位调入人员），必须岗前培训后到临床试用3个月，通过科室、护理部考试考核合格，方签订聘用合同，进行护士执业注册或变更注册，取得执业证书，临床科室审核能单独胜任护士工作，方可备护士资格。

3）低年资护士（工作时间≤2年），已从事临床基础护理、一般性专科护理技术操作工作，在高年资护士指导下从事复杂专科护理技术操作，担任责任护士。

4）高年资护士（工作时间>2年），主要担任责任，具备独立进行护理评估资质，能够制订并组织实施护理计划，能力强者，护士通过护士长审核，落实各项护理措施的专业技术水平、带教、业务、协调管理能力者，承担专业组组长及试用期护士带教工作。

（劳炜东　丁文锋　樊毫军）

第二节　队员选拔培训及管理制度

目的：为了保证应急医疗队队员政治合格、技术过硬、作风优良、体能达标，做到召之能来、来之能战、战之能胜，制定队员遴选、培训、管理制度。

适用范围：应急医疗队队员。

背景：突发事件是人类共同面对的挑战。世界各国和相关国际组织应当做好充分准备，积极开展医学救援行动，以有效保障生命安全与身体健康。近年来，我国突发事件紧急医学救援工作得到快速发展，国家卫生应急队伍屡次在国际灾难医学救援行动中发挥积极作用。按照我国紧急医学救援工作特点，参照国际紧急医学救援有关原则和运作模式，现提出我国国际紧急医学救援工作指南，用于指导各类国家卫生应急队伍开展国际紧急医学救援工作。

应急救援队伍及其所在单位对应急救援人员进行培训,每年不得少于两次,考核不合格人员不得安排承担应急救援工作。

一、选拔条件

人力资源部负责应急医疗队员的选拔工作,应急办协助人力资源部共同完成。应急队员入选条件达到下述标准:

1. 有较高的政治、心理素质,热爱紧急医学救援事业,能够忠实履行职责和义务。

2. 具有奉献、敬业、团结协作精神。

3. 身体健康,年龄原则上不超过50岁。

4. 熟练掌握相关专业知识和技能,有相关培训和实战经验者优先。

5. 具备较强的英语语言能力。

6. 国际紧急医学救援队的人数规模、队员构成、队员配置及专业设置等,可根据灾难种类、灾情程度及救援需求做适当调整。视不同国家或地区语种,可增配相应翻译。

二、培训

1. 应急办负责组织应急救援队伍培训工作(图2-2),与各组讨论制订培训工作计划和方案,确定培训内容。

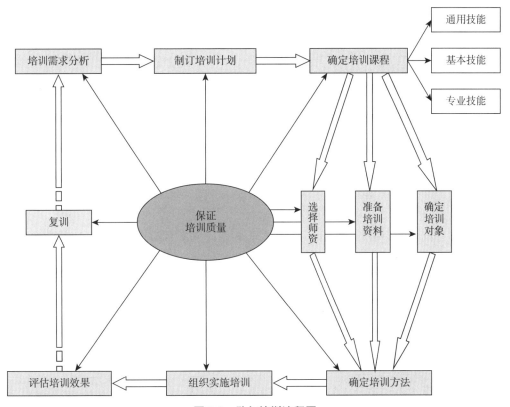

图2-2 队伍培训流程图

应急救援培训的主要内容包括:

(1)有关应急救援的法律、法规和规章。

（2）应急救援预案。

（3）应急救援过程中的安全防护措施。

（4）应急装备、工具操作规程。

（5）异常情况的鉴别和紧急处置方法。

（6）自救、互救知识。

（7）应急通讯联络方法。

（8）应急救援案例。

2．应急办负责安排应急医疗队员培训后考核工作（图2-3），包括理论考核和操作考核。

三、队伍管理

1．应急办负责应急队伍的日常管理，根据应急救援工作需要，制订应急演练计划和方案，明确应急演练种类、范围、目标、时间、参加人员、评审人员等具体内容和要求，定期组织应急演练。应急救援队伍每年组织应急演练不得少于一次。

2．应急办组织各救援组在演练与演习结束后，及时总结应急演练情况，编写应急演练书面报告，落实改进措施，并将方案、改进措施和总结报告及时上报上级主管部门。

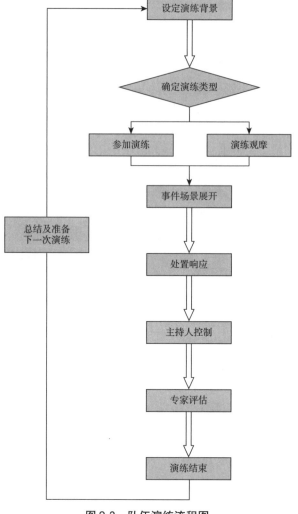

图2-3　队伍演练流程图

3．应急办负责组织实施应急医疗队24小时值班制度，设立值班电话，安排带班负责人，保证应急医疗队员24小时值班、备勤。

4．应急办负责督导各组定期对应急救援设备进行维护保养工作，保证应急救援装备状况良好，运行正常，能够及时投入应急救援行动。

（劳炜东　樊毫军　田军章）

第三节　队伍组织架构

目的：为更清晰地了解核心队伍成员组成及组织分工情况，制订本队伍组织架构图（图2-4）。

适用范围：应急医疗队的管理、成员分工与合作。

背景：为适应高效开展紧急医学救援工作的需求，制订本队伍组织架构图，以更清晰地知道核心队员的分工情况，以更好地适应在实际救援中既分工又合作的工作需求，并利于队伍的统一协调管理。

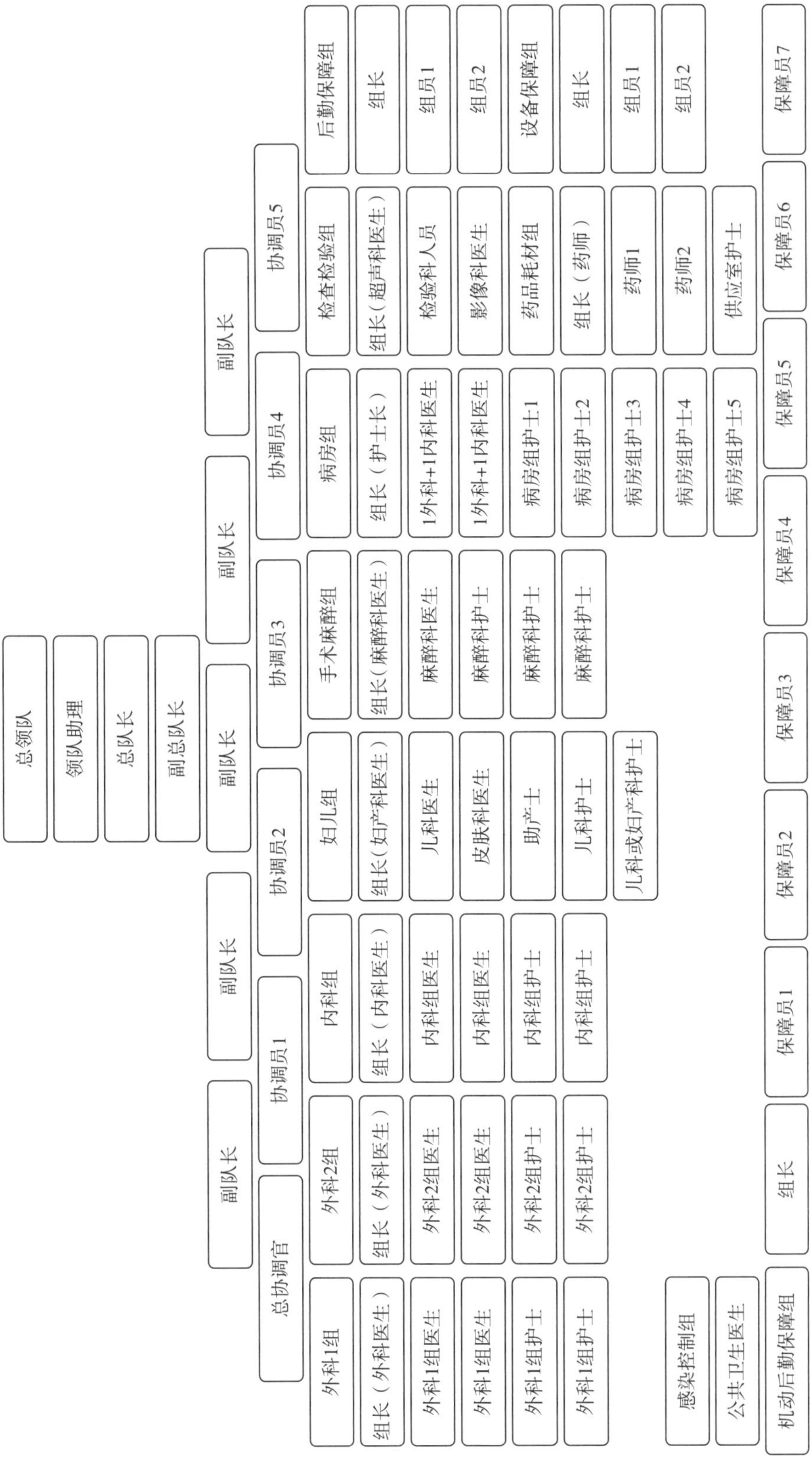

总领队

领队助理

总队长

副总队长

副队长 | 副队长 | 副队长 | 副队长 | 副队长

总协调官 | 协调员1 | 协调员2 | 协调员3 | 协调员4 | 协调员5

外科1组	外科2组	内科组	妇儿组	手术麻醉组	病房组	检查检验组	后勤保障组
组长（外科医生）	组长（外科医生）	组长（内科医生）	组长（妇产科医生）	组长（麻醉科医生）	组长（护士长）	组长（超声科医生）	组长
外科1组医生	外科2组医生	内科组医生	儿科医生	麻醉科医生	1外科+1内科医生	检验科人员	组员1
外科1组医生	外科2组医生	内科组医生	皮肤科医生	麻醉科护士	1外科+1内科医生	影像科医生	组员2
外科1组护士	外科2组护士	内科组护士	助产士	麻醉科护士	病房组护士1	药品耗材组	设备保障组
外科1组护士	外科2组护士	内科组护士	儿科护士	麻醉科护士	病房组护士2	组长（药师）	组长
			儿科或妇产科护士		病房组护士3	药师1	组员1
					病房组护士4	药师2	组员2
					病房组护士5	供应室护士	

感染控制组

公共卫生医生

机动后勤保障组

组长 | 保障员1 | 保障员2 | 保障员3 | 保障员4 | 保障员5 | 保障员6 | 保障员7

图 2-4 队伍组织架构

（叶泽兵 田军章）

第四节 人员情况更新

目的：快速掌握所有队员的最新动态情况，及时更新应急救援的准备情况（图2-5）。

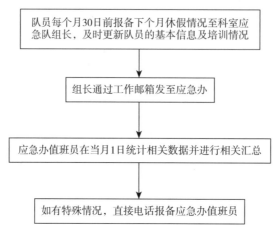

> 队员每个月30日前报备下个月休假情况至科室应急队组长，及时更新队员的基本信息及培训情况
>
> ↓
>
> 组长通过工作邮箱发至应急办
>
> ↓
>
> 应急办值班员在当月1日统计相关数据并进行相关汇总
>
> ↓
>
> 如有特殊情况，直接电话报备应急办值班员

图2-5 人员情况更新流程图

适用范围：应急医疗队。

背景：医疗队员人数较多，每个队员特殊情况不一样，制作表格统一收集相关信息（表2-1），及时更新相关状况，随时更改及调配人员。

表2-1 应急队人员情况更新表

姓名	性别	年龄	健康状况	休假情况	休假去向	联系电话	正/预备队员	特殊情况	医疗急救技术	全球卫生	灾难医疗	野外生存	基本疫苗	特殊疫苗	能否执行任务

填写说明：每位队员必须在每月30日之前把下月休假情况报备科室应急队员的小组长，组长统计数据通过工作邮箱发到应急办，应急办值班员每月1日统计所有队员的数据并进行汇总，如当月发生特殊情况例如病假、丧亲假等，需要本人亲自打电话至应急办处报备，并且在汇总表格登记基本信息及所接受技能培训相关情况。

（叶泽兵 劳炜东）

第五节　疫苗预防接种工作规范

目的：为了保障国际医疗队成员出国救援时免受当地传染病感染，依据国家卫生和计划生育委员会《预防接种工作规范（2016年版）》等相关法律法规，制定该制度。

适用范围：应急医疗队队员。

背景：国际医疗队成员准备出国进行国际救援时，根据当地的传染病疫情，需要应急接种相关疫苗，以保障自己的身体健康和出行方便。

（一）疫苗种类（表2-2）

表2-2　疫苗种类（以广东省国际紧急医学救援队为例）

疫苗种类	预防疾病	WHO 要求接种的国家	接种地点联系方式
黄热病疫苗	黄热病	贝宁 乍得 几内亚 塞拉利昂 赤道几内亚 加蓬 加纳 布隆迪 科特迪瓦 埃塞俄比亚 刚果 安哥拉 南苏丹 利比里亚 几内亚比绍 多哥 喀麦隆 尼日尔 塞内加尔 中非共和国 苏丹 冈比亚 乌干达 尼日利亚 毛里塔尼亚 马里 肯尼亚 布基纳法索 刚果民主共和国 巴西 巴拉圭 巴拿马 哥伦比亚 厄瓜多尔 秘鲁 圭亚那 玻利维亚 委内瑞拉玻利瓦尔共和国 苏里南 阿根廷 法属圭亚那 特立尼达和多巴哥	广东国际旅行卫生保健中心 联系电话：020-87537332
流行性脑脊髓膜炎疫苗	流行性脑脊髓膜炎	贝宁 苏丹 马里 喀麦隆 布基纳法索 加纳 尼日尔 南苏丹 科特迪瓦 埃塞俄比亚 乍得 乌干达 尼日利亚 中非共和国 几内亚比绍 多哥 冈比亚 塞内加尔 厄立特里亚 刚果共和国 沙特阿拉伯要求所有入境人员接种 4 价流行性脑脊髓膜炎疫苗	
霍乱疫苗	霍乱	根据当地疫情需要应急接种疫苗	
甲肝疫苗	甲肝		
麻风腮疫苗	麻疹、风疹、腮腺炎		
狂犬疫苗	狂犬病		海珠区中医医院 联系电话：020-84487213
乙肝疫苗	乙肝		广东省第二人民医院体检科 020-89168139
破伤风疫苗	破伤风		
白喉疫苗	白喉		赤岗街卫生服务中心 联系电话：020-89663347
伤寒疫苗	伤寒		
水痘疫苗	水痘		
流感疫苗	流感		

关注前往国家和地区正在流行的疫病，应急接种预防相关疫苗

（二）接种人员：国际医疗队成员

（三）接种时间（表2-3）

表2-3 接种时间表

疫苗种类	接种时间	接种针次	保护期
黄热病疫苗	出发前10天	1针次	10年
流行性脑脊髓膜炎疫苗	出发前15天	1针次	3～5年
霍乱疫苗	出发前2周	第0、7、28天口服各1次	初次免疫后，视当地疫情加强1次
甲肝疫苗	出发前4周	1针次	5～10年
麻风腮疫苗	出发前2周	1针次	10年
狂犬疫苗	出发前2周	第0、7、21天3针次	定期检测血清中和抗体水平，低于0.5IU/ml时加强1针
乙肝疫苗	出发前4周	第0、1、6个月3针次	定期检测血清乙肝表面抗体水平，如果乙肝表面抗体数值<100IU/ml，加强注射乙肝疫苗
破伤风疫苗	出发前1周	3针次	1年
白喉疫苗	出发前1周	3针次	1年
伤寒疫苗	出发前1周	3针次	3年
水痘疫苗	出发前6周	2针次	3～5年
流感疫苗	出发前2周	1针次	1年

黄热病疫苗与流行性脑脊髓膜炎疫苗接种时间间隔15天，其他疫苗接种间隔时间按国家卫生和计划生育委员会《预防接种工作规范（2016年版）》执行。

1．不同疫苗同时接种　现阶段的国家免疫规划疫苗均可按照免疫程序或补种原则同时接种，两种及以上注射类疫苗应在不同部位接种。除非特别说明，严禁将两种或多种疫苗混合吸入同一支注射器内接种。

2．不同疫苗接种间隔　两种及以上国家免疫规划使用的注射类减毒活疫苗，如果未同时接种，应间隔≥28天进行接种。国家免疫规划使用的灭活疫苗和脊灰减毒活疫苗，如果与其他种类国家免疫规划疫苗（包括减毒和灭活）未同时接种，对接种时间间隔不做限制。

（四）接种反应

因疫苗特性或受种者个体差异等因素，疫苗保护率并非100%。所有疫苗均安全有效，不排除个人体质问题出现不良接种反应。接种疫苗后，需原地观察30分钟，出现异常情况必须立即告知接种医生，及时处理。

接种疫苗的禁忌证见各类疫苗的接种同意书。

（五）接种管理

1．所有疫苗的接种必须遵循自愿原则，接种前签署知情同意书。

2．接种黄热病疫苗后，由广东国际旅行卫生保健中心出具《疫苗接种或预防措施国际证书》，日后再进行其他疫苗接种时，凭接种证明翻译登记到该接种本上。狂犬疫苗接种后不能登记在该本，可出具相应的接种证明。

3．为每位应急队员建立个人疫苗接种档案，内容包含《疫苗接种或预防措施国际证书》、其他疫苗的接种证明、不良反应处理情况等。

4. 建立疫苗接种信息系统,输入队员各类疫苗的接种时间,在保护期结束前 6 周做自动提醒,确保每位队员无疫苗漏接种现象。

(六)紧急疫苗注射流程(图 2-6)

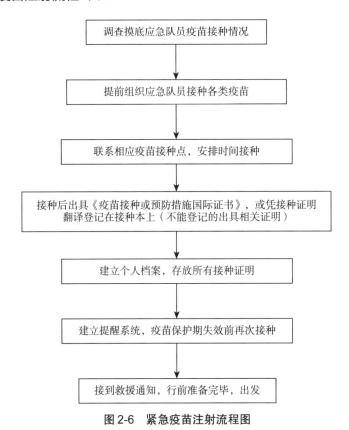

图 2-6　紧急疫苗注射流程图

（劳炜东　林冠文）

第三章

技 术 管 理

在应急医学救援过程中，与生命救护以及伤情紧急处理相关的急救技术都是应急医学救援队队员必须熟练掌握的基本功。应急医学救援技术以"挽救生命、减轻伤残"为基础，突出指导性、实用性、可操作性。将救援技术操作标准化管理，系统培训可全面提升应急队员的救援能力。

第一节 初步评估与伤病员分诊

一、门诊预检标准操作流程

目的：提高门诊分诊工作质量，同时提高门诊预检分诊的效率、准确率和患者满意度，为分诊的临床操作提供简便、科学、可量化标准，确保急诊医疗服务的质量和安全。

适用范围：应急医疗队队员。

背景：医院急诊是急诊医疗服务中最重要而又最复杂的中心环节，是医院的窗口，也是医疗活动的第一线，承担 24 小时各类伤病员的紧急救治任务。近几年，随着急诊医学的发展，在全世界急诊拥挤现象日趋严重，预检分诊工作已逐渐成为急救医学的重要环节。

（一）门诊预检分级原则

急诊患者病情严重程度，决定患者就诊及处置的优先次序。根据患者病情评估结果进行分级，共分为四级（表 3-1）：

表 3-1　急诊患者病情分级

级别	标准	
	病情严重程度	需要急诊医疗资源数量
1 级	A 濒危患者	—
2 级	B 危重患者	—
3 级	C 急症患者	≥2
4 级	D 非急症患者	0～1

注："需要急诊医疗资源数量"是急诊患者病情分级补充依据，如临床判断患者为"非急症患者"（D 级），但患者病情复杂，需要占用 2 个或 2 个以上急诊医疗资源，则患者病情分级定为 3 级。即 3 级患者包括：急症患者和需要急诊医疗资源≥2 个的"非急症患者"；4 级患者指"非急症患者"，且所需急诊医疗资源≤1

1. 1 级：濒危患者

气管插管患者

无呼吸 / 无脉搏患者

急性意识障碍患者

其他需要采取挽救生命干预措施患者。

2. 2级：危重患者

患者来诊时呼吸循环状况尚稳定，但其症状的严重性需要很早就引起重视，患者有可能发展为1级，如急性意识模糊 / 定向力障碍、复合伤、心绞痛等。

严重影响患者自身舒适感的主诉，如严重疼痛（疼痛评分≥7/10），也属于该级别。

3. 3级：急症患者

患者病情进展为严重疾病和出现严重并发症的可能性很低，也无严重影响患者舒适性的不适，但需要急诊处理缓解患者症状。

在留观和候诊过程中出现生命体征异常者（表3-2），病情分级应考虑上调一级。

表 3-2　生命体征异常参考指标（急诊病情分级用）

| | <3个月 | 3个月~3岁 | | | 3~8岁 | >8岁 |
		3~6个月	6~12个月	1~3岁		
心率 /（次 /min）	>180	>160			>140	>120
	<100	<90	<80	<70	<60	<60
呼吸 [*]/（次 /min）	>50	>40			>30	>20
	<30	<25			<20	<14
血压 - 收缩压 /mmHg[**]	>85	>90+ 年龄 ×2				>140
	<65	<70+ 年龄 ×2				<90
指测脉搏氧饱和度	<92%					

注：[*] 评估小儿呼吸时尤其要注意呼吸节律；[**] 评估小儿循环时须查毛细血管充盈时间和发绀，病情评估时血压值仅为参考指标，有无靶器官损害是关键，血压升高合并靶器官损害，则分级上调一级；成人单纯血压升高（无明显靶器官损害证据）时，若收缩压>180mmHg，则病情分级上调一级；要重视低血压问题，收缩压低于下限者分级标准均应上调一级

4. 4级：非急症患者

患者目前没有急性发病症状，无或很少不适主诉，且临床判断需要很少急诊医疗资源（≤1 个）（表3-3、表3-4）的患者。

如需要急诊医疗资源（≥2 个）（表3-3、表3-4），病情分级上调 1 级，定为 3 级。

表 3-3　门诊预检消耗品清单及数量

物品	数量	物品	数量
体温计	10~20	手消液	1
血压计	1	酒精	1
血糖仪	1	棉签	若干
心电图机	1	预检分诊牌	若干
除颤仪	1	预检分诊登记本	1
轮椅	3	预检分诊流程牌	若干
平车	2~3	医疗废物桶	1
一次性帽子	若干	医疗废物垃圾袋	若干
一次性口罩	若干		

表 3-4 列入急诊患者病情分级的医疗资源

列入急诊分级的资源	不列入急诊分级的资源
● 实验室检查（血和尿） ● ECG、X 线 ● CT/MRI/ 超声 ● 血管造影 ● 建立静脉通路补液 ● 静脉注射、肌注、雾化治疗 ● 专科会诊 ● 简单操作（n=1） 　如导尿、撕裂伤修补 ● 复杂操作（n=2） 　如镇静镇痛	● 病史查体（不包括专科查体） ● POCT（床旁快速检测） ● 输生理盐水或肝素封管 ● 口服药物 ● 处方再配 ● 电话咨询细菌室、检验室 ● 简单伤口处理 　如绷带、吊带、夹板等

（二）门诊预检分级标准操作流程

将急诊医学科从功能结构上分为"三区"，将患者的病情分为"四级"，简称"三区四级"分类。

1. 分区：从空间布局上将急诊诊治区域分为三大区域：红区、黄区和绿区。

（1）红区：抢救监护区，适用于 1 级和 2 级患者处置，快速评估和初始化稳定。

（2）黄区：密切观察诊疗区，适用于 3 级患者，原则上按照时间顺序处置患者，必要时可考虑提前应诊，病情恶化的患者应被立即送入红区。

（3）绿区，即 4 级患者诊疗区。

2. 标准操作流程（图 3-1）

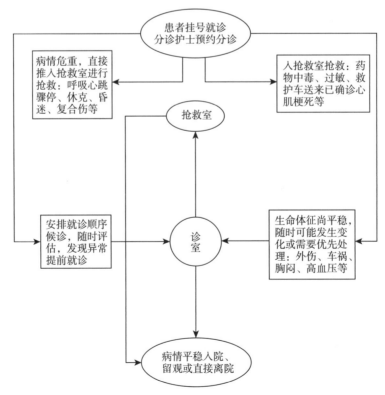

图 3-1 急诊患者分级分区流程图

二、伤病员检伤分类

目的：确定救援现场伤员救治的优先顺序，使最需要紧急救护的伤员得到最先救治和后送，使有限的医疗资源最大限度地发挥救援能力，提高应急救援效果。

适用范围：应急医疗队队员。

背景：检伤分类是在医疗资源不足情况下，根据伤员受伤严重程度，为使更多伤员得到及时有效治疗而采取区分伤员治疗和转送优先次序的过程，是野战军事医学、应急医学救援和批量急诊急救中必须熟练掌握的技术之一。

检伤分类的原则

1. 简单快速原则　平均每名伤员检伤分类时间不超过1分钟，尽快将有抢救希望的重伤员分拣出来，争取宝贵的时机在第一时间实施救治。

2. 分类分级原则　必须根据伤员数量、伤情程度、救治能力和现有资源等情况灵活把握分类标准，总体要求是先重后轻、合理调配。伤员再根据检伤结果划分等级并安置于不同区域治疗和后送。

3. 救命优先原则　检伤分类现场一般不包括伤员的治疗，但当出现气道梗阻、动脉活动性出血等危及生命情况，且简单的手法即能缓解患者的紧急状态时，则要坚持救命优先原则，先救后分或边救边分，一旦危急症状解除，应立即分至相应医疗单元进行进一步救治。

4. 自主决策原则　检伤分类员有权根据现场需要和可利用的医疗资源情况，自主决策伤员流向和医学处置类型，这种情况下能够有效避免由于过度分类或分类不足给伤员带来更为严重的甚至是不可挽回的医学伤害。

5. 重复检伤原则　重复检伤是在危及伤员生命的损伤已经被处理，为进一步诊治伤病员可能存在的其他损伤或纠正初次检伤错漏而进行的。复合或多发损伤伤情复杂，伤势不稳定，可能存在隐蔽伤和继发伤，要求医护人员每隔一段时间，对受伤人员进行再检查和伤情评估，进一步明确伤情发展趋势，早期发现继发伤和隐蔽伤。

6. 公平有效原则　在重特大突发事件，伤员数量多、伤情复杂，医疗资源远不能满足医疗需求时，检伤分类的目的是尽可能多地抢救伤员，兼顾公平性和有效性为检伤分类的道德基础。

三、伤员的等级划分及检伤流程

1. 伤员等级划分

（1）第一优先佩戴红色伤票：包括气道阻塞、休克、昏迷（神志不清）、颈椎受伤、导致远端脉搏消失的骨折、外露性胸腔创伤、股骨骨折、外露性腹腔创伤、超过50%的Ⅱ～Ⅲ度皮肤烧伤、腹部或骨盆压伤等。

（2）第二优先佩戴黄色伤票：有重大创伤但可短暂等候而不危及生命或导致肢体残缺。包括严重烧伤、严重头部创伤但清醒、椎骨受伤（除颈椎之外）、多发骨折、须用止血带止血的血管损伤、开放性骨折等。

（3）第三优先佩戴绿色伤票：可自行走动及没有严重创伤，其损伤可延迟处理，大部分可在现场处置而不需送医院。包括不造成休克的软组织创伤、烧伤程度<Ⅱ度且烧伤面积<20%的烧伤，不涉及机体或外生殖器、不造成远端脉搏消失的肌肉和骨骼损伤以及轻微流血。

（4）第四优先佩戴黑色伤票：死亡或无可救治的创伤。包括死亡、明显没有生存希望以及没有呼吸及脉搏的伤者。

2. 检伤流程

（1）现场分类（初级分类）：由当地受训过的救援人员或医疗人员或第一批进入现场的救援人员在现场或现场附近的检伤分类区开展现场检伤；根据伤员伤情（呼吸、循环和意识状态）的严重程度，对伤员进行分类；如果条件允许，可用伤票对伤员进行标记。

（2）医疗分类（二级分类）：医务人员快速对伤员进行进一步的伤情评估（按照现场分类的优先顺序进行），以判断具体受伤部位和受伤程度；在伤员收集区，由资深的医生担任检伤分类主任，根据伤员的伤情进行分类，以确定其需要的医护级别；掌握不同创伤的预后至关重要；优先治疗那些从现场治疗中受益最大的伤员，而对那些不治疗也能存活和即使治疗也会死亡的伤员则暂时不予治疗。

（3）转运后送：伤员后送的目的是根据伤员伤情的严重程度及现有的设备，合理运送伤员。首要任务是把重伤员运送到医疗资源相对充足的地方；分类方法同二级分类。为了使伤员能及时得到治疗，初级分类及二级分类的分类区应靠近灾难现场，但又要相对远离现场以确保安全。

3. 检伤分类的方法

现场分类（初级分类）

1）START 法：该方法根据对伤病员的通气、循环和意识状态进行快速判断，将伤病员分为四个组，分别为红、黄、绿和黑标识。红色组即立即处理组，必须在 1 小时内接受治疗；黄色组为延迟处理组，应在 2 小时内转运到医院；绿色组为轻伤组，能自行行走；黑色组为死亡组，应由合格医疗人员宣布。START 分类的简要标准见表 3-5。START 的具体评估流程见图 3-2。

表 3-5　START 分类的简要标准

	绿	黄	红	黑
心跳	有	有	无	无
呼吸	<30 次 /min	<30 次 /min	>30 次 /min	无
反应	可走	可听令	不能听令	不能听令

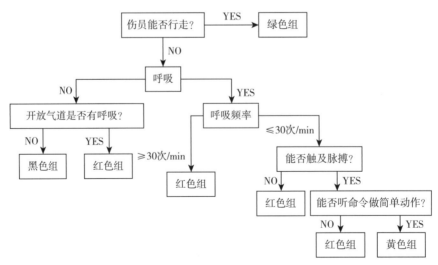

图 3-2　START 评估流程图

2）JumpSTART：是对 START 修正后用于灾难现场受伤儿童（1～8 岁）检伤分类的方法。分组方法和分类依据与 START 相似，但基于儿童的特殊生理特点，研究者对分类依据做了调整，包括：①对能行走的轻伤组伤员，强调再次分类。②对开通气道后仍无呼吸的患儿，要检查脉搏，如可触及脉搏，则立即给予 5 次人工呼吸，并分到红色组；对于无自主呼吸者则分入黑色组。③对有呼吸的患儿，如呼吸频率<15 次 /min 或>45 次 /min，分入红色组。④使用 AVPU 量表来评估患儿的意识状态，即警觉（alert）、语言（verbal）、疼痛（pain）和无反应（unresponsive），根据患儿对 A、V 和 P 的反应或无反应来指导分组。具体操作流程见图 3-3。

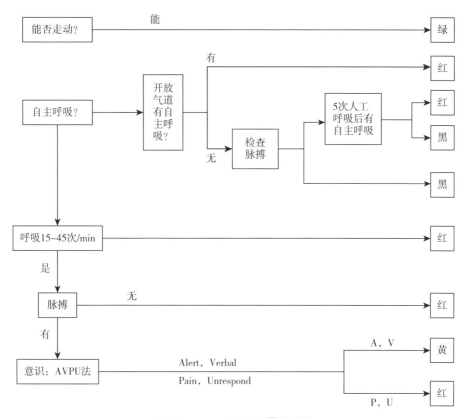

图 3-3　JumpSTART 操作流程

3）Triage Sieve：将伤病员分为优先级 1（immediate）、优先级 2（urgent）、优先级 3（delayed）和无优先级（deceased）四组。分类依据为自行行走、气道开放、呼吸频率和脉搏，但其生理参数临界值与 START 不同，呼吸频率<10 次 /min 或>30 次 /min 为异常，脉率>120 次 /min 为"优先级 1"。具体操作流程详见图 3-4。

4．物品清单　伤票（红黄绿黑）、担架、血压计、救护车等。

四、伤口初步处理

目的：快速评估伤口，及时、正确地采用清理伤口，使开放污染的伤口变为清洁伤口，通过止血、包扎、固定等技术处理伤口，必要时行清创缝合术。

适用范围：应急医疗队队员。

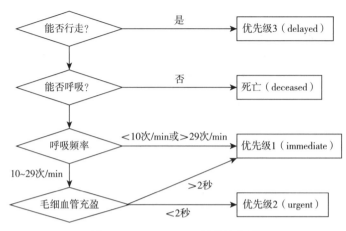

图 3-4 Triage Sieve 操作流程图

背景：开放性损伤的伤口一般易被细菌污染，属于污染伤口。此时如争取时间尽早处理伤口，可使污染伤口变为清洁伤口，促使伤口一期愈合。

（一）临床评估

主要是对患者头颈部、胸部、腹部、骨盆、脊柱及四肢进行检查。要充分暴露身体各部位，迅速检查伤口。

1. 体表有无出血，如有出血要立即设法止血。

2. 触摸患者头皮、颅骨和面部是否有损伤和骨折。

3. 耳鼻有无出血或液体流出。

4. 颈部有无损伤、出血、僵直、活动抵抗及棘突压痛等。

（二）伤口处理

对于各种外伤处理时，应针对性地选择止血、包扎、固定及清创等措施处理伤口。

1. 止血 为更加适应现场及时、有效地抢救外伤出血伤员的需要，介绍以下几种简便可行、有效的止血方法。

（1）指压止血法

（2）直接压迫止血法

（3）加压包扎止血法

（4）填塞止血法

（5）止血带止血法

（6）钳夹止血法

2. 包扎 包括三角巾包扎和绷带包扎（环绕法、螺旋法、"8"字带）。

包扎的注意事项：

（1）简单清创后再包扎，不准用手和脏物触摸伤口，不准用水冲洗伤口（化学伤除外），不准轻易取出伤口内异物，不准把脱出体腔的内脏送回。

（2）包扎牢靠，松紧适宜。

（3）保持伤员体位舒适。

（4）从远心端向近心端。应将指（趾）端外露，以便观察血液循环。

（5）将结打在肢体外侧面，严禁在伤口上、骨隆突处或易于受压的部位打结。

（6）解除绷带时，先解开固定结或取下胶布，然后以两手互相传递松解。紧急或难以解开时,可用剪刀剪开。

3．固定　要求正确判断患者受伤部位、伤口及骨折情况,从而选择合适的固定方法。常用固定的材料有:木质夹板、塑料夹板、颈托、充气夹板等。

固定注意事项:

（1）先止血、包扎,再固定骨折部位;先行抗休克处理。

（2）刺出的骨折断端在未经清创时不可直接还纳伤口内,以免造成感染。

（3）"超关节固定"原则:夹板固定时,长度必须超过骨折上、下两个关节,固定时不但要包括骨折部位上、下两端,还要固定上、下两个关节。

（4）夹板下要加垫衬。

（5）固定松紧适度、牢固可靠。

（6）避免不必要的搬动和患肢活动。

4．清创缝合

（1）清创缝合适应证

1）伤后6～8小时以内的新鲜伤口。

2）污染较轻,不超过24小时的伤口。

3）头面部伤口,一般在伤后24～48小时以内,争取清创后一期缝合。

4）挫伤较严重的新鲜伤口,最好清创后接负压吸引。

（2）操作步骤

1）清洗:包括皮肤清洗、伤口的清洗。

2）清理

①皮肤清创:彻底清除污染、失去活力的皮下组织,对撕脱伤剥脱的皮瓣,切不可盲目直接缝回原位,应彻底切除皮下组织,仅保留皮肤行全厚植皮覆盖创面。

②清除失活组织:彻底清除存留其内的异物、血肿,彻底清除挫裂严重、失去生机、丧失血供的组织。

③重要组织清创:血管清创、神经清创、肌腱清创、骨折断端清创。

④再次清洗:彻底清创后,用无菌生理盐水再次冲洗伤口2～3次,然后用新洁尔灭或碘伏浸泡伤口3～5分钟。若伤口污染较重、受伤时间较长,可用3%的双氧水浸泡,最后用生理盐水冲洗。更换手术器械、手套,伤口周围再铺一层无菌巾。

⑤修复:骨折的整复和固定,包括外固定和内固定。血管修复,应在无张力下一期吻合,若缺损较多,可行自体血管移植修复。神经修复,神经断裂后,力争一期缝合修复,若缺损大于2cm,需要自体神经移植。肌腱修复,利刃切断、断端平整、无组织挫伤,可在清创后将肌腱缝合。

⑥伤口引流:伤口深、损伤范围大且重、污染严重的伤口和有死腔、可能有血肿形成时,应在伤口低位或另外做切口放置引流物,并保持引流通畅。

⑦伤口闭合:组织损伤及污染程度较轻、清创及时彻底者,可一期直接或减张缝合;否则,宜延期缝合伤口。有皮肤缺损者可行植皮,若有血管、神经、肌腱、骨骼等重要组织外露者,宜行皮瓣转移修复伤口,覆盖外露的重要组织。最后用酒精消毒皮肤,覆盖无菌纱布,并妥善包扎固定。

（3）注意事项

1）受伤时间长、污染严重、甚至已感染的伤口不能一期缝合。

2）头面部等血供丰富的受伤部位,如损伤较轻可考虑延长缝合时间,一般24～48小时仍可考虑一期缝合。

3）清除一切失活组织，不能留下死腔。

4）清创过程要彻底止血，防止缝合后形成血肿造成伤口感染。

5）对于游离的骨折片不能随意丢弃。

（三）伤口初步处理物品清单（表3-6）

表3-6　伤口初步处理物品清单

物品	数量	物品	数量
三角巾	10	医用胶布	若干
止血带	20	剪刀	3
止血钳	5	一次性帽子	若干
纱布	若干	一次性口罩	若干
绷带	若干	手消液	若干
木质夹板	20	酒精	若干
塑料夹板	20	棉签	若干
颈托	10	碘伏	若干
担架	5	3%过氧化氢	若干
棉垫	若干	无菌手套	若干
清创缝合包	若干	医疗废物桶	3
引流条	若干	医疗废物垃圾袋	若干

（四）伤口初步处理操作流程图（图3-5）

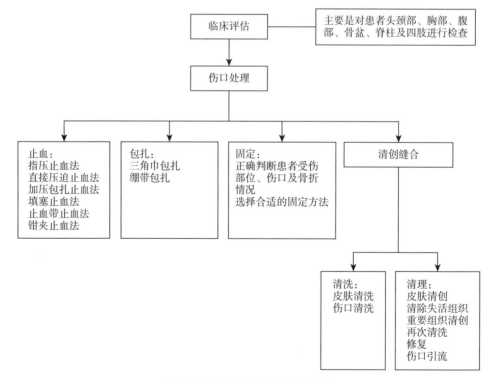

图3-5　伤口初步处理操作流程图

（叶泽兵　胡　海　张连阳）

第二节 门急诊诊疗标准操作流程

一、基础生命支持

目的：及时启动基础生命支持，保证机体氧供和重要脏器血流灌注，为脑复苏赢得宝贵时间。

适用范围：应急医疗队队员。

背景：《2020年美国心脏协会（AHA）心肺复苏及心血管急救指南》强调了院外心脏骤停救治体系的重要性。对于非专业施救者，指南强调识别心脏骤停征象、及时打急救电话并立即开始徒手CPR。对于急救医护人员，指南强调了给予高质量CPR的重要性。

（一）定义

基础生命支持（basic life support，BLS）：指开放气道、人工呼吸、胸外心脏按压和电除颤四项针对心搏骤停的复苏技术。由生存链的前三个环节构成，即ABCD——airway，breathing，compression，defibrillation。BLS技术主要由心搏骤停发病现场的目击者完成。

（二）临床评估

1. 尽早识别心搏骤停和启动紧急医疗服务系统EMS：

（1）无反应或意识丧失。

（2）无自主呼吸或仅有叹息样呼吸。

（3）颈动脉搏动消失。

（说明：检查颈动脉搏动的时间一般不能超过10秒，如10秒内仍不能确定有无脉搏，应立即实施胸外按压。）

2. 尽早开始CPR

（1）徒手心肺复苏（CPR）：2010年AHA指南已经将徒手心肺复苏的顺序由A-B-C改为C-A-B，即胸外按压（compression）—打开气道（airway）—人工吹气（breath）。

（2）胸外心脏按压

1）原则：用力和快速按压。

2）定位：在成人及儿童，均以双乳连线中点为按压点；婴儿则在此连线的下方。

3）按压要领

①仰卧于硬质平面。

②按压点不移位。

③频率在成人至少100次/min。

④按压深度成人至少为5cm。

⑤每次按压后让胸廓充分回弹。

⑥尽可能减少中断。

⑦力量适当，防止骨折。

⑧避免过度通气。

4）禁忌证：严重胸廓畸形、多发性肋骨骨折、张力性气胸、心脏压塞、胸主动脉瘤破裂、多器官功能衰竭终末期或慢性病终末期无法逆转。

（3）打开气道

1）打开气道的方法

①仰头抬颏法（head tilt-chin lift）：适用于院前非专业人士。急救人员用左手的小鱼际部位置于患者的前额，右手中指和示指置于下颏处，将下颌骨上提，使下颌角与耳垂的连线与水平面垂直。

②托颌法（jaw thrust）：适用于专业急救人士或医护人员。抢救人员位于患者头侧，双手固定于患者口角，其余四指用力拖住下颌，并向上托起下颌，使下牙床高于上牙床。

2）判断自主呼吸：2010 年指南强调胸外按压，判断呼吸只需要"看"，看有无呼吸运动及呼吸运动的形式。若患者无反应，无呼吸运动或仅有喘息即进入心肺复苏程序。

（4）人工呼吸：人工呼吸的方法包括：口对口吹气、口对鼻吹气、口对口鼻吹气。先深吸气，再缓慢持续吹气，每次吹气时间在 1 秒以上。

（5）胸外按压与人工呼吸的关系

1）顺序：C-A-B

2）按压/吹气比：30∶2，连续 5 组 30∶2 的按压/吹气的徒手心肺复苏为 1 个 CPR 周期，时间约 2 分钟。

3）鼓励不愿或不能做人工吹气的现场急救人员只做胸外心脏按压。

3．尽早电除颤

（1）电除颤的方法

1）自动体外除颤仪（AED）

①患者仰卧。

②正确安放电极。

③打开 AED 开关。

④除颤仪自动分析心律。

⑤如为可除颤波，AED 会语音提示可以除颤。

⑥按压电击按钮进行除颤。

2）手动除颤仪

①打开除颤仪开关。

②选择除颤能量。

③电极板涂导电糊。

④充电。

⑤判断是否为可除颤波。

⑥正确放置电极板。

⑦提醒抢救人员离开患者并电击。

（2）电除颤的注意事项

1）只有心电图提示为可电击性心律（shockable rhythms）时才除颤，包括心室颤动和无脉室性心动过速。而心室停顿和无脉电活动则为非可电击性心律（non-shockable rhythms）。

2）院前发生的心搏骤停通常不能第一时间获得除颤仪，此时应当优先行 5 组 CPR，再评估心律，进行除颤。

3）如已知患者心律为心室颤动或无脉室性心动过速，无论院前还是院内，急救人员都应当优先电击除颤 1 次后立即行 5 组 CPR（图 3-6）。

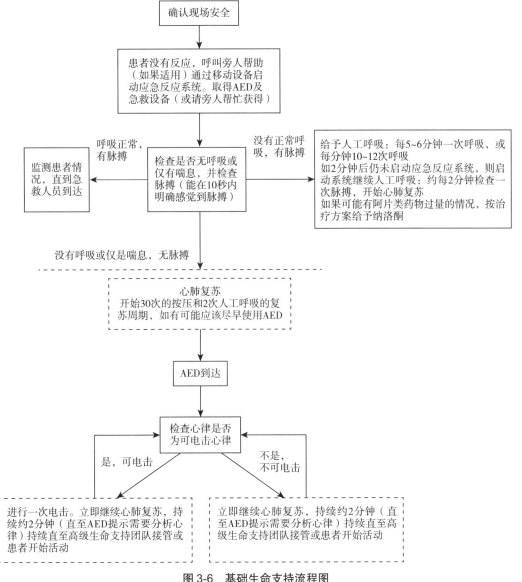

图 3-6 基础生命支持流程图

（三）物品清单

自动体外除颤仪（AED）、手动除颤仪、导电糊、纱布等。

二、高级生命支持

目的：建立与维持更有效的通气和血液循环，优化重要器官灌注，并最终实现中枢神经系统等各器官功能的恢复。

适用范围：应急医疗队救治过程。

背景：高级生命支持是在基础生命支持的基础上，应用辅助设备和特殊技术建立更为有效的通气和血运循环，它是心肺复苏生命链中的重要部分。

（一）临床评估

在对患者进行基础生命支持的基础上，应着手应用辅助设备和技术建立高级生命支持。

（二）操作方法

1. 除颤 除颤详细操作请见基础生命支持标准操作流程。

2. 建立高级气道 尽早行气管插管以保护气道，尽可能缩短气管插管所需按压间断时间，仅在插管者暴露声门和置入导管的这段时间内停止胸外按压，如遇插管困难，可使用可视喉镜辅助，具体气管插管操作详见气道管理标准操作流程的气道插管部分。喉罩可用于气管插管困难的患者，并且不需中断胸外按压。插管后确认插管位置，对导管加以固定，并记录。气管插管的位置在变换体位和搬运后均需重新确认。

3. 建立通路 建立通路的目的是提供药物治疗途径，在建立通路时不应中断CPR。包括静脉通路、骨内通路、气管内通路。

4. 处理心律失常 具体心律失常处理详见心律失常标准操作流程。

5. 药物治疗 根据国际医疗队可携带心血管药品清单，现将高级生命支持所需药物相关信息归类如下（表3-7）。使用药物时应及时记录药品名称、剂量、时间。

表3-7 复苏药物的心血管效应、适应证和剂量表

药物	适应证	成人	儿童	注释
阿托品	症状性心动过缓，房室阻滞	0.5～1mg，每3～5分钟重复一次	0.02mg/kg	每5分钟可重复使用，直到剂量达3mg（成人）、0.5mg（小儿）、1.0mg（青少年）。最小的儿童剂量是0.1mg。不用于莫氏Ⅱ型传导阻滞的治疗
肾上腺素	VF/VT、电机械分离、心室停搏、对阿托品或起搏无反应的严重心动过缓、严重低血压	1mg静脉注射	初始剂量0.01mg/kg静脉注射；可重复上述剂量，静脉注射剂量最多可达到0.1～0.2mg/kg	必要时每3～5分钟重复一次。输注时，成人可达1～4μg/min，小儿可达0.1～1μg/(kg·min)。经气管插管给药时剂量较大，成人为2～2.5mg，小儿为0.1mg/kg。成人大剂量（0.1mg/kg）治疗应在正规治疗失败后进行
利多卡因	对除颤无反应的VF；室性期前收缩。仅用于二线治疗；因此只有在没有胺碘酮时才考虑此药	1～1.5mg/kg	1mg/kg	每5～10分钟可重复一次0.5～1.5mg/kg的剂量，直到总量达3mg/kg。在梗死或成功复苏后，以20～50μg/(kg·min)的速率持续输注，血液治疗浓度常为1.5～6μg/ml
镁剂	QT延长的尖端扭转型室性心动过速，即使血清镁浓度正常	1～2g镁，溶于50～100ml 5%葡萄糖溶液，在15分钟以上给完	500mg/ml静脉注射：25～500mg/kg；最大剂量：单次剂量2g	尖端扭转型室性心动过速或疑似低镁血症时快速静脉滴注镁剂，除了可疑合并心律失常外，心脏骤停时不建议使用镁剂

药物	适应证	成人	儿童	注释
胺碘酮	有旁路传导的SVT；不稳定的VT和VF；稳定的VT、多形性VT、不明来源的宽QRS波心动过速；心房扑动/颤动伴充血性心力衰竭；顽固性PSVT电复律的辅助使用、房性心动过速或心房扑动	150mg给药超过10分钟，然后以1mg/min输注6小时，然后再以0.5mg/min输注150mg，必要时剂量可达2g。对无脉的VT或VF，首次可以300mg用20～30ml的盐水稀释后快速给药	无脉的VT或VF，5mg/kg。用于心动过速的治疗负荷剂量是5mg/kg静脉注射；最大剂量每天15mg/kg	当心脏功能减弱，射血分数小于40%，或充血性心力衰竭时，可用于本药行抗心律失常治疗。不推荐与延长QT间期药物合用。副作用是低血压和心动过缓

6. 监测

（1）提示自主循环恢复（ROSC）的监测指标

1）出现脉搏和血压。

2）PETCO$_2$突然持续增加（如PETCO$_2$>40mmHg）。

3）出现自主动脉压力波形。

（2）其他监测：血气分析、心脏彩超等。

（三）心肺复苏后治疗

1. 优化通气和氧合

（1）逐步下调吸氧浓度，维持氧饱和度≥94%，调节呼吸机参数，维持呼吸频率10～12次/min，潮气量6～8ml/kg，维持PETCO$_2$ 35～40mmHg、PCO$_2$ 40～45mmHg、吸气平台压<30cmH$_2$O，可加用PEEP。

（2）将声门上气道更换为气管插管。

（3）抬高床头30°，避免误吸、肺炎和脑水肿。

（4）监测动脉血气、胸片等，并给予相应治疗。

2. 优化血流动力学

（1）建立有创动脉血压监测，根据患者具体情况调整血流动力学参数，目标维持SBP>90mmHg，MAP>65mmHg。

（2）根据循环状态给予适量液体如生理盐水等。

（3）输注血管活性药物（如肾上腺素、多巴胺等，使用方法见表3-7）。

（4）治疗引起心搏骤停的原发病：如缺氧、酸中毒、低钾血症、高钾血症、张力性气胸、心脏压塞、冠状动脉血栓形成等。

3. 促进神经功能恢复 包括中枢神经功能管理、治疗性低体温、治疗急性冠脉综合征、优化内环境和器官功能。自主循环恢复后的患者应当实施综合、结构化、完整、多学科的治疗体系，必要时考虑转诊至有能力的医院继续治疗（图3-7）。

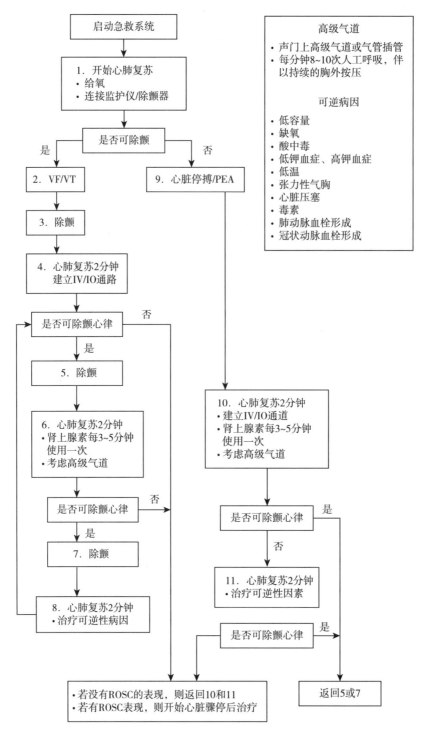

图3-7 成人心脏骤停急救流程图

三、休克救治

目的:快速识别休克及简单分型。迅速进行复苏及纠正相关病理生理状态,为原发病诊治创造时机。

适用范围：应急医疗队队员救治过程。

背景：休克是伴有细胞氧利用不充分的危及生命的急性循环衰竭。休克必须迅速纠正，否则会引起多个脏器功能不全综合征而危及生命。休克有四种病理生理类型：低血容量性、心源性、梗阻性、分布性。创伤常伴随低血容量休克，但也会伴有其他病理生理类型。如胸部创伤的引起的心脏压塞、血气胸可引起梗阻性休克，合并重症感染可以出现分布性休克。不同病理类型治疗侧重点不同。

（一）临床评估

1. 临床表现　皮肤湿冷或苍白、尿量减少、意识改变等组织低灌注改变。

2. 血流动力学　经充分复苏，收缩压小于 90mmHg 或较基础值下降 40mmHg 以上，或平均动脉压（MAP）小于 65mmHg。其他指标：心输出量小于 5.0L/min，每搏输出量变异度（SVV）小于 13%。

3. 生化标志物　乳酸大于 2mmol/L。碱剩余大于 −3mmol/L。

4. 综合相关检验如血常规、凝血象、生化、血气、胸片、超声等尽可能早期明确休克类型及病因，以更好地进行病因学和支持治疗。

5. 强调超声作为初始评估的首选，对于病情复杂病例，联合其他有创血流动力学检测手段。常常需要综合多种指标来评估休克类型及程度。

（二）抗休克处理

1. 抗休克目标的个体化

（1）一般初始血压目标为 MAP≥65mmHg，中心静脉血氧饱和度≥70%。

（2）对于未控制出血患者，如果没有重度颅脑损伤，收缩压可以维持在 80mmHg。

（3）对于颅脑和脊髓损伤患者，MAP≥80mmHg。

（4）老年人及有慢性高血压病史者，谨慎使用允许性低血压。

（5）尿量恢复至 0.5ml/（kg•h），皮肤黏膜及意识好转。

2. 治疗措施

（1）优化液体治疗，对于容量有反应性的情况建议初始输注等渗晶体液。颅脑损伤患者减少使用低张液如乳酸林格液。避免使用人工胶体。

（2）危及生命时，同时使用血管活性药物，首选静脉泵入去甲肾上腺素。配制时使用去甲肾上腺素剂量（mg）为体重（kg）×0.3 加 5% 葡萄糖注射液水配成 50ml，根据血压调节泵入剂量。

（3）当心功能异常合并心输出量减低，优化前负荷后仍持续表现组织低灌注时，静脉使用强心药物如多巴酚丁胺。配制时使用多巴酚丁胺剂量（mg）为体重（kg）×3 加 0.9% 氯化钠注射液配成 50ml，根据血压调节泵入剂量。

（4）对于血流动力学不稳定患者，予以行有创血压监测，对血乳酸水平、中心静脉压、每搏输出量变异度、超声进行动态观察。

3. 保障氧输送至合适水平

（1）血红蛋白维持 70～90g/L。

（2）给予适当氧疗，保障动脉血氧分压，必要时行呼吸机辅助呼吸。

4. 减少氧耗，适当镇静、镇痛。

5. 首要的问题是治疗原发病。

6. 原发病处理、休克纠正后，会有自身液体回输，监测生命体征和胸片等，必要时予以利尿。

（三）合并严重情况处理

1. 出血及消耗性凝血病

（1）损伤控制性手术以控制出血。

（2）输注凝血底物，输注红细胞时输入等量血浆和相应的血小板。维持一定血钙水平。PT 和 APTT 正常值 1.5 倍以下，纤维蛋白原 1.5～2.0g/L，维持血小板 $50×10^9$/L。

（3）尽早使用抗纤溶药物。氨甲环酸创伤后 3 小时内输入，首剂 1g 10 分钟内输注，维持量 1g 输注 8 小时。也可使用氨基己酸 4～6g 静推 15～30 分钟，随后 1g/h 泵入。

（4）如果创伤前使用抗血小板药物，使用去氨加压素（0.3μg/kg）。避免常规使用去氨加压素。创伤前服用维生素 K 依赖的抗凝药物，静推维生素 K 10～20mg、使用凝血酶原复合物或血浆。

（5）限制性液体复苏。

（6）纠正酸中毒，维持 pH 7.2 以上。

（7）积极复温。

2. 如果有合并感染可能，在临床诊断 1 小时内使用抗生素。使用抗生素前尽量留取感染部位标本，但不能耽误抗生素使用时机。

3. 多脏器功能不全综合征，治疗见相关章节。

4. 深静脉血栓的预防 如果可能，使用机械性预防措施。出血控制 24 小时后，使用低分子肝素（图 3-8）。

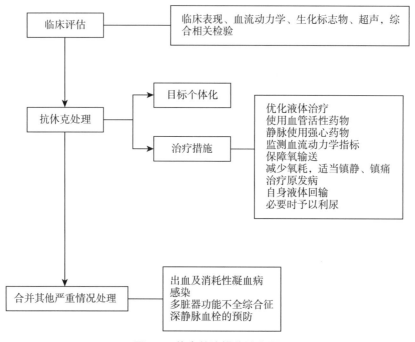

图 3-8 休克救治操作流程图

四、气管插管

目的：保持患者的呼吸道通畅，防止异物进入呼吸道，及时吸出气管内分泌物或血液；进行有效的人工或机械通气，防止患者缺氧和二氧化碳蓄积；便于吸入全身麻醉药的应用。

适用范围：应急医疗队队员。

（一）建立人工气道的目的

1．解除气道梗阻。

2．及时清除呼吸道内分泌物。

3．防止误吸。

4．严重低氧血症和高碳酸血症时施行正压通气治疗。

（二）禁忌证

明显喉头水肿或声门及声门下狭窄者、急性呼吸道感染者。

（三）用品

麻醉喉镜、气管导管、气管导管衔接管、牙垫、导管管芯、吸痰管、注射器以及供给正压通气的呼吸器及氧气等。

（四）建立人工气道的方法

1．气道紧急处理　紧急情况下应首先保证患者有足够的通气及氧供，而不是一味强求气管插管。在某些情况下，一些简单的方法能起到重要作用，甚至能避免紧急气管插管，如迅速清除呼吸道和口咽部的分泌物或异物，头后仰，托起下颌，放置口咽通气道，用简易呼吸器经面罩加压给氧等。

2．人工气道建立方式的选择　气道的建立分为喉上途径和喉下途径。喉上途径主要指经口或经鼻气管插管，喉下途径指环甲膜穿刺或气管切开。

3．插管前的准备　喉镜、简易呼吸器、气管导管、负压吸引等设备。应先与家属交代清楚可能发生的意外，使其理解插管的必要性和危险性，取得一致认识。

4．插管操作方法

（1）患者仰卧，头垫高 10cm，后仰。术者右手拇、示、中指拨开上、下唇，提起下颌并启开口腔。左手持喉镜沿右口角置入口腔，将舌体稍向左推开，使喉镜片移至正中位，此时可见腭垂（悬雍垂）。

（2）沿舌背慢慢推进喉镜片使其顶端抵达舌根，稍上提喉镜，可见会厌的边缘。继续推进喉镜片，使其顶端达舌根与会厌交界处，然后上提喉镜，以撬起会厌而显露声门。

（3）右手以握笔式手势持气管导管，斜口端对准声门裂，轻柔地穿过声门而进入气管内。放入牙垫于上、下齿之间。退出喉镜。听诊两肺有呼吸音，确定气管导管在气管内，且位置适当后，妥善固定导管与牙垫。

（4）气管导管套囊注入适量空气（3～5ml），使导管与气管壁密闭，便于辅助呼吸或控制呼吸，并可防止呕吐物、口腔分泌物或血液流入气管。

（5）插管过程的监测：监测基础生命体征，如呼吸状况、血压、心电图、SpO_2 及呼气末二氧化碳（$ETCO_2$），$ETCO_2$ 对判断气管导管是否插入气管内有重要价值。

（五）气管插管的并发症

1．动作粗暴可致牙齿脱落或损伤口鼻腔和咽喉部黏膜，引起出血或造成下颌关节脱位。

2．浅麻醉下进行气管插管，可引起剧烈咳嗽或喉、支气管痉挛；有时由于迷走神经过度兴奋而产生心动过缓、心律失常甚至心脏骤停；有时也会引起血压剧升。

3．导管过细使呼吸阻力增加，甚至因压迫、扭曲而使导管堵塞；导管过粗则容易引起喉头水肿。

4．导管插入过深误入一侧支气管内，可引起另一侧肺不张。

（六）注意事项

1．插管前，检查插管用具是否齐全适用，特别是喉镜是否明亮。

2．气管插管时患者应呈中度或深昏迷，咽喉反射消失或迟钝；如嗜睡或浅昏迷，咽喉反应灵敏，应行咽喉部表面麻醉，然后插管。

3．喉镜的着力点应始终放在喉镜片的顶端，并采用上提喉镜的方法。声门显露困难时，可请助手按压喉结部位，可能有助于声门显露，或利用导管管芯将导管弯成"L"形，用导管前端挑起会厌，施行盲探插管。必要时，可施行经鼻腔插管、逆行导管引导插管或纤维支气管镜引导插管。

4．插管动作要轻柔，操作迅速准确，勿使缺氧时间过长，以免引起反射性心搏、呼吸骤停。

5．插管后吸痰时，必须严格无菌操作，吸痰持续时间一次不应超过30s，必要时于吸氧后再吸引。经导管吸入气体必须注意湿化，防止气管内分泌物稠厚结痂，影响呼吸道通畅。

6．目前所用套囊多为高容低压，导管留置时间一般不宜超过72小时，72小时后病情不见改善，可考虑气管切开术。导管留置期间每2～3小时放气1次。

（七）人工气道的管理

固定好插管，防止脱落移位。详细记录插管的日期和时间、插管型号、插管外露的长度、气囊的最佳充气量等。在拔管及气囊放气前必须清除气囊上滞留物，以防止误吸、呛咳及窒息。对长期机械通气患者，需注意观察气囊有无漏气现象。每日定时口腔护理，以预防口腔病原菌所致的呼吸道感染。做好胸部物理治疗，注意环境消毒隔离（图3-9）。

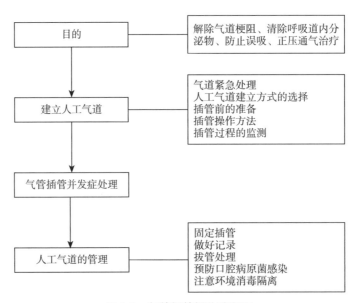

图3-9 气管插管操作流程图

五、电动吸引器吸痰标准操作

目的：规范化电动吸引器吸痰的标准流程，提高吸痰准确性。

适用范围：应急医疗队成员。

背景：患者气道内分泌物较多，需要电动吸引器进行气道清理。

（一）电动吸引器日常维护

1．定期开机检查，各项功能是否正常。压力是否达到设定要求。如果机器有故障，应及时报修。

2. 定期清洁各管路，如管路有破损应及时更换。

3. 定期检查泵油位，并及时换油或注油到油位线。

（二）注意事项

1. 电源必须可靠接地。

2. 按顺时针方向旋紧负压调节阀，用手指或滴管胶皮头堵塞吸气口，或折叠并捏住吸引软管道。开启吸引器开关。机器运转，真空表上指针将迅速上升至极限负压值；放开吸入口，表针将回到 0.02MPa 以下。以上情况说明管路连接正确。

3. 堵住吸入口，开启吸引器开关，调节负压调节阀（负压调节阀顺时针方向旋转负压增加）来控制吸引所需要的负压值，真空表的度数应在 0.02MPa～极限负压值范围内变化。

4. 关机前一定要先让负压降低到 0.02MPa 以下。

5. 使用中要经常注意液瓶中的液位的高度，目测贮液瓶液面高度，及时倒空清理。

6. 设备不使用时应放在干燥、清洁的地方，定期（一般情况下为半年）开机运转一次。

7. 如果空气过滤器吸入泡沫或塞满尘埃，将导致滤膜由浅变黑，吸力明显减小或消失，真空表上负压不断上升至 0.04MPa 以上，应及时替换空气过滤器。

8. 空气过滤器需要经常更换，并集中销毁。

9. 注油换油前，必须断开电源由专业人员进行（图 3-10）。

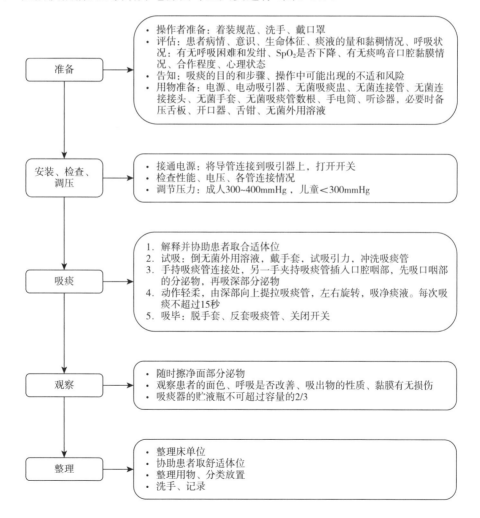

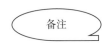备注

1. 气管切开、气管插管吸痰应严格无菌操作,吸痰盅24小时更换。
2. 气管切开、气管插管吸引顺序:先吸气管内分泌物,再吸口腔,最后吸鼻腔。
3. 插入深度:经鼻吸引约20~25cm;经口约14~16cm,经鼻/口气管插管、气管切开者以插至导管内口为宜。
4. 记录吸痰次数,吸出物的性质、量,呼吸改善的情况。
5. 进管时不可有负压。
6. 依标准预防,做好个人防护

图 3-10 电动吸引器吸痰操作流程图

六、简易呼吸器使用标准操作

目的:维持和增加机体通气量;纠正威胁生命的低氧血症(图 3-11)。

适用范围:适用于心肺复苏、需行人工呼吸急救的场合及患者的运输过程中,尤其是在窒息、呼吸困难或需要提高供氧量的各种情况。

背景:简易呼吸器设备简单,操作方便,可以提高对需要呼吸支持的患者的抢救成功率,改善其预后。

(一)组成

包括面罩、单向阀、球体(呼吸囊)、储气安全阀、氧气储气袋、氧气导管(氧导管另一端与氧容器相连)。

(二)操作方法

1. 评估 是否有使用简易呼吸器的指征,如无自主呼吸或自主呼吸微弱;有无使用简易呼吸器的禁忌证,如中等以上活动性咯血、心肌梗死、大量胸腔积液等。

2. 连接面罩、呼吸囊及氧气,调节氧气流量 8～10L/min。

3. 去枕平卧,清除上呼吸道分泌物和呕吐物,松解患者衣领。

4. 充分开放气道 操作者立于患者头侧,使患者头后仰,托起下颌。

5. 将面罩罩住患者口鼻,按紧不漏气。若气管插管或气管切开患者使用简易呼吸器,应先将痰液吸净。

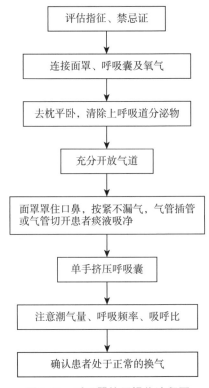

评估指征、禁忌证

↓

连接面罩、呼吸囊及氧气

↓

去枕平卧,清除上呼吸道分泌物

↓

充分开放气道

↓

面罩罩住口鼻,按紧不漏气,气管插管或气管切开患者痰液吸净

↓

单手挤压呼吸囊

↓

注意潮气量、呼吸频率、吸呼比

↓

确认患者处于正常的换气

图 3-11 呼吸器使用操作流程图

6. 单手挤压呼吸囊的方法 右手 EC 手法固定面罩,左手挤压球囊,右手臂相对固定球囊与左手一起挤压。

7. 使用时注意潮气量、呼吸频率、吸呼比等。

(1)一般潮气量为 8～12ml/kg。

(2)呼吸频率成人为 12～16 次 /min。快速挤压气囊时,应注意气囊的频次和患者呼吸的协调性。在患者呼气与气囊膨胀复位之间应有足够的时间,以防在患者呼气时挤压气囊。

(3)吸呼时间比成人一般为 1:(1.5～2)。

8. 抢救者应注意患者是否有如下情形以确认患者处于正常的换气:

（1）注视患者胸部上升与下降（是否随着压缩球体而起伏）。

（2）经由面罩透明部分观察患者嘴唇与面部颜色的变化。

（3）经由透明盖，观察单向阀是否适当运用。

（4）在呼气当中，观察面罩内是否呈雾气状。

（三）注意事项

1．挤压呼吸囊时，压力不可过大，约挤压呼吸囊的 1/3～2/3 为宜。

2．发现患者有自主呼吸时，应按患者的呼吸动作加以辅助，以免影响患者的自主呼吸。

3．对清醒患者做好心理护理，解释应用呼吸器的目的和意义，缓解紧张情绪，使其主动配合。

4．用后及时消毒，将简易呼吸器各配件依顺序拆开，置入 2% 戊二醛碱性溶液中浸泡 4～8 小时，取出后使用清水冲洗所有配件，去除残留的消毒剂。

5．如果简易呼吸器供氧没有达到预期效果应尽快建立无创 / 有创人工气道。

七、氧气吸入的标准操作流程

目的：通过吸氧提高患者血氧分压及动脉血氧饱和度，纠正各种缺氧状态，促进组织的新陈代谢，维持机体生命活动（图 3-12）。

适用范围：应急医疗队队员救治过程。

背景：氧气吸入疗法适用于心血管疾病、呼吸系统疾病、脑血管疾病及其引起的缺氧状态，是维持机体生命活动的一种基础疗法。

（一）分类

1．氧气筒供氧经鼻导管吸氧法。

2．中心系统供氧经鼻导管吸氧法。

（二）临床评估

1．患者评估

（1）全身情况：目前病情，生命体征、意识与精神状态，缺氧表现、程度与原因，有无塑胶过敏史等。

（2）局部情况：口唇、鼻尖、颊部、耳郭、甲床等处颜色、发绀程度；呼吸困难程度，有无张口抬肩、鼻翼翕动、"三凹"征等，以及呼吸频率、节律和深浅度变化，患者鼻腔有无分泌物、有无鼻中隔偏曲及手术史等。

（3）心理情况：心理状态，合作程度。

（4）健康知识：患者对自身疾病导致缺氧所拥有的知识，对氧气吸入疗法的认识程度。

2．环境评估　病室内有无烟火、易燃品、火炉、暖气等。

3．用物评估　氧气筒内氧气量是否充足或中心供氧系统是否正常供氧，氧气表有无漏气；橡胶管、接头、流量表是否完好；氧气筒上是否挂了如下标志：有氧，防火，防油，防震，防热。

（三）计划

1．预期目标

（1）患者精神状态改善，表现安静。

（2）患者皮肤颜色改善或正常。

（3）患者呼吸改善或正常。

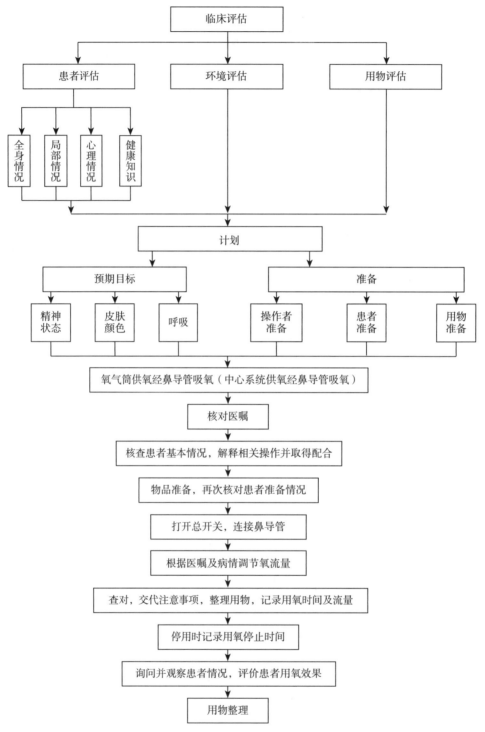

图 3-12 氧气吸入操作流程图

2. 准备

（1）操作者准备：着装整齐，洗手，根据情况戴口罩，熟悉患者病情。

（2）患者准备：缓解紧张情绪，积极配合治疗。

（3）用物准备

1）氧气筒供氧经鼻导管吸氧法：氧气筒及氧气装置一套，治疗盘内盛：一次性吸氧管2副、有盖方盘（玻璃接管、通气管、纱布、连接导管）、湿化瓶、治疗碗内盛无菌蒸馏水、弯盘、棉签、胶布、扳手、笔、记录单、四防牌及有氧牌、吸氧卡、手消毒剂。

2）中心系统供氧经鼻导管吸氧法：中心给氧装置一套，治疗盘内盛：一次性吸氧管2副、有盖方盘（玻璃接管、通气管、纱布、连接导管）、湿化瓶、治疗碗内盛无菌蒸馏水、弯盘、棉签、胶布、笔、记录单、手消毒剂。

（四）操作流程

1. 氧气筒供氧经鼻导管吸氧法操作流程

（1）洗手，双人核对医嘱。

（2）携治疗盘、手电筒、治疗卡到床前查对，向患者说明吸氧的目的、方法，使之配合。

（3）洗手，戴口罩。物品准备，检查有效期。

（4）携用物至床前，再次核对患者，患者平卧、侧卧或半卧位。

（5）轻微旋开氧气筒总开关，使小量气体从气门流出使之冲去灰尘，关好总开关。将蒸馏水倒于湿化瓶中（1/3～1/2），装湿化瓶，将氧气表接于氧气筒的气门上用扳手旋紧，关流量表，打开总开关，检查有无漏气。

（6）接橡皮管，连接鼻导管（或鼻塞），开流量表开关，检查管道是否通畅（导管末端插入盛有蒸馏水的治疗盘内，有气泡逸出即通畅，反之不畅）。

（7）根据医嘱及病情调节氧流量（成人轻度缺氧者或小儿1～2L/min，中度缺氧者2～4L/min，严重缺氧者4～6L/min），鼻导管（鼻塞）自清洁的鼻孔轻轻插入鼻咽部，约为鼻尖至耳垂的2/3长度（小儿鼻导管给氧插入鼻前庭约1cm），无呛咳可固定鼻导管，一条胶布固定在左右鼻翼，另一条固定在面颊部。

（8）查对，交代注意事项，整理用物，记录用氧时间及流量。

（9）停用氧气时，查对，解释，通过询问并观察患者精神状态、皮肤黏膜、甲床等情况，评价患者用氧效果，取下鼻导管，清洁患者面颊部，关流量表，再关总开关，重开流量表放出余气关好，分离鼻导管（鼻塞），拆除湿化瓶并于0.5%含氯消毒液中浸泡30分钟，清水冲洗，晾干备用，洗手，记录用氧停止时间。

2. 中心系统供氧经鼻导管吸氧法操作流程（基本同上）。

（五）注意事项

1. 严格遵守操作规程，注意用氧安全，切实做好"四防"，即防火、防油、防震、防热。氧气筒应放于阴凉处，周围严禁烟火和易燃品，至少距火炉5m、暖气1m，避免引起爆炸。

2. 氧气筒内氧气不可用尽，压力表上指针降至5kg/cm²，即不可再用，以防灰尘进入筒内，于再次充气时引起爆炸。

3. 对未用或已用空的氧气筒，应分别悬挂"满"或"空"的标志，以便及时调换氧气筒，并避免急用时搬错而影响抢救速度。

4. 吸氧过程中，应经常观察缺氧症状有无改善，每4小时检查一次氧气装置有无漏气，以及是否通畅等。鼻导管持续用氧者，每班更换导管一次，双侧鼻孔交替插管。及时清除鼻腔分泌物，防止导管阻塞而失去吸氧作用。

5. 吸氧时，应先调流量后插管，停氧时应先拔出导管，再关闭氧气开关，以免开错开关，大量氧气突然冲入呼吸道而损伤肺组织。

6. 常用湿化液有冷开水、蒸馏水,急性肺水肿用 20%～30% 乙醇,具有降低肺泡内泡沫表面张力,使肺泡泡沫破裂、消散,改善肺部气体交换,减轻缺氧症状的作用。

八、胸腔穿刺术标准操作流程

目的:建立胸腔穿刺术的标准操作程序,确保患者进行胸腔穿刺操作的正确性和规范性。

适用范围:应急医疗队队员救治过程。

背景:①诊断性穿刺,取胸腔积液进行一般性状检测、化学检测、显微镜监测和细菌学检测,明确积液的性质,寻找引起积液的病因。②穿刺抽出胸膜腔的积液和积气,以减轻对肺脏压迫,使肺组织复张,缓解患者的呼吸困难等症状,或抽吸脓液治疗脓胸。③胸腔内注射药物治疗。

(一)禁忌证

1. 体质衰弱、病情危重难以耐受穿刺术者。

2. 对麻醉药过敏。

3. 凝血功能障碍,严重出血倾向,患者在未纠正前不宜穿刺。

4. 有精神疾病或不合作者。

5. 疑为胸腔包虫病患者,穿刺可引起感染扩散,不宜穿刺。

6. 穿刺部位或附近有感染。

(二)适应证

1. 诊断性胸穿　胸腔积液量少,仅为明确胸腔积液性质,无需放液减压时可选择。

2. 胸穿抽液　中 - 大量胸腔积液,为明确胸腔积液性质及放液减压,接触患者呼吸困难症状时可行胸穿抽液。

3. 胸穿抽气　大于 30% 且小于 50% 压缩体积的闭合性气胸,或气胸急诊状态时可行胸穿抽气。

4. 胸腔内给药　结核性渗出性胸膜炎或肺癌胸膜转移的患者可以根据病情选择胸腔内给药。

(三)操作步骤(图 3-13)

1. 与患者和家属沟通,签署穿刺同意书　告知可能的并发症:气胸、出血、感染、损伤周围组织、血管、神经、胸膜反应、药物过敏、手术不成功、麻醉意外、心脑血管意外、其他不可意料的意外。

2. 准备用物　穿刺包、手套、消毒液、消毒器械、5ml 注射器、50ml 注射器、2% 利多卡因注射液、可待因片、胶带、多余胸腔积液容器、弯盘等。

3. 与患者沟通　介绍自己,核对姓名、性别、床号等,询问有无药物(特别是局麻药)过敏史,同时嘱咐患者操作前注意事项(是否排尿等)。

4. 再次确认患者的病情、体征　测量脉搏和血压、再次胸部重点体查,查看 X 线片和检查报告(B 超),确认需要的操作无误。

5. 选择合适的体位,确定穿刺点

(1)患者体位:患者取坐位,面向椅背,双手前臂平放于椅背上,前额伏于前臂上,不能起床者,可取半卧位,患侧前臂置于枕部。

(2)穿刺点选择

1)诊断性穿刺、胸腔穿刺抽液、胸腔给药:先进行胸部叩诊,选择实音明显的部位进行穿刺,穿刺点可用甲紫在皮肤上做标记。常选择肩胛下角线 7～9 肋间或者腋后线 7～8 肋

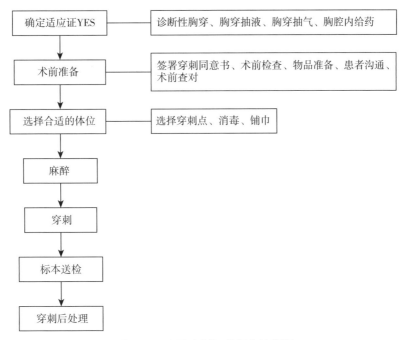

图 3-13　胸腔穿刺标准操作流程图

间（坐位），腋中线 6～7 肋间或腋前线 5～6 肋间（半卧位）。

2）包裹性胸腔积液，可结合 X 线及超声波定位进行穿刺。

3）胸穿抽气：穿刺部位一般选取患侧锁骨中线第 2 肋间或腋中线 4～5 肋间。

6．消毒铺巾　用碘伏在穿刺点部位，自内向外进行皮肤消毒 2 遍，消毒范围直径约 15cm。解开穿刺包，戴无菌手套，检查穿刺包内器械（注意穿刺针是否通畅，与之相连的橡皮管是否通畅和密闭），铺盖消毒孔巾。

7．麻醉　局部麻醉：以 5ml 注射器抽取 2% 利多卡因 2ml，在穿刺点肋骨上缘做自皮肤到胸膜壁层的局部麻醉，注射前应回抽，观察无气体、血液、胸腔积液后，方可推注麻醉药。

8．穿刺过程

（1）先用止血钳夹住穿刺针后的橡皮胶管，以左手固定穿刺部位局部皮肤，右手持穿刺针（用无菌纱布包裹），沿麻醉部位经肋骨上缘垂直缓慢刺入，当针锋抵抗感突然消失后表示针尖已进入胸膜腔，接上 50ml 注射器，由助手松开止血钳，助手同时用止血钳协助固定穿刺针。抽吸胸腔液体，注射器抽满后，助手用止血钳夹紧胶管，取下注射器，将液体注入盛器中，记载并送化验检查，诊断性穿刺抽液量 50～100ml；穿刺抽液解压首次不超过 600ml，以后每次不超过 1 000ml。

（2）若需胸腔内给药，在抽液完后，将药液用注射器抽好，接在穿刺针后胶管上，回抽少量胸腔积液稀释，然后缓慢注入胸腔内。

（3）气胸胸穿抽气，在无特殊抽气设备时，可以按抽液方法，用注射器反复抽气，直至患者呼吸困难缓解为止。

9．标本送检

（1）脓胸或考虑为脓胸时应送检：常规、生化、病原学（无菌试管留取标本，行涂片革兰氏染色镜检、细菌培养及药敏试验）等。

（2）结核性胸腔积液或考虑为结核性时应送检：常规、生化、结核抗体、病原学（抗酸染色、结核菌培养）等。

（3）癌性胸腔积液或考虑为癌性时应送检：常规、生化、CEA、病检或液积薄层（至少需100ml，并应立即送检，以免细胞自溶）等。

（四）操作后处理

1. 胸穿完毕后拔出穿刺针，按压、消毒穿刺点，覆盖无菌纱布，以胶布固定，让患者静卧休息。

2. 术后再次复测患者脉搏及血压，并观察术后反应，注意并发症，如气胸、肺水肿等。

3. 气胸抽气后应复查胸片，明确气胸变化情况。

（五）操作注意事项

1. 胸腔穿刺前阅读胸部X线片等影像学检查资料，严防穿刺错左、右侧。

2. 严格无菌操作，操作中要防止空气进入胸腔，始终保持胸腔负压。

3. 应避免在第9肋间以下穿刺，以免穿透膈肌损伤腹腔脏器。

4. 抽液量不应过多，速度不应过快，诊断性抽液50～100ml即可；减压抽液，首次不超过600ml，以后每次不超过1 000ml，两次抽吸的间隔时间一般为5～7天，积液量大时可每周2～3次；如为脓胸，每次尽量抽尽。

5. 抽气超4 000ml未尽时应考虑为交通性气胸，应做闭式引流。

6. 操作中应密切观察患者的反应，如有头晕、面色苍白、出汗、心悸、胸部压迫感或剧痛、晕厥等胸膜反应，应立即停止抽液，并皮下注射0.1%肾上腺素0.3～0.5ml，或进行其他对症处理。

7. 术后严密观察有无气胸、血胸、肺水肿及胸腔感染等并发症，并做相应处理。

九、消化道出血救治标准操作流程

目的：对消化道出血的临床评估及病情分级，及时给予针对性的止血和救治措施，最终目的是对消化道出血有效止血及预防再次出血。

背景：及时止血可减少消化道出血所致的严重并发症和死亡率。

（一）临床评估及病情程度分级

1. 活动性出血的判断　反复呕血、便血或黑便，且次数增加；呕血转为鲜红色，黑便转为暗红色，伴肠鸣音亢进。外周循环衰竭，经补足血容量后无明显改善或改善后又恶化；经快速补充血容量后，中心静脉压仍波动或稍稳定后又下降。血红蛋白、红细胞、血细胞比容继续下降，网织红细胞持续升高。补液及尿量足够而血尿素氮持续或再升高。

2. 失血量评估　根据血容量减少导致周围循环的改变如伴随症状、脉搏、血压、化验检查综合指标评估出血量。

3. 病情程度分级（表3-8）

表3-8　病情程度分级

分级	年龄/岁	失血量/ml	血压/mmHg	脉搏/（次/min）	血红蛋白/（g/L）	并发症	症状
轻度	<60	<500	基本正常	正常	无变化	无	头昏
中度	<60	500～1 000	下降	>100	70～100	无	晕厥、口渴、少尿
重度	>60	>1 500	收缩压<80	>120	<70	有	肢冷、少尿、意识模糊

（二）急救措施

1. 处理原则

（1）监测出血征象和生命体征，评估出血量、活动性出血、病情程度和预后。

（2）积极补充血容量，及时止血，预防并发症。

（3）治疗针对病因，防止再出血。

2. 一般处理　应卧床休息，活动性出血期间禁食；保持呼吸道通畅、吸氧，避免呕血时血液吸入引起窒息，病情危重者进行气管插管，高级生命支持及呼吸道处理（图3-14）。

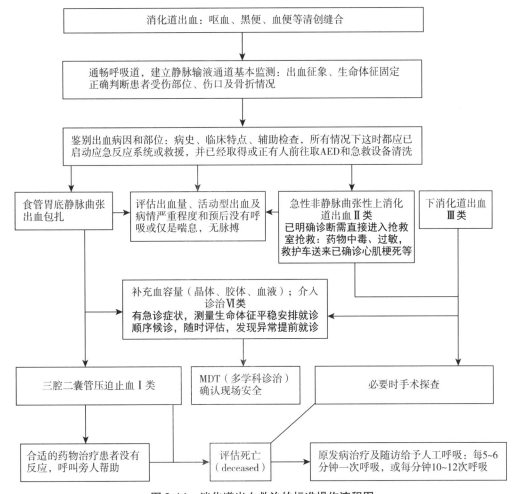

图 3-14　消化道出血救治的标准操作流程图

对活动性出血或急性非静脉曲张性上消化道出血可置胃管观察，充分引流同时可进行活动性出血评估，可予冰盐水灌洗。

3. 出血征象监测

（1）动态观察呕血、黑便、便血的变化。

（2）监测意识状态、脉搏、呼吸、血压、体温、皮肤、甲床色泽、尿量、静脉充盈情况、中心静脉压、血氧饱和度。

（3）查血常规、大便常规、呕吐物隐血试验、心电图。

4．治疗措施

补充血容量：首先要评估失血量的情况，在短时间内输入足够液体，以纠正血液循环的不足。常用液体包括：生理盐水、等渗葡萄糖液、平衡液、血浆、红细胞悬液等。

血容量充足的判定及进行液体复苏目标：收缩压 90～120mmHg；脉搏<100 次/min；尿量>40ml/h，血 Na<140mmol/L。意识清楚或好转，无明显脱水貌。

（1）输血指征：①收缩压<90mmHg，或基础收缩压降低幅度>30mmHg；②血红蛋白<70g/L，血细胞比容<30%；③心率增快>120 次/min。

（2）输血目标：对大量失血的患者输血达到血红蛋白 80g/L，血细胞比容 25%～30% 为宜，不可过度，以免诱发再出血。

5．控制活动性出血　对上、下消化道出血，应及时给予针对的止血和救治措施。

（1）急性非静脉曲张性上消化道出血的救治措施：

1）留置胃管，充分引流及观察，可予冷冻去甲肾上腺素溶液灌洗、云南白药或铝镁加混悬液。

2）药物止血：抑酸药物，如奥美拉唑、兰索拉唑。止血药物，如注射用维生素 K_1、氨甲环酸、血凝酶、凝血酶、生长抑素。

（2）食管胃底静脉曲张破裂出血的救治措施

1）三腔二囊管压迫止血。

2）药物止血：除给予抑酸、止血药物治疗外，还有血管加压素，包括垂体加压素、去氨加压素。

（3）下消化道出血的救治措施：控制出血，使用抑酸、止血药物治疗。

6．转运至上级医院　如给予内科急救治疗，仍有消化道持续性出血，应尽快送至有条件的医院行内镜下止血、介入治疗。对药物、内镜、介入治疗无效者，病情紧急再考虑手术治疗。

（三）消化道出血的护理

详见护理消化道出血的应急救护。

（四）并发症及处理

常见并发症包括出血性休克、肝性脑病、吸入性肺炎、急性肺水肿，可据病情给予对症治疗。

十、静脉注射液管理标准操作流程

目的：加强医院对注射剂的管理，确保药品质量安全有效（图 3-15）。

依据：《药品管理法》《药品经营质量管理规范》等有关的法律、法规和政策。

适用范围：应急医疗队。

（一）购进

1．注射剂必须从总部配送中心购进，不得自行从其他渠道采购。

2．医院应当按照依法批准的经营品种，及时向配送中心报送要货计划，要货计划应做到优化存储结构、保证经营需要、避免积压滞销。

3．购进药品要依据配送票据建立购进记录，票据或购进记录内容应符合新版《药品经营质量管理规范》（GSP）规定。票据或购进记录应保存五年。

（二）验收

1．医院应设置专门的质量验收人员，负责对总部配送的注射剂进行质量验收。

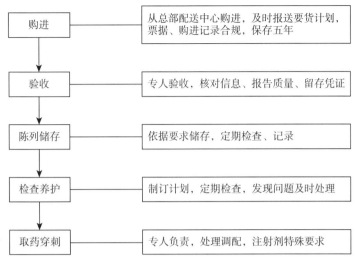

图 3-15　静脉注射液管理操作流程图

2. 质量验收人员必须依据配送中心的送货凭证,对进货药品的品名、规格、数量、效期、生产厂名、批号等逐一进行核对,发现有质量问题的药品应及时退回配送中心并向质量管理部门报告。

3. 验收合格后验收人员应在送货凭证的相应位置签字,并留存相应凭证联按购进记录的要求保存。

（三）陈列储存

1. 依据储存要求,分别陈列于常温区、阴凉区,需冷藏保存的药品只能存放在冰箱或冷柜中,不得在常温下陈列,需陈列时只陈列包装。

2. 陈列药品应避免阳光直射,需避光、密闭储存的药品不应陈列。

3. 对陈列的药品应每月进行检查并予以记录,发现质量问题应及时通知质量管理人员复查。

4. 用于陈列药品的货柜、橱窗等应保持清洁卫生,防止人为污染药品。

（四）检查养护

1. 依据陈列药品的流转情况,制订养护计划,进行循环的质量检查养护;对陈列的药品应每个月检查一次,对质量有疑问的或储存日久的品种,应有计划抽样送检。

2. 做好温、湿度检测和监控。

3. 在药品养护中发现质量问题,应悬挂明显标志或马上撤下柜台并暂停上柜台,尽快通知质量管理人员进行复查。

4. 养护人员应定期对营业场所的温湿度、清洁和防火、防潮、防鸟、防霉、防虫、防鼠及防污染等工作进行检查,定期对养护设备进行检定和维护。

（五）取药

1. 执业药师或药师、营业员对注射剂的销售实施负责。

2. 销售注射剂的药店须配备执业药师。执业药师应佩戴标明姓名、技术职称等内容的胸卡。

3. 注射剂不得采用开架自选的销售方式。

4. 注射剂必须凭医师处方方可调配、购买和使用。

5. 执业药师或药师必须对医师处方进行审核,签字后依据处方正确调配、再经药师核对无误后发给患者销售药品。处方不得随意擅自改动,对有配伍禁忌或超剂量处方,应当拒绝调配销售,必要时经处方医师更正并签字,方可调配销售。处方留存两年。

6. 做好各项记录,字迹端正、准确、记录及时。

7. 需拆零销售的注射剂应按《药品拆零管理制度》执行。

8. 其他方面的管理,参照相关制度、职责、操作规程执行。

十一、输血标准操作流程

目的:建立输血技术操作管理制度,规范各环节操作,减少医疗风险的发生。

适用范围:应急医疗队从事输血治疗护理技术操作的医护人员。

(一)定义

输血是指血液通过静脉输注给患者的一种治疗方法,在临床上应用广泛。

(二)基本要求(图3-16)

1. 临床医师根据患者病情需要,认真填写输血申请单,与患者或近亲属讲清利害关系后,签署《输血治疗同意书》,由护士核对患者资料、原始血型、Rh血型后采集防凝血样送输血科备血。血样要保证准确无误并符合配血要求。如患者为第一次输血,备血时应检查血型鉴定、抗体筛检和输血前检查;原来输过血的患者,血型鉴定可以不检查,但上次输血超过7天者,应检查抗体筛检,如为第二次入院,应检查全部项目。

2. 护士到输血科取血时,应与输血科人员认真核对输血资料。

(1)患者姓名、科室、病房、床号、血型。

(2)献血者姓名、血液编号、血型。

(3)血液容量、采集日期、有效期。

(4)血液外观检查:标签完整性、供血单位、条形码、血袋完整性、有无明显凝块、血液颜色有无异常、有无溶血等。

(5)交叉配血试验结果。

以上核对完成后,发配血人员及取血人员共同签字后取血。

3. 血液自输血科取出后,运输过程中勿剧烈震动,以免红细胞破坏引起溶血。库存血不得加温,以免血浆蛋白凝固变形,根据情况可在室温下放置15～20分钟,放置时间不能过长,以免引起污染。

4. 输血前由两名护士对以上第二条核对内容再次核对无误后备输。

5. 至患者床边输血时,再次核对前述内容,呼唤患者姓名以确认受血者。如果患者处于昏迷、意识模糊或语言障碍时,输血报告单不能确认患者,就需要与其近亲属共同进行确认,或确认患者手腕上的标识(如果有时)。

6. 核对及检查无误后,两名护士签字,遵照医嘱,将血液轻轻混匀后,严格按照无菌操作技术将血液或血液成分用标准输血器输给患者。

7. 输血通道应为独立通道,不得同时加入任何药物一同输注。如输注不同供血者的血,应用生理盐水冲净输血器后,再输注另外一袋血液。

8. 输血时应遵循先慢后快的原则,输血的前15分钟要慢,每分钟约20滴,并严密观察病情变化,若无不良反应,再根据需要调整速度。一旦出现异常情况应立即减慢输血速度或停止输血,及时报告临床医师,用生理盐水维持通道。若无不良反应,输血完毕后将输血器材毁形消毒处理。

9.若疑为溶血性输血反应,应立即停止输血,通知临床医师和输血科,进行积极抢救治疗的同时,进行必要的核对、检查,保留输血器及血袋,封存送检。

10.血液为特殊制品,如不立即输注,应及时送回输血科保存,不能保存在临床科室,血液出库30分钟不能退回。血液一经开封,不能退换。

11.输血结束后,认真检查静脉穿刺部位有无血肿或渗血现象并做相应处理。若有输血不良反应,应在处理不良反应的同时填写反应卡反馈给输血科,由输血科按照《临床输血技术规范》处理;若无不良反应,将有关输血记录、输血报告单、输血治疗同意书存入病历永久保存。

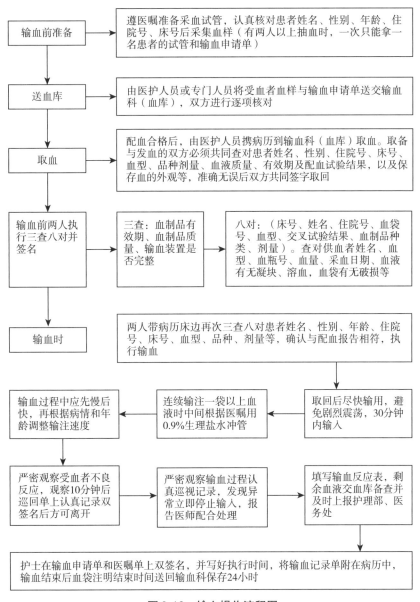

图 3-16　输血操作流程图

十二、急性冠脉综合征急救流程

目的：及时有效救治急性冠脉综合征患者，降低患者的死亡风险及致残率。

适用范围：应急医疗队救治过程。

背景：急性冠脉综合征是导致人类死亡的主要原因之一，该疾病不仅死亡率高，存活者因后继的心功能不全严重影响生活质量，也导致较高的致残率。

（一）定义

急性冠脉综合征（ACS）是指急性心肌缺血引起的一组临床症状，通常因冠状动脉粥样硬化斑块破裂或表面糜烂，诱发血栓形成或血管痉挛，引起心肌供氧量突然减少所致的严重心肌缺血事件，包括 ST 抬高心肌梗死（STEMI）以及不稳定型心绞痛／非 ST 抬高心肌梗死（UA/NSTEMI）。

（二）诊断

根据病史典型的心绞痛症状、典型的缺血性心电图改变（新发或一过性 ST 段压低≥0.1mV，或 T 波倒置≥0.2mV）以及心肌损伤标记物（cTnT、cTnI 或 CJK-MB）测定，可以做出 UA/NSTEMI/STEMI 诊断。

（三）治疗（图 3-17）

1. 院前救治

（1）最初处置

1）首次病情评估：观察呼吸、心跳、意识等生命征；判断心脏停搏者，按心肺复苏程序处理；心室颤动者体外除颤器除颤；急性肺水肿和心源性休克者，给氧和静脉给药急救；呼吸停止、呼吸道阻塞者气管插管，呼吸机辅助呼吸。

2）体位摆放：无呼吸困难和心功能不全者平卧位；心功能不全者半卧位或坐位；意识障碍者侧卧位。

3）供氧面罩或鼻管给氧。

4）处置胸痛：血压正常或偏高者，含服硝酸甘油 0.5mg，重复 2～3 次无效，予以吗啡镇痛。低血压、心动过缓、休克者禁用硝酸酯类药物。

（2）处置急性冠脉综合征

1）初步诊断：询问病史及体格检查；10 分钟内完成 12 导联或 18 导联心电图检查。

2）抗血小板治疗：口服阿司匹林 300mg；氯吡格雷 300mg。

3）他汀类药物立普妥 80mg 口服等。

4）院前再灌注治疗：静脉溶栓治疗。早诊（发病<3 小时）的大面积 ST 段抬高心肌梗死（STEMI）和出血低危患者，预计球囊扩张时间与溶栓开始时间差>60 分钟，或首次医疗接触至球囊扩张时间>90 分钟。

5）转运及转运医院选择就近转诊，转至上级医院行急诊 PCI 及冠状动脉搭桥（CABG）。

2. 住院治疗

1）一般处理：卧床休息，吸氧，心电、血压和血氧饱和度监测，镇静剂镇静，必要时予以吗啡止痛治疗。

2）药物治疗

①抗心肌缺血药物

A. 硝酸酯类药物：硝酸甘油含服或静脉给药。

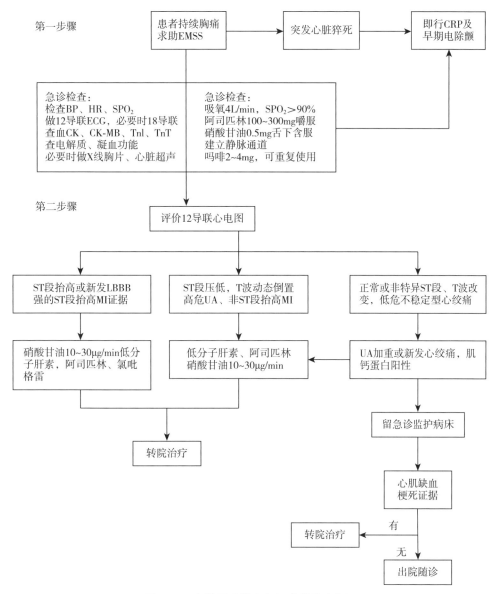

图 3-17　急性冠脉综合征标准救治流程图

B. β 受体阻滞剂：美托洛尔或比索洛尔，调整患者静息心率 50～60 次 /min。

C. 钙通道阻滞剂：足量硝酸酯和 β 受体阻滞剂仍不能有效控制胸痛者。

②抗血小板治疗

A. 阿司匹林：首剂 300mg，随后 100mg/d，长期维持，除非有禁忌。

B. ADP 受体拮抗剂：氯吡格雷首剂 300～600mg，随后 75mg/d，用于阿司匹林有禁忌时或 PCI 术后与阿司匹林联合使用。

C. 血小板糖蛋白Ⅱb/Ⅲa（GPⅡb/Ⅲa）受体拮抗剂：用于高凝状态或冠脉造影示明显血栓患者。

③抗凝治疗：普通肝素、低分子肝素等。

④调脂治疗：早期予以他汀类药物调脂治疗。

⑤ACEI或ARB：无禁忌者常规使用。

3）3天后病情不能稳定或经评估高危患者送上级医院住院治疗。

（四）并发症处理

包括心律失常、心力衰竭、心源性休克，可给予药物及其他措施综合治疗，病情不能稳定者送上级医院进一步治疗。

（五）临床操作用品及药物清单

1．高级生命支持，气道管理，治疗休克等。

2．血常规、大小便常规、生化、凝血、心肌酶学、心电图等。

3．除颤仪、临时起搏器及临时起搏电极，无创呼吸机。

4．抗血小板药：阿司匹林、氯吡格雷等；溶栓药：尿激酶等；降脂药：立普妥、辛伐他汀等；抗心肌缺血药：硝酸甘油、倍他乐克、地尔硫䓬等；抗心律失常药：胺碘酮等；利尿剂：呋塞米、螺内酯等；血管活性药：多巴胺、间羟胺、去甲肾上腺素等。

医疗废物：医用耗材废弃物，药品制剂废弃物。

十三、高血压危象急救流程

目的：及时有效救治高血压危象者，防治并发症，降低患者的死亡风险及致残率。

适用范围：应急医疗队救治过程。

背景：高血压危象是发生在高血压患者病程中的一种特殊临床现象，可在短时间内发作不可逆性多种生命器官损害，病情凶险，如抢救措施不力，可导致死亡。

（一）定义

高血压危象包括高血压急症和高血压亚急症。

高血压急症是指原发性或继发性高血压患者，在某些诱因作用下，血压突然和显著升高（一般超过180/120mmHg），同时伴有进行性心、脑、肾等重要靶器官功能不全的表现。高血压急症包括高血压脑病、颅内出血（脑出血和蛛网膜下腔出血）、脑梗死、急性心力衰竭、肺水肿、急性冠状动脉综合征（不稳定型心绞痛、急性非ST段抬高和ST段抬高心肌梗死）、主动脉夹层动脉瘤、子痫等。

高血压亚急症是指血压显著升高但不伴靶器官损害。患者可以有血压明显升高造成的症状，如头痛、胸闷、鼻出血和烦躁不安等。相当多数患者是不规律服药或治疗不足引起。

血压升高的程度不是区别高血压急症与高血压亚急症的标准，区别两者的唯一标准是有无新近发生的急性进行性的严重靶器官损害。

（二）处理原则

1．高血压急诊的处理原则　当怀疑高血压急症时，应进行详尽的病史收集、体检和实验室检查，评价靶器官功能受累情况，以尽快明确是否为高血压急症。但初始治疗不要因为对患者整体评价过程而延迟。高血压急症的患者应进入急诊抢救室或加强监护室，持续监测血压；尽快应用适合的降压药；酌情使用有效的镇静药以消除患者恐惧心理；并针对不同的靶器官损害给予相应的处理。

高血压急症需立即进行降压治疗以阻止靶器官进一步损害。在治疗前要明确用药种类、用药途径、血压目标水平和降压速度等。在临床应用时需考虑到药物的药理学和药代动力学作用，对心排出量、全身血管阻力和靶器官灌注等血流动力学的影响，以及可能发生的不良反应。理想的药物应能预期降压的强度和速度,作用强度可随时调节。

在严密监测血压、尿量和生命体征的情况下,应视临床情况的不同使用短效静脉降压药物。降压过程中要严密观察靶器官功能状况,如神经系统症状和体征的变化,胸痛是否加重等。由于已经存在靶器官的损害,过快或过度降压容易导致组织灌注压降低,诱发缺血事件。所以起始的降压目标不是使血压正常,而是渐进地将血压调控至不太高的水平,最大限度地防止或减轻心、脑、肾等靶器官损害。

2．高血压亚急症的处理原则　对高血压亚急症患者,可在 24～48 小时将血压缓慢降至 160/100mmHg。初始治疗可以在门诊或急诊室,用药后观察 5～6 小时。2～3 天后门诊调整剂量,此后可应用长效制剂控制至最终的靶目标血压。具有高危因素的高血压亚急症如伴有心血管疾病的患者可以住院治疗。

（三）不同类型高血压危象的治疗（图 3-18）

1．高血压脑病的治疗

（1）降压：一般迅速将血压降至正常或舒张压降至 110～120mmHg。

（2）制止抽搐：可选用地西泮 10～20mg 静脉缓注,必要时 30 分钟后再重复 1 次,直至抽搐停止。

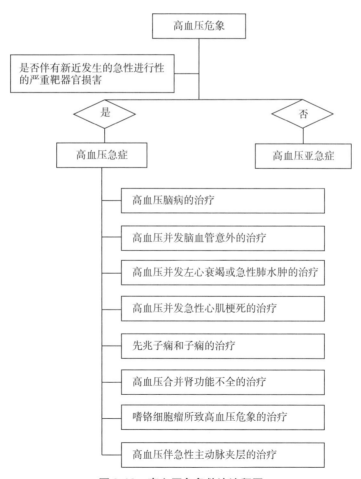

图 3-18　高血压危象救治流程图

（3）减轻脑水肿：静脉注射或快速静脉滴注20%甘露醇或25%山梨醇250ml，每隔4～6小时重复1次；呋塞米40～80mg加入50%葡萄糖液20～40ml静脉注射；必要时静脉注射地塞米松。

2. 高血压并发脑血管意外的治疗　一般SBP>210mmHg，DBP>110mmHg才考虑降压处理，用药前降低20%～30%。蛛网膜下腔出血者若SBP>160mmHg，MAP>115mmHg，首选能对抗脑血管痉挛的钙通道阻滞剂如尼莫地平；缺血性脑病除非血压过高，一般不予降压。

3. 高血压并发左心衰竭或急性肺水肿的治疗　首选硝普钠、硝酸甘油或乌拉地尔，其他措施可按急性肺水肿处理。

4. 高血压并发急性心肌梗死的治疗　优先选择的药物为硝酸甘油或硝普钠、美托洛尔、比索洛尔、ACEI等。患者宜在CCU内监护，除降压外，应予以吸氧、溶栓疗法、止痛、及时处理严重的心律失常等并发症。

5. 先兆子痫和子痫的治疗　立即静脉注射乌拉地尔，给予地西泮10～20mg静脉注射或肌内注射。当DBP仍高于115mmHg时，首选阿替洛尔50～100mg，每日2次。不宜将血压降得过低，以免影响胎儿血供。钙拮抗剂可抑制子宫平滑肌收缩，影响产程，不宜使用；利血平可通过胎盘影响胎儿，也应避免使用；禁用硝普钠。子痫发生后延缓分娩，以子痫停止24～48小时分娩为宜。

6. 高血压合并肾功能不全的治疗　除血液透析外，药物首选具有利尿、降压作用的呋塞米。

7. 嗜铬细胞瘤所致高血压危象的治疗　首选α受体阻滞剂酚妥拉明。

8. 高血压伴急性主动脉夹层的治疗　立即监护，绝对卧床。肌内注射哌替啶或地西泮以镇静止痛。硝普钠与β受体阻滞剂联合用药时治疗效果最好，要争取手术机会。

十四、急性呼吸衰竭救治流程

目的：通过对呼吸衰竭病因和诱因的治疗，以及通过加强呼吸支持，包括保持呼吸道通畅、纠正缺氧和改善通气等，来治疗呼吸困难和多脏器功能障碍。

适用范围：应急医疗队队员救治过程。

背景：及时去除病因和诱因以及进行呼吸支持可减少急性呼吸衰竭所引的严重并发症和死亡率。

（一）临床评估

1. 临床表现

（1）呼吸困难：呼吸频率增快；辅助呼吸肌活动加强，出现三凹征；呼吸节律改变，出现潮式呼吸、比奥呼吸。

（2）发绀：缺氧的典型表现。动脉血氧饱和度低于90%可在口唇、指甲等处出现发绀。

（3）精神神经症状：急性缺氧可出现精神错乱、躁狂、昏迷、抽搐等症状。合并急性CO_2潴留可出现嗜睡、淡漠、扑翼样震颤，甚至呼吸骤停。

（4）循环系统表现：心动过速、心肌损害、周围循环衰竭、血压下降、心律失常、心搏停止。

（5）消化和泌尿系统表现：丙氨酸氨基转移酶、血浆尿素氮升高，尿中出现蛋白、红细胞、管型；胃肠道黏膜充血水肿、糜烂渗血、应激性溃疡，上消化道出血。

2．辅助检查

（1）动脉血气：$PaCO_2$ 升高、pH 正常时为代偿性呼吸性酸中毒；$PaCO_2$ 升高、pH<7.35 称为代偿性呼吸性酸中毒。

（2）胸部影像学检查：X 线胸片、胸部 CT、放射性核素肺通气 / 灌注扫描、肺血管造影、超声检查。

（3）纤维支气管镜检查：明确气道疾病和获取病理学证据。

（二）治疗原则

1．保持呼吸道通畅：最基本、最重要。

2．氧疗。

3．增加通气量、改善 CO_2 潴留。

4．病因治疗。

5．一般支持疗法。

6．重要脏器功能的监测与支持。

（三）具体方法（图 3-19）

1．保持呼吸道通畅　昏迷患者应使其处于仰卧位，头后仰，托起下颌并将口打开，清除气道内分泌物及异物。

（1）建立人工气道：简便人工气道（口咽通气道、鼻咽通气道、喉罩）、气管插管 / 气管切开。

（2）支气管痉挛者需使用支气管扩张药物：糖皮质激素、茶碱类、β_2 肾上腺素受体激动剂、抗胆碱药。

2．氧疗

（1）吸氧浓度：原则是在保证 PaO_2 迅速提高到 60mmHg 或脉搏容积血氧饱和度（SpO_2）达 90% 以上的前提下尽量降低吸氧浓度。

（2）吸氧装置：鼻导管或鼻塞，氧流量不能大于 7L/min［吸入氧浓度与氧流量的关系：吸入氧浓度（%）=21+4× 氧流量（L/min）］；面罩，包括简单面罩、带储气囊无重复呼吸面罩和文丘里面罩。

3．增加通气量、改善 CO_2 潴留

（1）呼吸兴奋剂：主要适用于以中枢抑制为主、通气量不足引起的呼吸衰竭，不宜用于以肺换气功能障碍为主所致的呼吸衰竭。常用的药物有尼可刹米、洛贝林、多沙普仑。使用时必须保持气道通畅、患者的呼吸肌功能基本正常，脑缺氧、脑水肿未纠正而出现频繁抽搐者慎用，不可突然停药。

（2）机械通气：机体出现严重的通气和 / 或换气功能障碍时需以人工辅助通气装置来改善通气和 / 或换气功能，以维持必要的肺泡通气，降低 $PaCO_2$，改善肺的气体交换效能。

4．病因治疗　控制感染、改善心脏功能、解除哮喘持续状态等。

5．一般支持疗法　纠正电解质紊乱和酸碱平衡失调；加强液体管理，防止血容量不足和液体负荷过大，保证血细胞比容（HCT）在一定水平；保证充足的营养及热量供给。

6．其他重要脏器功能的监测与支持　预防和治疗肺动脉高压、肺源性心脏病、肺性脑病、肾功能不全、消化道功能障碍、弥散性血管内凝血，防治多脏器功能障碍综合征。

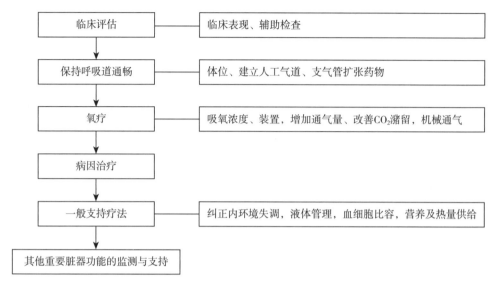

图 3-19 急性呼吸衰竭救治流程图

十五、慢性阻塞性肺疾病急性加重救治流程

目的：旨在为慢性阻塞性肺疾病（COPD）在急性加重期的个体化治疗及评估管理方面做出指导，减少急性发作的风险和急性发作的频率，改善患者的健康状况和运动耐量，使不同的个体患者都能受益。

适用范围：应急医疗队队员救治过程。

背景：世界范围内，COPD 最常见的风险因素是烟草烟雾，是呼吸系统疾病的常见疾病和多发病，患病率和病死率居高不下，根据世界银行 / 世界卫生组织发表的研究，目前慢性阻塞性肺疾病已占世界疾病经济负担的第五位。

（一）临床评估

1. COPD 急性加重的定义 患者呼吸道症状加重，超出了日常状况，需要更改药物治疗，而导致患者急性加重的最常见原因是呼吸道感染（病毒或细菌感染）。

2. 评估急性加重的严重程度

（1）动脉血气分析：当呼吸室内空气时，$PaO_2 < 60mmHg$，伴或不伴 $PaCO_2 > 50mmHg$，提示呼吸衰竭。

（2）胸片有助于排除其他疾病。

（3）心电图有助于诊断合并存在的心脏疾病。

（4）其他实验室检查

1）全血细胞计数可明确有无红细胞增多症或出血。

2）急性加重期脓痰的存在提示可经验性的抗生素治疗。

3）生化检查有助于明确患者有无电解质紊乱、糖尿病，以及营养不良。

（二）治疗（图 3-20）

1. 低流量吸氧 改善低氧血症，可给予鼻导管吸氧，或通过文丘里面罩吸氧。一般吸氧浓度为 28%～30%，应避免氧浓度过高引起二氧化碳潴留。

2. 支气管扩张剂 急性加重治疗首选短效 β_2 受体激动剂，联合或不联合短效抗胆碱能受体拮抗剂。

3.糖皮质激素 系统性糖皮质激素可缩短患者康复时间,改善肺功能及住院时间延长风险,可考虑口服泼尼松龙30～40mg/d,也可以静脉滴注甲泼尼龙40～80mg,连续5～7天。

4.抗生素 当患者呼吸困难加重,咳嗽伴痰量增多,脓痰增多,根据患者所在地以及药物敏感情况积极选用抗生素治疗。

5.祛痰剂 溴己新8～16mg,每日3次;盐酸氨溴索30mg,每日3次,酌情选用。

6.辅助治疗 包括适当的体液平衡(对于使用利尿剂需注意);使用抗凝剂;注意营养支持等。

（三）并发症及处理

1.呼吸衰竭 慢性阻塞性肺疾病急性加重时发生,症状明显,发生低氧血症和/或高碳酸血症,出现缺氧和二氧化碳潴留的临床表现,可给予氧疗,呼吸兴奋剂和机械通气来增加肺通气,改善二氧化碳潴留。

2.自发性气胸 如突然加重的呼吸困难,并伴有明显发绀,患侧叩诊为鼓音,听诊呼吸音减弱或消失,应考虑自发性气胸,通过X线检查确诊。情况紧急时,需胸腔穿刺抽气或闭式引流。

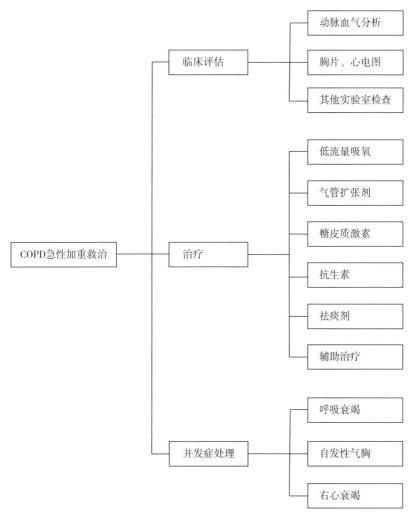

图 3-20　慢性阻塞性肺疾病急性加重救治流程图

3．右心衰竭 患者一般在积极控制感染，改善呼吸功能、纠正缺氧和二氧化碳潴留后，心力衰竭便能得到改善，患者尿量增多，水肿消退，不需常规使用利尿药和正性肌力药。但对经上述治疗无效或严重心力衰竭患者，可适当选用利尿药，正性肌力药或扩血管药物。

十六、支气管哮喘急性发作急救流程

目的：尽快缓解气道阻塞，纠正低氧血症，恢复肺功能，预防进一步恶化或再次发作，防止并发症。

适用范围：应急医疗队队员救治过程。

背景：及时控制哮喘急性发作可减少严重并发症和降低死亡率。

（一）临床评估（表3-9）

表3-9 临床严重程度评估

临床特点	轻度	中度	重度	危重
气短	步行、上楼时	稍活动	休息时	
体位	可平卧	喜坐位	端坐呼吸	
讲话方式	连续成句	常有中断	单字	
精神状态	可有焦虑，尚安静	时有焦虑或烦躁	常有焦虑、烦躁	
出汗	无	有	大汗淋漓	
呼吸频率	轻度增加	增加	常>30 次/min	
辅助呼吸肌活动和三凹征	常无	可有	常有	胸腹矛盾运动
哮鸣音	散在、呼吸末	响亮、弥漫	响亮、弥漫	减弱、无
脉率/(次/min)	<100	100～120	>120	慢或不规则
奇脉	无	可有	常有	无
PaO_2(吸空气、mmHg)	正常	≥60	<60	
$PaCO_2$/mmHg	<45	≤45	>45	
SaO_2(吸空气 %)	>95	91～95	≤90	
pH				降低

（二）治疗

一般根据病情的分度进行综合性治疗（图3-21）

1．轻度 每日定时吸入糖皮质激素（200～500μg 倍氯米松或等量其他皮质激素），出现症状时吸入短效 β_2 受体激动剂（沙丁胺醇气雾剂每次 2 喷），可间断吸入。效果不佳时可加用口服 β_2 受体激动剂控释片或小量茶碱控释片（200mg/d），或加用抗胆碱药如异丙托溴铵气雾剂吸入。

2．中度 吸入剂量一般为每日 500～1 000μg 倍氯米松或等量其他皮质激素；规则吸入 β_2 激动剂或联合抗胆碱药吸入或口服长效 β_2 受体激动剂。亦可加用口服白三烯受体拮抗剂，若不能缓解，可持续雾化吸入 β_2 受体激动剂（或联合用抗胆碱药吸入，或口服糖皮质激素<60mg/d）。必要时可用氨茶碱静脉注射。

3．重度至危重度 雾化吸入 β_2 受体激动剂、抗胆碱药；静脉滴注氨茶碱、沙丁胺醇。口服白三烯受体拮抗剂。静滴糖皮质激素，病情缓解后，改为口服给药。注意维持水、电解质平衡，纠正酸碱失衡，当 pH<7.20 时，且合并代谢性酸中毒时，应适当补碱；可给予氧疗，

如病情恶化缺氧不能纠正时,进行无创通气或插管机械通气。

(三)并发症及处理

哮喘发作时可并发气胸、纵隔气肿、肺不张;长期反复发作和感染或并发慢性支气管炎、肺气肿、支气管扩张、间质性肺炎、肺纤维化和肺源性心脏病等,可采取相应的治疗措施。

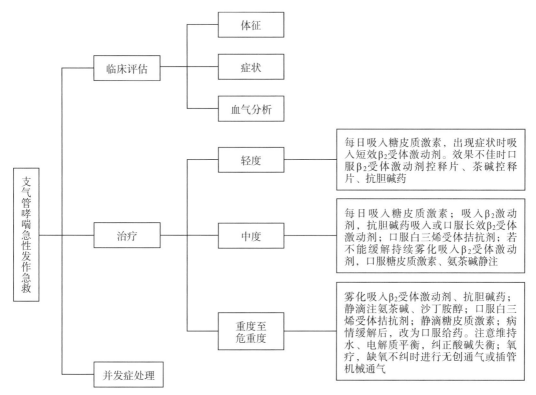

图 3-21　支气管哮喘急性发作急救流程图

流程图文字内容:

支气管哮喘急性发作急救
- 临床评估
  - 体征
  - 症状
  - 血气分析
- 治疗
  - 轻度：每日吸入糖皮质激素,出现症状时吸入短效β₂受体激动剂。效果不佳时口服β₂受体激动剂控释片、茶碱控释片、抗胆碱药
  - 中度：每日吸入糖皮质激素;吸入β₂激动剂、抗胆碱药吸入或口服长效β₂受体激动剂;口服白三烯受体拮抗剂;若不能缓解持续雾化吸入β₂受体激动剂,口服糖皮质激素、氨茶碱静注
  - 重度至危重度：雾化吸入β₂受体激动剂、抗胆碱药;静滴注氨茶碱、沙丁胺醇;口服白三烯受体拮抗剂;静滴糖皮质激素;病情缓解后,改为口服给药。注意维持水、电解质平衡,纠正酸碱失衡;氧疗,缺氧不纠时进行无创通气或插管机械通气
- 并发症处理

十七、低血糖急救流程

目的:对低血糖的临床评估及病情分级,及时给予纠正低血糖和救治措施,从而提高低血糖抢救成功率,降低死亡率。

适用范围:应急医疗队队员救治过程。

背景:及时治疗可减少低血糖所致的严重并发症和死亡率。

(一)临床评估及病情程度分级

1.低血糖的判断

(1)根据典型 Whipple 三联征可确定低血糖。

(2)低血糖症状:表现为交感神经兴奋(如心悸、出冷汗、面色苍白、饥饿感、软弱无力、头晕、脉快、肢体颤抖、焦虑等)和中枢神经症状(如神志改变、情绪激动、幻觉、认知障碍、抽搐、嗜睡甚至昏迷等意识障碍)。

(3)发作时血糖低于 2.8mmol/L(50mg/dl)。

(4)供糖后低血糖症状迅速缓解。

2.低血糖评估　根据血糖水平、血糖下降速度、低血糖持续时间导致脑损伤程度及伴随症状、脉搏、血压、化验检查综合指标评估，可分为四种类型及程度：①严重低血糖：需要他人帮助，常有意识障碍，低血糖纠正后神经系统症状明显改善或消失。②症状性低血糖：血糖<3.9mmol/L，且有低血糖症状。③无症状性低血糖：血糖<3.9mmol/L，但无低血糖症状。④可疑症状性低血糖：出现低血糖症状，但没有检测血糖。

（二）急救措施（图3-22）

1. 处理原则

（1）反复严重低血糖发作且持续时间长，可对患者造成严重甚至不可修复的脑损伤，患者是否遗留后遗症主要与昏迷时间和低血糖持续时间有关，故应及早识别、尽早治疗。

（2）监测生命体征，评估神志改变、病情程度和预后。积极持续补充葡萄糖，促进脑功能恢复，预防并发症。

（3）尽快纠正低血糖症并预防再次发作。

（4）明确病因，对因治疗。药物性低血糖应立即停药，疑胰岛素瘤者或引起低血糖的肿瘤，应手术前明确定位并进行肿瘤切除术，内分泌疾病或肝、肾源性疾病引起低血糖则应治疗原发病。

2. 一般处理及生命体征监测

（1）卧床休息，昏迷期间禁食，保持呼吸道通畅，吸氧，病情危重者进行气管插管。

（2）尽快建立静脉输液通道，持续补充葡萄糖。

（3）监测意识状态、脉搏、呼吸、心电图、血压、体温、皮肤、尿量、血氧饱和度。

（4）查血常规、肝肾功能、电解质。

3. 治疗措施

（1）糖水或含糖饮料：对于轻度低血糖或神志清楚患者，口服糖水、含糖饮料，或进食糖果、饼干、面包、馒头等即可缓解。

（2）静脉注射葡萄糖：重者和疑似低血糖昏迷而不能口服者，应及时测定指尖血糖，甚至无需血糖结果，立即给予50%葡萄糖液60ml静脉注射，血糖上升不明显或数分钟后未清醒者，可再重复注射1次，继以10%葡萄糖液静脉滴注，动态监测血糖，使血糖维持在10mmol/L左右，维持24～48小时或更长，随时调整葡萄糖注射量，直至患者能进食淀粉类食物。

（3）肾上腺糖皮质激素：对于顽固性低血糖、特别是肾上腺皮质功能低下引起的低血糖者，可予静脉注射氢化可的松200～300mg/d，血糖稳定后逐渐减量并停药。

（4）胰高血糖素：病情严重者可以皮下或肌内注射胰高血糖素0.5～1mg，适用于不能进食、特别是使用了胰岛素或磺脲类药物的糖尿病患者。该药可在20分钟以内使血糖升高，并维持1～2小时，患者应在此段时间内迅速转入医院治疗。

（5）对症处理：如少数严重低血糖患者抢救不及时或原有并发症，脑功能不能恢复，或者血糖恢复正常而意识仍未恢复超过30分钟为低血糖后昏迷，必须按低血糖症并脑水肿进行重症监护和综合急救。除头部降温和护脑等措施外，给予静脉输注20%甘露醇125～250ml（30分钟内输完），并予地塞米松10mg静脉注射，防治各种合并症。

（三）并发症及处理

吸入性肺炎：给予抗感染、止咳祛痰治疗。

急性肺水肿：与输液过快有关。应控制输液速度，可行胸片检查，及时给予强心、利尿治疗。

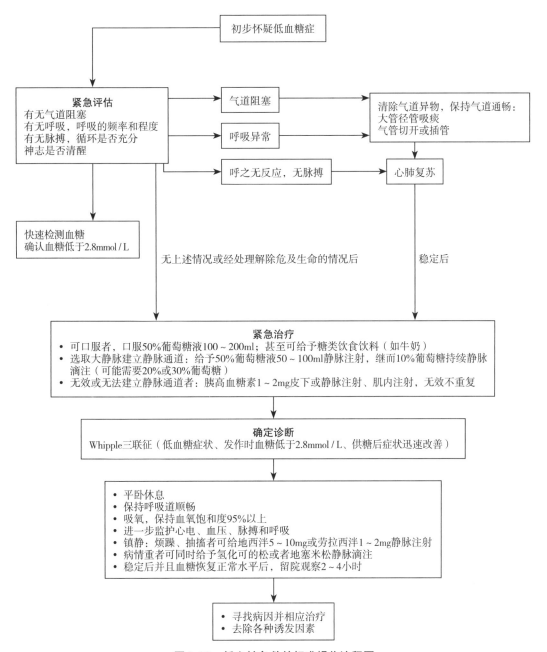

图 3-22 低血糖急救的标准操作流程图

十八、糖尿病酮症酸中毒急救流程

目的:熟悉糖尿病酮症酸中毒(DKA)的诱因、临床表现、发展规律和常见并发症,进行临床评估及病情分级,及时给予针对性的救治措施。最终目的是提高 DKA 抢救成功率,降低死亡率,预防再次发作。

适用范围:应急医疗队队员。

背景:及时诊治可减少 DKA 所致的严重并发症和死亡率。

（一）临床评估及病情程度分级

1. DKA 的判断

（1）主要表现有多尿、烦渴多饮和乏力症状加重；酸中毒失代偿后，食欲减退、恶心、呕吐，常伴头痛、烦躁、嗜睡等症状，呼吸深快，呼气中有烂苹果味（丙酮气味）。

（2）后期严重失水，尿量减少、眼眶下陷、皮肤黏膜干燥，血压下降、心率加快，四肢厥冷；晚期不同程度意识障碍，终至昏迷。

（3）尿糖、尿酮体阳性或强阳性；血糖增高，一般为 $16.7\sim33.3$mmol/L，有时可达 55.5mmol/L 以上。血酮体升高，>1.0mmol/L 为高血酮，>3.0mmol/L 提示可有酸中毒。血 - 羟丁酸升高。血实际 HCO_3^- 和 HCO_3^- 降低，CO_2 结合力降低。

2. 病情程度分级（表 3-10）

表 3-10　糖尿病酮症酸中毒的诊断标准和严重程度分级判断

指标	轻度 DKA	中度 DKA	重度 DKA
血糖 /（mmol/L）	>13.9	>13.9	>13.9
动脉 pH	7.25～7.30	7.00～7.24	<7.00
HCO_3^-/（mmol/L）	15～18	10～15	<10
尿酮体	阳性	阳性	阳性
血酮体	阳性	阳性	阳性
β- 羟丁酸	高	高	高
阴离子间隙	>10	>12	>12
神志改变	烦躁 / 警觉	烦躁 / 昏睡	嗜睡 / 昏迷

（二）急救措施（图 3-23）

1. 处理原则

（1）对于 DKA 甚至昏迷患者一旦诊断应立即积极抢救。

（2）尽快补液以恢复血容量、纠正失水状态；降低血糖，促进酮体利用，减轻酮症；纠正电解质及酸碱平衡失调。

（3）同时积极寻找和消除诱因，防治并发症，降低病死率。

2. 一般处理

（1）应卧床休息，昏迷期间禁食；保持呼吸道通畅、吸氧，避免呕吐物吸入引起窒息，病情危重者进行气管插管。

（2）尽快建立 2～3 条静脉输液通道，快速补液。

3. 生命体征监测

（1）心电监护：血压、心率、脉搏、呼吸、心电图、血氧饱和度；观察体温、神志改变、皮肤弹性、尿量的变化。

（2）每 1～2 小时测末梢血糖，每 6～8 小时查血酮、β- 羟丁酸、电解质、血气分析。

（3）中心静脉压监测，调整补液速度和补液量。

4. 治疗措施

（1）补充液体：补液是治疗的关键环节，是重要的抢救措施。补液治疗能纠正失水，恢复血容量和肾灌注，有助于降低血糖和清除酮体。基本原则：先快后慢，先盐后糖。根据血压、心率、每小时尿量及周围循环状况决定补液速度和补液量。在 1～2 小时内输入 0.9% 氯化钠 1 000～2 000ml，一般第 1 个 24 小时输液总量 4 000～6 000ml，严重失水者可达 6 000～8 000ml。当血糖下降至 13.9mmol/L 时，根据血钠值改为 5% 葡萄糖液或葡萄糖生理盐水，并按每 2～4g 葡萄糖加入 1U 短效胰岛素。

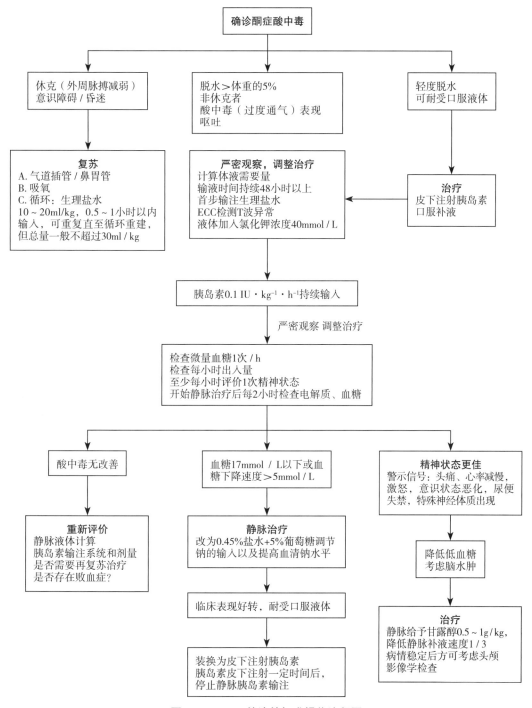

图 3-23　DKA 救治的标准操作流程图

（2）胰岛素治疗：一般采用小剂量胰岛素静脉滴注治疗方案，简便、安全、有效。开始以 0.1U/（kg·h），如在第一个小时内血糖下降不明显，且脱水已基本纠正，胰岛素剂量可加倍。每 1～2 小时测定血糖，根据血糖下降情况调整胰岛素剂量，当血糖降至 13.9mmol/L 时，胰岛素剂量减至 0.05～0.1U/（kg·h）。建立两条静脉通路，一条进行补液治疗，另一条专门小剂量胰岛素静脉滴注。

（3）补充电解质：在开始胰岛素及补液治疗后，患者尿量正常，血钾低于 5.2mmol/L 即可静脉补钾。治疗前已有低钾血症，尿量大于 40ml/h 时，在胰岛素及补液治疗同时必须补钾。严重低钾血症可危及生命，应立即补钾，当血钾升至 3.5mmol/L 时，再开始胰岛素治疗，以免发生心律失常、心脏骤停和呼吸肌麻痹。一般第 1 日补氯化钾 6～10g，能进食者改口服补钾，3～6g/d，持续 5～7 天。

（4）纠正酸碱失衡：应慎重补碱。补碱指征为血 pH<7.1，HCO_3^-<5mmol/L，应采用等渗碳酸氢钠（1.25%～1.4%）溶液，或将 5% 碳酸氢钠 84ml 加注射用水至 300ml 配成 1.4% 等渗溶液，一般仅给 1～2 次。

（5）对症、支持治疗：消除诱因，针对不同感染选用较广谱抗生素；因酸中毒引起呕吐或伴有急性胃扩张，可用 1.25% 碳酸氢钠溶液洗胃，清除残留食物，预防吸入性肺炎。

（三）DKA 的护理

详见 DKA 应急救护护理相关章节。

（四）并发症及处理

1. 休克　如休克严重，应详细检查并分析原因，确定有无并发感染或急性心肌梗死，并给予相应措施。

2. 心力衰竭、心律失常　年老或者冠心病者补液过多可导致心力衰竭和肺水肿，在给予补液的过程中控制输液的速度，密切监测呼吸、血氧饱和度等，酌情应用利尿剂和正性肌力药。

3. 肾衰竭　与失水和休克、既往肾脏病变、延误治疗有关，密切注意尿量变化。

4. 脑水肿　与脑缺氧、补碱或补液不当、血糖下降过快有关，可予地塞米松、呋塞米、白蛋白，慎用甘露醇。

十九、糖尿病高糖高渗综合征急救流程

目的：熟悉糖尿病高糖高渗综合征（HHS）的诱因、临床表现、发展规律和常见并发症，进行临床评估及病情分级，及时给予降糖补液和救治措施。最终目的是解除 HHS 及预防再次复发。

适用范围：应急医疗队队员救治过程。

背景：及时诊治可减少 HHS 所致的严重并发症和死亡率。

（一）临床评估及病情程度分级

1. 起病比较缓慢、隐匿，最初表现为多尿、多饮，但多食不明显或反而食欲减退，以致常被忽视。渐出现严重脱水和神经精神症状，患者反应迟钝、烦躁或淡漠、嗜睡，逐渐陷入昏迷、抽搐，晚期尿少甚至尿闭。与 DKA 相比，失水更为严重、神经精神症状更为突出。

2. 血糖明显增高，多在 33.3mmol/L 以上，血钠多升高，可达 155mmol/L 以上。血浆渗透压显著增高是 HHS 的重要特征和诊断依据，一般在 350mOsm/L 以上，血尿素氮、肌酐和酮体常增高，多为肾前性。血清碳酸氢根>18mmol/L 或动脉血 pH>7.30；尿糖呈强阳性，血

酮正常或略高,尿酮体阴性或弱阳性,一般无明显酸中毒,借此与DKA鉴别,但有时两者可同时存在。

3. 进行性意识障碍和严重脱水而无明显深大呼吸表现。

(二)急救措施(图3-24)

1. 一般处理

(1)应卧床休息,昏迷患者禁食;保持呼吸道通畅、吸氧,避免呕吐物吸入引起窒息,病情危重者进行气管插管。

(2)立即开放两条静脉通道。如$PaO_2<80mmHg$,给予吸氧。

(3)放置胃管:HHS时,患者多处于昏迷或半昏迷,应及早放置胃管抽吸胃液。通过胃管,可给患者补温开水或温生理盐水,还可通过胃管补钾。

(4)导尿:首先应尽量鼓励患者主动排尿,如4小时不排尿,应放置导尿管。

2. 去除诱因 如怀疑有感染,进行中心静脉压测定或放置导尿管时,应采用足量抗生素。

3. HHS监测

(1)监测血糖、电解质、血肌酐、BUN、血气分析、血培养、血常规、尿常规、尿糖及酮体、静脉充盈情况、血氧饱和度、心电图。

(2)每半小时监测意识状态、血压、脉搏及呼吸频率,每2小时测体温、尿糖及尿酮体。治疗开始2小时及以后每4～5小时测量血糖、钾、钠和尿素氮,并计算渗透压,详细记录出入量,保持尿量超过100ml/h,老年和心功能不全者监测中心静脉压。

4. 治疗措施

(1)液体复苏:是治疗的关键环节,重要的抢救措施。本症失水比DKA更为严重,可达体重的10%～15%,24小时补液量可达6 000～10 000ml,多主张治疗开始时用等渗溶液如0.9%氯化钠,有利于恢复血容量,纠正休克,改善肾血流量,恢复肾脏调节功能。基本原则:先快后慢,先盐后糖。根据血流动力学监测动态调整复苏液体总量及速度,期间补充适量胶体,避免血浆渗透压下降过快。

(2)胰岛素治疗:一般采用小剂量胰岛素静脉滴注治疗方案,简便、安全、有效。开始以0.1U/(kg•h),如在第一个小时内血糖下降不明显,且脱水已基本纠正,胰岛素剂量可加倍。每1～2小时测定血糖,根据血糖下降情况调整胰岛素剂量,当血糖降至16.7mmol/L时,胰岛素剂量减至0.05～0.10U/(kg•h)。

(3)纠正电解质及酸碱平衡失调:在开始胰岛素及补液治疗后,患者的尿量正常,血钾低于5.2mmol/L即可静脉补钾。治疗前已有低钾血症,尿量大于40ml/h时,在胰岛素及补液治疗同时必须补钾。严重低钾血症可危及生命,应立即补钾,当血钾升至3.5mmol/L时,再开始胰岛素治疗,以免发生心律失常、心脏骤停和呼吸肌麻痹。

(三)HHS的护理

1. 按昏迷患者常规护理,去枕侧卧,及时清理口腔分泌物及呕吐物,保持气道通畅,防止吸入性肺炎。

2. 密切观察体温、脉搏、呼吸、血压及神志改变,正确记录出入量。

3. 做好口腔护理,保持皮肤清洁,预防压疮发生。

4. 安全护理 高热时,患者可出现烦躁不安、谵妄,应防止坠床、舌咬伤。必要时加床栏或用约束带固定患者。

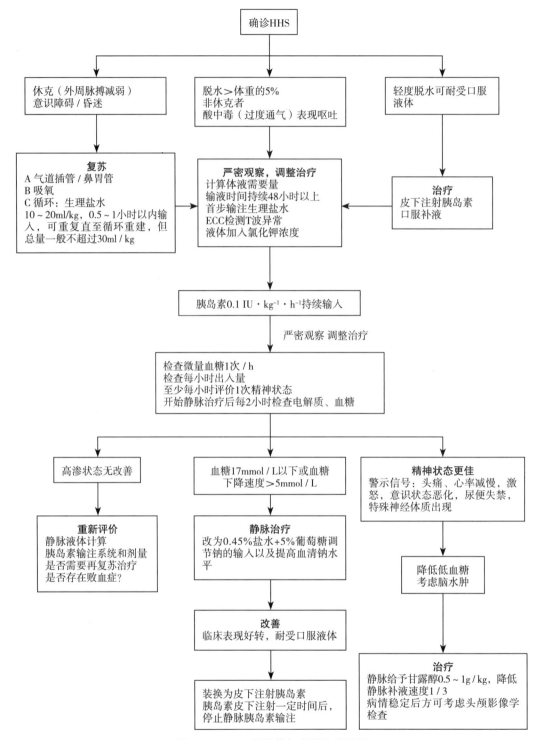

图 3-24　HHS 救治的标准操作流程图

（四）并发症及处理

1. 血栓栓塞　治疗过程中发生血栓形成血栓栓塞的危险性较高。可给予肝素治疗。

2. 脑水肿　在治疗过程中突发神志改变,需警惕脑水肿可能,治疗上仍采用高渗性脱水。

3. 急性肺水肿　与补液速度过快、左心室功能不全有关。要注意观察尿量、颈静脉充盈程度、氧饱和度及液体出入量,必要时测量中心静脉压和血细胞比容,指导补液。

4. 弥散性血管内凝血(DIC)是 HHS 患者严重并发症,尽早发现至关重要,一旦发现是使用肝素治疗的适应证。

二十、门急诊及住院患者转诊标准操作流程

目的:加强患者转运工作管理,提高工作质量,确保患者转运过程安全,有效、连续。为患者的后续治疗赢得宝贵时间(图3-25、图3-26)。

适用范围:应急医疗队队员。

背景:危重患者转运往往是为了进一步检查诊断或为了得到更有效的救治。然而,转运过程中环境的变化、仪器设备、人员等因素可增加患者的转运风险,影响呼吸和循环功能的稳定,导致低血压和低氧血症等不利后果,甚至发生心跳呼吸骤停。有效提高危重患者的转运安全已引起国内外研究者的广泛关注。

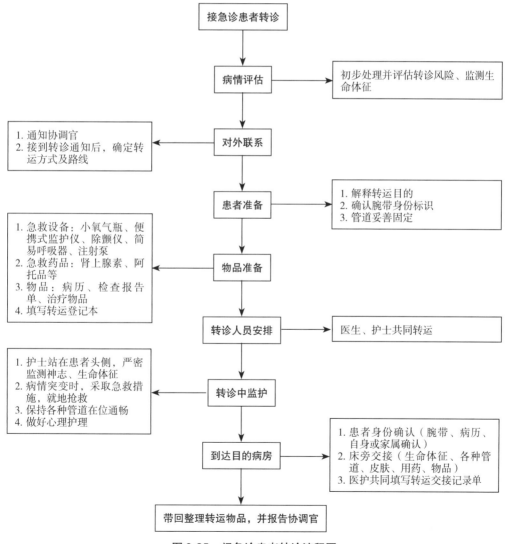

图 3-25　门急诊患者转诊流程图

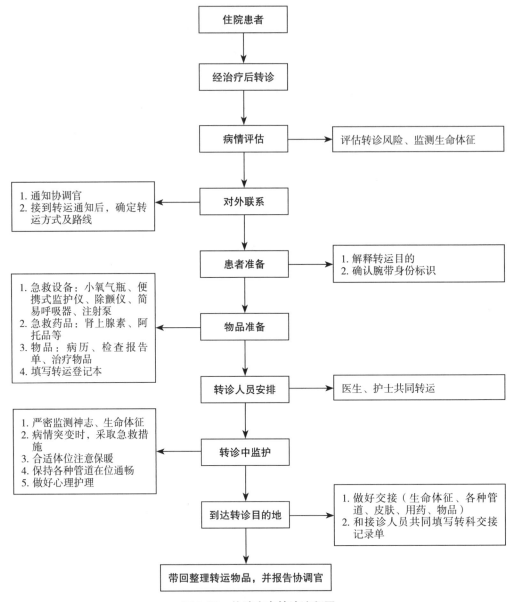

图 3-26　住院患者转诊流程图

　　急诊患者病情严重程度，决定患者就诊及处置的优先次序。根据患者病情评估结果进行分级，共分为四级（表 3-11）：

（一）1 级：濒危患者

1. 气管插管患者。

2. 无呼吸 / 无脉搏患者。

3. 急性意识障碍患者。

4. 其他需要采取挽救生命干预措施患者。

（二）2 级：危重患者

　　患者来诊时呼吸循环状况尚稳定，但其症状的严重性需要很早就引起重视，患者有可能发展为 1 级，如急性意识模糊 / 定向力障碍、复合伤、心绞痛等。

表 3-11 生命体征异常参考指标(急诊病情分级用)

	<3 个月	3 个月~3 岁			3~8 岁	>8 岁
		3~6 个月	6~12 个月	1~3 岁		
心率(次 /min)	>180	>160			>140	>120
	<100	<90	<80	<70	<60	<60
呼吸 *(次 /min)	>50	>40			>30	>20
	<30	<25			<20	<14
血压 - 收缩压 /mmHg	>85	>90+ 年龄 ×2				>140
	<65	<70+ 年龄 ×2				<90
指测脉搏氧饱和度	<92%					

严重影响患者自身舒适感的主诉,如严重疼痛(疼痛评分≥7/10),也属于该级别。

（三）3 级:急症患者

患者病情进展为严重疾病和出现严重并发症的可能性很低,也无严重影响患者舒适性的不适,但需要急诊处理缓解患者症状。

在留观和候诊过程中出现生命体征异常者(表 3-12),病情分级应考虑上调一级。

（四）4 级:非急症患者

患者目前没有急性发病症状,无或很少不适主诉,且临床判断需要很少急诊医疗资源(≤1 个)(表 3-12)的患者(表 3-13)。

表 3-12 列入急诊患者病情分级的医疗资源(规范性附录)

列入急诊分级的资源	不列入急诊分级的资源

● 实验室检查(血和尿)
● ECG、X 线
● CT/MRI/ 超声
● 血管造影
● 建立静脉通路补液
● 静脉注射、肌注、雾化治疗
● 专科会诊
● 简单操作(n=1)
  如导尿、撕裂伤修补
● 复杂操作(n=2)
  如镇静镇痛
	● 病史查体(不包括专科查体)
	● POCT(床旁快速检测)
	● 输生理盐水或肝素封管
	● 口服药物
	● 处方再配
	● 电话咨询细菌室、检验室
	● 简单伤口处理
	  如绷带、吊带、夹板等

表 3-13 转诊过程监测记录表

<table>
<tr><td colspan="2" align="center">中国国际应急医疗队
转诊过程监测记录表</td></tr>
<tr><td>转出科室填写</td><td>姓名:　　　性别:　　　年龄:　　　住院号:
诊断
转出科室　转入科室　转出时间
意识状态:清醒 全麻未醒 嗜睡 昏睡 昏迷 谵妄
躁动(安全措施:到位) 其他:
瞳孔对光反射:左　　mm　　灵敏 迟钝 消失 其他
　　　　　　　右　　mm　　灵敏 迟钝 消失 其他
生命体征:P　　次 /min;R　　次 /min;BP　　/　　mmHg</td></tr>
</table>

续表

中国国际应急医疗队 转诊过程监测记录表		
转出科室填写,转入科室核实	皮肤情况:正常 其他 压疮(压疮部位、面积、分期) 伤口情况:无 清洁 干燥 其他 管道情况:无 有 其类型为: 氧气管 尿管 胃管 T管 其他 引流管(颅内 胸腔 腹腔) 通畅:是 否 脱出:是 否 人工气道:无 通气管 气管插管 气管切开 其他 通畅:是 否 脱出:是 否 有无自主呼吸:有 无 不确定 SpO$_2$ % 静脉输液:无 通畅 堵塞 脱出 其他 输入药物: 带入药物:否 是,药物名称: 转运过程中特殊事件:无 有 特殊交班: 病历资料:无 齐全 遗漏		
转入科室填写	转入时间: 意识状态:清醒 全麻未醒 嗜睡 昏睡 昏迷 谵妄 躁动(安全措施:到位) 其他: 瞳孔对光反射:左 mm 灵敏 迟钝 消失 其他 右 mm 灵敏 迟钝 消失 其他 生命体征:P 次/min;R 次/min;BP / mmHg		
转出科室医务人员:		转入科室医务人员:

二十一、心电监护仪管理及清洁消毒操作流程

目的:根据 CSSD 的工作量及需求,CSSD 的工作人员应当接受与其岗位职责相应的岗位培训,正确掌握心电监护仪管理及清洁消毒。

适用范围:应急医疗队队员救治过程。

背景:心电监护仪是应急救护常用设备,需按操作流程进行心电监护仪管理及清洁消毒。

标准操作流程(图 3-27):

1. 核对患者,体位。

2. 连接监护仪电源,打开主机开关。

3. 无创血压监测

(1)选择部位,绑血压计袖带。

(2)按测量键(NIBP)。

(3)设定测量间隔时间。

4. 心电监测

(1)暴露胸部,正确定位(必要时放置电极片处用 75% 乙醇清洁),并粘贴电极片:右上(RA):胸骨右缘锁骨中线第一肋间;左上(LA):胸骨左缘锁骨中线第一肋间;右下(RL):右锁骨中线剑突水平处;左下(LL):左锁骨中线剑突水平处;胸导(C):胸骨左缘第四肋间。

（2）连接心电导联线。

（3）选择 P、QRS、T 波显示较清晰的导联。

（4）调节振幅。

5. SPO₂ 监测　将 SPO$_2$ 传感器安放在患者身体的合适部位。

6. 其他监测　呼吸、体温等。

7. 根据患者情况，设定各报警限，打开报警系统。

8. 调至主屏，监测异常心电图并记录。

9. 停止监护

（1）向患者解释。

（2）关闭监护仪。

（3）撤除导联线及电极、血压计袖带等。

（4）清洁皮肤，安置患者。

10. 终末处理。

11. 清洁消毒　清洗监护仪和传感器之前关掉电源并断开交流电源，用清水或稀释后的清洁剂，清洗时注意防止液体进入机壳；附件整理时，不要折叠线条，应环行缠绕，避免折断。

二十二、除颤仪使用标准操作流程

目的：建立除颤仪使用的标准操作规程。

适用范围：应急医疗队队员。

背景：患者心室颤动、心室扑动、心肺呼吸停止的抢救。

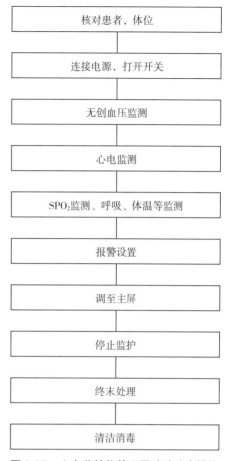

图 3-27　心电监护仪管理及清洁消毒操作流程图

标准操作流程（图 3-28）：

1. 准备

（1）按规定着装、洗手，准备好以下设备、物品：除颤仪（带电极板）、导电糊、心电监测导联线、接线板（必要时）、肾上腺素、阿托品、重酒石酸间羟胺（阿拉明）。

（2）取下患者义齿，去除金属饰物及导电物。

（3）告知患者或家属使用除颤仪的目的及配合要点，使用过程中如有不适及时告知。

2. 核对患者信息后，评估患者的病情、意识、颈动脉搏动、示波图形、患者心前区监测电极的连接情况以及心前区的皮肤有无异常。

3. 准确判断病情、心电图波形，确认患者发生心律失常（心室颤动、心室扑动等），确定选择准确除颤方式，评估仪器的性能。

4. 平卧松解衣领，暴露胸部，开机，根据病情选择恰当的除颤方式，同时取下两个电极板，确认电极板与除颤仪连接，均匀涂擦导电糊。

5. 按 APEX 电极板手柄上的黄色按钮，充电时指示灯为红色，充满电时仪器发出声音。选择能量：成人：单相 200J → 300J → 360J；双相：150J → 150J → 200J。儿童：2～4J/kg。

6. 正确放置电极板位置，一个电极板放置心尖部（左锁骨中线第四肋间）另一个电极板放置心底部（胸骨右缘第二肋间）。电极板紧贴患者胸部，同时按两个 CHARGR 键（10s 内完成）。

7. 操作者及其他人员应注意安全,不要碰到病床,不与患者直接接触。

8. 观察患者呼吸、示图波形、血压、电极板接触皮肤情况,观察是否恢复有效心律,视病情决定是否再次除颤。

9. 操作完毕,关机,清洁皮肤,给患者取舒适卧位,检查用物齐全,仪器无损坏,用物处理符合消毒隔离要求,将仪器处于备用状态。

10. 注意事项

(1)两块电极板直接的距离不应小于10cm。

(2)电极板应该紧贴患者皮肤并稍加压(5kg),不能留有空隙,边缘不能翘起。

(3)安放电极处的皮肤应涂导电糊,也可用盐水纱布,紧急时甚至可用清水,但绝对禁用乙醇,否则可引起皮肤灼伤。

(4)消瘦而肋间隙明显凹陷而至电极与皮肤接触不良者宜用盐水纱布,并可多用几层,可改善皮肤与电极的接触。

(5)两个电极板之间要保持干燥,避免因导电糊或盐水相连而造成短路。也应保持电极板把手的干燥,不能被导电糊或盐水污染,以免伤及操作者。

(6)当心脏手术或开胸按摩而需做心脏直接电击除颤时,所需专用小型电极板,一块置于右心室面,另一块置于心尖部,心脏表面洒上生理盐水,电极板紧贴心室壁。

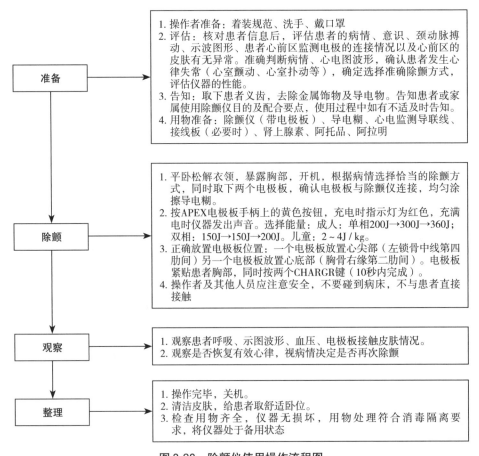

图 3-28　除颤仪使用操作流程图

（叶泽兵　江小运　樊毫军）

第三节　创伤救治流程

一、创伤标准操作流程

目的：明确创伤救治的顺序及操作流程，抢救患者生命，对患者进行早期处理、生命支持、转移及搬运（图3-29）。

适用范围：应急医疗队队员救治过程，适用于急诊创伤病情不明者，危及生命，伴有骨折、血管、神经的损伤，伴有肢体功能障碍及活动受限等患者初步判断、处理、转运。

背景：创伤随处可见，有的危及生命，有的伴有骨折、血管、神经的损伤，有的伴有肢体功能障碍及活动受限等，明确创伤标准操作流程，可减少死亡率，最大限度减少患者伤亡，为后续治疗争取时间。

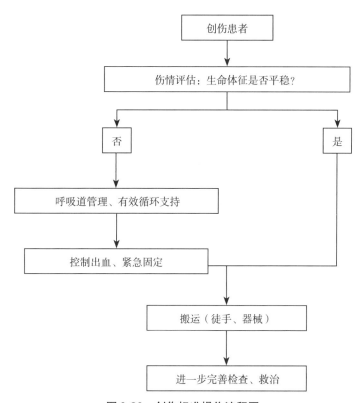

图 3-29　创伤标准操作流程图

（一）伤情评估

根据体重、呼吸道、意识状态、开放性伤口、骨折做出伤情的初步判断。首先要注意患者的生命体征，其次检查受伤部位，对严重的病情需边检查边治疗，患者不能搬动时，需凭经验进行初步判断，然后再仔细检查。

验伤分级：

1. Ⅰ级　须立即处理并转运：呼吸受阻并呼吸困难，心搏骤停，未控制的出血，胸腹开放伤，严重颅脑伤。创口边缘处理：一般应切除创缘皮肤1～2mm；对失去活力的皮肤要彻底清除。

2．Ⅱ级 可稍缓处理：无严重合并症的烧伤，大骨干或多发骨折，胸腰部伤，颈椎损伤。

3．Ⅲ级 最后处理：小骨折或轻伤，明显致命伤即将死亡，已经死亡者。

（二）呼吸道管理

由于意外事故时容易损伤高位颈髓和脑干，引起呼吸中枢或呼吸肌功能障碍，或者可因舌后坠，血液、痰液等堵塞引起肺通气不足。若发现有呼吸功能障碍，立即给予高流量吸氧，及时清除呼吸道异物防治窒息，必要时行气管插管，呼吸肌辅助通气。

（三）维持有效循环

严重创伤中，容易发生创伤性休克，有效扩容是抢救休克的关键，至少建立 2 条以上静脉通道，或者采用中心静脉通道，快速输液以预防发生休克。

（四）固定

1．颈椎骨折固定 使伤者的头颈与躯干保持直线位置，用棉布、衣物等，将伤者颈、头两侧垫好，防止左右摆动，用木板放置于头至臀下，然后用绷带或布带将额部、肩和上胸、臀固定于木板上，使之稳固。

2．锁骨骨折固定 用绷带在肩背做"8"字形固定，并用三角巾或宽布条于颈上吊托前臂。

3．肱骨骨折固定 用代用夹板 2～3 块固定患肢，并用三角巾、布条将其悬吊于颈部。

4．前臂骨折固定 用两块木板，一块放前臂上，另一块放背面，但其长度要超过肘关节，然后用布带或三角巾捆绑托起。

5．股骨骨折固定 用木板 2 块，将大腿小腿一起固定。置于大腿前后两块长达腰部，并将踝关节一起固定，以防这两部位活动引起骨折错位。

6．小腿骨折固定 腓骨骨折在没有固定材料的情况下，可将患肢固定在健肢上。

7．脊柱骨折固定 伤者两下肢伸直，两上肢垂于身两侧。3～4 名急救者在伤者一侧，两人托臀和双下肢，另两人分别托头、腰部，置伤者于担架或门板上。不要使伤者躯干扭曲，千万不能一人抬头一人抬足。用枕头、沙袋、衣物垫堵腰和颈两侧。如果颈、腰脱臼错位，或骨折时应将颈下、腰下垫高，保持颈或腰过伸状态。

（五）控制出血

1．包扎止血 有条件时先用生理盐水冲洗局部，再用消毒纱布覆盖创口，绷带或三角巾包扎。无条件时可用冷开水冲洗，再用干净毛巾或其他软质布料覆盖包扎。如果创口较大而出血较多时，要加压包扎止血。

2．指压法止血 手边一时无包扎材料和止血带时，或运送途中放止血带的间隔时间，可用此法。手指压在出血动脉的近心端的邻近骨头上，阻断血运来源。

（六）搬运

1．徒手搬运 适用于紧急抢救、短距离搬运。

2．器械搬运 适用于较远距离搬运、对患者体位有特殊要求者。

（七）需要用到的敷料、物料、药品清单

1．器械、耗材 清创缝合包、止血带、三角巾、搬运器材、缝合线等。

2．敷料、物料 无菌纱布、绷带、石膏等。

3．药品 麻醉、止痛、抗休克、抗感染药品及创面清洗、伤口消毒剂。

二、住院患者伤口处理标准流程

目的：规范急救队员创口处理的流程，确保应急队员能够正确地对各类创口进行初期处理，有效促进患者的创面愈合，避免感染加重或其他并发症的发生。

适用范围：应急医疗队。

背景：帐篷医院在对外伤患者处理过程中，特别是处理合并有开放创面的患者时，临床救治人员、参与患者处置的其他人员应有针对性地做好创面处理，积极有序地开展相关救治措施，具有避免创面感染加重，提高预后改善美观的重要作用。

（一）职责

应急医疗队全体队员按规程做好伤员创面的应急处理，接诊医师对创面进行评估，了解致伤机制及相关合并伤，进行相关的急诊处理。上级医师负责监督指导和协助各位接诊医师进行相关的急诊处理，并对患者的预后进行评估。接诊医师处理完毕后，需向患者及其家属交代创面的损伤情况、预后转归以及相关注意事项，并制订康复计划和随访方案。

（二）任务描述

1. 接诊人员需对急诊患者的创面进行及时准确的评估，了解患者创面的致伤因素，根据损伤的严重程度和特点对患者的创面制订初步的救治计划。

2. 接诊医师应及时将患者创面的损伤情况及初步的救治计划，汇报给上级医师审核，并准备好创面处理相关的物品。

3. 上级医师根据患者的创面情况对初期拟定的救治计划进行二次审核，并评估患者创面的预后及功能受限风险。

4. 接诊医师在上级医师监督、指导和协助下完成创面的处理，上级医师根据处理后的创面情况，评估是否有必要请相关科室会诊，共同处理较为复杂的创面。

5. 处理完成后，接诊医师需告知患者创面的目前情况、随访和康复计划及其他相关注意事项。

6. 相关物品准备　消毒钳、持针器、镊子、缝线、剪刀、引流管或烟卷片、生理盐水、纱布、棉垫、绷带、胶布、碘伏和手套。

7. 创口初步处理的标准程序（图3-30）

（1）清洗去污：用无菌纱布覆盖创面，剪去毛发，用肥皂水刷洗除去伤口周围的污垢，用生理盐水清洗创口周围皮肤。

（2）创口的处理：用碘伏消毒创口及其周围的皮肤，铺消毒巾。换手套，穿手术衣。仔细检查创口，清除异物，切除失去活力的组织。必要时扩大创口，以便处理深面的组织；伤口内部彻底止血，最后用生理盐水和双氧水反复冲洗伤口。

（3）缝合伤口：更换手术单，器械和手套；按组织层次缝合创缘。污染严重的、有死腔的置引流管或延期缝合皮肤。若有大块皮肤软组织缺损，应考虑采用各种方式闭合创面，保护创面内的血管神经和肌腱。

（4）伤口覆盖无菌纱布或棉垫，绷带固定。

（5）对症止痛、抗感染、注射破伤风及其他抗毒素预防特殊类型感染或毒素。

8. 创面处理的注意事项

（1）尽量保留肢体的长度。

（2）坏死组织必须清除干净，如果残端有坏死组织残留，易继发感染，伤口难以愈合。

（3）血管结扎应在正常血管的部位结扎，并将残端置入周围正常组织内，避免再次出血。

（4）务必与患者及其家属进行充分沟通后再行手术治疗，以免清创术中出现紧急情况等危机事件发生的风险。

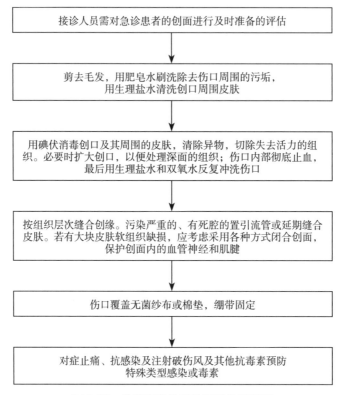

接诊人员需对急诊患者的创面进行及时准备的评估

↓

剪去毛发，用肥皂水刷洗除去伤口周围的污垢，
用生理盐水清洗创口周围皮肤

↓

用碘伏消毒创口及其周围的皮肤，清除异物，切除失去活力的组织。必要时扩大创口，以便处理深面的组织；伤口内部彻底止血，
最后用生理盐水和双氧水反复冲洗伤口

↓

按组织层次缝合创缘。污染严重的、有死腔的置引流管或延期缝合皮肤。若有大块皮肤软组织缺损，应考虑采用各种方式闭合创面，
保护创面内的血管神经和肌腱

↓

伤口覆盖无菌纱布或棉垫，绷带固定

↓

对症止痛、抗感染及注射破伤风及其他抗毒素预防
特殊类型感染或毒素

图 3-30 住院患者伤口处理操作流程图

三、延迟一期闭合标准流程

目的：为控制感染、防止组织的进一步损伤，并且尽可能地保存可能存活的组织。

适用范围：应急医疗队队员救治过程。

背景：四肢的大面积创伤，无论有无皮肤的缺损，估计缝合后张力大、术后发生严重水肿者；严重的组织挫伤，一时无法估计皮肤及组织的损伤坏死界线和范围者；合并失血性休克或合并其他脏器损伤、颅脑外伤等复合性损伤者。

（一）急诊清创

即将污染的创口，经过清洗、消毒，然后切除创缘、清除异物，切除坏死和失去活力的组织，使之变成清洁的创口。具体步骤（图 3-31）包括：

1. 清洗患肢　使用肥皂水彻底清洗患肢和创面周围健康组织上的污垢。伤肢清洗干净后用无菌纱布擦干皮肤，然后常规消毒、铺单，准备清创。

2. 创口边缘处理　一般应切除创缘皮肤 1～2mm；对失去活力的皮肤要彻底清除。

3. 创腔和创袋　如皮下有创腔和创袋，都要求彻底清创，直至能够清楚显露最远处的盲角。

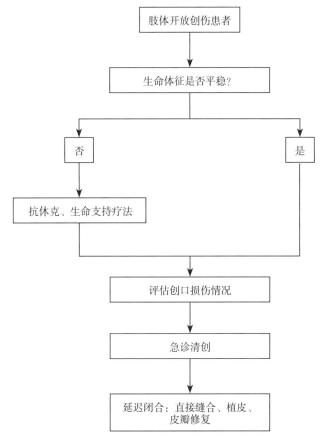

图 3-31　延迟一期闭合标准规程流程图

4. 皮下组织、脂肪组织和筋膜　术中对坏死、污染、不出血的皮下组织、剥脱皮瓣下的脂肪组织和筋膜要彻底切除。

5. 肌肉　是深部组织处理的重点。对失去血运和已发生坏死的肌肉组织要彻底清除，可减少日后瘢痕组织的形成，有利于功能恢复。

6. 肌腱　污染严重的肌腱，应切除，但因肌腱不出血，因此只需切至出现正常组织时即可，如仅沾染一些异物，尽量保留肌腱的完整性。

7. 血管　断裂而污染较轻的血管，不要随便切除，应将血管的外膜小心剥离，清除污染物质后再进行修复。

8. 神经　任何神经都要尽量保留，污染严重的，可将神经外膜剥离切除。

9. 关节囊与韧带　污染或挫伤严重的关节囊与韧带，都要切除。若仅有轻度污染的，则只切除表层，保留健康组织，有利于关节功能的恢复。

10. 止血　清创时要注意止血方法。微小血管的出血，只需用止血钳夹住数分钟即可止血，对较大血管的出血则必须结扎。

11. 再次清洗　清创彻底后，再用无菌生理盐水清洗创口及周围组织2～3次，将肉眼不易观察到的破碎组织残渣清除干净。

（二）创口引流

除手指外，一般创口内均要求放置引流。

（三）应用抗生素及破伤风抗毒素

（四）伤口延迟闭合

清创术后，用肌肉等软组织覆盖裸露的骨端，伤口开放，再用无菌敷料包扎或负压引流装置3～5天后，待局部炎症控制后再闭合创口，如此可以最大限度地降低感染的发生率。

1．皮肤缺损较小，张力不大时，可直接缝合。

2．皮肤缺损较多的创口，不可勉强直接缝合。

3．已失去血液供应的，大片脱套伤的皮肤，必须将脱套的皮肤全部切下，用切皮机切成中厚游离皮片做游离植皮。

4．伴有广泛软组织损伤的三度开放性损伤，应设法用不同的皮瓣覆盖创口。

（五）需要用到的敷料、物料、药品清单

1．器械、耗材 清创缝合包、止血带、手术显微镜、显微器械、缝合线等。

2．敷料、物料 无菌纱布、绷带、石膏。

3．药品 麻醉、止痛、抗休克、抗感染药品及创面清洗、伤口消毒剂。

（六）预计产生的医疗废物和垃圾

1．清创坏死组织。

2．术中使用过的一次性耗材。

3．术后更换伤口敷料等医疗废物和垃圾。

四、创伤入院评估流程

目的：加强创伤患者的及时有效救治，保障患者生命安全（图3-32）。
适用范围：应急医疗队。

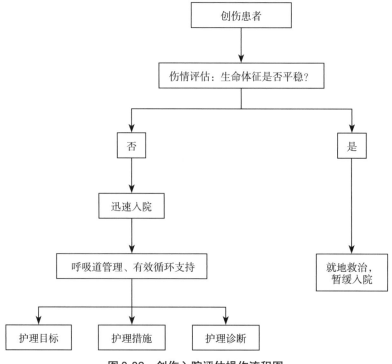

图3-32 创伤入院评估操作流程图

背景：严重创伤是在不可抗拒和不可预料的突然外力作用下，对人体造成的多发甚至致命的脏器和系统的损伤。以骨折为主体的多发性脏器系统的损伤，往往导致创伤性休克、成人呼吸窘迫综合征（ARDS）、肾功能衰竭、多系统多器官功能衰竭、脂肪栓塞综合征等严重并发症。治疗上先抢救生命，然后抢救肢体。严重创伤后，病情复杂，护理以安全需要、生理病情反应需要、依赖需要互相制约、互相影响。

（一）入院评估

1. 评估气道同时保护颈椎

2. 评估呼吸

3. 评估循环

4. 评估神经体征

5. 评估伤口情况

6. 评估患者心理

7. 评估疼痛情况

8. 测量生命体征、辅助检查

9. 评估压疮、跌倒 / 坠床

10. 评估非计划拔管

（二）病情观察

迅速、及时、准确地进行伤情的评估，为抢救患者的生命赢得宝贵的时间，严重的创伤患者容易发生不同程度的休克，休克是严重创伤患者死亡的主要原因，第一时间观察生命体征的变化。观察患者的神志、意识、表情，瞳孔，皮肤，肢端循环，感觉运动，肢端肿胀情况，小便量（颜色、性质、量）。

（三）制订护理目标

1. 患者体液能维持平衡，生命体征平稳。

2. 患者心输出量维持正常。

3. 患者的组织灌注得到改善。

4. 患者呼吸道通畅，气体交换正常。

5. 患者免疫力增强，未发生感染或感染得到控制。

6. 疼痛减轻。

（四）提出护理诊断

1. 体液不足　与创伤后出血、创伤面积大量渗液有关。

2. 心输出量减少　与心肌缺氧和损害有关。

3. 组织灌流改变　与大量失血失液引起循环血量不足有关。

4. 气体交换受损　与心输出量减少、组织缺氧、呼吸形态改变有关。

5. 有感染的危险　与创伤性休克后机体免疫力降低有关。

6. 舒适度的改变　与创伤有关。

7. 有受伤的危险　与休克时病员血压下降，神志不清，烦躁不安易发生意外有关。

（五）护理措施

1. 改善组织灌注，将患者于休克体位，将头和脚抬高约 30° 以增加回心血量和减轻呼吸负担。

2. 保持呼吸道通畅，及时清理患者口中的异物及分泌物，给予鼻塞吸氧或者面罩，必要时建立人工气道。

3．补充血容量，恢复有效循环，迅速建立1～2条静脉通道，保持静脉扩容，合理安排输液顺序，必要时行中心静脉置管，检测中心静脉压。

4．预防并发症

（1）进行治疗及查体时勿过度暴露患者，以免受凉，有人工气道，做好气道和口腔护理，保持呼吸道通畅，防止肺部并发症。

（2）使用血管收缩药物后，肾血流减少，可使尿量减少，导致肾衰竭，护理过程中密切观察尿量的变化。

（3）应用血管活性药物时，应严密观察局部皮肤，严防药物外渗，导致皮肤坏死。

（4）保持床单元整洁、平整，干燥，病情允许情况下每2小时翻身，预防压疮。

（5）对烦躁不安或者神志不清的患者，应加床档保护预防坠床，必要时约束带进行约束。

（6）心理护理：突发的意外给患者及家属造成极大的身心痛苦，护士在抢救过程中始终要保持从容镇定的态度，熟练技术，稳重姿态，给患者及家属信任及安全感，并取得配合与支持，及时做好安慰工作，保证抢救工作顺利进行。

5．病情观察

（1）监测生命体征，严密观察患者的神志、瞳孔、面色、末梢循环变化，及早发现并判断症状及时汇报医生。

（2）做好留置尿管护理，记录出入量。根据病情及时调节输液速度，严防药物外渗，若穿刺部位出现红肿痛，应更换穿刺部位。

（3）做好抢救记录，准时、详细记录病情变化，用药情况和出入量，观察伤口敷料有无血液，及时更换浸透的敷料，并记录失液量。

五、手割伤救治流程

目的：要一期修复损伤组织的解剖连续性。

适用范围：应急医疗队队员救治过程。

背景：割伤占手外伤的1/3以上，此类损伤多造成软组织（如神经、肌腱、血管等）损伤，早期治疗妥当，愈合功能较满意，遗留功能障碍较轻。

（一）临床评估

1．重视肢（指）体损伤的同时，仔细评估患者是否存在其他严重损伤。伤后立即观察气道、呼吸和循环（ABCs），随后进行早期和晚期的病情评估。

2．病史 病史询问的重点是损伤发生的时间、地点和过程。首先，受伤时间很重要，尤其是导致血液循环障碍的损伤就更为重要。其次，受伤的地点也很重要。污染较严重，需要更加彻底清创，经常不适合一期闭合创口。最后，受伤的过程，也就是损伤机制，有助于明确损伤的外力、判断组织坏死程度和"损伤区"的范围。

3．查体 对重要结构的损伤评估，特别是血液循环状态的评估，是非常重要的。

（二）术前处理

1．生命支持 给予高级生命支持，包括呼吸及循环支持等。

2．术前检查及用药 根据病情使用相应抗生素、注射破伤风抗毒血清等，完善血常规、生化、凝血、交叉配血试验及X线片等基础化验检查。

3．心理辅导。

（三）操作方法（图3-33）

1. 急诊治疗要点　①评估和处理其他可能危及生命的严重损伤。②伤口局部压迫止血。③纠正明显的骨骼畸形。④预防应用破伤风抗毒素血清和抗生素。⑤重建肢体血供。⑥分离组织的冷却保存。⑦保留健康的皮桥。

2. 手术治疗

（1）清创术或伤口清理：①伤口修整。②积极清创，去除血供欠佳组织，尤其是缺血的肌肉组织。③保留重要的结构：如神经、血管、动脉。④清创在止血带下进行，注意应用时间，及时松开，为进一步清创必要时可再次应用。⑤标记神经和动脉。⑥保存血供丰富的骨组织利于骨折愈合，保留失去血供的骨组织以利于骨折的复位，骨折复位完成后可清除失去血供的小骨块。⑦决定再植、截肢或重建。⑧尽量保存有良好血供的软组织覆盖创面。

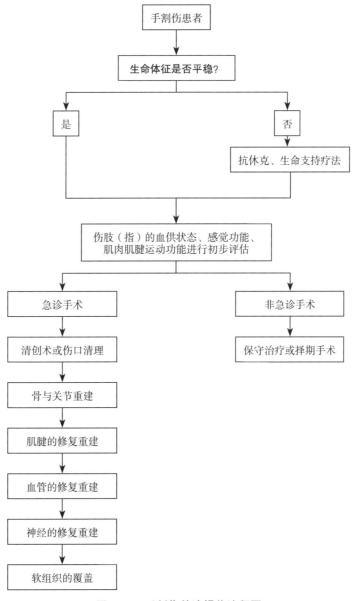

图3-33　手割伤救治操作流程图

（2）骨与关节重建。

（3）肌腱的修复重建。

（4）血管的修复重建。

（5）神经的修复重建。

（6）软组织的覆盖。

3. 麻醉准备　根据麻醉平面的要求及患者的全身情况，可选择全身麻醉以及神经阻滞麻醉等。

4. 术后治疗和功能锻炼。

（四）并发症及处理

1. 出血和血肿形成　血肿可延迟伤口愈合，因此任何血肿必须清除，并加压包扎，重要血管的出血应在止血带使用下急送手术室切开止血。

2. 感染　任何深部伤口感染都应该立即在手术室进行清创和冲洗，并且开放伤口，根据术中细菌培养结果选用抗生素，并警惕继发性出血。

3. 气性坏疽　典型的气性坏疽开始于伤口区域突然出现疼痛。气性坏疽可以通过伤口局部探查和 X 线、CT、MRI 检查确诊。然而，对于高度怀疑且症状恶化的患者，应立即手术清除坏死、损伤和感染的组织。

4. 破伤风　给予破伤风类毒素进行主动免疫，第二次注射应当在首次注射后 4 周进行，第三次在 6～12 个月之后进行。

5. 软组织并发症　皮缘的轻微坏死可用处理开放创面的方法进行处置，经非手术治疗可自行愈合；对于更严重的坏死，可用传统的局部清创法处理创口，同时进行营养支持。

（五）需要用到的敷料、物料、药品清单

1. 无菌纱布、绷带，石膏。

2. 手术器械（骨外科手术包）。

3. 麻醉、止痛药品、破伤风人免疫球蛋白、抗生素，创面清洗、伤口消毒剂。

（六）预计产生的医疗废物和垃圾

1. 清创坏死组织。

2. 术中使用过的一次性耗材。

3. 术后更换伤口敷料等医疗废物和垃圾。

六、周围血管神经损伤救治流程

目的：周围血管神经损伤救治的目的是控制活动性出血、抢救病员生命、最大限度保存患肢功能。

适用范围：应急医疗队队员救治过程，各种原因导致的周围血管、神经的急性损伤。

背景：四肢血管损伤无论在平时或战时都较常见，常与四肢骨折和神经损伤同时发生，多为动、静脉同时损伤，四肢血管损伤常易导致致命的大出血和肢体缺血坏疽或功能障碍。周围神经损伤虽不会危及生命，但可引起严重的功能丧失。

（一）周围血管损伤的救治（图 3-34）

1. 急救止血　包括加压包扎法、指压法、止血带止血法、钳夹止血法、血管结扎法。

2. 血管痉挛的处理

（1）预防为主，用温热盐水湿纱布覆盖创面，及时解除骨折处及异物的压迫等。

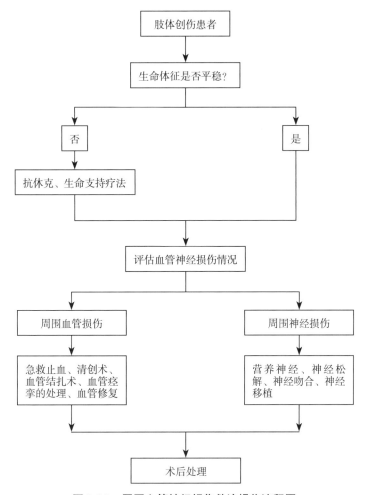

图 3-34　周围血管神经损伤救治操作流程图

（2）在手术探查或开放伤血管已显露时，发现一段动脉或动脉吻合后痉挛，即用等渗盐水注入痉挛段血管内以扩张血管。

（3）如血管扩张栓塞，并有血管痉挛，需切除伤段血管做对端吻合或静脉自体移植修复。

3．血管损伤的修复

（1）血管部分损伤修复术：腕、踝部以上直径大于 2.5mm 的动脉可采用三褥式定点连续缝合法。较小血管可采用两定点法，然后连续缝合。直径 1.5mm 以下的血管应用间断缝合法。

（2）自体静脉移植术：浅静脉用于移植的有大隐静脉和头静脉等，移植静脉的直径应尽量接近损伤血管的直径为宜。

4．血管损伤的术后处理

（1）固定：石膏托或管型石膏固定关节于半屈曲位 4～5 周，以后逐渐伸直关节。

（2）体位：保持伤肢稍高于心脏平面，不可过高或过低。

（3）密切观察伤肢血液循环：观察脉搏、颜色、温度等是否正常。

（4）预防感染：术后使用抗生素，适当处理伤口，保持良好引流，是防止感染的必要措施。

（5）继发性大出血：处理应立即进行，清除血肿、止血，次要动脉宜加以结扎，重要动脉应争取修复。

(6) 抗凝药物的使用：一般情况下不宜使用全身抗凝剂，以免增加出血危险。但为了防止吻合血管发生凝血，应在局部使用抗凝剂，并不时冲洗伤口及吻合处。

（二）周围神经损伤的救治

周围神经损伤的手术方法包括三类，神经松解、神经吻合以及神经移植。

1. 神经松解术　包括神经外松解术和神经内松解术。神经外松解术是指解除神经外部压迫之后，打开神经外膜，暴露神经束。神经内膜松解术则进一步打开神经的束膜，暴露神经纤维。

2. 神经吻合方法　神经吻合是临床上最常使用的方法，包括端端吻合、端侧吻合、侧侧吻合和部分断裂的修复。

3. 神经移植　对于神经缺损的病例，可以考虑神经移植。神经移植共体一般采取自体的腓肠神经，桡神经浅支，前壁内侧皮神经、隐神经、骨外侧神经等。神经移植的方法有两种，电缆式神经移植和束间游离移植。

4. 术后处理

(1) 周围神经损伤修复缝合后应常规应用外固定，以防止由于关节活动而致吻合处断裂。

(2) 周围神经修复后几周和几个月的康复训练，对获得满意疗效至关重要，必须尽量恢复肢体关节的最大活动范围。

(3) 周围神经损伤后的慢性疼痛处理困难，早期处理可用麻醉或非麻醉止痛剂，同时可加用抗抑郁药物、抗惊厥药物。

（三）需要用到的敷料、物料、药品清单

1. 器械、耗材　手术显微镜、显微器械、清创缝合包、止血带、血管神经缝合线等。

2. 敷料、物料　无菌纱布、绷带、石膏。

3. 药品　麻醉、止痛、抗休克、抗感染药品及创面清洗、伤口消毒剂。

（四）预计产生的医疗废物和垃圾

1. 清创坏死组织。

2. 术中使用过的一次性耗材。

3. 术后更换伤口敷料等医疗废物和垃圾。

七、植皮标准操作流程

目的：在自身健康皮肤处（供区）取下一部分皮肤，用来覆盖皮肤缺损的区域（受区）。

适用范围：应急医疗队队员救治过程。

背景：烧伤所造成的皮肤缺损只有尽快修复创面才能保证较好预后，目前烧伤创面所造成的皮肤缺损多采用植皮术。

（一）皮片分类

按其厚度可分为刃厚皮片、中厚皮片、全厚皮片、含真皮下血管网皮片。

1. 刃厚皮片　平均厚度为 0.3mm 左右，包含皮肤的表皮层及少许真皮乳突层。刃厚皮片移植适用于：①感染的肉芽创面；②大面积皮肤缺损；③口腔、鼻腔黏膜缺损；④咬除骨皮质后的新鲜骨髓创面。

2. 中厚皮片　平均厚度为 0.3～0.6mm，包含表皮及真皮的一部分，其又可分为薄中厚皮片（包含真皮的 1/3）和厚中厚皮片（包含真皮的 3/4）。中厚皮片移植适用于：①修复面部

或关节处的皮肤缺损。②切除瘢痕或肿瘤后所遗留的创面。③健康的肉芽创面。④ 功能、外观要求较高的部位。

3．全厚皮片　平均厚度为 0.75～1.0mm，包含表皮与真皮全层，但不带皮下组织。全厚皮片移植适用于：面、颈、手掌、足底、眼睑部皮肤缺损的修复。

4．含真皮下血管网皮片　包含表皮与真皮全层、真皮下血管网及少许皮下脂肪。含真皮下血管网皮片移植适用于：①前额区、下眼睑、手掌、足底、关节屈面等功能部位的皮肤缺损创面。②凹陷的缺损创面。

植皮禁忌证：全身疾病不耐受术者；创面有大量的肌腱、骨组织、神经、血管等外露。

（二）受区创面清创

用生理盐水、双氧水、碘伏彻底冲洗受区创面，切除坏死、变性组织。

（三）操作方法（图 3-35）

1．取皮　包括取皮刀片取皮植皮法、滚轴刀取皮植皮法、鼓式取皮机取皮。

2．植皮　植皮前，对创面进行彻底的扩创，修整肉芽使其平整。扩创后，反复清洗创面。创面彻底止血。根据创面情况，皮片在适当紧张度下覆盖创面，并缝合皮片缘和创缘，鉴于皮片菲薄，不适宜缝合过多，以免引起皮片撕裂。

3．包扎　包扎前，用生理盐水冲洗净皮片下积血。以无菌油纱覆盖受区皮片，油纱上再覆盖多层网眼纱布，用绷带加压包扎。或在缝合创缘与皮缘时，保留长线，缝合完毕后，皮片表面盖一层无菌油纱，油纱上再放适当量的网眼纱布，将预留的长线分为数组，然后相对打包结扎。

（四）术后护理

1．患肢枕头抬高，避免植皮部位受压，维持适当固定及支托位置。

2．在植皮区可能会有石膏固定，请勿随意拆除并限制活动。

3．若植皮区在下肢者须卧床休息，不可任意下床活动。

4．若植皮区在臀部，可采取俯卧位，翻身亦需注意。

（五）需要用到的敷料、物料、药品清单

1．手术器械（植皮器械包）。

2．无菌纱布、绷带，石膏。

3．麻醉、止痛药品，创面清洗、伤口消毒剂。

（六）预计产生的医疗废物和垃圾

1．清创坏死组织。

2．术中使用过的一次性耗材。

3．术后更换伤口敷料等医疗废物和垃圾。

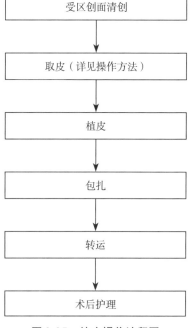

图 3-35　植皮操作流程图

八、烧伤急救标准流程

目的：根据致伤原因、损伤程度的不同，采取相应的创面处理和药物治疗。通过妥当和正确的早期处理以减轻伤情,降低并发症,为出院后继续治疗提供良好的基础(图3-36)。

适用范围:应急医疗队队员救治过程。

背景:烧伤救治最早的环节就是现场急救,不少烧伤患者因紧急处理不及时,导致延误治疗时机,增加治疗难度。开展烧伤现场急救宣教,提高现场救治意识和能力非常重要。

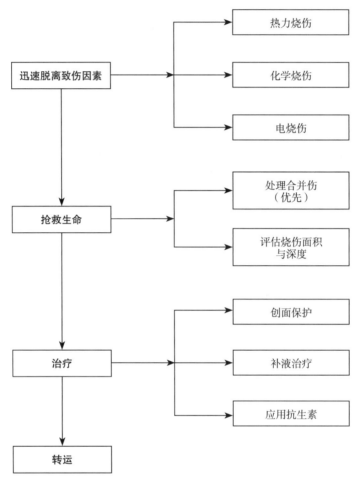

图3-36 烧伤急救操作流程图

(一)迅速脱离致伤因素

1.热力烧伤 如果置身于火焰中,首先要脱离火源,迅速离开密闭和通风不良的现场。衣服着火时应尽快将着火的衣服脱下。来不及脱衣时,可就地卧倒翻滚,也可用水浇淋。

2.化学烧伤 立即脱去被化学物质浸渍的衣服,以大量清洁水冲洗,至少20分钟以上。

3.电烧伤 立即切断电源,扑灭着火衣服;若灭火后患者呼吸心跳停止,应立即于现场急救,行体外心脏按压和口对口人工呼吸。

(二)抢救生命

1.去除致伤因素后,首先检查有无危及伤员生命的情况。

2.判断伤情 初步估计烧伤面积与深度,有无吸入性损伤、复合伤或中毒等。询问病史后应简单体格检查,迅速判断烧伤严重程度以及有无合并伤。

（三）保护烧伤创面

根据烧伤创面的大小，用无菌敷料或清洁布类包裹创面，避免污染和损伤。轻度烧伤的患者可用自来水反复自然冲洗，以减低局部皮肤温度，减轻疼痛感，减少渗出和水肿。如果烧伤面积较大，要尽快脱掉包裹烧伤部位的衣物，不可强行撕脱，以免造成局部创面进一步损害。

（四）补液治疗

由于烧伤会使体液大量渗出，伤后应尽快补充液体，口渴的清醒患者可口服烧伤饮料。中度以上烧伤患者，必须马上建立静脉通道，快速输入平衡盐溶液。输液应遵循先盐后糖，先晶后胶，先快后慢的原则。在抢救过程中，伤员的尿量、心率、血压、末梢循环、精神状态、口渴等症状需要密切观察，并详细观察记录中心静脉压和出入量。

（五）应用抗生素

对大面积烧伤伤员应尽早口服或注射广谱抗生素。

（六）快速安全转运

伤势较重的病员就近选择医院，先救急救命，再进一步治疗。因烧伤后疼痛刺激、精神恐惧、创面渗出等原因，患者进入休克状态，路途遥远颠簸会加重休克的发生，待患者度过休克期以后再转入指定医疗单位，不要舍近求远，延误病情。

（七）需要用到的敷料、物料、药品清单

1. 手术器械（切开缝合包、气管切开包）。
2. 无菌纱布、绷带，石膏。
3. 麻醉、止痛、抗休克、抗感染药品及创面清洗、伤口消毒剂。

（八）预计产生的医疗废物和垃圾

1. 清创坏死组织。
2. 术中使用过的一次性耗材。
3. 术后更换伤口敷料等医疗废物和垃圾。

九、骨折处理流程

目的：规范上肢骨与关节损伤的处理流程，确保应急队员正确处理上肢骨与关节损伤患者，有效救治患者，提高诊治效率，改善功能预后，降低伤后病死率。

适用范围：应急医疗队。

背景：帐篷医院在收治创伤患者过程中，特别是上肢骨与关节损伤患者时，参与临床救治医护人员应该正确地评估和妥善地复位、固定具有上肢骨与关节损伤的患者，以便进一步处理，降低患者伤后的致残率。正确规范的处理方法，可以为患者得到进一步处理，奠定良好的基础和准备。为方便后续治疗的实施，避免对病情的延误，急救医护团队需具备良好的知识储备和规范的处置流程。

职责：应急医疗队全体队员按规程对存在上肢骨与关节损伤的患者进行评估和处理，为二期治疗做好准备，降低患者伤后预后差的风险。

（1）评估患者的一般情况和专科情况。

（2）对患者进行简单、快速及有效的处理（止血、复位、固定等）。

（3）对急诊处理后的患者进行二次评估，并根据上肢骨与关节损伤的特点及类型，分诊至相关专业组，行二期处理。

（4）密切关注二期处理后的患者转归，根据其转归决定下一步处理方式。

（5）上肢骨与关节损伤各部分处理见下文（图3-37）。

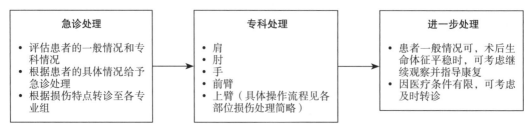

图3-37 骨折处理标准操作流程图

1. 总则

（1）维持患者正常的生命体征。

（2）若合并危及生命的血管损伤，则需急诊切开止血，避免休克等危象发生。

（3）若患肢毁损严重需行截肢术时，务必向上级医师汇报。

（4）力争在短时间内将开放伤闭合，对于严重的创伤，需遵循创伤控制理论。

（5）疑似存在重要神经损伤可首先考虑观察3周，3周后无好转再按需行手术探查，若患者因病情需要，需一期行手术复位，也可考虑进行一期神经探查。

2. 肩部

（1）肱骨外科颈骨折：无移位骨折三角巾悬吊，3周后指导功能康复。

（2）骨折移位（外展/内收）：行麻醉下手法复位；若复位满意，超肩石膏固定；3周后指导功能锻炼。

（3）复位后骨折移位或复位不满意则手术治疗＋功能锻炼。

3. 肘部

（1）肘关节脱位：根据脱位的方向及受伤暴力，采用手法复位＋石膏固定＋功能锻炼。

（2）若手法复位失败，则考虑麻醉下复位＋石膏固定＋功能锻炼。

（3）麻醉下复位失败或复位后再次脱位，则考虑手术切开复位＋软组织韧带修复＋石膏固定＋功能锻炼。

4. 前臂

（1）尺桡骨干骨折

1）尺桡骨干骨折手法复位较难，即使复位后也有再脱位的风险，手法复位并非首选。

2）麻醉下手法复位＋石膏或夹板固定＋功能康复锻炼。

3）手法复位失败或复位丢失保守治疗失败时，则考虑切开复位内固定＋功能锻炼。

（2）桡骨远端骨折

1）根据脱位的方向及受伤暴力，采用手法复位＋石膏固定＋功能锻炼。

2）若手法复位失败，则考虑麻醉下复位＋石膏固定＋功能锻炼。

3）麻醉下复位失败或复位后再次脱位或骨折粉碎或移位明显，手法复位困难者，则考虑手术切开复位＋石膏固定＋功能锻炼。

5. 上臂

（1）肱骨干骨折

1）无移位骨折，可考虑石膏夹板固定，限制肩肘活动。

2）移位骨折：①根据脱位的方向及受伤暴力，采用手法复位＋石膏固定＋功能锻炼。②若手法复位失败，则考虑麻醉下复位＋石膏固定＋功能锻炼。③麻醉下复位失败或复位后再次脱位或骨折粉碎或移位明显，手法复位困难者，则考虑手术切开复位＋石膏固定＋功能锻炼。④若合并血管损伤，则参照总则执行相关处理。

（2）肱骨髁上骨折

1）无移位骨折，可考虑石膏夹板固定，限制肘关节活动，2～3周后行功能康复。

2）移位骨折：①根据脱位的方向及受伤暴力，采用手法复位＋石膏固定＋功能锻炼。②若手法复位失败，则考虑麻醉下复位＋石膏固定＋功能锻炼。③麻醉下复位失败或复位后再次脱位或骨折粉碎或移位明显，手法复位困难者，则考虑手术切开复位＋石膏固定＋功能锻炼。④若合并血管损伤，则参照总则执行相关处理。

十、住院骨科医疗护理（下肢）流程

目的：规范下肢骨与关节损伤的处理流程，确保应急队员正确处理下肢骨与关节损伤患者，有效救治患者，提高诊治效率，改善功能预后，降低伤后病死率。

适用范围：应急医疗队。

背景：帐篷医院在收治创伤患者过程中，特别是下肢骨与关节损伤的患者，参与临床救治的医护人员应该正确地评估和妥善地复位、固定其下肢骨与关节损伤部位，以便进一步处理，降低患者伤后的致残率。正确规范的处理方法，可以为患者进一步处理，奠定良好的基础和准备。为方便后续治疗的实施，避免对病情的延误，急救医护团队需具备良好的知识储备和规范的处置流程。

职责：应急医疗队全体队员按规程对存在下肢骨与关节损伤的患者进行评估和处理，为二期治疗做好准备，降低患者伤后预后差的风险。

（1）评估患者的一般情况和专科情况。

（2）对患者进行简单、快速及有效的处理（止血、复位、固定等）。

（3）对急诊处理后的患者进行二次评估，并根据下肢骨与关节损伤的特点及类型，分诊至相关专业组，行二期处理。

（4）密切关注二期处理后的患者转归，根据其转归决定下一步处理方式。

（5）下肢骨与关节损伤各部分处理见下文（图3-38）。

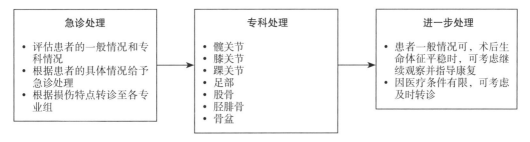

图3-38　住院骨科医疗护理操作流程图

1. 总则

（1）维持患者正常的生命体征。

（2）若合并危及生命的血管损伤，则需急诊切开止血，避免休克等危象发生。

（3）若患肢毁损严重需行截肢术时，务必向上级医师汇报。

（4）力争在短时间内将开放伤闭合，对于严重的创伤，需遵循创伤控制理论。

（5）疑似存在重要神经损伤可首先考虑观察 3 周，3 周后无好转再按需行手术探查，若患者因病情需要，需一期行手术复位，也可考虑进行一期神经探查。

2. 股骨颈骨折

（1）外展骨折而无明显移位的"嵌插"型骨折：可用持续皮牵引 6～8 周。老年患者应鼓励取半卧位，做股四头肌舒缩运动，踝关节和足趾做屈伸运动。3 个月后可考虑扶双腋杖下地行走。骨折愈合后，一般在 6 个月可脱离腋杖行走。

（2）内收骨折或有移位的骨折：先做皮牵引或胫骨结节处骨牵引，或暂时固定患肢于外展内旋位。7～10 天内进行内固定。术后应鼓励患者早期进行股四头肌舒缩活动和踝、足活动，患者取半卧位。

3. 65 岁以上患者的股骨头下骨折　有明显移位或旋转者，发生股骨头缺血性坏死的机会较多，容易引起骨折不愈合，也不能耐受长期的卧床治疗。

4. 股骨干骨折

（1）垂直悬吊皮牵引：适用于 3 岁以下的儿童股骨干骨折。

（2）平衡持续牵引：可用皮牵引或骨牵引，以便患者的身体及各关节在床上进行功能活动。皮牵引适于 12 岁以下小儿。12 岁以上青少年和儿童则适于做骨牵引。

（3）固定持续牵引：开始牵引时重量要大，一般为体重的 1/8～1/7，手法整复争取在 1 周内完成，随后减轻牵引重量，以维持固定。

（4）手术治疗近年来，由于内固定器械的改进、手术技术的提高以及人们对骨折治疗观念的改变，股骨干骨折现多趋于手术治疗。

5. 髌骨骨折

（1）非手术治疗：石膏托或管型固定适用于无移位髌骨骨折，不需手法复位，抽出关节内积血，包扎，用长腿石膏托或管型固定患肢于伸直位 3～4 周。在石膏固定期间练习股四头肌收缩，去除石膏托后练习膝关节伸屈活动。

（2）手术治疗：髌骨骨折超过 2～3mm 移位，关节面不平整超过 2mm，合并伸肌支持带撕裂骨折，最好采用手术治疗。

6. 胫骨平台骨折

（1）牵引方法跟骨牵引，重量 3～3.5kg，并做关节穿刺，抽吸关节血肿，牵引期 4～6 周。

（2）手术治疗：胫骨平台骨折的关节面塌陷超过 2mm，侧向移位超过 5mm；合并有膝关节韧带损伤及有膝内翻或膝外翻超过 5° 时应采取手术治疗。

7. 胫腓骨骨折

（1）手法复位和外固定。

（2）骨牵引。

（3）骨外穿针固定法。

（4）切开复位内固定。

8. 踝关节骨折

（1）非手术治疗：适用于没有移位的骨折。可采用石膏或支具固定 4～6 周。

（2）手术治疗：适用于移位骨折。治疗的目的是恢复正常的解剖结构并在骨折愈合过程中维持骨折的复位，尽可能早地开始功能活动，恢复踝关节功能。

9. 足部骨折

（1）无移位的骨折：可获得满意复位者，伤后或复位后患肢以小腿石膏或短靴石膏固定4～6周。

（2）有移位的骨折

1）跖骨头跖屈移位：可行开放复位，若局部嵌插稳定，仅辅以石膏外固定；对合后仍不稳定者，则需用克氏针交叉固定，7～10天后拔除，再换小腿石膏制动。

2）跖骨干骨折：一般移位无需手术，严重错位尤其是影响足弓者则需切开复位，之后视骨折线形态选用钢丝、克氏针或螺钉固定。

3）第5跖骨基底部骨折：仅极个别患者需行切开复位加内固定术（小螺钉或克氏针等），术后仍需辅以石膏制动。

4）应力骨折：症状较轻者可行弹性绷带固定及适当休息3～4周，骨折线明显者则需石膏固定。

十一、骨筋膜室综合征标准操作流程

目的：骨筋膜室综合征是指骨筋膜室内的肌肉和神经因急性缺血、缺氧而产生的一系列早期综合征，又称急性筋膜间室综合征、骨筋膜间隔区综合征。最多见于前臂掌侧和小腿。通过骨筋膜室综合征的预防和早期治疗，防止肌肉和神经发生缺血性坏死，最终目的是保存肢体生理功能。

适用范围：应急医疗队队员救治过程。

背景：骨筋膜室综合征一经确诊，应立即切开筋膜减压。早期彻底切开筋膜减压是防止肌肉和神经发生缺血性坏死的唯一有效方法。

（一）临床表现

骨筋膜室综合征的早期临床表现以局部为主。只在肌肉缺血较久，已发生广泛坏死时，才出现全身症状。

1. 创伤后肢体持续性剧烈疼痛，且进行性加剧，为本征最早期的症状，是骨筋膜室内神经受压和缺血的重要表现。

2. 指或趾呈屈曲状态，肌力减弱。被动牵伸指或趾时，可引起剧烈疼痛，为肌肉缺血的早期表现。

3. 患室表面皮肤略红，温度稍高，肿胀，有严重压痛，触诊可感到室内张力增高。

4. 远侧脉搏和毛细血管充盈时间正常。

以上症状和体征并非固定不变。若不及时处理，缺血将继续加重，发展为缺血性肌挛缩和坏疽，症状和体征也将随之改变。缺血性肌挛缩的五个主要临床表现，可记成5个"P"：①由疼痛（pain）转为无痛；②苍白（pallor）或发绀、大理石花纹等；③感觉异常（paresthesia）；④麻痹（paralysis）；⑤无脉（pulselessness）。

（二）治疗（图3-39）

骨筋膜室综合征一经确诊，应立即切开筋膜减压。早期彻底切开筋膜减压是防止肌肉和神经发生缺血性坏死的唯一有效方法。切开的皮肤一般多因张力过大而不能缝合。可用凡士林纱布松松填塞，外用无菌敷料包好，待消肿后行延期缝合，或应用游离皮片移植闭合伤口。切不可勉强缝合皮肤，失去切开减压的作用。

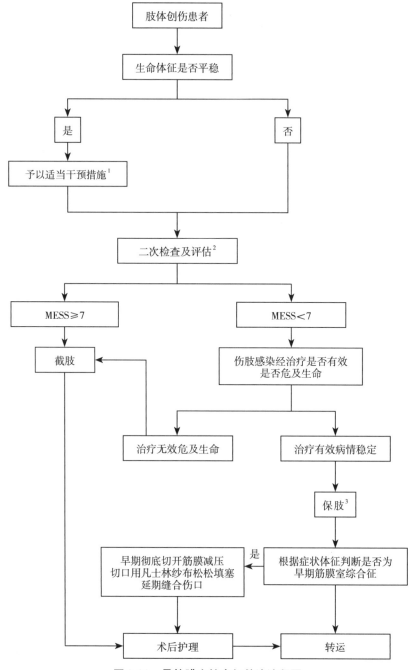

图 3-39 骨筋膜室综合征救治流程图

[1] 高级生命支持,气道管理,治疗休克等;
[2] 包括血常规、生化、凝血、交叉配血试验及 X 线片等检查和截肢指征评估;
[3] 保肢治疗包括彻底清创缝合、石膏固定、骨折外固定及牵引等

局部切开减压后,血液循环获得改善,大量坏死组织的毒素进入血液循环,应积极防治失水、酸中毒、高血钾症、肾衰竭、心律不齐、休克等严重并发症,必要时亦需行截肢术以抢救生命。

（三）术后护理

1. 一般护理　确保室内空气新鲜，并注意保护眼睛、皮肤。

2. 患肢护理　给予肢体抬高。但对单纯闭合性软组织损伤者不可抬高患肢，因可使动脉压降低，促使小动脉关闭，加重组织缺血。

3. 心理护理　要多与患者交谈，给予安慰，消除患者焦虑、恐惧感，护理操作熟练、准确、动作轻柔，以增加患者的信任感。

4. 护理观察

（1）观察生命体征变化。

（2）观察疼痛性质，疼痛与损伤程度不成比例，是骨筋膜室内神经受压和缺血的早期重要表现、肢体持续性烧灼状剧痛，进行性加重为早期特点，应重点观察。

（3）注意皮肤温度、感觉、活动和末梢血运，注意皮肤温度。

（4）小便观察，如出现尿闭、肌红蛋白尿时，应按照急性肾衰竭处理。

（四）急性期功能锻炼

急性期功能锻炼是保持及恢复关节功能，预防肌肉萎缩的重要措施，要求在术后第一天开始进行规律性指导，以主动活动为主，被动活动为辅。

（五）注意事项

1. 预防减压后再灌注损伤除抗感染，注意水、电解质平衡失调外，还需注意预防减压后的再灌注损伤问题。

2. 预防挤压综合征　坏死肌肉释放大量肌球蛋白和钾离子，导致急性肾衰竭、心律失常、代谢性酸中毒等，这些严重的全身反应即挤压综合征。

3. 提高对隐匿性骨筋膜室综合征的认识，对于合并有脑外伤昏迷或创伤性休克的患者，往往注意力被集中于抢救脑外伤或创伤性休克，加上患者不能主诉患肢疼痛易忽视骨筋膜室综合征的发生。

4. 重视血管内原因所导致的骨筋膜室综合征，四肢大血管损伤和血栓形成所致骨筋膜室综合征可视为继发性骨筋膜室综合征。当患肢行确切的减压术后，临床症状无改善甚至加重，则应高度怀疑患肢骨筋膜室综合征为血管的损伤血栓形成继发性。

5. 伤口较小的开放性骨折，肌肉可能将筋膜裂口堵塞，或清创后勉强将筋膜缝合，致骨筋膜室内压力增高未得到有效缓解，从而发生骨筋膜室综合征，对此应有清醒的认识。

6. 截肢　因急性完全性动脉栓塞引起骨筋膜室综合征，缺血超过 6 小时截肢率高达27%，骨筋膜室综合征 12～24 小时，神经功能难以恢复，即使给予切开减压，截肢率仍高达21%，对于确实无存活希望的患肢，不可勉强保留，为保全生命，应当机立断行截肢（参见截肢术标准操作流程）。

（六）需要用到的敷料、物料、药品清单

1. 手术器械（骨科手术包）。

2. 无菌纱布、绷带，石膏。

3. 麻醉、止痛药品，创面清洗、伤口消毒剂。

（七）预计产生的医疗废物和垃圾

1. 清创坏死组织。

2. 术中使用过的一次性耗材。

3. 术后更换伤口敷料等医疗废物和垃圾。

十二、脊柱脊髓损伤救治流程

目的：通过早期干预治疗，降低脊柱脊髓损伤后的死亡率和致残率，改善预后。

适用范围：应急医疗队队员救治过程。

背景：脊柱脊髓损伤的常见原因为车祸伤、坠落伤、暴力外伤和体育事故等，战时、工矿事故和自然灾害时可成批发生。伤情通常严重复杂，并发症多，合并脊髓损伤时往往预后差，甚至造成终身残疾或危及生命。对于脊柱脊髓损伤最重要的有效措施是损伤早期的诊断和评估、神经功能恶化的预防和合理的早期治疗。

（一）临床评估

1. 骨折分类

（1）按损伤机制分类：分为屈曲压缩损伤、屈曲分离损伤、垂直压缩、旋转及侧屈和伸展损伤。

（2）按损伤部位分类：分为棘突骨折、椎板骨折、关节突骨折、横突骨折、椎体骨折及骨折脱位等。

（3）Denis 分类：将胸腰段骨折分为压缩型骨折、爆裂型骨折、屈曲牵张型（安全带损伤）和骨折脱位型。

（4）AO 分类：A 型由压缩损伤引起，仅累及前柱，根据损伤程度分为 A1、A2、A3 三个亚型；B 型由牵张性损伤引起，累及前后两柱，且以损伤邻近椎体间的牵张为特点，根据损伤程度分为 B1、B2、B3 三个亚型；C 型为旋转暴力引起，多合并压缩的损伤机制，根据损伤程度分为 C1、C2、C3 三个亚型。

2. 神经功能评估　应包括感觉检查、运动检查、损伤平面确定、确定脊髓损伤的完全性。

3. 辅助检查

（1）X 线检查：作为最基本的检查手段，根据 X 线片脱位程度间接来评估脊髓损伤程度。

（2）电解质：低钠血症是脊柱脊髓损伤患者早期常见的并发症，急性重度低钠血症可导致患者出现神经精神症状甚至死亡。

（3）血气分析：C4 以上的颈髓损伤会影响到呼吸功能，严重者可造成死亡。

（二）治疗（图 3-40）

1. 生命支持

（1）呼吸支持：常规应给予吸氧、肺部清理和呼吸道管理，必要时行气管插管或气管切开。

（2）循环支持：为减少二次损伤，应维持平均动脉压在 85～90mmHg。

2. 药物治疗

（1）大剂量甲泼尼龙：对于首次剂量在伤后 3 小时内给药者，维持 23 小时，伤后 8 小时内给药者，维持 47 小时。对于超过 8 小时者，应避免使用大剂量甲泼尼龙。

（2）神经节苷脂：国内外的临床应用表明，大剂量、长疗程是神经节苷脂的基本使用方法。

（3）神经生长因子：既可用于急性脊髓损伤，保护神经细胞，又可用于脊髓损伤后期，有利于轴突再生。

（4）脱水药物：用于减轻神经组织水肿。脱水治疗易导致水和电解质紊乱，不宜长时间使用。

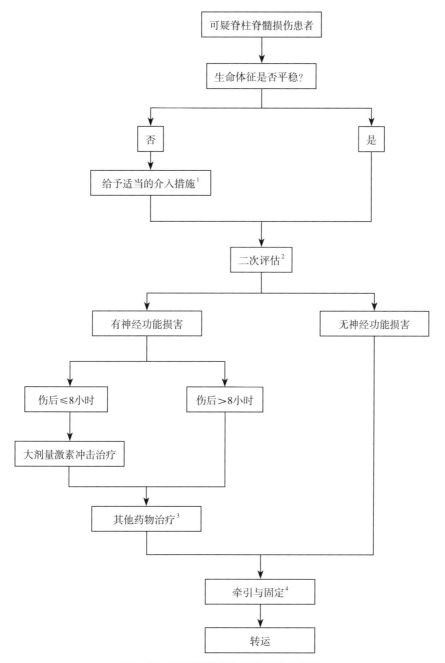

图 3-40　脊柱脊髓损伤救治操作流程图

[1] 给予高级生命支持,包括呼吸支持和循环支持,必要时行气管插管或气管切开术;

[2] 包括 X 线检查、实验室检查、受伤机制、受伤时间及详细的神经功能评估;

[3] 其他药物治疗包括脱水利尿、神经节苷脂及神经生长因子等;

[4] 根据骨折脱位的类型及稳定性,选择合适的牵引与固定,包括颅骨牵引、硬质颈托、石膏背心等

3. 牵引固定

(1) 颅骨牵引:适用于颈椎骨折和脱位患者。

(2) 其他固定方法:石膏外固定(包括头胸石膏、颈胸石膏、石膏围领、石膏背心及石膏围腰等)、颈托等。

（三）并发症预防及处理

1. 深静脉血栓形成 预防最简单的办法是每日规律性的关节运动、下肢经常性抬高等。治疗方案包括抗凝治疗和肢体抬高制动等。

2. 呼吸系统并发症 急性损伤伤员有气短、胸闷、多痰、呼吸频率快而浅、两肺布满痰鸣音或湿啰音时，应注意保持呼吸道通畅；对于 C4 以上损伤常规行气管切开术，对于 C5 以下要遵循气管切开的指征。

3. 泌尿系统并发症 对脊髓损伤患者排尿障碍的治疗主要是恢复排尿反射及预防泌尿系感染和肾衰竭；预防尿路感染最重要的是尽量排空尿液。

4. 压疮 注意定时翻身，受压皮肤部位进行轻轻按摩。

5. 关节挛缩 应交代患者及家属注意保持肢体位于正常的位置，如早期不注意适当的功能护理，将逐步发生肢体关节的挛缩，对此重在早期预防。

6. 体温异常 对于高热应注意与感染鉴别。颈脊髓损伤后的高热预防和治疗以物理降温为主，包括乙醇擦浴和冰袋降温等。对于低温患者，治疗以人工复温为主，升高室温、热水袋法（40℃）、电热毯法、将输入的血液和液体预先加热法等。温度不宜升得过急过高，要徐徐升温至 34℃ 后依靠衣被保暖升温至 36℃，以不超过 37℃ 为宜。

（四）耗材及药品清单

颅骨牵引器械 1 套、气管切开包 1 个、气管插管包 1 个、冰袋 1 个、颈托 1 个、石膏绷带若干、一次性换药包若干、多巴胺、注射用甲泼尼龙琥珀酸钠、甘露醇、抗生素、抗凝药物等。

十三、开放性骨折救治流程

目的：通过清创使开放污染的伤口转变为接近无菌创面，继而进行组织修复和骨折治疗，减少感染等并发症、缩短治疗时间、提高骨折的愈合率以及减少伤残率。

适用范围：应急医疗队队员救治过程。

背景：开放性骨折至今依然是创伤骨科医师经常面临的一类处理棘手的损伤，由于伤因、致伤暴力大小、作用方式及污染程度不同，伤情可有很大差异，其预后不仅与损伤程度相关，更与治疗方法的恰当与否密切相关。

（一）临床评估

1. 病情评估 待伤员生命体征平稳后，应通过详细地询问病史、查体及 X 线检查等明确骨折情况及软组织损伤、污染情况。

2. 骨折分型 Gustilo 分型（表 3-14）是目前最为广泛采用的分型，该分型按损伤程度对伤口大小、污染程度、软组织损伤和骨损伤的特点进行了综合评估。

表 3-14 Gustilo 开放骨折分型

类型	伤口长度 /cm	污染程度	软组织损伤	骨损伤
Ⅰ	<1	清洁	轻	骨折多为横行或短斜行
Ⅱ	>1	中度	中度，部分肌肉损伤严重	骨折为横行、短斜行、有小碎块
ⅢA	一般>10	重	广泛软组织撕裂	骨折多粉碎，骨表面有软组织覆盖
ⅢB	一般>10	重	广泛软组织损伤伴骨膜剥离	骨折外露严重，需软组织覆盖
ⅢC	一般>10	重	血管伤需修复	骨折外露严重，需软组织覆盖

3. 截肢指征　详见截肢术标准操作流程（图 3-41）。

（二）治疗

1. 截肢与保肢　对于损伤严重、失去生理功能和存活机会的肢体，早期截肢可以减少手术次数、住院时间及并发症；目前常用肢体严重创伤评分（MESS）作为参考标准。详见截肢术标准操作流程（图 3-41）。

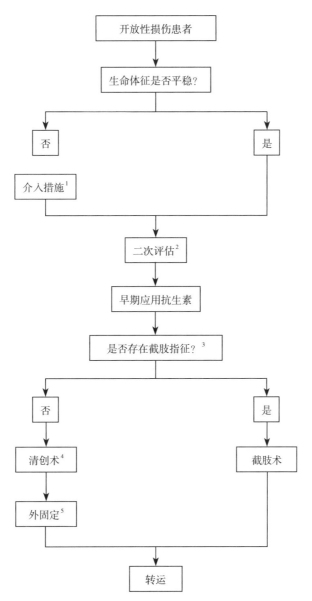

图 3-41　开放性骨折救治流程图

[1] 高级生命支持，包括呼吸、循环支持等；
[2] 通过询问病史、查体、X线检查及实验室检查等，评估骨损伤和软组织损伤情况；
[3] 详见截肢术标准操作流程；
[4] 清创应彻底，一般需要多次重复清创和冲洗，直至伤口清洁为止；
[5] 详见外固定标准操作流程

2. 抗生素应用　伤后迅速短期使用第一代头孢，并结合骨折伤口处理的方法，可以显著降低感染风险。而对有革兰氏阴性细菌污染危险的严重污染的 Gustilo Ⅲ型损伤的伤口则需另加氨基糖苷类抗生素；如果有厌氧菌感染的可能性，则推荐使用大剂量青霉素。

3. 清创术　清创是开放骨折治疗的关键手段，任何开放性损伤均应争取尽早进行清创手术。

4. 术后护理　高级生命支持，根据全身情况给予输液或输血，合理应用抗生素，控制感染。注意伤肢血运、伤口包扎松紧是否合适及伤口引流等情况，定期伤口换药，根据引流情况及时拔除引流条或引流管（一般于术后 24～48 小时内拔除）。及时处理伤口出血、血肿形成及感染等并发症。

5. 注意事项

（1）一般建议多次重复清创和冲洗，每隔 48 小时行重复清创和冲洗直至伤口清洁为止。

（2）关于伤口闭合，对于组织损伤和污染程度较轻、致伤暴力为低能量的伤口，如果清创及时且彻底，一般可一期闭合；反之对于组织损伤和污染程度较重，致伤暴力为高能量、软组织覆盖困难的伤口或晚于 12 小时未能及时清创者，一般主张延期闭合或二期闭合伤口。闭合伤口的方式包括直接缝合、皮片移植、游离或带蒂皮瓣等。

（3）对组织明显肿胀，肢体在受伤时有较长时间受压，或在大血管重建术后，筋膜切开术对防止筋膜间隙综合征的发生尤为重要，建议常规进行。对于不能一期闭合的伤口，可应用 VSD（持续负压封闭引流技术）覆盖创面。

6. 骨折固定　开放性骨折的固定以外固定为主。详见外固定标准操作流程。

（三）耗材及药品清单

骨科器械包 1 个、清创缝合包 1 个、外固定器械 1 套、外固定手术包 1 个、医用引流管及引流瓶 1 套、缝线若干、一次性换药包若干、抗生素、止疼药物、肥皂水、生理盐水、汽油、过氧化氢溶液、伤口冲洗液、伤口消毒剂等。

十四、骨牵引操作流程

目的：利用持续的适当牵引力和对抗牵引力的作用，使骨折、脱位整复和维持复位。

适用范围：应急医疗队队员救治过程。

背景：牵引技术是矫形外科治疗中应用较为广泛的治疗方法，用于骨折及脱位的整复和维持，可分为手法牵引、皮肤牵引、骨骼牵引及特殊牵引等。

（一）适应证

1. 手法牵引　手法牵引多适用于骨折移位及关节脱位的整复，时间短，力量按需要可加大。

2. 皮肤牵引　小儿股骨骨折的牵引治疗、肱骨不稳定性骨折的牵引或肱骨骨折在外展架上的牵引治疗，及成人下肢骨骼牵引的辅助牵引等。

3. 骨骼牵引

（1）成人长骨不稳定性骨折（如斜行、螺旋形及粉碎性骨折），因肌肉强大容易移位的骨折（如股骨、胫骨、骨盆、颈椎）。

（2）骨折部的皮肤损伤、擦伤、烧伤，部分软组织缺损或有伤口时。

（3）开放性骨折感染或战伤骨折。

（4）伤员合并胸、腹或骨盆损伤者，需密切观察而肢体不宜做其他固定者。

（5）肢体合并血液循环障碍（如小儿肱骨髁上骨折）暂不宜其他固定者。

（二）术前准备（以胫骨结节牵引为例）

1. 物品准备　牵引支架 1 个、牵引弓 1 个、滑轮 1 个、牵引重物若干、重锤 1 把、手摇钻或电钻 1 把、斯氏针或克氏针 1 根、巾钳 1 把、牵引绳 1 根、绵垫若干块、纱布若干块、5ml 注射器 1 支、局麻药物（2% 盐酸利多卡因注射液 1 支）、装有抗生素的安瓿瓶 2 支、标记笔、木垫若干。

2. 人员准备　此操作应在至少 2 名医护人员协同配合下完成。

3. 患者准备　向家属及患者交代牵引的目的和可能出现的情况，协助患者摆放体位，并进行局部皮肤准备。

（三）操作步骤（以胫骨结节牵引为例，见图 3-42）

1. 将伤肢放在牵引支架上，助手用手牵引踝部固定伤肢，以减少伤员痛苦和防止继发性损伤。

2. 自胫骨结节向下 1cm 内，画一条与胫骨结节纵轴垂直的横线，在纵轴两侧各 3cm 左右处，画两条与纵轴平行的纵线与横线相交的两点，即为斯氏针进出点（老年人骨质疏松，进针点要向下移一点，以免进针时引起撕脱性骨折；青壮年骨质坚硬，进针点应向上移一点，以免进针时引起劈裂骨折；儿童应该用克氏针牵引）。

3. 消毒皮肤，局部麻醉后，从小腿外侧标记点向内进针直至骨面，注意避免损伤腓总神经，一手持针保持水平并与胫骨垂直，安装手摇钻或电钻，或使用重锤锤击针尾，使斯氏针或克氏针穿出内侧皮肤标记点，使两侧斯氏针或克氏针外露部分等长。

4. 用巾钳将进针处凹陷皮肤拉平，安装牵引弓，连接牵引绳、滑轮及牵引重物，在牵引支架上进行牵引。

5. 牵引所用的总重量应根据伤员体重和损伤情况决定，如骨盆骨折、股骨骨折和髋关节脱位的牵引总重量，成人按体重的 1/7 或 1/8 计算，年老体弱者、肌肉损伤过多或有病理性骨折者，可用体重的 1/9 重量。

6. 斯氏针或克氏针外露部分应用棉垫或装有抗生素的安瓿瓶保护以防止划伤健侧，可适当用木垫垫高床尾 20～25cm 以作为对抗牵引。

7. 术后两周内每天要测量伤肢的长度，以便随时根据检查结果及时调整牵引重量，并检查伤肢远端的运动、感觉及血运情况。

（四）注意事项

1. 根据患者年龄、性别、肌肉发达程度、软组织损伤情况、骨折脱位部位等选择合适的牵引重量、牵引部位和正确的定位及穿针方向。

2. 经常检查牵引针两侧有无阻挡，针眼处有无红肿、渗液及分泌物等，注意伤口的管理，应定期换药并记录，保持针眼处皮肤清洁干燥，避免因环境等因素导致医源性感染。如有明显感染且无法控制，应将牵引针拔除，并依据病情更换其他牵引或改换牵引部位。

3. 注意观察患肢血液循环及感觉和运动功能。

4. 牵引期间务必每日观测患肢长度，牵引最初数日内行 X 线检查，及时了解骨折复位情况，以便随时调整牵引重量。牵引重量太重，可引起过度牵引，导致骨折端分离移位，且可引起血管痉挛，使肢体及骨折部位血供不足，导致骨折延迟愈合或不愈合；牵引重量太轻，则不能达到复位和固定目的，导致畸形愈合。

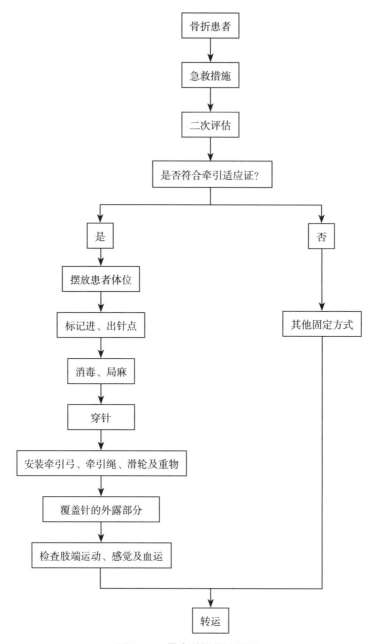

图 3-42　骨牵引操作流程图

5. 根据骨折近端移位方向，纠正、调整牵引力线，保持牵引力线与肢体纵轴一致，并注意下肢牵引时抬高床尾、颅骨牵引时抬高床头，以便保持对抗牵引。

6. 牵引时间一般不宜超过 8 周。

7. 牵引过程中鼓励和指导患者进行非固定部位的关节活动锻炼和肌肉收缩锻炼，防止关节僵硬和肌肉萎缩。

十五、石膏固定流程

目的：为了保持骨折复位或矫形后的位置，给予合适的外固定，为骨折愈合创造条件。

适用范围：应急医疗队队员救治过程。

背景：传统的石膏绷带外固定，由于价格便宜，使用方便，应用广泛，至今仍不失为平时及战时骨科外固定的良好材料，也是骨科医生必须熟悉掌握的一项外固定技术（图3-43、图3-44）。

（一）临床评估

1．适应证

（1）骨折及关节脱位复位后的固定。

（2）关节扭伤、挫伤、肢体软组织及韧带损伤后的固定。

（3）部分开放性骨折清创缝合术后的固定。

（4）韧带、血管、神经及肌腱吻合术后的固定。

2．石膏类型　常用的石膏绷带类型有石膏托、石膏夹板、石膏管型、躯干石膏及特殊类型石膏等。

（二）术前准备

1．材料准备

（1）材料清单

1）适当大小的石膏绷带若干卷。

2）水桶或水盆1个、石膏剪1把、剪刀1把。

3）线织纱套若干、棉卷若干、绷带若干、纱布块若干、标记铅笔1支。

（2）准备工作：在干净的长桌上制作石膏条带，预先估计好需用多少石膏绷带，取出放在旁边的托盘等盛具内，以便及时包制石膏。用足够大的盆或桶盛装冷水，避免水温过高，以免石膏绷带硬结过快，不便操作。其他用具应准备齐全，摆放整齐以便随手拿用。

2．患者准备　用肥皂水及清水清洗即将固定部位的皮肤，有伤口者应换药及更换敷料，摆好肢体功能位或特殊位置，由专人维持或置于牵引架上。

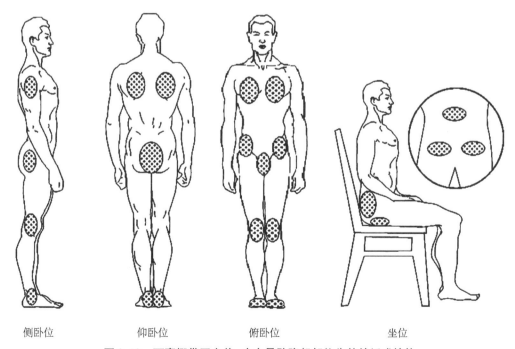

| 侧卧位 | 仰卧位 | 俯卧位 | 坐位 |

图3-43　石膏绷带固定前，应在骨骼隆起部位先垫棉纸或棉垫

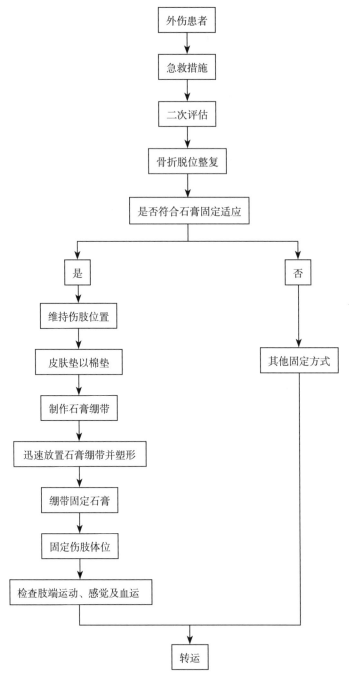

图 3-44 石膏固定标准操作流程图

3. 人员准备 大型石膏固定需 1 人负责维持体位，1 人浸泡石膏绷带卷并制作石膏条带，1～2 人包缠及抹制石膏。包扎石膏人数的多少根据石膏固定部位、大小等情况而定。

（三）注意事项

1. 管型石膏固定 需防止肢体肿胀时，将石膏管型纵行全层剖开。下肢及小腿石膏管型要注意足的纵弓及横弓的塑形。上肢及前臂石膏固定范围需考虑预留掌指关节屈曲空间。手背侧石膏固定可与指蹼平齐，以防肿胀。若石膏管型固定后需继续更换敷料或拆线的部位,可于石膏管型尚未硬结固定前开窗,以便换药或拆线。

2.躯干及特殊部位石膏固定 石膏管型凝固定型后,应遂即进行修整,使其有利于患者的呼吸、饮食及未固定部位的其他活动。例如,头胸、颈胸石膏除面部及肩胛部要常规修整外,颈部正面咽喉活动处,还要开窗以利于患者呼吸及发生意外的急救;石膏背心、肩"人"字石膏及髋"人"字石膏,在石膏塑形完全凝固定型而未干固之前,应于胸腹联合处开窗,以利患者呼吸、饮食。

3.石膏固定的范围及时间 一般成年人各部位骨折石膏固定范围和固定时间(表3-15):

表 3-15 石膏固定范围和时间表

骨折部位	手指	手掌	腕关节	前臂	肘关节	上臂	肩关节	胸部	腰部	骨盆	髋关节	大腿	膝关节	小腿	踝关节	足部	足趾	固定时间
手指	△	—	—	—														4~5周
手掌	—	△	—	—														4~6周
腕关节	—	—	△	—	...	...												
前臂		—	—	△	—													8~12周
肘关节		—	—	—	△	—	...	...										
上臂			—	—	—	△	—											8~12周
肩关节			...	—	—	—	△											
胸椎							—	△	—									10~12周
腰椎								—	△	—								10~12周
骨盆								—	—	△								6~8周
髋关节									—	—	△							
大腿										—	—	△	—					10~12周
膝关节												—	△					
小腿												—	—	△				10~12周
踝关节														—	△	—		6~8周
足部														—	—	△	—	6~8周
足趾														—	—	—	△	6~8周

注:"△"代表骨折部位;"—"代表固定范围;"..."代表必要时增加固定的部位

4.石膏固定后的注意事项

(1)要维持石膏固定的位置直至石膏完全凝固。

(2)搬动、运送患者时,注意避免折断石膏,如有折断应及时修补。

(3)患者到达设施完备的病房后,应抬高患肢,防止肿胀,石膏干后即开始未固定关节的功能锻炼。

(4)要密切观察肢体远端血液循环、感觉和运动情况,如有剧痛、麻木或血液循环障碍等不适情况,应及时将石膏纵行全层剖开松解,若伤肢远端血液循环仍有障碍,应立即拆除石膏,完全松解,紧急处理伤肢血供障碍。

(5)肢体肿胀消退后,如石膏固定过松,失去固定作用时,应及时更换石膏。

(6)周围环境温度较低时,要注意石膏固定部位保暖(但不需加温),以防因受冷伤肢远端肿胀。

（7）在应急状态下有多位患者的情况时，应做好石膏固定的管理，需要考虑术者及助手人数不足、基本资源匮乏、时间紧张等情况，根据具体条件做出应对。对于患者信息也应记录并保存完好，必要时应在石膏表面记录患者的基本信息及病情。

十六、夹板固定操作流程

目的：夹板固定技术是利用与肢体外形相适应的特制夹板固定治疗骨折，通过配用各种类型纸压垫，形成两点或三点着力挤压点，外用布带松紧适当地缚扎，防止骨折移位。

适用范围：应急医疗队队员救治过程。

背景：夹板固定技术目前已成为骨折外固定技术中较常用的方法之一，常用于治疗四肢闭合性骨折。

（一）临床评估

1. 病情评估　评估伤员一般情况和生命体征，必要时给予高级生命支持；通过问诊、查体及X线检查评估骨折及软组织损伤情况。

2. 适应证　适用于四肢长管骨闭合性骨折，包括肱骨、尺桡骨、胫腓骨、桡骨远端以及踝关节等部位的骨折。

3. 禁忌证

（1）不能按时观察的患者。

（2）开放性骨折。

（3）皮肤广泛擦伤。

（4）伤肢严重肿胀，末端已有血液循环障碍现象者。

（5）骨折严重移位，整复对位不佳者。

（6）骨折肢体已有神经损伤症状，局部加垫可加重神经损伤者。

（7）伤肢肥胖皮下脂肪多，因固定不牢易发生延迟连接或不连接者。

（二）准备工作

1. 患者准备　稳定生命体征，向患者及家属交代注意事项并取得配合；清洁患肢，皮肤有擦伤、水疱者，应先换药或抽空水疱。

2. 物品准备

（1）包括外敷药、纱布绷带若干、压垫若干、夹板若干（按放置顺序进行编号）、扎带若干、剪刀1把等。

（2）根据骨折的具体情况，选择适当的夹板，常用的夹板如下：

1）肱骨骨折：一号夹板在外侧，二号夹板在前侧，三号夹板在后侧，四号夹板在内侧。

2）尺桡骨骨折：一号夹板在背侧，二号夹板在掌侧，三号夹板在尺侧，四号夹板在桡侧。

3）桡骨远端骨折：一号夹板在背侧（至掌骨头部），二号夹板在掌侧（至腕关节），三号夹板在桡侧（至第1~2掌骨），四号夹板在尺侧（至尺骨小头）。

4）股骨骨折：一号夹板在外侧，二号夹板在内侧，三号夹板在后侧，四号夹板在前侧。

5）胫腓骨骨折：一号夹板在后侧，二号夹板在外侧，三号夹板在内侧，四、五号夹板在前侧（胫骨的两侧）。

6）踝关节骨折：①内翻骨折：一号夹板在内侧，二号夹板在外侧。②外翻骨折：一号夹板在外侧，二号夹板在内侧。

（三）操作步骤（以桡骨远端骨折为例，见图3-45）

1. 首先进行骨折手法复位，并指导两名助手维持复位。

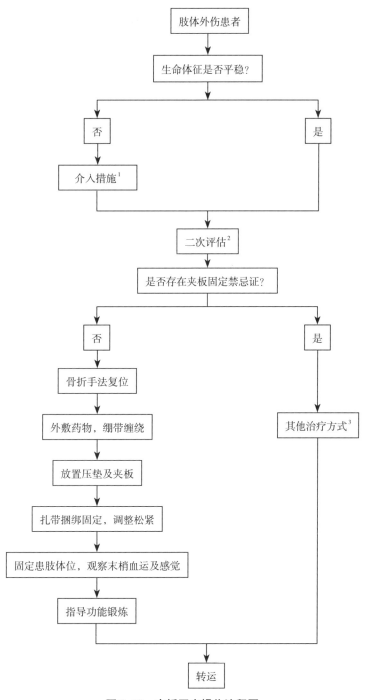

图3-45　夹板固定操作流程图

[1] 高级生命支持；

[2] 通过询问病史、查体及X线检查等，评估患者骨折及软组织损伤情况；

[3] 根据具体病情选择包括石膏、牵引、外固定、清创、截肢等治疗方式

2. 于桡背侧敷好外敷药物，绷带自腕关节开始缠绕，向上至前臂上 1/3 位置，松紧适宜（以能插进小手指为宜）。

3. 按顺序放置压垫，依次为骨折远端桡背侧 - 骨折近端桡掌侧 - 桡侧骨折端 - 尺侧远端。

4. 放置夹板，注意夹板位置和顺序，一号夹板远端至第 2、3、4 掌骨底部，二号夹板远端至腕关节，三号夹板远端至第 1 掌骨底部，四号夹板远端至尺骨小头。

5. 扎带捆绑 3～4 道，扎带打结在一号和三号夹板缝隙处，打活结。

6. 调节扎带松紧度，上下活动不超过 1cm 为宜。

7. 修剪扎带长度，尾端留出 2cm 为宜。

8. 截取两段适宜长度绷带，一根置于远端扎带处，另一根置于近端扎带处，指导患者将患肢置于胸前，屈肘 90°，两绷带绕于颈后打结，打活结。

9. 观察末梢血液循环及末端指腹张力。

10. 指导患者注意掌指关节、指间关节及肘关节功能锻炼。

（四）注意事项

1. 伤肢体位应放置正确，外套纱套或包 1～2 层绵纸，以免压坏皮肤。

2. 选择纸垫的大小要合适，放置加压点要准确，并用胶布固定，以防移动。

3. 选用小夹板的型号要合适，且要按规定顺序放置前、后、内、外侧的夹板，由助手维持稳固，以便用扎带包扎固定。

4. 捆绑扎带的长度要适宜，先扎骨折端部位的一条（即中段），然后向两端等距离捆扎，松紧度以扎带能横向上下移动各 1cm 为准。

5. 扎带捆绑完毕后，应检查伤肢末端的血液循环及感觉情况。如一般情况良好，再行 X 线检查骨折端对位情况。

6. 在伤肢固定后 1～3 天内要特别注意观察伤肢末梢血液循环及感觉情况，并随时酌情调整捆绑扎带的松紧度；然后每周用 X 线检查及调整扎带松紧度 1～2 次，直至骨折愈合。

7. 在小夹板固定治疗期间，每天都要鼓励和指导患者定时定量地进行伤肢功能锻炼。

十七、外固定支架操作流程

目的：通过外固定支架或外固定器，起到固定骨折、矫正畸形的目的。

适用范围：应急医疗队队员救治过程。

背景：外固定治疗往往是开放性骨折和感染性骨不连的首选方法，同时对于全身及局部情况不允许或不能耐受其他治疗的骨折患者，外固定仍是较好的固定方法。

（一）适应证

1. 公认的适应证

（1）严重的 Gustilo Ⅱ 型和 Ⅲ 型开放性骨折。

（2）合并严重烧伤的骨折。

（3）需要做交叉小腿皮瓣、吻合血管游离组织移植或其他重建手术的骨折。

（4）需要骨折断端牵开的骨折（如有明显骨缺损的骨折，或同一肢体的成对骨的骨折，因为保持双骨等长是很重要的）。

（5）感染性骨折。

2. 可能的适应证

（1）某些骨盆骨折和脱位。

（2）需同时行血管、神经修复或重建的骨折。

3．多发性闭合性骨折的固定。

4．严重的粉碎性骨折。

5．韧带整复术。

6．头部损伤患者的骨折固定。

7．对因诊断性检查、治疗或其他外科处置而需要频繁转运的患者进行骨折固定。

8．漂浮膝骨折（合并股骨远端骨折和胫腓骨近端骨折）的固定。

9．对胫骨上段或股骨下段的骨折，当难以判断膝关节韧带的完整性时，采用外固定后可以进行膝关节韧带稳定度的评价。

（二）术前准备

1．物品准备　外固定器械 1 套、清创缝合手术包 1 个、电钻或手摇钻 1 把、骨锤 1 把、治疗巾 4 块、中单 4 块、巾钳 4 把、卵圆钳 1 把、弯盘 1 个、纱块若干、碘伏。

2．人员准备　应在至少 2 名医护工作者协同配合下完成。

3．患者准备　向家属及患者交代操作的目的和可能出现的情况，协助患者摆放体位，并进行局部皮肤准备。开放性骨折的外固定应在清创术完成后进行。

（三）操作步骤（以胫骨干骨折为例，见图 3-46）

1．在使用固定架前，要掌握断面解剖，确定放针的"安全区"，减少神经、血管或肌腱损伤。

2．麻醉准备，下肢消毒铺巾。

3．沿胫骨的皮下缘通过前方或前内侧皮质放针，避免软组织牵张。针的方向垂直于骨的长轴，平行于关节面，经小的纵行切口进针。

4．钝性分离软组织到骨面。

5．放置钻套抵在骨面，用合适大小的钻头预钻针孔，预钻可以降低热坏死和针松动的危险。

6．用手将带合适长度螺纹的针经套筒拧入骨，并穿过双侧皮质防止松动。螺纹不应突出进针部位的皮肤，以免进针点刺激。有些针的螺纹呈圆锥形而非柱形，可随拧紧产生径向加压。这些针在拧入后不能后退以免造成松动，因此注意不要拧得过深。

7．通过手法复位维持骨折的合适力线（闭合骨折）或通过开放伤口用骨钳复位骨折。

8．先放入最近和最远端针，两针应位于同一平面，垂直于胫骨长轴，并平行于膝和踝关节。如果骨折块的长度允许，在干骺端 - 骨干连接处放最近和最远端的针，此处骨质较厚，较干骺端的骨松质能更好地固定针。在近端，针距关节面至少 15mm，防止穿透关节囊，避免损伤鹅足肌腱和髌腱。

9．将预定数量的针夹放到固定架的棒体上并暂时原位拧紧。

10．松开上下针夹，将安装好的固定架连接到远近针上。固定棒应长度合适，但不要太长而影响踝的背屈。

11．检查骨折复位，如果可以接受，拧紧固定针和棒的针夹。在第 2 根针进入每侧骨折端后，调整就更加困难。

12．放每侧的内侧针时距离骨折部位至少 1cm，避开粉碎骨折无移位的部位。如果针距骨折部位过近，针孔的感染可引起骨折部位的继发感染。如果骨折部位允许，内侧针应距骨折部位 2～3cm。注意，针的间距越宽，稳定性越好。

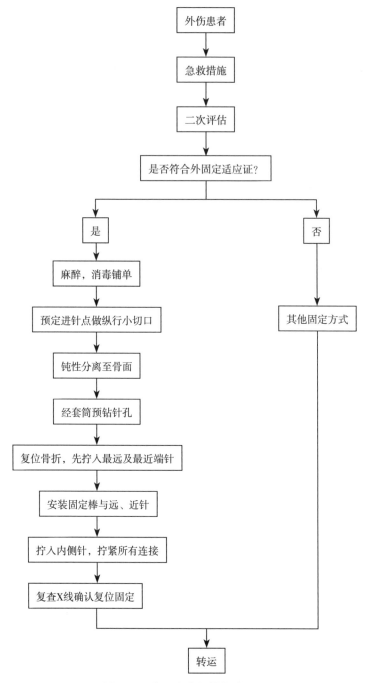

图 3-46　外固定支架操作流程图

13. 为穿入内侧针，放内侧针夹到预定的位置，将其固定在棒上。经针夹放入钻套，钻孔，拧入针。拧紧所有的连接。如果从稳定性考虑需要的话，则在每一骨折块先前拧入的 2 根针间拧入第 3 根针，可在同一平面或在不同平面拧入。

14. 也可以加另外的固定棒。经第 1 跖骨或第 5 跖骨的皮下缘或经第 2 跖骨基底从背侧向跖侧拧入 4mm 针或 3mm 针，注意避开神经、血管和肌腱结构。如果需要，在跟骨后结节拧入大的半针或横行固定针。注意防止垂足、足内翻和足外翻。

15. 用特殊的针夹或额外的棒及棒间的连接夹具将足针连接到胫骨的架上。

16. 在离开手术室前,应拍摄正、侧位全长的 X 线片,确认复位合适。

(四)术后处理

术后首次去除敷料就开始针孔的护理,用过氧化氢液或抗生素肥皂水每日清洗针孔。患者每 2~4 周复查 1 次,直至骨折愈合。检查针孔是否有感染,检查所有的固定架连接是否牢固。在最初的 4~6 周,只允许触地样负重,进行髋和膝的关节活动度及股四头肌等长收缩练习。如果足部包括在固定架内以保护软组织伤口,待软组织伤口愈合后,去除足的固定针。对不稳定的踝损伤的患者,足针需保留更长的时间(直至踝稳定)。如果固定架不包括足,可早期进行踝关节活动度练习。用可拆卸的支具防止足下垂。

(五)注意事项

选择外固定支架作为骨折最终治疗方法时,必须考虑:

1. 应具备初期足够的稳定性,治疗过程中很少需要进行调整。

2. 具有一定的柔韧性,后期骨折部位产生微动有利于刺激骨折的愈合。

3. 一旦支架的部分结构出现问题,可以做到及时调整与更换。

4. 对于杆后段固定,应至少能放置 3~4 枚针或半钉,对骨干骨折的固定能应用 3 枚半钉,即使治疗过程中去除 1 枚也不会影响固定支架的整体稳定性。

十八、截肢术标准操作流程

目的:将已失去生存能力、危害生命健康和丧失生理功能的肢体截除,并通过体疗训练和安装假肢,使该残肢发挥其应有的作用;最终目的是重建具有生理功能的残端。

适用范围:应急医疗队队员救治过程。

背景:及时截肢可减少严重肢体毁损伤所引起的严重并发症和死亡率。

(一)临床评估(表 3-16)

1. 肢体碾压伤严重程度评分(MESS)

表 3-16　肢体碾压伤严重程度评分(MESS)

类型	特点	损伤	分数
1	低能量	刺伤、单纯闭合骨折、小口径枪伤	1
2	中等能量	开放或多平面骨折、脱位、中度挤压伤	2
3	高能量	散弹枪等(近距离)高速枪弹伤	3
4	整块碾碎	伐木作业、铁路作业、钻油机械事故	4
休克组			
1	血压正常	血压在现场及手术室均保持稳定	0
2	一过性低血压	血压在现场不稳定但对静脉补液敏感	1
3	长时间低血压	在现场收缩压<90mmHg,且仅在手术室对补液敏感	2
缺血组			
1	无	肢体动脉有搏动,无缺血体征	0[*]
2	轻度	脉搏减弱,但肢体无缺血体征	1[*]
3	中度	超声检查无血管搏动,毛细血管再充盈减缓,感觉异常,肌力减弱	2[*]
4	重度	无脉搏、肢体厥冷、麻痹、感觉消失且无毛细血管再充盈	3[*]

续表

类型	特点	损伤	分数
年龄组			
1	<30 岁		0
2	30～50 岁		1
3	>50 岁		2

注：* 如果缺血时间超过 6 小时,则分数×2

2. 适应证

（1）MESS 评分≥7 分。

（2）伤肢并发严重感染,经抗生素联合手术清创治疗无效,危及患者生命。

（二）术前处理

1. 生命支持　给予高级生命支持,包括呼吸及循环支持等。

2. 术前检查及用药　根据病情使用相应抗生素、注射破伤风抗毒血清等,完善血常规、生化、凝血、交叉配血试验及 X 线片等基础化验检查。

3. 心理辅导　截肢会给患者带来严重的精神和肉体上的创伤,因此术前应详细地向患者及亲属解释截肢的必要性和假肢装配、使用等问题,必要时需请专业心理医生进行心理指导及安抚工作。

（三）操作方法（图 3-47）

1. 确定截肢平面

（1）一般原则:在去除坏死或病变的前提下,尽可能保留残肢长。

（2）基本要求:良好的残端肌肉,肌肉丰满,固定合理,能够良好地接触、吸附和控制假肢;健康的皮肤;外形接近圆柱形,适应重点承重、全接触式假肢接受腔。

（3）理想平面:上臂——从肩峰向远端 15～20cm 的范围;前臂——从鹰嘴向远端 5～15cm 的范围;大腿——从大转子向远端 15～25cm 的范围;小腿——从胫骨平台向远端 5～15cm 的范围。

2. 皮瓣设计　皮瓣包括皮肤、皮下和深筋膜,血供及感觉良好;上肢皮瓣前、后瓣等长,下肢皮瓣前瓣可稍长于后瓣;手足部皮瓣掌（跖）侧长于背侧。靠近近端的截肢常倾向于采用非典型皮瓣。

3. 麻醉准备　根据麻醉平面的要求及患者的全身情况,可选择全身麻醉、腰麻或硬膜外麻醉以及神经阻滞麻醉等。

4. 手术过程（以大腿截肢为例）

（1）患者仰卧于手术台上,术中使用止血带,常规下肢消毒铺巾。

（2）自近侧的预期截骨平面,向前方和后方画出等长的皮瓣,其长度至少为大腿截肢平面处直径的 1/2,前瓣可适当长于后瓣;更高平面的截肢则常使用非典型皮瓣。

（3）前侧皮瓣始于预计截骨平面处的大腿内侧中点,向远端及外侧做圆滑的弧形切口,在大腿前方经过上面已经确定的平面,然后弧向近端,止于大腿外侧与内侧切开起点相对应处。

（4）同法处理后方皮瓣。

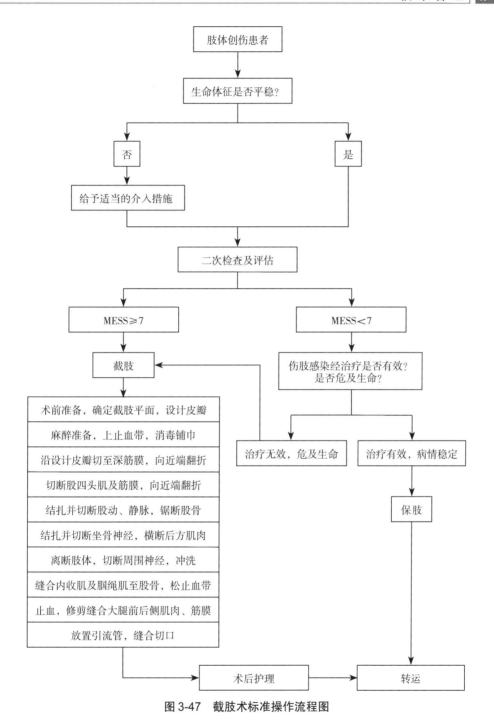

图 3-47　截肢术标准操作流程图

（5）向深部切开皮下组织及深筋膜，向近端翻折皮瓣至截骨平面。

（6）沿前方切口切断股四头肌及其上面的筋膜，并向近端翻折达截骨平面，作为肌筋膜瓣。

（7）在大腿截骨平面分离、结扎并切断股管内的股动、静脉，环形切开股骨骨膜，在此处稍远一点锯断股骨。

（8）用锐利的骨锉磨平股骨的边缘及股骨的前外侧，以减低骨与覆盖的软组织间的单位压力。

（9）在腘绳肌下方辨认坐骨神经，在截骨平面将神经切断。

（10）然后横断后方的肌肉，这样肌肉断端回缩到截骨平面，离断肢体。

（11）分离并切断所有周围神经，使其残端可以很好地回缩至肢体断面近侧，用生理盐水冲洗切口，冲去骨屑。

（12）在股骨断端近侧钻几个小孔，用可吸收缝线或不可吸收缝线将内收肌和腘绳肌附着于股骨的孔上，肌肉要在较低的张力下缝合。

（13）松解止血带并仔细止血。

（14）将"股四头肌肌群"包在骨端，并将它的筋膜层与大腿后侧的筋膜相缝合，修剪多余的肌肉或筋膜组织，使之更整齐。

（15）在肌瓣与深筋膜下放入塑料引流管，在肢体残端近侧 10～12.5cm 处从大腿外侧穿出。

（16）用不可吸收线间断缝合切口。

（四）术后护理

1. 外科处理　高级生命支持，密切关注生命体征，给予围术期补液、抗生素、深静脉血栓预防、肺部保健及疼痛管理。

2. 康复指导　指导患者在卧床、坐立和站立时保持残端的正确位置；术后早期即可在理疗师的监护指导下行残端练习。详见截肢康复标准操作流程。

3. 心理辅导　必要时由专业心理医生进行术后心理指导工作。

（五）并发症及处理

1. 出血和血肿形成　血肿可延迟伤口愈合，因此任何血肿必须清除，并加压包扎，重要血管的出血应在止血带使用下急送手术室切开止血。

2. 感染　任何深部伤口感染都应该立即在手术室进行清创和冲洗，并且开放伤口，根据术中细菌培养结果选用抗生素，并警惕继发性出血。

3. 坏死　皮缘的轻微坏死可用处理开放创面的方法进行处置，经非手术治疗可自行愈合；对于更严重的坏死，若属于近端截肢且身体条件不好的患者，可用传统的局部清创法处理创口，同时进行营养支持。对于皮肤和深部组织的严重坏死，需行楔形切除来保留原来的截肢平面。

4. 挛缩　术后应用石膏托保持髋、膝关节于伸直位，避免关节屈曲挛缩。

5. 疼痛　需鉴别肢体残留痛和幻肢痛。肢体残留痛通常由于假肢安装不良或神经瘤形成造成，可通过修改假肢接受腔或药物治疗，非手术治疗仍不能解除神经瘤性疼痛时可考虑手术切除；幻肢痛大多会逐步消退，少数严重者可给予超声波、水疗、经皮神经电刺激等理疗和精神治疗等。

6. 皮肤问题　应该指导患者软肥皂洗截肢残端，每天至少 1 次，佩戴假肢前应彻底清洗和干燥残端。接触性皮炎最常见，治疗包括去除刺激物、浸泡皮肤和水杨酸软化角质素等。

（六）耗材及药品清单

骨科器械包 1 个、医用引流管及引流瓶 1 套、清创缝合包 1 个、缝线若干、标记笔 1 支、石膏绷带若干、纱布绷带若干、一次性换药包若干、破伤风抗毒素、抗生素、止疼药物等。

（许长鹏　孙鸿涛　张连阳）

第四节　麻醉操作流程

一、蛛网膜下腔及硬膜外阻滞标准操作流程

目的:掌握蛛网膜下腔、硬膜外阻滞麻醉过程。

适用范围:应急医疗队。

背景:蛛网膜下腔阻滞和硬膜外阻滞是主要的麻醉技术之一,也可与全身麻醉联合使用,或用于全身麻醉后的术后镇痛。

1. 麻醉前评估　麻醉前评估包括病史采集、体格检查、辅助检查、病情评估分级(ASA分级)等。

2. 签署麻醉知情同意书。

3. 术前准备。

4. 麻醉器械准备。

5. 建立静脉通路和输液。

6. 药物准备。

7. 手术安全核对。

8. 蛛网膜下腔阻滞

(1) 穿刺部位选择

(2) 穿刺技术

1) 取侧卧位或坐位,皮肤消毒、铺巾、局部浸润麻醉。

2) 直入法:穿刺针在棘突间隙中点,与患者背部垂直,针尖稍向头侧刺入。当针穿过黄韧带时,有阻力突然消失的"落空"感觉,继续推进时常有第 2 个"落空"感觉,提示已穿破硬膜与蛛网膜而进入蛛网膜下腔。

3) 旁入法:于棘突间隙中点旁开 1.5cm 处,穿刺针向中线倾斜,与皮肤约成 75° 角,对准棘突间孔刺入,经黄韧带及硬脊膜而达蛛网膜下腔。

4) 针尖进入蛛网膜下腔后,拔出针芯即有脑脊液流出,稍加回抽后以每 5s 注入 1ml 左右的速度给药,将针体同注射器一起拔出。

9. 硬膜外阻滞

(1) 穿刺点选择

(2) 硬膜外阻滞穿刺方法:穿刺体位采用侧卧位或坐位。

1) 正中入路操作方法

①嘱患者双手抱膝,膝部尽量贴近胸腹,头部尽量向胸部屈曲,使腰背部向后弓成弧形,背部与床面垂直,并平齐于手术台边缘。②用碘伏皮肤消毒液进行皮肤消毒,常规铺无菌巾。③检查硬膜外穿刺针及硬膜外导管。④局部浸润麻醉。⑤硬膜外腔穿刺。⑥硬脊膜外导管置入。

2) 旁入法操作方法:与正中入路的区别是,在棘突间隙旁开 1.5cm 处浸润局麻,穿刺针沿针眼垂直刺入,直抵椎板,退针 1cm,针干略偏向头侧,指向正中线,经棘突间孔突破黄韧带而进入硬膜外间隙。其余操作同正中入路操作方法。

10. 术后处理　手术结束后,若患者呼吸循环稳定,麻醉平面在 T6 以下且离最后一次

麻醉加药时间已超过 1 小时,感觉及运动神经阻滞已有部分恢复的情况下可直接送入病房,并与病房医师交接患者生命体征和手术麻醉情况,嘱患者平卧 2～3 小时。若患者未达上述标准或出现严重并发症,则需在麻醉恢复室观察,直至达到出室标准(图 3-48、图 3-49)。

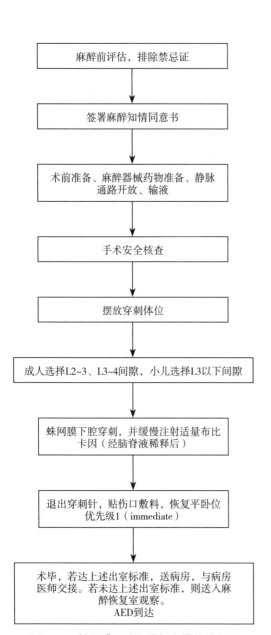

图 3-48 蛛网膜下腔阻滞标准操作流程图

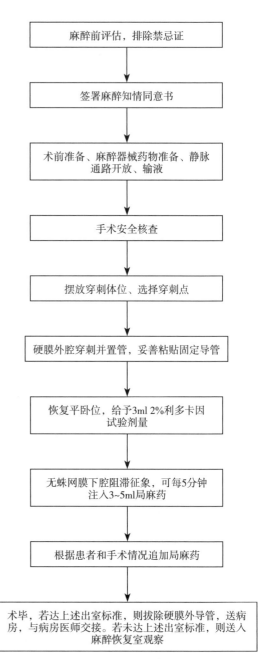

图 3-49 硬膜外阻滞流程图

二、全身麻醉标准操作流程

目的:掌握全身麻醉手术过程(图 3-50)。

适用范围:应急医疗队。

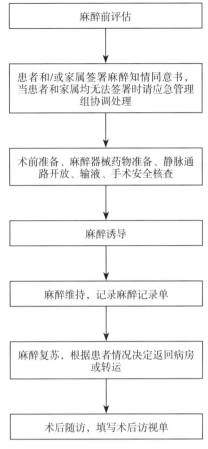

图 3-50　全身麻醉实施流程图

背景：全身麻醉是国际应急医疗队手术救治过程中的常用麻醉技术。

1. 麻醉前评估　病情评估分级（ASA 分级）见表 3-17。

（1）病史采集：包括患者现病史、既往病史、用药史、过敏史、家族史、手术麻醉史。

（2）体格检查：生命体征、气道、呼吸功能、循环功能、伤残 / 神经功能评估。

（3）辅助检查：血液学、影像学及心电图检查。

表 3-17　ASA 患者健康状况分级

级别	定义
1	正常健康患者
2	合并轻度系统疾病患者（功能不受限）
3	合并严重系统疾病患者（功能部分受限）
4	合并严重系统疾病，威胁生命（功能受限）
5	濒危，不做手术则无法存活
6	脑死亡，准备器官捐献
E	若为急诊手术，则分级加标"E"

2．签署麻醉知情同意书

3．术前准备

（1）手术患者术前需要进行访视，填写术前访视单。

（2）禁饮禁食　急诊患者一律视为饱胃状态。除急诊手术外，成人应在麻醉前至少禁食禁饮 8 小时。3 岁以上小儿禁食禁饮时间同成人，3 岁以下小儿术前禁食 8 小时，配方奶 6 小时，母乳 4 小时，清水 2 小时。

（3）膀胱准备：手术前尽量排空膀胱，对于危重患者或大手术，需要在麻醉诱导后放置导尿管。

（4）术前用药：术前用药以不使血压下降、不引起呼吸抑制为前提。

（5）有误吸高危因素的患者行全麻手术，术前可根据患者情况放置胃管引流，静滴奥美拉唑 40mg，静脉注射甲氧氯普胺和阿托品。

（6）颈椎保护。

4．麻醉器械准备。

5．建立静脉通路和输液。

6．药物准备。

7．手术安全核对。

8．麻醉诱导

（1）麻醉诱导时，患者取仰卧位，诱导前常规吸氧，嘱患者进行深呼吸。

（2）采用静脉诱导，若患者生命体征稳定，使患者意识消失，平稳入睡。

（3）若患者生命体征不稳定，药物的选择和剂量根据患者具体情况而定，总要求是减少血流动力学改变，力求诱导平稳。

（4）气道管理。

（5）快速顺序诱导：适用于有误吸风险的患者。诱导前用高流量纯氧予患者预充氧 3～5 分钟。静脉注射丙泊酚、咪达唑仑后随即给予罗库溴铵，助手用示指紧压环状软骨（Sellick 手法），不要试图用面罩行人工通气。1 分钟后插管，插管成功后，解除环状软骨压迫。若尝试插管未成功，在随后的插管和应用面罩通气过程中，都应继续压迫环状软骨。

9．麻醉维持

（1）麻醉维持一般采用静脉麻醉方法。

（2）全麻期间行辅助或控制通气。

（3）术中静脉补液。

（4）输血。

（5）记录麻醉记录单

10．全身麻醉复苏及拔管

（1）当手术接近完成时，减轻麻醉深度。在手术结束前 30 分钟给予曲马多 100～200mg 减轻术后疼痛。待患者自主呼吸恢复后，使用新斯的明 0.04mg/kg 对肌松药进行拮抗。

（2）拔管前使患者恢复到仰卧位，待患者苏醒，循环功能稳定，自主呼吸恢复，肌力恢复，吸尽口腔气道内分泌物，拔出喉罩或气管插管。

（3）继续面罩吸氧，密切观察患者呼吸及循环变化，直至呼吸及循环功能稳定。

11．术后转运

（1）患者拔管后，应观察 15～30 分钟，确认患者呼吸循环功能稳定后，由麻醉医师和手术医师共同护送至病房。麻醉医师应向病房医师介绍患者病情，生命体征和手术麻醉情况等事项。

（2）若患者需要紧急转诊时，应在严密监测、保证安全的前提下进行。

12. 术后镇痛　采用多模式镇痛，具体方法参见疼痛管理标准操作流程。

13. 术后随访　麻醉医师在手术后 1 天内对患者进行随访，了解有无麻醉相关的并发症，若存在并发症应积极治疗，严密随访。

14. 实施全身麻醉相关药品、设备清单见表 3-18。

表 3-18　所需设备清单

序号	设备名称	规格	数量	备注
1	麻醉机		1	
2	麻醉药挥发罐		1	

三、气体麻醉标准操作流程

目的：规范吸入麻醉药的使用，提高麻醉安全性（图 3-51）。

适用范围：应急医疗队队员。

背景：吸入麻醉药是临床广泛使用的一种麻醉药，需要通过挥发罐将吸入麻醉药通过呼吸道带入患者体内，大部分以原形呼出体外，可控性好，术中知晓率低，呼吸循环抑制发生率低。

药物选择：七氟烷。

（一）肺活量法小儿七氟烷吸入诱导

首先需要向患儿讲解麻醉过程，并做预先练习。预先做呼吸回路的填充，呼吸囊反复冲放，回路内气体达到设定的吸入麻醉药物浓度；呼出肺内残余气体后，做一次肺活量吸入 8% 的七氟醚（氧流量 6L/min），并且屏气，在 20～40s 内意识消失。呼吸平稳后可开始建立静脉通道。

优点：肺活量法诱导速度最快且平稳。

缺点：但对不能合作的患儿不适用。

患儿呛咳、屏气是吸入麻醉药诱导常见状况；诱导期应迅速通过这一阶段；不需立即使用辅助呼吸，因为辅助呼吸可诱发咳或者喉痉挛。如是气道阻塞，可导致胸腹摆动样运动。

患儿入睡后尽快开放静脉通道，如果发生喉痉挛和上呼吸道阻塞，就关闭排气活瓣，在允许

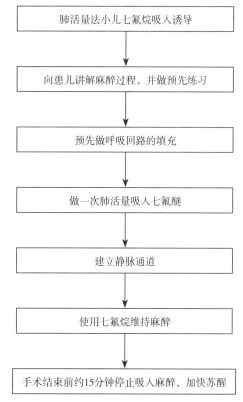

图 3-51　气体麻醉标准操作流程图

患儿自主呼吸的同时产生约 $10cmH_2O$ 的气道正压以利于气体正常交换。如果该措施无效，实施快速正压通气并避免胃胀气通常可解除喉痉挛。琥珀胆碱是紧急情况下的正确选择。

（二）七氟烷维持麻醉

麻醉诱导结束后，使用七氟烷维持麻醉，新鲜气流量不能低于 1L/min，避免长时间吸

入后七氟烷与钠石灰反应形成 A 物质,引起肾功能损伤。正常成年人七氟烷的 MAC 是 2.5%,术中根据患者麻醉深度调整吸入浓度 0.7～1.3MAC。

(三)麻醉苏醒

手术结束前约 15 分钟停止吸入麻醉,开大新鲜气流量>6L/min,进行七氟烷的快速洗出,加快苏醒。

四、小儿麻醉操作流程

目的:掌握小儿麻醉相关标准操作流程(图 3-52)。

适用范围:应急医疗队。

背景:全麻是小儿麻醉最常用的方法,除小手术可在面罩紧闭法吸入麻醉、静脉或肌肉麻醉下完成外,较大手术可综合考虑应用气管内麻醉复合部位麻醉。

1. 麻醉前评估

(1)病史采集:包括患者现病史、既往病史、用药史、过敏史、家族史、手术麻醉史,是否存在严重先天畸形。

(2)体格检查。

(3)辅助检查:血液学检验、影像学检查及心电图结果。

评估生命体征、气道评估、了解小儿心肺状况、是否存在严重先天畸形及判断脱水程度。

病情评估分级(ASA 分级):所有麻醉患者术前进行 ASA 分级(具体见全身麻醉标准操作流程)。

2. 签署麻醉知情同意书

3. 术前准备

(1)术前需要进行访视,填写术前访视单,尽可能将麻醉和手术的相关问题向患儿家属解释。

(2)禁饮禁食。

(3)术前用药。

4. 麻醉器械准备。

5. 建立静脉通路和输液。

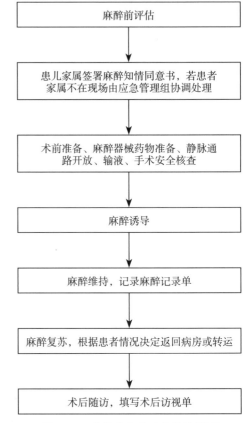

图 3-52 小儿全身麻醉实施流程图

6. 药物准备 准备吸入麻醉剂,丙泊酚、咪达唑仑、舒芬太尼、罗库溴铵,备好阿托品和多巴胺,麻醉医师抽入注射器的药物均应标记清楚抽药时间、药品名称、浓度。具体所需药物的名称和规格见药品清单。

7. 手术安全核对。

8. 全身麻醉诱导

(1)若患儿可以配合,则采用静脉诱导方法,患者取仰卧位,诱导前常规吸氧,将面罩轻放于患儿面部,并通过面罩给予 6～8L/min 氧,嘱患儿进行深呼吸,给予 2.5mg/kg 丙泊酚、舒芬太尼 0.3～0.5μg/kg 和罗库溴铵 0.6～0.9mg/kg,使患者意识消失,平稳入睡。

（2）若患儿难以配合诱导，则采取吸入诱导，诱导前将吸入麻醉剂充满呼吸管道，让患儿平卧于手术床，将面罩覆盖患儿口鼻，待患儿入睡后，开放静脉通道，注射镇痛药和肌松药，患者达到插管条件后，实施气管插管。

（3）若患儿生命体征不稳定，药物的选择和剂量根据患者具体情况而定，分次小剂量注射静脉药物，降低吸入诱导浓度，总要求是减少血流动力学改变，力求诱导平稳。

（4）气道管理

1）选用合适的气管导管：导管内径（F）＝患儿年龄（岁）/4+4.0，经口插管深度（cm）＝患儿年龄（岁）/2+10～12。

2）或者根据情况选用喉罩进行气道管理。根据患儿体重选择适当型号的喉罩。

9. 全身麻醉维持

（1）麻醉维持采用静脉麻醉方法或吸入麻醉方法：①可持续输注或重复单次注射丙泊酚或咪唑安定、舒芬太尼和肌松药。②可持续给予吸入麻醉剂，剂量根据手术刺激强度和患者情况而定，维持足够的麻醉深度，防止患者术中知晓。

（2）全麻期间行辅助或控制通气。控制通气设定为潮气量 10ml/kg，呼吸频率 18～25 次/min。麻醉期间通过观察患儿唇色、听诊呼吸音、检查麻醉机和监护仪以及血气分析结果确定通气设定是否适当。

（3）术中静脉补液：术中补液以晶体液为主，对于禁食时间较长和糖原储备不足的患儿可静滴 5% 葡萄糖。术中补液量包括每日正常生理需要量、术前禁饮食所致液体缺失量和手术前累计液体丢失量、麻醉导致的血管扩张、术中失血量和第三间隙丢失量。术中根据心率、血压、尿量和 CVP 变化趋势指导液体治疗。

（4）输血：小儿适当放宽输血标准，大量失血时在充分的液体治疗基础上需要输血治疗。当急性失血血细胞比容低于 21% 或 Hb<6g/L 时需输血或浓缩红细胞。

（5）保温：术中患儿应做好保温措施。

（6）记录麻醉记录单。

10. 全身麻醉复苏及拔管

（1）当手术接近完成时，减轻麻醉深度。在手术结束前 30 分钟给予镇痛药物减轻术后疼痛。待患儿自主呼吸恢复后，使用新斯的明 0.04mg/kg 对肌松药进行拮抗。

（2）拔管前使患者恢复到仰卧位，待患者苏醒，循环功能稳定，自主呼吸恢复，肌力恢复，吸尽口腔气道内分泌物，拔出喉罩或气管插管。

（3）继续面罩吸氧，密切观察患者呼吸及循环变化，直至呼吸及循环功能稳定。

11. 小儿区域麻醉　小儿外周神经阻滞：根据手术部位选择需要阻滞的外周神经，局麻药选用 0.25% 利多卡因，根据患儿体重和阻滞部位选择容量 5～20ml。

12. 术后转运。

五、麻醉前准备流程

目的：保证麻醉患者在实施任何麻醉过程中的生命安全（图 3-53）。

适用范围：应急医疗队队员。

背景：麻醉前准备是实施所有麻醉操作前的准备工作，完整有序的麻醉前准备后才能顺利实施麻醉手术，从而保证患者围麻醉期的生命安全。

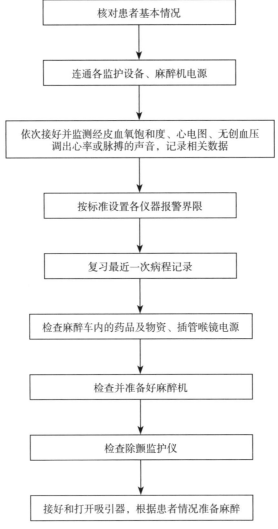

图 3-53 麻醉前准备流程图

1.患者入室后首先核对基本情况,包括:病室、床号、姓名、性别、年龄、手术名称、病房主管医师,必须确定患者身份无误。对紧张不能自控的患者可经静脉滴注少量镇静药。检查患者有无将义齿、助听器、人造眼球、隐性镜片、首饰、手表等物品带入手术室,明确有无缺牙或松动牙,并做好记录。

2.连通各监护设备、麻醉机电源。

3.依次接好并监测经皮血氧饱和度、心电图、无创血压,必须调出心率或脉搏的声音。记录患者入室后首次心率、血压、未吸氧血氧饱和度及呼吸数值。

4.按标准设置各仪器报警界限(表3-19)。

5.复习最近一次病程记录 包括:①手术当日的体温脉搏;②术前用药的执行情况及效果;③最后一次进食进饮的时间、内容和数量;④已静脉输入的液体种类和数量;⑤最近一次实验室检查结果;⑥手术及麻醉同意书的签署意见。此外,还应根据病情及手术需要,开放合适的静脉通路。

表 3-19　仪器报警界限

年龄	心率/(次/min)		收缩压/mmHg		舒张压/mmHg	
	上限	下限	上限	下限	上限	下限
<1岁	180	100	95	55	60	45
1~3岁	160	100	110	70	70	45
4~7岁	130	80	120	80	75	50
8~14岁	120	70	130	90	80	50
14~60岁	120	60	150	80	90	50
>60岁	120	60	170	100	100	70

6. 检查麻醉车内的药品及物资（表 3-20），插管喉镜是否电源充足。如果药品消耗后未补足，应查对处方，并予以记录。

表 3-20　所需药物清单

序号	药物名称	规格	数量	备注
1	肾上腺素	1mg/支	1	稀释至 0.1mg/ml
2	阿托品	0.5mg/支	1	稀释至 0.1mg/ml
3	间羟胺	10mg/支	1	稀释至 0.1mg/ml
4	麻黄碱	30mg/支	1	稀释至 3mg/ml
5	氯化琥珀胆碱	100mg/支	1	稀释至 10mg/ml

7. 检查麻醉机　检查麻醉机的气源、电源，呼吸回路有无漏气、钠石灰是否失效。设置呼吸机通气模式、呼吸频率、压力限制，设置潮气量、分钟通气量的报警界限。准备好呼吸急救管理器械（简易呼吸囊等）和检查急救药品是否齐备，以备紧急时使用。

8. 实施所有的麻醉和镇静前必须准备麻醉机。麻醉机的准备一定要从上到下，从左到右逐项检查。

9. 检查除颤监护仪是否充电，工作是否正常。对所有拟接受麻醉的患者，应开放静脉通路（原则上要求手术室护士在上肢建立静脉通路，并在将给药三通安在麻醉科医师座位附近，便于麻醉管理）。

10. 全身麻醉前，应接好和打开吸引器。并准备：

（1）检查气管插管用的物品（喉镜、气管导管、牙垫、胃管、吸痰管、丝带胶布）是否齐全、合适，确认气管插管套囊不漏气。如拟行鼻插管应准备好液状石蜡、棉签、特殊固定胶布和插管钳和热水。传染病患者应准备一次性气管插管包。

（2）必要时准备动、静脉穿刺用品。

（3）再次记录患者各项生命体征。

（4）清醒下建立动脉和大静脉通路时应先用局麻药。

（5）若患者条件许可，应尽量在麻醉诱导前局麻下行动脉穿刺。这样，可在密切监视动脉压的条件下行麻醉诱导，指导合理用药。

（6）除非常特殊的情况下，严禁从动脉给任何药物。

（7）一般应建立三条静脉通路。大出血可能性较大的患者（如大血管手术）应另加备一条快速静脉输血通路。

（8）常规三条静脉通路的用途为：①供麻醉诱导和体外循环后快速输血的外周静脉；②供中心静脉压测定、补钾和单次给药的中心静脉；③供微量泵连续给药的静脉（最好也是一条中心静脉）。上述三条通路应各司其职，一般不要将它们混用。

11. 硬膜外或神经阻滞麻醉的患者，应在首次血压、脉搏、心电图监测后再准备进行硬膜外穿刺，危重患者应在建立静脉通路后才能翻动体位。操作时如果因导线干扰患者摆体位，至少必须监测脉搏氧饱和度。

六、气道管理

目的：气道管理目的是确保患者有足够的氧合与通气。

适用范围：应急医疗队救治过程。

背景：气道管理是国际医疗队救治过程中的重要内容。

（一）气道评估
（二）气道管理所需设备

1. 氧气源

2. 呼气囊和面罩通气设备

3. 普通喉镜（1、2、3 号镜片）

4. 可视喉镜、明视插管软镜

5. 不同型号的气管内导管或喉罩（备管芯）

6. 其他通气设备（非气管导管，如经口、经鼻通气道）

7. 吸引装置

8. 血氧监测和二氧化碳监测设备

9. 听诊器

10. 胶带

11. 血压和心电监护仪

12. 静脉通路

（三）气道管理操作（图 3-54、图 3-55）

1. 体位　气道操作时，需要使患者处于恰当的体位。

2. 预充氧　如果条件允许，所有气道管理干预前均应面罩预充氧。

3. 经呼气囊面罩通气　麻醉医师左手握面罩扣在患者脸上，用左手的中指、无名指及小指将脸部上提，指头放于下颌骨上并将下颌向前推，拇指和示指放于面罩上。

4. 喉罩置入方法　喉罩置入前可选择适当诱导方法，见全身麻醉标准操作流程。

（1）根据患者体重选择合适的型号，插入前检查漏气。气囊放气后的周边应该无皱褶而且向喉罩口反方向翘起，仅对气囊的背部润滑。

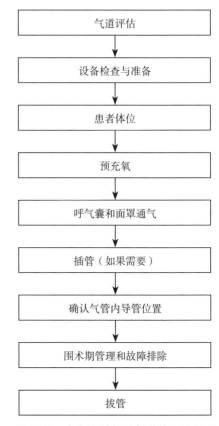

图 3-54　全身麻醉相关气道管理流程图

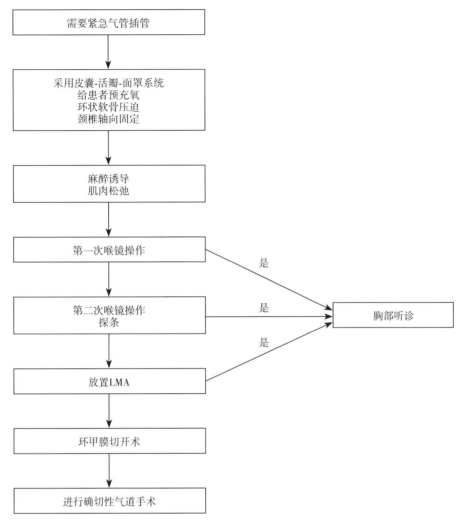

图 3-55　紧急气道管理流程图

（2）用示指引导喉罩气囊通过硬腭向下插入下咽直到感觉到阻力增加。手掌稍微向下顺势将喉罩充分推置入位，纵向的黑线标志始终要直对头部（即对着患者的上唇）。

（3）用适量的空气给予喉罩气囊充气。

5. 气管内插管　上述气道管理设备准备好，拟实施全身麻醉患者，选择适当诱导方法（见全身麻醉标准操作流程）后插管；其他拟行气管插管的情况，可以选择适当剂量的镇静药物（如丙泊酚或咪达唑仑），甚至肌松药辅助，完成气管插管。

（1）经口气管插管方法

1）左手持喉镜片，将患者口张大，镜片从口咽右侧置入，避开牙齿。

2）用喉镜片的凸缘将舌体向左侧并往上靠在咽底，成功地将舌挤向左侧使气管导管位置的视野清晰。

3）将喉镜手柄向垂直患者下颌骨的方向提起以便暴露声门。

4）用右手拿起气管导管并将其前端置入外展的声带间，导管套囊应该位于气管上段及喉头下方，取出喉镜片。

5）使用最小量的气体给套囊充气，在正压通气时能封闭即可。

6）插管后，立即听诊胸部及上腹部来确认导管在气管内。

（2）经鼻气管插管

1）颅底骨折、鼻骨折、鼻出血患者禁用经鼻气管插管。

2）经鼻清醒气管插管可事先在鼻腔局部使用表面麻醉剂。

3）液状石蜡润滑气道导管，沿鼻底在下鼻甲下方垂直于面部进入，导管逐渐向前置入直到在口咽腔能看到导管尖端。使用喉镜，显露声带，在鼻钳的辅助下将气管导管送入气管，其余操作同经口气管插管。

（3）便携式明视插管软镜的插管操作：该技术可用于清醒或麻醉患者插管；可用于经口和经鼻气管插管，可首选用于张口度小、创伤引起的颈椎活动受限、上呼吸道梗阻、面部畸形、面部创伤的患者。将经过润滑的软镜放入气管导管内腔中，经口或经鼻入路使软镜尖端通过声门，看到气管环和隆突。气管插管可沿软镜插入，可在软镜撤出时通过目测导管尖端在隆突上距离（成人 3cm）来确定气管导管定位。

（4）判断气管内插管位置是否正确：通过胃部和双肺野听诊证实气管导管位置。

6. 环甲膜切开术　将 14 号或 16 号静脉套管针与注射器相连，朝气管隆突方向穿过环甲膜，可回抽出空气，将一个 3ml 注射器与套管针相连，取出注射器活塞后，注射器内可塞入一个内径 7mm 的气管导管接口，再将其与呼吸回路或急救呼气囊相连。

（四）拔管

七、呼吸机使用标准操作流程

目的：建立呼吸机操作标准操作流程，确保呼吸机操作的准确性（图 3-56）。

适用范围：呼吸机操作。

背景：各种原因导致的呼吸衰竭。

（一）有创呼吸机

1. 准备

（1）取得患者知情同意，合作，洗手、戴口罩。

（2）病情评估：意识状态、生命体征、血气分析、睡眠、心理状况等。

（3）物品准备：有创呼吸机及配套湿化装置 1 套、有创呼吸机管道 1 套、灭菌蒸馏水。

（4）检查操作环境是否适宜，呼吸机各零件是否完好，检查呼吸管路消毒有无过期、漏气。

2. 开机

（1）连接呼吸机管路，检查呼吸机管路各接口是否连接完好。

（2）加无菌蒸馏水至湿化器，注水量以湿化器指定刻度线为准。

（3）接通主机电源和湿化温化器电源。

（4）连接呼吸机氧气接头、压缩空气接头。

（5）打开电源开关（主机电源开关、湿化器开关）

3. 试机

（1）根据患者病情初步设置呼吸机通气模式及工作参数，主要工作参数因呼吸机品牌及通气模式不同而不同，通常包括吸气压力、呼气压力、通气频率、吸氧浓度等。

（2）根据病情和治疗需要设置报警参数范围。

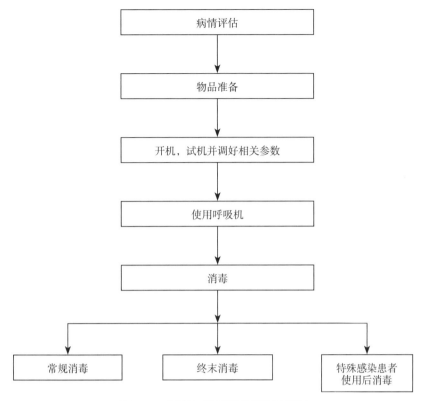

图 3-56　呼吸机使用标准操作流程图

（3）连接人工模拟肺检测呼吸机是否正常运转，工作参数能否达到设置水平。

4．使用

（1）试机无异常，将呼吸机管道与患者人工气道连接，开始呼吸机治疗。

（2）维持呼吸机正常运行，观察呼吸机治疗效果，及时解除呼吸机报警。

（3）及时清除呼吸机螺纹管及积水杯中的冷凝水，防止冷凝水倒流入患者呼吸道发生医源性感染，同时可以降低患者气道阻力。

（4）加强湿化，适时吸痰，注意无菌操作。

（5）严密观察病情，包括患者的神志、呼吸频率、形式、潮气量、氧饱和度、心率、血压、末梢循环，必要时进行动脉血气分析，动态调整呼吸机参数，及时记录。

（6）做好气管插管护理或者气管切开护理。

（7）保持呼吸机管道有效连接，防止漏气，防止管道打折扭曲。

（8）及时添加无菌湿化液，使液面达到标志刻度线，不宜过高或过低。

5．消毒

（1）常规消毒：呼吸机外置管路为一次性使用，管道及附件一次；有明显分泌物污染时应及时更换。更换管道等前后均应做手卫生。湿化罐中的湿化液 24 小时彻底更换一次，湿化罐应每周更换。积水杯中冷凝水不可直接倾倒室内地面应按污物处理。正在使用的呼吸机面板每天由护理人员以 75% 的乙醇或含消毒剂的湿纸巾擦拭消毒；库房待用的呼吸机每周擦拭消毒一次。

（2）终末消毒：湿化罐等重复使用部件送中心供应室消毒，呼吸机表面及电源线用 75%

的乙醇或含消毒剂的湿纸巾擦拭消毒。

（3）特殊感染患者使用的呼吸机管路（包括结核分枝杆菌，AIDS病毒、乙肝病毒、MRSA、MRSE等耐药菌群感染等）应单独进行清洗、消毒；如临床怀疑使用呼吸机患者的感染与呼吸机管路相关时，应及时更换清洗、消毒处置管路及附件，必要时对呼吸机进行消毒。

（二）无创呼吸机

1. 准备

（1）取得患者知情同意，合作，洗手、戴口罩。

（2）病情评估：意识状态、生命体征、血气分析、睡眠、心理状况等。

（3）物品准备：无创呼吸机及配套湿化装置1套，无创呼吸机管路1套，无创通气面罩/鼻罩1个、固定头带、灭菌蒸馏水。

（4）检查操作环境是否适宜，呼吸机各零件是否完好，检查呼吸管路消毒有无过期、漏气。

2. 开机

（1）连接呼吸机管路，检查呼吸机管路各接口是否连接完好。

（2）添加无菌蒸馏水至湿化器，注水量以湿化器指定刻度线为准。

（3）接通主机电源和湿化温化器电源。

（4）连接呼吸机氧气接头、压缩空气接头。

（5）打开电源开关（主机电源开关、湿化器开关）。

3. 试机

（1）根据患者病情初步设置呼吸机通气模式及工作参数，主要工作参数因呼吸机品牌及通气模式不同而不同，通常包括潮气量、通气频率、峰值流速、呼气末正压（PEEP）、触发灵敏度、吸氧浓度等。

（2）根据病情和治疗需要设置报警参数范围。

4. 使用

（1）向患者做好解释工作，说明治疗的作用和目的，指导患者配合无创通气的方法。

（2）头带固定无创通气面罩/鼻罩，松紧适宜。

（3）试机无异常，将呼吸机管道与无创通气面罩/鼻罩连接，开始呼吸机治疗。

（4）维持呼吸机正常运行，观察呼吸机治疗效果，及时解除呼吸机报警。

（5）及时清除呼吸机螺纹管及积水杯中的冷凝水，防止冷凝水倒流入患者呼吸道发生医源性感染，同时可以降低患者气道阻力。

（6）加强湿化，鼓励患者咳痰或适时吸痰，注意无菌操作。

（7）严密观察病情，包括患者的神志、呼吸频率、形式、潮气量、氧饱和度、心率、血压、末梢循环，必要时进行动脉血气分析，动态调整呼吸机参数及头带松紧度，及时记录。

（8）及时添加无菌湿化液，使液面达到标志刻度线，不宜过高或过低。

5. 消毒

（1）常规消毒：呼吸机外置管路为一次性使用，每周更换管道及附件一次；有明显分泌物污染时应及时更换。更换管道等前后均应做手卫生。湿化罐中的湿化液24小时彻底更换一次，湿化罐应每周更换。积水杯中冷凝水不可直接倾倒室内地面应按污物处理。正在使用的呼吸机面板每天由护理人员以75%的乙醇或含消毒剂的湿纸巾擦拭消毒；库房待用的呼吸机每周擦拭消毒一次。

（2）终末消毒：湿化罐等重复使用部件送中心供应室消毒，呼吸机表面及电源线用75%的乙醇或含消毒剂的湿纸巾擦拭消毒。

（3）特殊感染患者使用的呼吸机管路（包括结核分枝杆菌，AIDS病毒、乙肝病毒、MRSA、MRSE等耐药菌群感染等）应单独进行清洗、消毒；如临床怀疑使用呼吸机患者的感染与呼吸机管路相关时，应及时更换清洗、消毒处置管路及附件，必要时对呼吸机进行消毒。

八、便携式麻醉机管理及清洁消毒流程

目的：方便麻醉医师及相关专业人员更好使用和管理麻醉机。

适用范围：应急医疗队队员。

背景：正确使用和管理麻醉机，有利于有效保证麻醉的效果和患者安全。

（一）操作前检查

1. 正确安装麻醉机各部件。

2. 钠石灰罐装有充足的新鲜吸收剂。

3. 蒸发器装有充足的麻醉剂，且加药螺帽拧紧。

4. 确保管道气体供应系统正确连接和压力值正确。

5. 确保机器安装牢固，脚轮已锁闸，且无松动。

6. 确保适用的麻醉药品，应急药品以及所需应急设备（表3-21、表3-22）已备好且状况良好。

表 3-21　所需设备清单

序号	设备名称	规格	数量	备注
1	麻醉机		1	

表 3-22　所需耗材清单

序号	耗材名称	规格	数量	备注
1	螺纹管		1	

7. 确保用于气道维护，气道插管以及人工通气设备均已备好且状况良好。

8. 确保开机前，通气后调节气体流量，流量管中的浮标运动自如。

（二）操作步骤（图3-57）

1. 连接电源线至网电源，电源指示灯亮。

2. 打开电源开关，显示屏亮，进入机器自检界面。

3. 自检成功，进入待机界面；自检失败，根据提示进行操作。

4. 按压屏幕报警、静音按键，可进行报警设置和静音设置，扳动回路中手动、机控开关可进行手动/机控切换。

5. 按压屏幕右侧菜单按键，相应的界面将出现在屏幕上。

6. 设置患者类型、通气模式、呼吸参数以及所需的其他参数。

7. 根据患者情况正确设置潮气量等相关参数及相应的报警线。

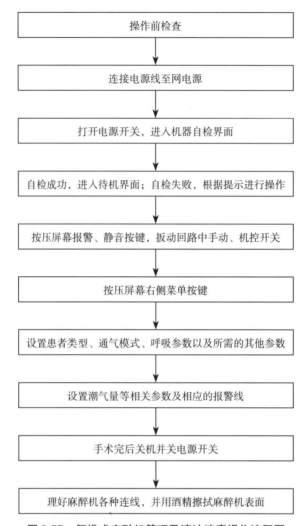

图 3-57 便携式麻醉机管理及清洁消毒操作流程图

8. 手术完后关机并关电源开关。

9. 理好麻醉机各种连线,并用乙醇擦拭麻醉机表面。

九、麻醉专业麻醉机使用流程

目的:方便麻醉师及相关专业人员更好使用和管理麻醉机(图 3-58)。

适用范围:应急医疗队。

背景:正确使用和管理麻醉机,有利于有效保证麻醉的效果和患者安全。

1. 检查气源、电源是否接好。

2. 开机,机器自检通过。

3. 检查氧压是否正常、钠石灰变色情况及挥发罐吸入药是否足够。

4. 检查流量表旋钮(氧气、空气、笑气及氧—笑联动)。

5. 检漏 手控状态下:快速充气至 $30cmH_2O$,15s 压力表指针不下滑。

6. 机控状态下 氧流量开 0.4L/min,风箱打气不漏且潮气量检测值与设定值误差小于 10%。

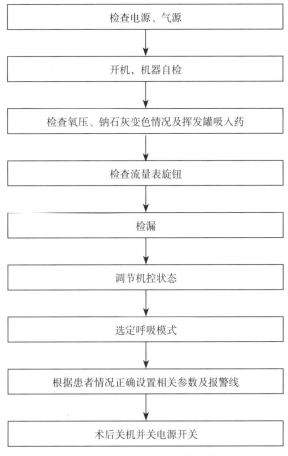

图 3-58　麻醉专业麻醉机操作流程图

7. 选定呼吸模式　定压、定容或其他模式。

8. 根据患者情况正确设置潮气量等相关参数及相应的报警线。

9. 手术完后关机并关电源开关。

十、麻醉监护仪（高级无创监测）操作流程

目的：保证药物临床试验中正确使用监护仪（图 3-59）。

适用范围：手术患者心电图、血压、脉搏、氧饱和度等基本生命参数的监护过程。

背景：心电监护是常规的麻醉监测项目之一，在救援中进行麻醉需要对患者进行生命体征参数的监测。

1. 使用前先目视设备、模块及电缆、导线是否完好。

2. 检查电源，开机自检通过。

3. 接心电、无创血压、血氧饱和指套于患者，观察所监测数据和波形是否有异常。

4. 根据患者需要，再接有创血压、CO_2、麻醉气体监测等。

5. 根据患者情况，设定各参数相应的报警线。

6. 手术结束后，关闭电源，把电缆线和导线分别圈好并挂在挂钩上。

流程框：检查电源、气源 → 开机，机器自检 → 检查氧压、钠石灰变色情况及挥发罐吸入药 → 检查流量表旋钮 → 检漏 → 调节机控状态 → 选定呼吸模式 → 根据患者情况正确设置相关参数及报警线 → 术后关机并关电源开关

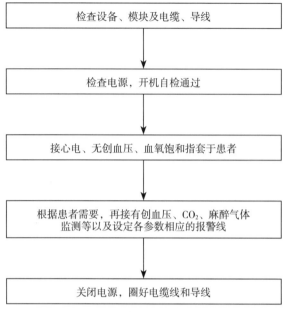

图 3-59 麻醉监护仪操作流程图

十一、有创动脉血压监测操作流程

目的：及时准确地反映患者动脉血压的动态变化，协助病情分析；间接用于判断血容量、心肌收缩力、周围血管阻力以及心脏压塞等情况；应用于心脏病患者手术后以及其他重症患者，及时反映病情的发展状况，指导血管活性药物的使用与调节。

适用范围：应急医疗队。

背景：常规应用无创动脉血压监测，对血流动力学稳定的患者提供了一些重要的生理参数，然而对血流动力学不稳定的危重病患者，无常动脉血压存在一定的限制，不能动态地、准确地反映患者实际的血压水平，必须进行有创动脉血压监测。有创动脉血压监测是一个基础血流动力学参数，常用于指导临床治疗，尤其在危重病方面。

（一）评估在医疗资源有限的条件下患者病情为不适宜进行穿刺治疗的情况：

1．脑死亡。

2．心跳呼吸已停止。

3．严重创伤不可恢复者。

4．患者不配合治疗。

对病情评估为不适宜进行穿刺治疗的情况患者，临床负责人将进行团队内讨论、同意、记录，必要时需启动伦理标准操作流程。

（二）操作步骤（图 3-60）

1．准备物品 肝素，生理盐水、套管针、10ml 注射器 2 个、动脉测压套组件、常规无菌消毒盘。

2．抽取 1/10～1/5 的肝素 1ml，注入 500ml 盐水中摇匀然后与动脉测压套组件相连。将生理盐水置入压力袋，压力袋充气加压到 300mmHg 左右，排尽冲洗器及管道内空气，检查管道有无气体。

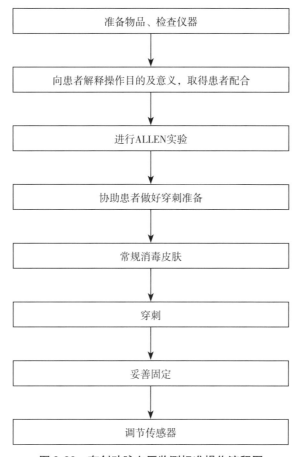

图 3-60　有创动脉血压监测标准操作流程图

3. 向患者解释操作目的及意义,取得患者配合。

4. 进行 ALLEN 实验,判断尺动脉是否有足够的血液供应。

5. 协助患者取平卧位,将穿刺前臂伸直固定,腕部垫一小枕,手背屈 60°。

6. 摸清患者桡动脉搏动,常规消毒皮肤。手术者戴无菌手套,铺无菌巾,在腕横纹近心端 1cm 处用粗针头在桡动脉穿刺皮肤做一针孔。

7. 用带注射器的套管针从引针孔进针,套管针与皮肤呈 30°～40°,与动脉走行相平行进针,针头穿过动脉前臂时有穿破坚硬组织的落空感,并有血液呈搏动性涌出,证明穿刺成功,将针放低与皮肤呈 10° 角,将针再向前推 2mm,使外套管的圆锥口全部进入管腔,用手固定针芯,将外套管迅速推至所需深度后拔出针芯,接带有 10cm 延长管的三通。

8. 妥善固定,必要时用小夹板。

9. 将传感器位置固定于心脏位置水平,调节零点。

10. 传感器与大气相通,矫正零点,当屏幕上压力线与显示值为零时,使传感器与动脉测压管相通进行持续测压。

（三）注意事项

1. 保持测压管通畅。

2. 妥善固定套管针、延长管,防止管道扭曲及打折。

3. 使冲洗压力始终保持在 150～300mmHg。

4. 管道内有回血时及时进行快速冲洗,但一次冲洗量不超过3ml。

十二、呼气末二氧化碳监测操作流程

目的:呼气末CO_2浓度($ETCO_2$)能监护患者的呼吸状态,控制患者的通气。

适用范围:应急医疗队队员。

背景:$ETCO_2$是对患者呼吸系统管理的两个基本监测指标之一,其浓度值是判断气道梗阻和通气水分合适最灵敏的参数。$ETCO_2$监测因其操作的简便性、高度的灵敏性、无创监测等优点,已成为手术麻醉及ICU的监测中的常规监测手段。

(一)使用步骤(图3-61)

1. 检查$ETCO_2$模块,把模块气管接头连接于呼吸机管路上,信号输出接头连接于监护仪。

2. 设置CO_2报警设定,切出$ETCO_2$曲线图。

3. 解读$ETCO_2$曲线,修订治疗方案。

(二)$ETCO_2$增加原因

表示肺泡通气不足或输入肺泡的CO_2增加。常见原因有四种:

(1)特点是呼吸频率和峰相正常,但$ETCO_2$值高于正常。常见于人工通气患者,其预定的呼吸频率可正常,但分钟通气量太低,或由于病情发生变化,如恶性高热时增加CO_2的产生等。

(2)呼吸缓,峰相长,$ETCO_2$高于正常。见于:颅内压增高,麻醉性镇痛药如哌替啶、芬太尼等对呼吸的抑制;呼吸频率与分钟通气量都过低时。

(3)呼吸过速,峰相短,$ETCO_2$高于正常。见于浅而快呼吸,试图以提高呼吸频率来代偿呼吸的抑制,如吸入某挥发性麻醉药有自主呼吸的患者;机械通气时呼吸频率较快,但潮气量不足。

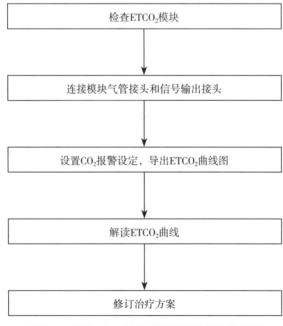

图3-61 呼气末二氧化碳监测标准操作流程图

（4）值得警惕的一种严重通气不足，表现为呼吸快速，潮气量极低，多数的峰相不正常，只在按压胸部后或一次用力呼气才可见到真实的 CO_2 值。这见于有较严重呼吸肌麻痹患者的自主呼吸中；机械通气时呼吸机故障或回路系统有漏气。

（三）ETCO$_2$ 减少原因

表示肺泡通气过度或输入肺泡的 CO_2 减少。常见原因有三种：

（1）呼吸频率和峰相正常，但 $ETCO_2$ 过低。见于潮气量过大的机械通气；休克、体温低下的患者；亦可见于处在代谢性酸中毒代偿期的自主呼吸患者。

（2）呼吸过缓，峰相长，$ETCO_2$ 值低。如人工通气时，频率过慢，潮气量过大；患有中枢神经系统疾病可呈中枢性通气过度，另外体温太低时也有类似的表现。

（3）呼吸过速，峰相短，$ETCO_2$ 值低。人工通气的频率和潮气量均属太高；患者因疼痛、代谢性酸中毒、低氧血症、严重休克状态或中枢神经性的通气过度。

十三、疼痛管理操作流程

目的：在紧急状态下创伤患者的疼痛治疗和管理模式（图 3-62）。

适用范围：应急医疗队。

背景：疼痛是紧急救治下创伤患者出现的最主要问题之一。镇痛不良可以导致应激反应，功能恢复延迟和慢性疼痛，从而导致较高的并发症和死亡率。

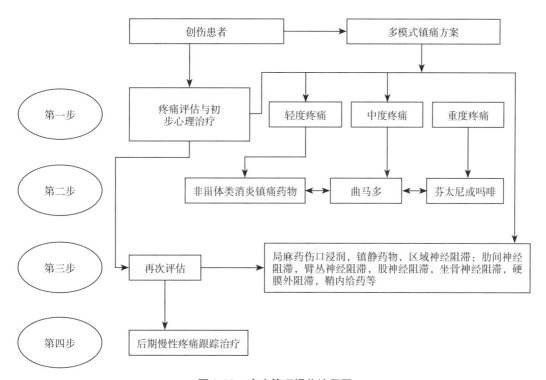

图 3-62　疼痛管理操作流程图

（一）评估

最常用的根据年龄分级的评估疼痛方法和 WHO 疼痛阶梯分级如下（表 3-23）：

1. <4 岁　考虑使用观察列表（FLACC）：面部（Faces）、腿脚（Legs）、手臂（Arms）、哭闹

（Cry）和安抚性（Consolability），每一项分值为 0~2 分，总分为 0~10 分。0 分 = 放松和舒适；1~3 分 = 轻度不舒服；4~6 分 = 中度疼痛；7~10 分 = 严重不舒服或疼痛。

2．4~12 岁　使用 Wong-Baker 面部表情分级，总分为 0~10 分（0 分 = 无痛，10 分 = 剧痛）。

3．>12 岁　数字疼痛分级：总分为 0~10 分（0 分 = 无痛，10 分 = 剧痛）；视觉模拟疼痛分级：总分 0~10 分（0 分 = 无痛，10 分 = 剧痛）；或语言评价量表：无痛，轻度疼痛，中度疼痛和严重疼痛，非常剧烈疼痛或者难以忍受的剧烈疼痛。

表 3-23　WHO 疼痛阶梯分级

评估疼痛	方法	结果	治疗
轻度	VAS	1~3	非甾体类消炎镇痛药物；冷/热敷
中度	VAS	4~6	冷/热敷；曲马多
严重	VAS	7~10	吗啡；芬太尼
再次评估	每 3~5 分钟评估，如出现副作用则停止镇痛药物		

（二）心理治疗

心理因素既可致痛或加重疼痛，也可消除或减轻疼痛，恰当运用心理治疗止痛常常可以收到满意的效果。

（三）药物和/或非药物干预

1．轻度疼痛治疗　以口服或静脉给予非甾体消炎镇痛药物为主，可辅助使用物理方法如冷、热敷，必要时选择口服弱阿片类药物如口服曲马多。

2．中度疼痛治疗　以静脉给予非甾体类消炎镇痛药物如酮咯酸，和口服或静脉给予弱阿片类药物如口服曲马多为主，可辅助使用物理方法如冷、热敷，必要时选择静脉给予阿片类药物如芬太尼。

3．严重疼痛治疗　以静脉给予阿片类药物为主，如芬太尼和吗啡（表 3-24）。

表 3-24　推荐使用的阿片类药物的药理性质和等效剂量

阿片类	等效剂量	作用机制	给药途径	常用剂量（单次给药）	起效时间/min	峰值/min	半衰期/h	镇痛时间/h
芬太尼	150	μ 受体	IV	50μg IV	5	/	2	0.4~0.5
吗啡	1.0	μ 受体	PO、IV、IM	20mg PO、5mg IV、10mg IM	30~60 IM	60~90	3	4~6
曲马多	0.25	μ 受体，非阿片类受体途径	PO、IV、IM	100mg PO、50mg IV、100mg IM	20~60 IM	30~60	4~6	6

注：IV：静脉推注；PO：口服；IM：肌内注射

（四）区域麻醉

任何的创伤患者都可以考虑使用硬膜外神经阻滞或外周神经阻滞。目前常用的区域麻醉是：肋间神经阻滞、神经丛阻滞、股神经阻滞、坐骨神经阻滞和局麻药物浸润。

（五）辅助药物

联合应用抗焦虑药物如咪达唑仑（0.05mg/kg）。

（六）多模式镇痛

多模式镇痛是联合使用不同机制的药物或技术来更有效地缓解疼痛。

1. 镇痛药物和技术的联合使用　阿片类药物：芬太尼或吗啡以及曲马多和 NSAIDs 联合使用。或者镇痛药物和局部麻醉或外周神经阻滞联合应用。

2. 心理和物理方法干预

（七）急性疼痛后期的管理

脊髓创伤、创伤性截肢和严重的挤压伤的患者后期往往会有神经病理性疼痛。神经病理性疼痛的征兆包括镇痛情况差和出现相应明显的症状，包括相应支配的皮区有烧灼感，间歇性电击感和感觉异常。如果出现神经病理性疼痛，选择区域麻醉或镇痛可以阻断脊髓内神经冲动传导的环路，有利于病情缓解。

十四、神经刺激器引导下神经阻滞操作流程

目的：对于神经阻滞患者，在神经刺激仪引导下，提高阻滞成功率，减少神经损伤发生率。

适用范围：应急医疗队队员。

背景：神经阻滞下可进行部分手术，也可以提供良好的术中术后镇痛，传统盲探方法损伤大，成功率低。神经刺激仪引导可完成多种运动神经阻滞。

具体操作如下（图 3-63）：

1. 将电极片贴在目标神经支配肌肉的皮肤表面。

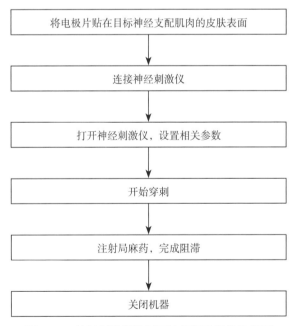

图 3-63　神经刺激器引导下神经阻滞操作流程图

2. 神经刺激仪（表 3-25）一端连接电极片。

3. 另一端连接神经穿刺针（表 3-26）的导线。

4. 打开神经刺激仪，设置初始电流为 1mA，频率 50Hz，开始穿刺。

表 3-25 所需设备清单

序号	设备名称	规格	数量	备注
1	神经刺激仪		1	

表 3-26 所需耗材清单

序号	耗材名称	规格	数量	备注
1	神经刺激针		1	

5. 当穿刺针尖接近目标神经时，神经支配的肌肉会在电流刺激下出现抽动，减小刺激电流至 0.3mA，如果此时仍能看见较小幅度的肌肉抽搐，说明穿刺针针尖距离神经刚好合适。

6. 注射局麻药，完成阻滞，关闭机器。

十五、麻醉恢复室工作流程

目的：观察手术后复苏患者的生命体征。

适用范围：应急医疗队队员。

背景：麻醉恢复室日常的监测及治疗工作主要由护士执行。要求护士了解麻醉药、肌松药和麻醉性镇痛药的药效学，掌握各种监测方法，熟练地施行气管插管，心肺复苏方法，心律失常的诊断和常规治疗，并能正确地使用呼吸机。

（一）工作职责

1. 接收、观察、治疗、抢救、护理等。

2. 医嘱执行和观察记录的书写、收费。

3. 参加 Aldrete 的评分。

4. 物资交接和院内感染登记。

5. 物资准备和监护仪器设备的检查。

6. 出室患者的护送和与病房及 ICU 护士或医师的交班。

（二）工作流程（图 3-64）

上班后交接物资，进行院内感染监测，检查呼吸机和纤维喉镜性能，准备物资，检查监护仪器设备，准备给氧和吸引用物。补充用物（电极片、吸痰管、氧气管、鼻塞、换药碗等）。

1. 接收患者。

2. 填写患者登记表和记账单。

3. 填写观察记录和治疗护理记录。

4. 观察、护理患者及转送患者。

5. 呼吸道管理。

6. 抢救患者。

7. 清理消毒用物（吸氧装置、吸痰装置等）。

（三）恢复室患者护理常规

1. 所有进入恢复室的患者必须用心电监护仪监测 ECG、BP、RR、SPO$_2$，记录为 Q 0min-Q 15min-Q 30min-Q 1h（平稳后改时间间隔），特殊患者必须监测体温。

2. 观察意识状态、瞳孔。

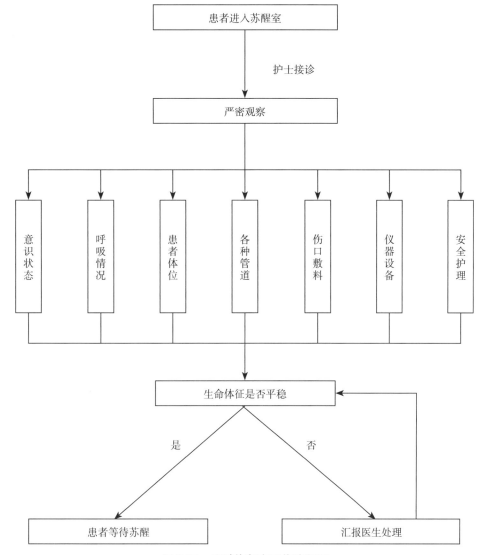

图 3-64　麻醉恢复室工作流程图

　　3. 严密观察患者呼吸情况　呼吸频率,节律,呼吸动度,颜面与口唇颜色,鼾音,保持呼吸道通畅。麻醉未醒的患者头稍后仰偏向一侧,儿童或婴幼儿在肩下垫枕,保持头后仰。

　　4. 患者体位

　　(1)患者清醒后若无禁忌应抬高床头 30°～40°。

　　(2)下肢静脉曲张术后患者应抬高患肢 20°～30°。

　　(3)麻醉未醒患儿平卧,肩下垫高,头偏向一侧。

　　5. 保持患者身上留置的各种管道妥善固定,引流通畅。观察记录各种引流液的量、色、性等。

　　(1)输液通道:通畅情况、固定情况、记录液体的量和种类。

　　(2)胃管:深度、通畅情况、固定情况、引流液的量/色/性。

　　(3)尿管:通畅情况、固定情况、引流液的量/色/性、有无漏尿、尿胀/痛。

（4）T管：通畅情况、固定情况、引流液的量/色/性。

（5）腹腔引流管：通畅情况、固定情况、引流液的量/色/性、腹部体征（胀、痛、压痛、反跳痛、肌紧张等）。

（6）胸腔引流管：水封密闭、通畅情况、固定情况、引流液的量/色/性。

（7）脑室/创腔引流管：引流瓶位置、通畅情况、固定情况、引流液的量/色/性。

6. 保持患者身上的伤口敷料完好。严密观察患者的伤口情况和腹部体征。

7. 患者安全护理　带气管导管的患者和烦躁的患者必须用约束带进行约束，防止患者自行拔管和扯脱输液通道、敷料、引流管等。

8. 正确使用各种仪器设备。

9. 遇有其他特殊紧急情况必须立即通知医生。

（四）全面护理工作由手术组长统一管理及安排

（郑　诗　周代伟　李春晖）

第五节 手　术

一、手术流程

目的：使手术过程顺利进行，使患者迅速得到手术救治。

适用范围：应急医疗队手术过程。

具体操作要求（图3-65）：

1. 首先由医师评价患者病情，决定是否紧急手术，由医师取得患者或/和家属的知情同意，并签署手术知情同意书。如果患者无法进行知情同意，由其家属代理。若家属亦无法进行知情同意则上报应急管理组，进行协调，由应急管理组根据相关流程代理进行知情同意程序。

2. 签署知情同意书后，手术医师立即联系手术室护士、麻醉医师，针对麻醉方式、要求和手术器械等其他方面协调沟通。同时，手术医师安排护理人员对患者进行术前准备。

3. 手术室护士从灭菌消毒室取得手术器械包，并摆放好手术相关设备。麻醉医师做好麻醉前设备、药物准备，并取得患者或家属或其他代理人（机构）知情同意，并签署麻醉同意书。

4. 患者术前准备完成后，由医师和护士送患者至手术室"患者入口"，与手术室护士进行交接核对后，由手术室护士将患者接入手术室。手术医师则进入手术准备间，进行更衣、戴帽、洗手。由医生入口进入手术室。

5. 三方核对　由手术医师、麻醉医师、手术室护士对患者信息进行三方核对，核对内容包括患者名字、性别、住院号、手术部位等重要信息。

6. 核对后，巡回护士与洗手护士核对手术器械、设备等，麻醉医师开始麻醉。手术医师进行洗手穿手术衣。切皮前再次核对上述患者信息，核对完成后，开始手术。

7. 手术结束后进行麻醉复苏，送入复苏室，与复苏室医师或护士交接，再次核对患者信息。

8. 在复苏室内观察患者病情，病情稳定则由医师或护士送回病房，病情不稳定且难以处理时，报告应急管理组，请求进行协调，组织患者转运至上级医疗中心。

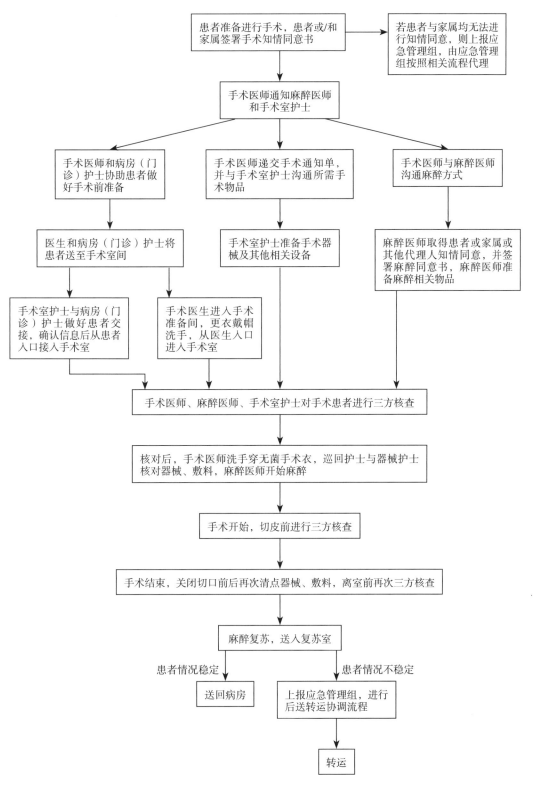

图 3-65　手术操作流程图

二、侵入性外科手术标准操作流程

目的：规范外科手术操作。

适用范围：应急医疗队队员。

背景：应急救援的外科手术中，由于手术条件限制可能会出现术后出血、感染等并发症，严重者导致死亡。为确保手术中患者的安全，避免并发症的发生，需规范相关手术操作流程。

（一）剖腹探查术手术操作流程（图 3-66）

1．术前入室交接

（1）身份核对：姓名、性别、年龄、住院号、科室、术前诊断、手术名称等。

（2）术前相关检查内容：根据术前通知单和其他病历资料，逐项检查各项信息及资料，并邀请患者主动参与核对。

（3）术前准备的检查：胃肠道准备情况、药物过敏实验结果、术前生命体征情况和特殊病情。

（4）交接完毕后，由手术间巡回护士推入手术间。

2．手术安全核查　手术医师、麻醉医师、手术室护士对手术患者进行三方核查。

3．手术配合。

4．术后交接

（1）与复苏室交接：①手术中的各种护理记录单是否填写完全。②患者术中的特殊情况。③全身皮肤情况：特别是骨突部位皮肤及术中受压部分的皮肤情况。④出入量的记录：包括输液、输血量（已输、未输及正在申请量）、自体回收血量、出血量、引流量、尿量等。⑤各种管道留置及固定情况：包括管道的种类和数量，以及引流量。⑥生命体征及病情。⑦病历。⑧患者的各项随身物品（X 线片、CT 片、MRI 片等，未使用完的各类药物及其他物品）。

（2）复苏室与病房交接：①完善各种护理记录单并签字以及病历的交接。②生命体征及病情交接（包括神志、血氧饱和度等）。③全身皮肤情况。④出入量的记录：包括输液、输血量（已输、未输及正在申请量）、自体回收血量、出血量、引流量、尿量等。⑤各种管道留置及固定情况：包括管道的种类和数量，以及引流量。

（二）肺叶裂伤修补术操作流程（图 3-67）

1．术前入室交接

（1）身份核对：姓名、性别、年龄、住院号、科室、术前诊断、手术名称等。

（2）术前相关检查内容：根据术前通知单和其他病历资料，逐项检查各项信息及资料，并邀请患者主动参与核对。

（3）术前准备的检查：胃肠道准备情况、药物过敏实验结果、术前生命体征情况和特殊病情。

（4）交接完毕后，由手术间巡回护士推入手术间。

2．手术安全核查　手术医师、麻醉医师、手术室护士对手术患者进行三方核查。

3．麻醉开始。

4．手术配合。

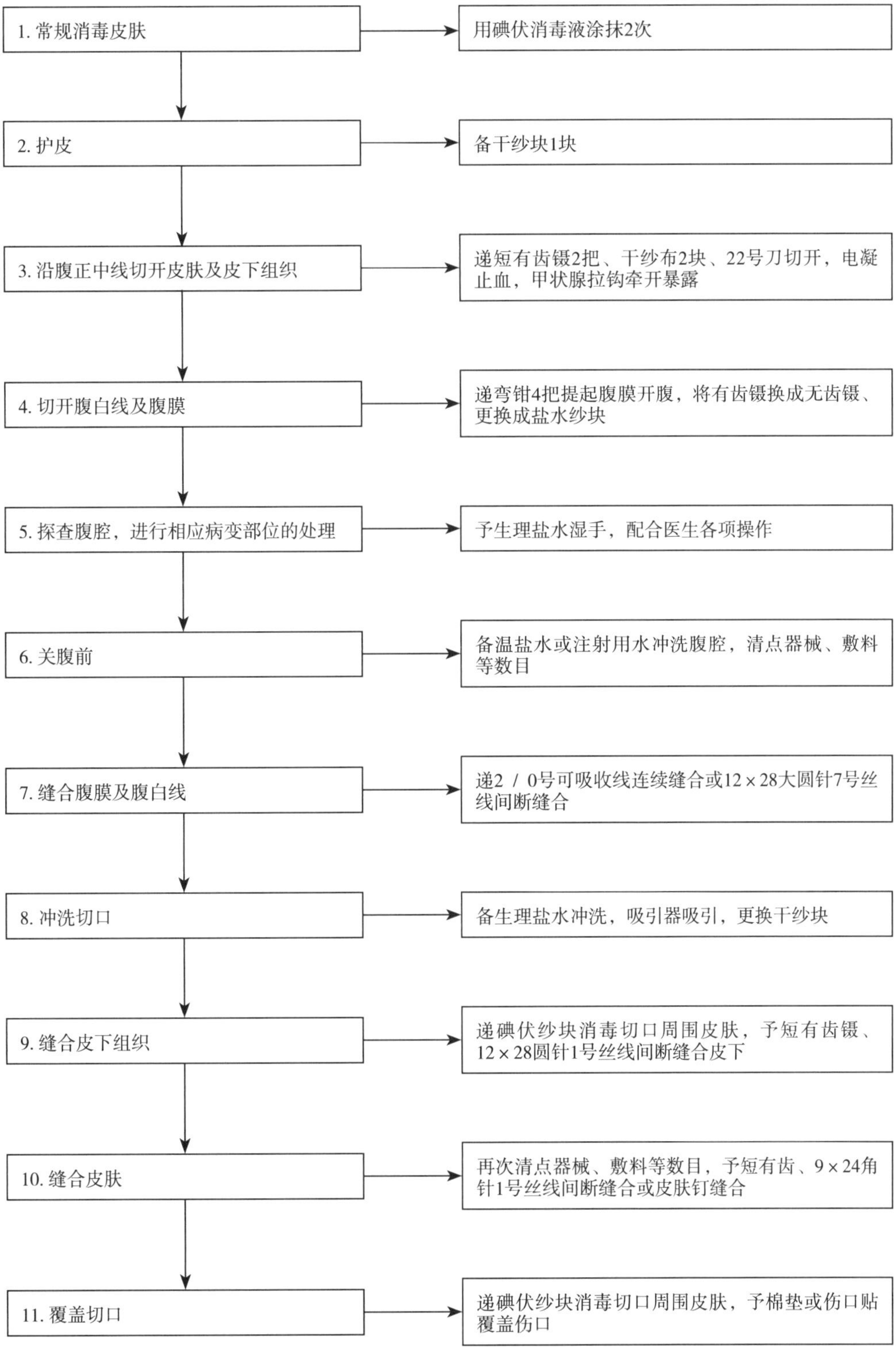

| 1. 常规消毒皮肤 | → | 用碘伏消毒液涂抹2次 |

| 2. 护皮 | → | 备干纱块1块 |

| 3. 沿腹正中线切开皮肤及皮下组织 | → | 递短有齿镊2把、干纱布2块、22号刀切开，电凝止血，甲状腺拉钩牵开暴露 |

| 4. 切开腹白线及腹膜 | → | 递弯钳4把提起腹膜开腹，将有齿镊换成无齿镊、更换成盐水纱块 |

| 5. 探查腹腔，进行相应病变部位的处理 | → | 予生理盐水湿手，配合医生各项操作 |

| 6. 关腹前 | → | 备温盐水或注射用水冲洗腹腔，清点器械、敷料等数目 |

| 7. 缝合腹膜及腹白线 | → | 递2／0号可吸收线连续缝合或12×28大圆针7号丝线间断缝合 |

| 8. 冲洗切口 | → | 备生理盐水冲洗，吸引器吸引，更换干纱块 |

| 9. 缝合皮下组织 | → | 递碘伏纱块消毒切口周围皮肤，予短有齿镊、12×28圆针1号丝线间断缝合皮下 |

| 10. 缝合皮肤 | → | 再次清点器械、敷料等数目，予短有齿、9×24角针1号丝线间断缝合或皮肤钉缝合 |

| 11. 覆盖切口 | → | 递碘伏纱块消毒切口周围皮肤，予棉垫或伤口贴覆盖伤口 |

图 3-66　侵入性外科手术标准操作流程图

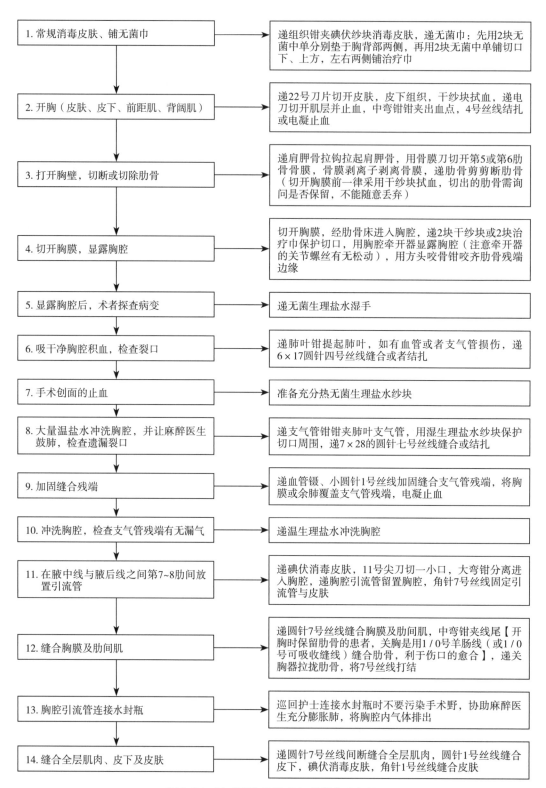

1. 常规消毒皮肤、铺无菌巾	递组织钳夹碘伏纱块消毒皮肤，递无菌巾：先用2块无菌中单分别垫于胸背部两侧，再用2块无菌中单铺切口下、上方，左右两侧铺治疗巾
2. 开胸（皮肤、皮下、前距肌、背阔肌）	递22号刀片切开皮肤，皮下组织，干纱块拭血，递电刀切开肌层并止血，中弯钳钳夹出血点，4号丝线结扎或电凝止血
3. 打开胸壁，切断或切除肋骨	递肩胛骨拉钩拉起肩胛骨，用骨膜刀切开第5或第6肋骨骨膜，骨膜剥离子剥离骨膜，递肋骨剪剪断肋骨（切开胸膜前一律采用干纱块拭血，切出的肋骨需询问是否保留，不能随意丢弃）
4. 切开胸膜，显露胸腔	切开胸膜，经肋骨床进入胸腔，递2块干纱块或2块治疗巾保护切口，用胸腔牵开器显露胸腔（注意牵开器的关节螺丝有无松动），用方头咬骨钳咬齐肋骨残端边缘
5. 显露胸腔后，术者探查病变	递无菌生理盐水湿手
6. 吸干净胸腔积血，检查裂口	递肺叶钳提起肺叶，如有血管或者支气管损伤，递6×17圆针四号丝线缝合或者结扎
7. 手术创面的止血	准备充分热无菌生理盐水纱块
8. 大量温盐水冲洗胸腔，并让麻醉医生鼓肺，检查遗漏裂口	递支气管钳钳夹肺叶支气管，用湿生理盐水纱块保护切口周围，递7×28的圆针七号丝线缝合或结扎
9. 加固缝合残端	递血管镊、小圆针1号丝线加固缝合支气管残端，将胸膜或余肺覆盖支气管残端，电凝止血
10. 冲洗胸腔，检查支气管残端有无漏气	递温生理盐水冲洗胸腔
11. 在腋中线与腋后线之间第7~8肋间放置引流管	递碘伏消毒皮肤，11号尖刀切一小口，大弯钳分离进入胸腔，递胸腔引流管留置胸腔，角针7号丝线固定引流管与皮肤
12. 缝合胸膜及肋间肌	递圆针7号丝线缝合胸膜及肋间肌，中弯钳夹线尾【开胸时保留肋骨的患者，关胸是用1/0号羊肠线（或1/0号可吸收缝线）缝合肋骨，利于伤口的愈合】，递关胸器拉拢肋骨，将7号丝线打结
13. 胸腔引流管连接水封瓶	巡回护士连接水封瓶时不要污染手术野，协助麻醉医生充分膨胀肺，将胸腔内气体排出
14. 缝合全层肌肉、皮下及皮肤	递圆针7号丝线间断缝合全层肌肉，圆针1号丝线缝合皮下，碘伏消毒皮肤，角针1号丝线缝合皮肤

图 3-67 肺叶裂伤修补术标准操作流程图

（三）肠切除吻合术操作流程（图3-68）

1. 术前入室交接

（1）身份核对：姓名、性别、年龄、住院号、科室、术前诊断、手术名称等。

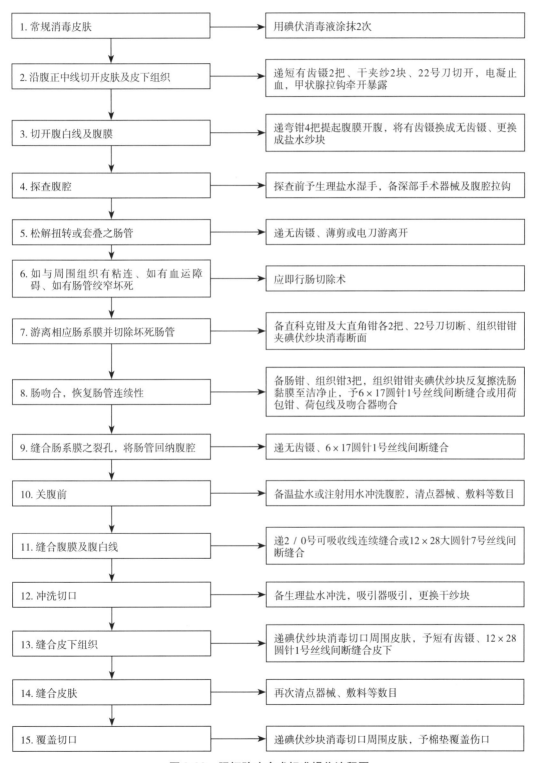

1. 常规消毒皮肤	用碘伏消毒液涂抹2次
2. 沿腹正中线切开皮肤及皮下组织	递短有齿镊2把、干夹纱2块、22号刀切开，电凝止血，甲状腺拉钩牵开暴露
3. 切开腹白线及腹膜	递弯钳4把提起腹膜开腹，将有齿镊换成无齿镊、更换成盐水纱块
4. 探查腹腔	探查前予生理盐水湿手，备深部手术器械及腹腔拉钩
5. 松解扭转或套叠之肠管	递无齿镊、薄剪或电刀游离开
6. 如与周围组织有粘连、如有血运障碍、如有肠管绞窄坏死	应即行肠切除术
7. 游离相应肠系膜并切除坏死肠管	备直科克钳及大直角钳各2把、22号刀切断、组织钳钳夹碘伏纱块消毒断面
8. 肠吻合，恢复肠管连续性	备肠钳、组织钳3把，组织钳钳夹碘伏纱块反复擦洗肠黏膜至洁净止，予6×17圆针1号丝线间断缝合或用荷包钳、荷包线及吻合器吻合
9. 缝合肠系膜之裂孔，将肠管回纳腹腔	递无齿镊、6×17圆针1号丝线间断缝合
10. 关腹前	备温盐水或注射用水冲洗腹腔，清点器械、敷料等数目
11. 缝合腹膜及腹白线	递2/0号可吸收线连续缝合或12×28大圆针7号丝线间断缝合
12. 冲洗切口	备生理盐水冲洗，吸引器吸引，更换干纱块
13. 缝合皮下组织	递碘伏纱块消毒切口周围皮肤，予短有齿镊、12×28圆针1号丝线间断缝合皮下
14. 缝合皮肤	再次清点器械、敷料等数目
15. 覆盖切口	递碘伏纱块消毒切口周围皮肤，予棉垫覆盖伤口

图 3-68　肠切除吻合术标准操作流程图

（2）术前相关检查内容：根据术前通知单和其他病历资料，逐项检查各项信息及资料，并邀请患者主动参与核对。

（3）术前准备的检查：胃肠道准备情况、药物过敏试验结果、术前生命体征情况和特殊病情。

（4）交接完毕后，由手术间巡回护士推入手术间。

2．手术安全核查 手术医师、麻醉医师、手术室护士对手术患者进行三方核查。

3．麻醉开始。

4．手术配合。

（四）肝破裂伤修补术操作流程（图 3-69）

1．术前入室交接

（1）身份核对：姓名、性别、年龄、住院号、科室、术前诊断、手术名称等。

（2）术前相关检查内容：根据术前通知单和其他病历资料，逐项检查各项信息及资料，并邀请患者主动参与核对。

（3）术前准备的检查：胃肠道准备情况、药物过敏试验结果、术前生命体征情况和特殊病情。

（4）交接完毕后，由手术间巡回护士推入手术间。

2．手术安全核查 手术医师、麻醉医师、手术室护士对手术患者进行三方核查。

3．麻醉开始。

4．手术配合。

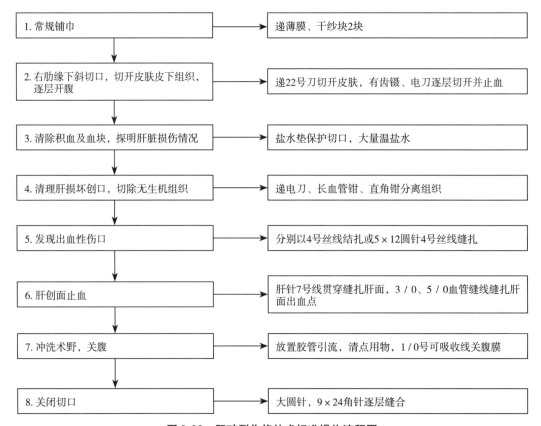

图 3-69 肝破裂伤修补术标准操作流程图

（五）肾裂伤修补术操作流程（图3-70）

1．术前入室交接

（1）身份核对：姓名、性别、年龄、住院号、科室、术前诊断、手术名称等。

（2）术前相关检查内容：根据术前通知单和其他病历资料，逐项检查各项信息及资料，并邀请患者主动参与核对。

（3）术前准备的检查：胃肠道准备情况、药物过敏试验结果、术前生命体征情况和特殊病情。

（4）交接完毕后，由手术间巡回护士推入手术间。

2．手术安全核查　手术医师、麻醉医师、手术室护士对手术患者进行三方核查。

3．麻醉开始。

4．手术配合。

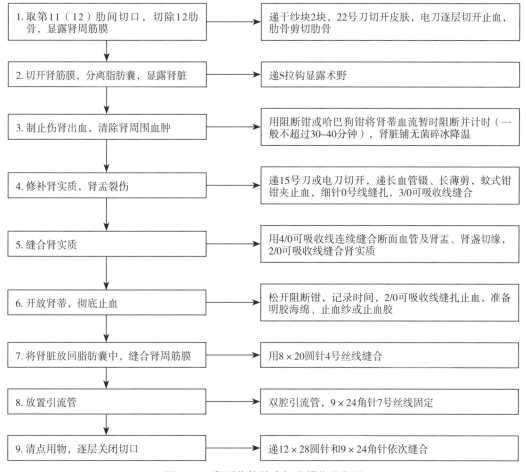

图 3-70　肾裂伤修补术标准操作流程图

（六）腹式全子宫切除术操作流程（图3-71）

1．术前入室交接

（1）身份核对：姓名、性别、年龄、住院号、科室、术前诊断、手术名称等。

（2）术前相关检查内容：根据术前通知单和其他病历资料，逐项检查各项信息及资料，并邀请患者主动参与核对。

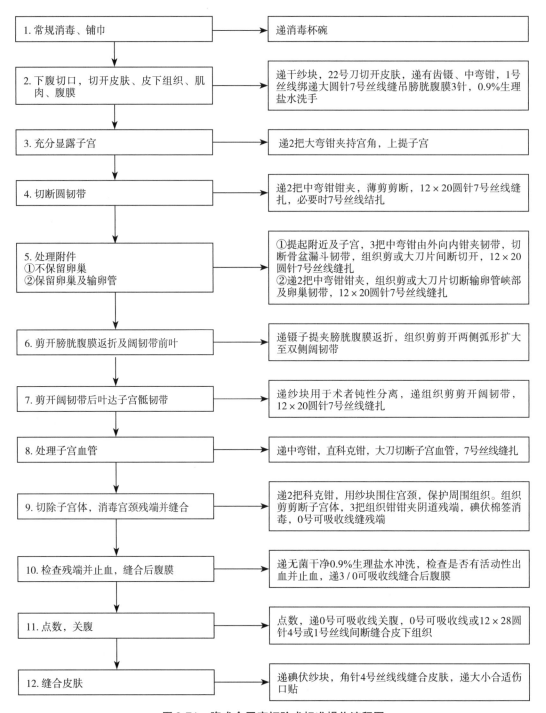

1. 常规消毒、铺巾	递消毒杯碗
2. 下腹切口,切开皮肤、皮下组织、肌肉、腹膜	递干纱块,22号刀切开皮肤,递有齿镊、中弯钳,1号丝线绑递大圆针7号丝线缝吊膀胱腹膜3针,0.9%生理盐水洗手
3. 充分显露子宫	递2把大弯钳夹持宫角,上提子宫
4. 切断圆韧带	递2把中弯钳钳夹,薄剪剪断,12×20圆针7号丝线缝扎,必要时7号丝线结扎
5. 处理附件 ①不保留卵巢 ②保留卵巢及输卵管	①提起附近及子宫,3把中弯钳由外向内钳夹韧带,切断骨盆漏斗韧带,组织剪或大刀片间断切开,12×20圆针7号丝线缝扎 ②递2把中弯钳钳夹,组织剪或大刀片切断输卵管峡部及卵巢韧带,12×20圆针7号丝线缝扎
6. 剪开膀胱腹膜返折及阔韧带前叶	递镊子提夹膀胱腹膜返折,组织剪剪开两侧弧形扩大至双侧阔韧带
7. 剪开阔韧带后叶达子宫骶韧带	递纱块用于术者钝性分离,递组织剪剪开阔韧带,12×20圆针7号丝线缝扎
8. 处理子宫血管	递中弯钳,直科克钳,大刀切断子宫血管,7号丝线缝扎
9. 切除子宫体,消毒宫颈残端并缝合	递2把科克钳,用纱块围住宫颈,保护周围组织。组织剪剪断子宫体,3把组织钳夹阴道残端,碘伏棉签消毒,0号可吸收线缝残端
10. 检查残端并止血,缝合后腹膜	递无菌干净0.9%生理盐水冲洗,检查是否有活动性出血并止血,递3/0可吸收线缝合后腹膜
11. 点数,关腹	点数,递0号可吸收线关腹,0号可吸收线或12×28圆针4号或1号丝线间断缝合皮下组织
12. 缝合皮肤	递碘伏纱块,角针4号丝线线缝合皮肤,递大小合适伤口贴

图 3-71 腹式全子宫切除术标准操作流程图

（3）术前准备的检查:胃肠道准备情况、药物过敏试验结果、术前生命体征情况和特殊病情。

（4）交接完毕后,由手术间巡回护士推入手术间。

2.手术安全核查　手术医师、麻醉医师、手术室护士对手术患者进行三方核查。

3.麻醉开始。

4．手术配合。

（七）剖宫产术操作流程（图3-72）

1．术前入室交接

（1）身份核对：姓名、性别、年龄、住院号、科室、术前诊断、手术名称等。

（2）术前相关检查内容：根据术前通知单和其他病历资料，逐项检查各项信息及资料，并邀请患者主动参与核对。

（3）术前准备的检查：胃肠道准备情况、药物过敏试验结果、术前生命体征情况和特殊病情。

（4）交接完毕后，由手术间巡回护士推入手术间。

2．手术安全核查　手术医师、麻醉医师、手术室护士对手术患者进行三方核查。

3．麻醉开始。

4．手术配合。

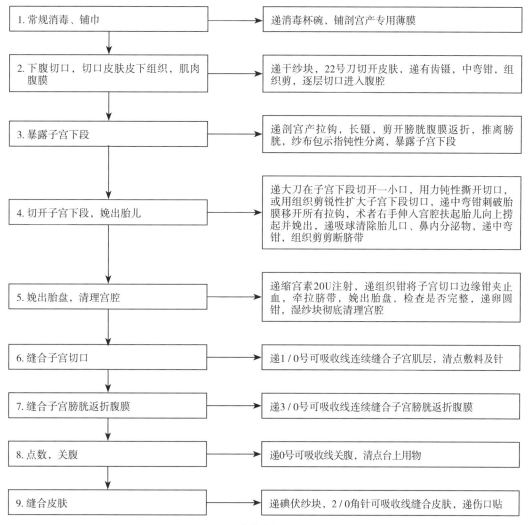

图3-72　剖宫产术标准操作流程图

（八）骨折内固定术操作流程（见图3-73）

1．术前入室交接

（1）身份核对：姓名、性别、年龄、住院号、科室、术前诊断、手术名称等。

（2）术前相关检查内容：根据术前通知单和其他病历资料，逐项检查各项信息及资料，并邀请患者主动参与核对。

（3）术前准备的检查：胃肠道准备情况、药物过敏试验结果、术前生命体征情况和特殊病情。

（4）交接完毕后，由手术间巡回护士推入手术间。

2．手术安全核查　手术医师、麻醉医师、手术室护士对手术患者进行三方核查。

3．麻醉开始。

4．手术配合。

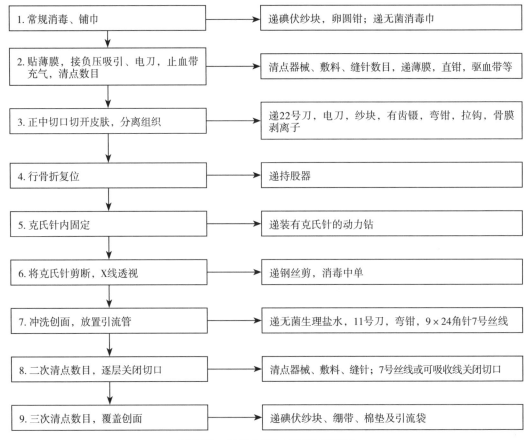

图3-73　骨折内固定术操作流程图

（九）四肢骨折支架外固定术操作流程（图3-74）

1．术前入室交接

（1）身份核对：姓名、性别、年龄、住院号、科室、术前诊断、手术名称等。

（2）术前相关检查内容：根据术前通知单和其他病历资料，逐项检查各项信息及资料，并邀请患者主动参与核对。

（3）术前准备的检查：胃肠道准备情况、药物过敏试验结果、术前生命体征情况和特殊病情。

（4）交接完毕后，由手术间巡回护士推入手术间。

2. 手术安全核查　手术医师、麻醉医师、手术室护士对手术患者进行三方核查。

3. 麻醉开始。

4. 手术配合。

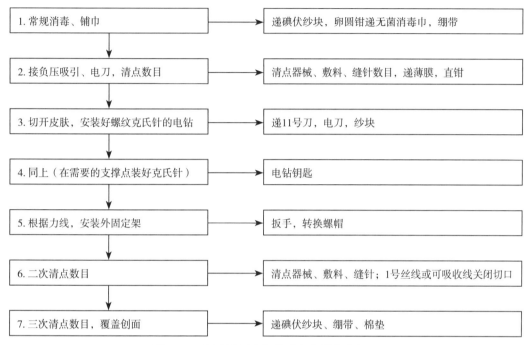

1. 常规消毒、铺巾	递碘伏纱块，卵圆钳递无菌消毒巾，绷带
2. 接负压吸引、电刀，清点数目	清点器械、敷料、缝针数目，递薄膜，直钳
3. 切开皮肤，安装好螺纹克氏针的电钻	递11号刀，电刀，纱块
4. 同上（在需要的支撑点装好克氏针）	电钻钥匙
5. 根据力线，安装外固定架	扳手，转换螺帽
6. 二次清点数目	清点器械、敷料、缝针；1号丝线或可吸收线关闭切口
7. 三次清点数目，覆盖创面	递碘伏纱块、绷带、棉垫

图 3-74　四肢骨折支架外固定术操作流程图

三、手术标本管理规定

目的：规范手术标本管理（图 3-75）

范围：国际医疗队队员。

背景：手术标本的处理是医疗工作的重要环节，在国际医疗工作中显得尤为重要。

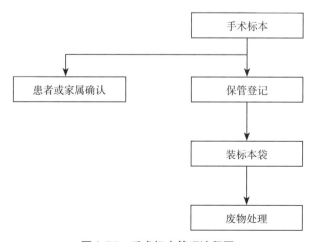

图 3-75　手术标本管理流程图

1．凡在手术室内实施手术所取下的组织、器官或与患者疾病有关的物体、异物等均视为手术标本。

2．手术切除的组织、器官、肢体均应让本人或家属看后并做好手术标本的登记。

3．器械护士在手术台上应将切下组织标本妥善放好。

4．器械护士术毕将组织标本放置于标本袋中，在标签上填写患者姓名、床号、住院号、标本名称及取材日期等信息。

5．所有手术标本需由医疗队处理，医疗队将按照医疗废物标准操作流程处理。

四、帐篷医院手术室门禁管理

目的：规范手术室出入制度（图3-76）

适用范围：应急医疗队手术组。

背景：在应急救援过程中保证手术中患者的安全，降低感染发生率，为手术创造良好条件。需适当限制手术室出入人员以及规范手术相关医务人员的穿着与行为。

1．手术医师根据手术单上的人员姓名安排进入手术室。

2．连台手术医生进入时间为患者接入手术室后方可进入。

3．上述人员进入须凭证件经查验合格后方可穿戴口帽及洗手衣裤进入手术室。

4．贵重物品请勿带入手术室。

5．请着装正确进入手术室，不擅自串手术间，遵守手术室各项规章制度。

6．手术室禁止私自拍照和摄像。

7．临时需要外出的人员，需穿好外出衣、外出鞋。

8．离开手术室的人员，于门口处交还衣、鞋，领取证件（胸牌）后方可离开。

9．临时来访手术室人员，需取得医疗队队长同意，于手术室门口处登记，待准许后方可进入手术室。

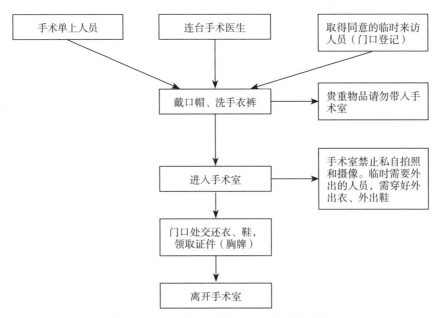

图 3-76 帐篷医院手术室门禁管理流程图

五、医务人员手卫生操作流程

目的：规范医务人员洗手、卫生手消毒和外科手消毒，减少交叉感染，降低医院感染率。

适用范围：应急医疗队队员。

背景：手卫生是有效预防控制病原体传播，降低医院感染发生率的最基本、最简单且行之有效的手段。

（一）术语和定义

1．手卫生（hand hygiene）　医务人员洗手、卫生手消毒和外科手消毒的总称。

2．洗手（hand washing）　医务人员用肥皂（皂液）和流动水洗手，去除手部皮肤污垢、碎屑和部分致病菌的过程。

3．卫生手消毒（hand antisepsis）　医务人员用速干手消毒剂揉搓双手，以减少手部暂居菌的过程。

4．外科手消毒（surgical hand antisepsis）　外科手术前医务人员用肥皂（皂液）和流动水洗手，再用手消毒剂清除或者杀灭手部暂居菌和减少常居菌的过程。使用的手消毒剂可具有持续抗菌活性。

（二）手卫生应遵循的原则

1．基本要求

（1）手部指甲长度不应超过指尖。

（2）手部不应戴戒指等装饰物。

（3）手部不应戴人工指甲、涂抹指甲油等指甲装饰物。

2．洗手、卫生手消毒应遵循的原则

（1）手部有可见污染时，应洗手。

（2）手部证实或怀疑被可能形成孢子的微生物污染时，如艰难梭菌、炭疽杆菌等，应洗手。

（3）如厕之后，应洗手。

（4）其他情况应首选卫生手消毒。

3．外科手消毒应遵循的原则

（1）先洗手，后消毒。

（2）不同患者之间、手套破损或手被污染时，应重新外科手消毒。

（三）5个重要的手卫生指征

1．接触患者前。

2．进行清洁（无菌）操作前。

3．接触体液后。

4．接触患者后。

5．接触患者周围环境后。

需注意的是：戴手套不能取代手卫生，若符合上述手卫生指征且需戴手套时，则戴手套前或脱手套后，仍须执行手卫生。

（四）标准操作流程（图 3-77～图 3-79）

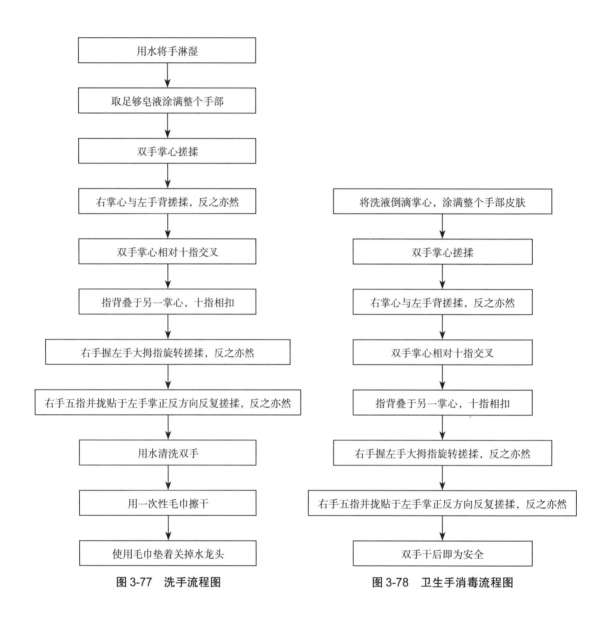

左侧流程（图 3-77）：

用水将手淋湿
↓
取足够皂液涂满整个手部
↓
双手掌心搓揉
↓
右掌心与左手背搓揉，反之亦然
↓
双手掌心相对十指交叉
↓
指背叠于另一掌心，十指相扣
↓
右手握左手大拇指旋转搓揉，反之亦然
↓
右手五指并拢贴于左手掌正反方向反复搓揉，反之亦然
↓
用水清洗双手
↓
用一次性毛巾擦干
↓
使用毛巾垫着关掉水龙头

图 3-77　洗手流程图

右侧流程（图 3-78）：

将洗液倒滴掌心，涂满整个手部皮肤
↓
双手掌心搓揉
↓
右掌心与左手背搓揉，反之亦然
↓
双手掌心相对十指交叉
↓
指背叠于另一掌心，十指相扣
↓
右手握左手大拇指旋转搓揉，反之亦然
↓
右手五指并拢贴于左手掌正反方向反复搓揉，反之亦然
↓
双手干后即为安全

图 3-78　卫生手消毒流程图

六、手术灯使用流程

目的：正确使用手术灯，延长使用寿命。

范围：适用于应急手术室的手术灯的使用保养。

操作流程（图 3-80）：

1. 使用时先打开电源，照射于操作部位或手术野内，手术过程中根据手术部位的改变及时调整。

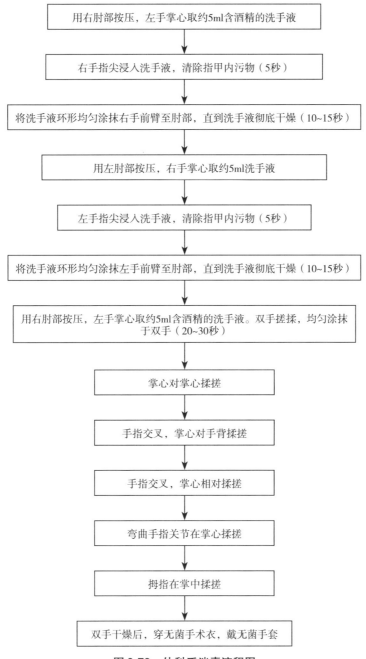

用右肘部按压，左手掌心取约5ml含酒精的洗手液

右手指尖浸入洗手液，清除指甲内污物（5秒）

将洗手液环形均匀涂抹右手前臂至肘部，直到洗手液彻底干燥（10~15秒）

用左肘部按压，右手掌心取约5ml洗手液

左手指尖浸入洗手液，清除指甲内污物（5秒）

将洗手液环形均匀涂抹左手前臂至肘部，直到洗手液彻底干燥（10~15秒）

用右肘部按压，左手掌心取约5ml含酒精的洗手液。双手搓揉，均匀涂抹于双手（20~30秒）

掌心对掌心揉搓

手指交叉，掌心对手背揉搓

手指交叉，掌心相对揉搓

弯曲手指关节在掌心揉搓

拇指在掌中揉搓

双手干燥后，穿无菌手术衣，戴无菌手套

图 3-79　外科手消毒流程图

2. 调节手术灯位置时，应注意摆动范围，勿碰撞输液架。

3. 手术结束后应及时关灯，保持手术灯的清洁。如有灯泡不亮时，及时更换灯泡。

4. 经常检查手术灯紧固件是否松动，防止发生事故。

5. 做好手术灯的清洁工作，每天手术前半小时应湿式清洁1次。

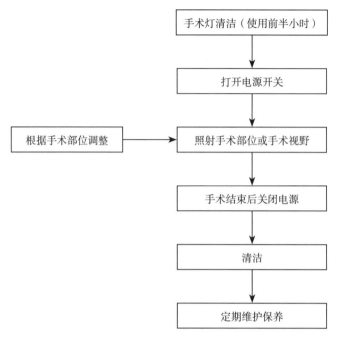

图 3-80　手术灯使用流程图

七、电刀标准操作流程

目的：正确使用电刀。

范围：适用于手术室的电刀使用保养。

职责：手术室护士有责任正确使用电刀。

操作流程（图3-81）：

1. 使用时先打开电源，将导线和负极板连接好，负极板应贴在患者肌肉丰富、体毛较少的部位，如臀部、大腿、小腿、上臂。若体内有金属植入物的患者，负极板应尽量避开金属植入物，并使用双极。

2. 调节电刀功率的大小，将手术台上的电刀头连接在电刀指定的位置。

3. 电刀头应固定于安全位置，在使用的局部位置应避免有易燃物，且需及时清除刀头上的焦痂组织。

4. 使用完毕后，关掉电源，将贴在患者身上的负极板撤下，导线绕好。

八、电动吸引器使用流程

目的：电动吸引器是国际应急医疗队医疗活动中常规用具。

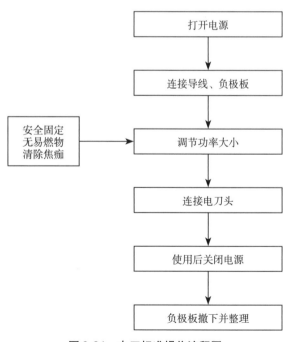

图 3-81　电刀标准操作流程图

适用范围：可供应急医疗队手术、护理等吸引用。

（一）简易操作规程（图3-82）

1．连接电源。

2．检查并确认各管道连接紧密。

3．开电源开关，检查吸引压力是否合适。

4．连接吸引管或其他吸引管道。

5．使用完毕，关闭电源开关，断开电源，引流瓶内污物按规定消毒处理。

（二）日常维护

1．定期开机检查，各项功能是否正常，压力是否达到设定要求，如果机器有故障，应及时报修。

2．定期清洁各管路。如管路有破损应及时更换。

（三）注意事项

1．按顺时针方向旋紧负压调节阀，用手指或滴管胶皮头堵塞吸引口，或折叠并捏住吸引软管道。开启吸引器开关。机器运转，真空表上指针将迅速上升到极限负压值，放开吸入口，表针将回到 0.02MPa 以下。以上情况说明管路连接正确。

2．堵住吸入口，开启吸引器开关，调节负压调节阀（负压调节阀顺时针方向旋转负压增加）来控制吸引所需要的负压值，真空表的读数应在 0.02MPa 极限负压值范围内变化。

3．关机前一定要先让负压降低到 0.02MPa 以下。

4．使用中要经常注意液瓶中的液位高度，目测贮液瓶液面高度，及时倒空清理。

5．空气过滤器需要经常更换，并集中销毁。

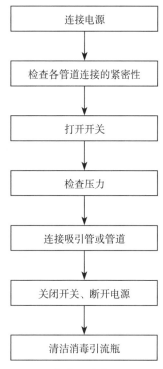

图 3-82　电动吸引器使用流程图

九、手术室无菌物品存放流程

目的：规范国际应急医疗队手术室管理（图3-83）。

使用范围：用于国际应急医疗队手术救治过程。

背景：国际应急医疗队手术室无菌物品存放是手术室管理的重要部分。

1．无菌材料的周围必须要有足够的空间以使房内空气流通，同时避免接触外墙内表面产生冷凝液。

2．进入无菌物品储存室的通路应受到限制，并且该通路应与人员流动量大的区域隔离开。

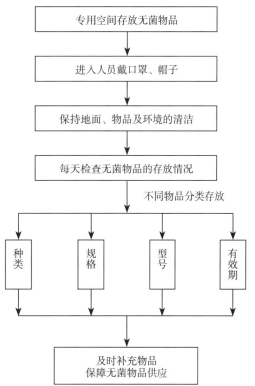

图 3-83　手术室无菌物品存放流程图

3．进入无菌物品储存室的人员都应戴好口罩、帽子。

4．保持储存环境的洁净，杜绝人为的再污染，每天用清水擦拭清洁无菌物品储存柜以及各种装载无菌物品的盒子与物体表面，地面用的清水拖地一次，如急救地区有传染性疾病爆发时，均应使用含氯消毒剂进行擦拭及拖地。严格执行保洁措施，确保存放环境的良好性。

5．责任护士负责每天检查无菌物品的存放情况。按种类、规格、型号及灭菌有效期进行分类存放，确保每件物品都有固定的位置，利用标签和颜色做好目视管理，摆放物品时按最先接近过期日期的顺序放在上层右面，依次为上左、下右、下左摆放，方便使用时最先拿取，杜绝不合格及过期物品的出现，室内物品放置规范、整齐、有序，各种物品始终处于完好备用状态。

6．高压蒸汽灭菌物品与一次性无菌物品分类存放，根据当日的物品使用情况发放无菌物品，每天整理无菌物品，及时补充库存，保障各种手术所需无菌物品的供应。

十、手术室贵重物品管理流程

目的：避免手术室贵重物品的遗失、浪费，充分满足手术的需要，完善手术室一次性贵重物品的管理（图3-84）。

使用范围：用于国际应急医疗队手术救治过程。

背景：为了确保手术的正常进行和手术室成本的合理应用，避免手术室贵重物品的浪费、流失，现修订国际应急医疗队手术室贵重物品的管理流程。

1．设立贵重物品专用柜　专柜设立在离手术间较近的洁净区域内。柜内按科室分类摆放相应物品，标志清楚，定地点、定数量，便于护士取放。专用柜上锁，钥匙由手术值班护士管理。

2．专人管理　由麻醉科护士负责一次性贵重物品的请领、检查、发放。及时补充基数，定期检查贵重物品柜的整洁，有问题时及时与应急队中相关小组及时沟通、及时请领，以避免由于手术用物准备不全而耽误手术。

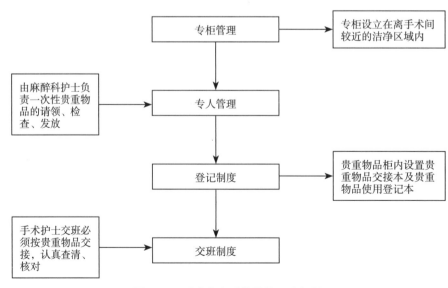

图 3-84　手术室贵重物品管理流程图

3.登记制度　贵重物品柜内设置贵重物品交接本及贵重物品使用登记本。

交接本内设日期、物品名称、数量、需要交接护士签名。使用登记本内设日期、患者信息、物品名称、数量、取用护士姓名等。如有短缺情况更便于查找。

4.严格交接班制度　手术护士交班必须按贵重物品交接,认真查清、核对。

十一、消毒供应中心服务流程

目的:建立规范移动医院消毒供应中心服务流程。

适用范围:应急医疗队。

（一）服务与功能

1.消毒供应中心对医院内手术室、病房和科室供应无菌敷料和相关器械的清洗消毒、灭菌以及一次性无菌物品。

2.采取集中管理的方式,对所有需要消毒或灭菌后重复使用的诊疗器械、器具和物品由 CSSD 回收,集中清洗、消毒、灭菌和供应。

3.使用科室对使用后的诊疗器械、器具和物品应先进行预处理,无可见的血液、黏液、脓液等其他污渍。

4.诊疗器械、器具和物品的再处理应符合及时清洗、消毒、灭菌的程序。

5.观测并记录清洗、消毒、灭菌操作过程及设备运行状况,留存清洗消毒器和灭菌器运行参数记录。

6.对灭菌质量采用物理监测法、化学监测法和生物监测法,监测结果符合要求。

7.对清洗、消毒、灭菌质量进行日常监测和定期监测,并进行记录。

8.遵循生产厂家的使用说明或指导手册对清洗消毒器、灭菌器等其他设备进行日常或定期的维护与保养,并留有记录,确保设备处于备用状态。

9.无菌物品应确认其有效性后,遵循先进先出的原则发放。

10.发放记录应具有可追溯性,应记录无菌物品出库日期、名称、规格、数量、生产厂家、生产批号、灭菌日期、失效日期等。

（二）义务与职责

1.人员要求

（1）根据 CSSD 的工作量及需求,科学、合理配置具有执业资格的护士、消毒员和其他工作人员。

（2）CSSD 的工作人员应当接受与其岗位职责相应的岗位培训,正确掌握以下知识与技能:

1）各类诊疗器械、器具和物品的清洗、消毒、灭菌的知识与技能。

2）相关清洗、消毒、灭菌设备的操作规程。

3）职业安全防护原则和方法。

4）医院感染预防与控制的相关知识。

2.负责人职责

（1）指导各级人员工作,各项工作符合质量标准;并制订科室质量监测控制方案,并组织实施、检查、总结。

（2）参与解决各种设备运转过程中的故障处理和技术疑难问题,并及时向有关部门汇报。

（3）定期对设备进行维护和检修。

（4）制订并完善工作中出现质量问题时的紧急风险预案和突发事件处理流程，并确保措施落实。

（5）保证各类物品准备充足，合理库存、保证供应。

（6）定期盘点库存物资，确保物资出入数量准确。

3. 消毒隔离要求

（1）从事消毒供应工作的工作人员必须经过消毒专业培训，掌握各类器械消毒及个人防护等医院感染预防、控制方面的知识；遵循标准预防原则；执行有关的规章制度。

（2）进入消毒供应中心的人员必须更换专用工作衣、鞋帽；进入工作区，应着相应区域专用服装和防护用品；外出时必须更换外出服及外出鞋；外来人员未经允许不得进入。

（3）布局合理，流程符合功能要求，工作区设去污区、检查包装灭菌区、无菌物品存放区，严格区域划分，预防交叉感染，控制人员流动。

（4）按照操作流程在指定范围内处理相关器械和物品，避免环境污染。去污区每日工作结束前及时清洁消毒地面，清洗结束后应对清洗设备及区域内物品进行清洁和消毒。

（5）蒸汽灭菌器每天使用前必须空载进行 B～D 测试，每锅应进行物理监测、每包应进行化学监测，每周进行生物监测。

（6）无菌物品分类放置、标识清楚，按有效期顺序排列，严禁过期。

每月进行器械清洗质量及消毒灭菌效果的监测。

（三）具体操作流程

1. 集中回收工作流程图（图 3-85）

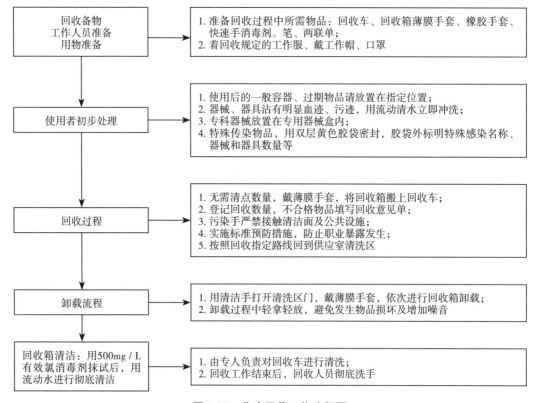

图 3-85　集中回收工作流程图

2. 污染物品手工清洗流程图（图 3-86）

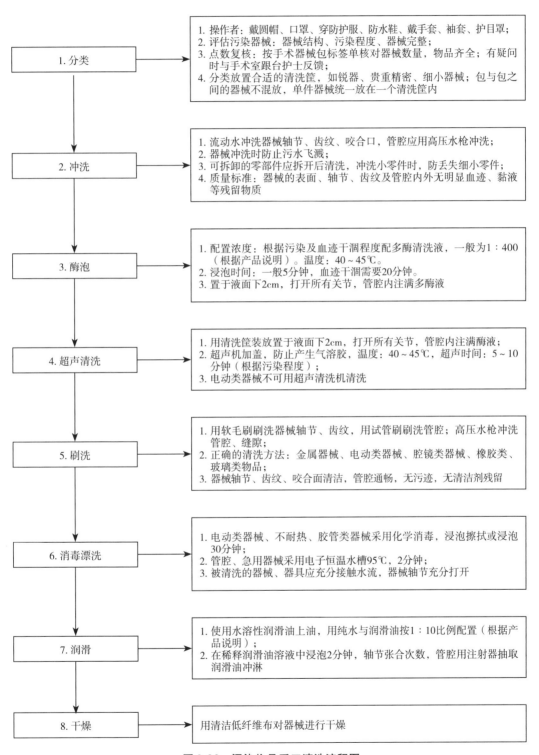

图 3-86 污染物品手工清洗流程图

図中内容：

1. 分类
1. 操作者：戴圆帽、口罩、穿防护服、防水鞋、戴手套、袖套、护目镜；
2. 评估污染器械：器械结构、污染程度、器械完整；
3. 点数复核：按手术器械包标签单核对器械数量，物品齐全；有疑问时与手术室跟台护士反馈；
4. 分类放置合适的清洗筐，如锐器、贵重精密、细小器械；包与包之间的器械不混放，单件器械统一放在一个清洗筐内

2. 冲洗
1. 流动水冲洗器械轴节、齿纹、咬合口，管腔应用高压水枪冲洗；
2. 器械冲洗时防止污水飞溅；
3. 可拆卸的零部件应拆开后清洗，冲洗小零件时，防丢失细小零件；
4. 质量标准：器械的表面、轴节、齿纹及管腔内外无明显血迹、黏液等残留物质

3. 酶泡
1. 配置浓度：根据污染及血迹干涸程度配多酶清洗液，一般为1∶400（根据产品说明）。温度：40~45℃。
2. 浸泡时间：一般5分钟，血迹干涸需要20分钟。
3. 置于液面下2cm，打开所有关节，管腔内注满多酶液

4. 超声清洗
1. 用清洗筐装放置于液面下2cm，打开所有关节，管腔内注满酶液；
2. 超声机加盖，防止产生气溶胶，温度：40~45℃，超声时间：5~10分钟（根据污染程度）；
3. 电动类器械不可用超声清洗机清洗

5. 刷洗
1. 用软毛刷刷洗器械轴节、齿纹，用试管刷刷洗管腔；高压水枪冲洗管腔、缝隙；
2. 正确的清洗方法：金属器械、电动类器械、腔镜类器械、橡胶类、玻璃类物品；
3. 器械轴节、齿纹、咬合面清洁，管腔通畅，无污迹，无清洁剂残留

6. 消毒漂洗
1. 电动类器械、不耐热、胶管类器械采用化学消毒，浸泡擦拭或浸泡30分钟；
2. 管腔、急用器械采用电子恒温水槽95℃，2分钟；
3. 被清洗的器械、器具应充分接触水流，器械轴节充分打开

7. 润滑
1. 使用水溶性润滑油上油，用纯水与润滑油按1∶10比例配置（根据产品说明）；
2. 在稀释润滑油溶液中浸泡2分钟，轴节张合次数，管腔用注射器抽取润滑油冲淋

8. 干燥
用清洁低纤维布对器械进行干燥

3. 特殊感染手术器械清洗处理流程图（图3-87）

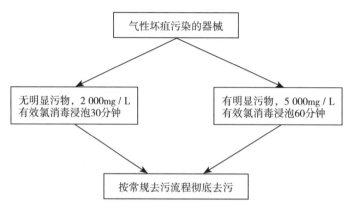

图3-87 特殊感染手术器械清洗处理流程图

4. 台式超声清洗机使用标准操作流程图（图3-88）

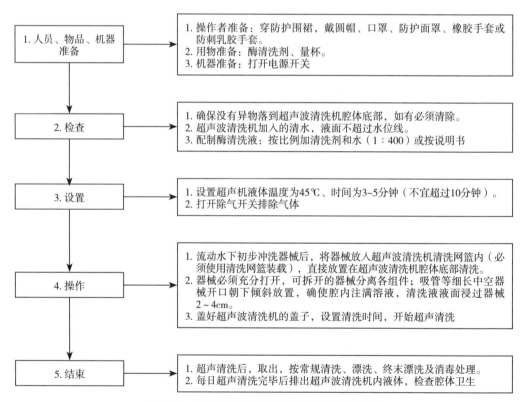

图3-88 台式超声清洗机使用标准操作流程图

5. 医用洗消槽操作流程图（图 3-89）

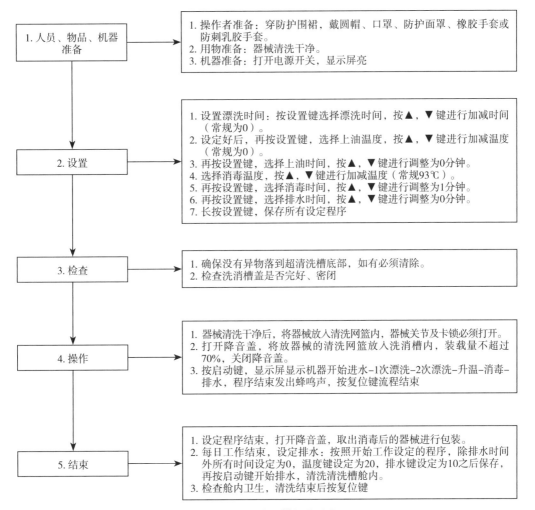

图 3-89　医用洗消槽操作流程图

注：①保持水槽内水的洁净，污染的水会降低消毒的性能，每日上、下午清洗程序完成后，将水排放，注入新水；②器械不可直接接触舱体表面，将会损害洗消槽；③横截面积不应超过洗消槽横截面积的 70%，容积不超过 70%

6. 器械包的包装流程图（图 3-90）

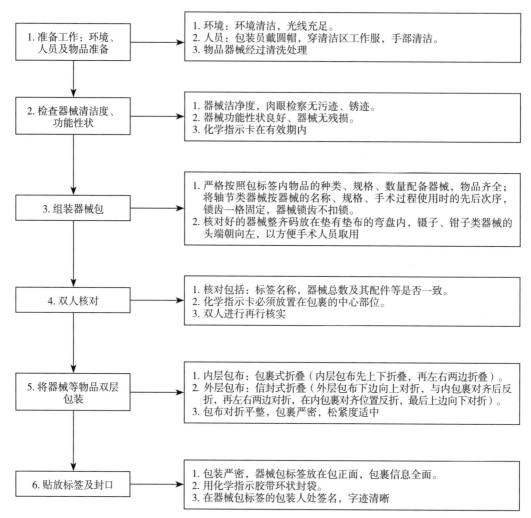

1. 准备工作：环境、人员及物品准备	1. 环境：环境清洁，光线充足。 2. 人员：包装员戴圆帽，穿清洁区工作服，手部清洁。 3. 物品器械经过清洗处理
2. 检查器械清洁度、功能性状	1. 器械洁净度，肉眼检察无污迹、锈迹。 2. 器械功能性状良好、器械无残损。 3. 化学指示卡在有效期内
3. 组装器械包	1. 严格按照包标签内物品的种类、规格、数量配备器械，物品齐全；将轴节类器械按器械的名称、规格、手术过程使用时的先后次序，锁齿一格固定，器械锁齿不扣锁。 2. 核对好的器械整齐码放在垫有垫布的弯盘内，镊子、钳子类器械的头端朝向左，以方便手术人员取用
4. 双人核对	1. 核对包括：标签名称，器械总数及其配件等是否一致。 2. 化学指示卡必须放置在包裹的中心部位。 3. 双人进行再行核实
5. 将器械等物品双层包装	1. 内层包布：包裹式折叠（内层包布先上下折叠，再左右两边折叠）。 2. 外层包布：信封式折叠（外层包布下边向上对折，与内包裹对齐后反折，再左右两边对折，在内包裹对齐位置反折，最后上边向下对折）。 3. 包布对折平整，包裹严密，松紧度适中
6. 贴放标签及封口	1. 包装严密，器械包标签放在包正面，包裹信息全面。 2. 用化学指示胶带环状封袋。 3. 在器械包标签的包装人处签名，字迹清晰

图 3-90　器械包的包装流程图

评价标准：①包内器械洁净，功能良好，物品齐全，包内包外化学监测符合要求；②外包装清洁，包装严密、松紧度适中，包裹体积不超过 30cm×30cm×50cm，重量不超过 7kg

7. B型蒸汽灭菌器标准操作流程图（图3-91）

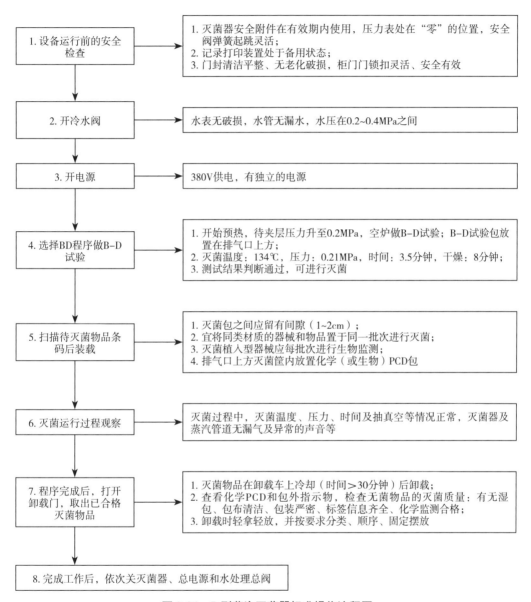

图3-91 B型蒸汽灭菌器标准操作流程图

8. 无菌物品发放管理流程图（图3-92）

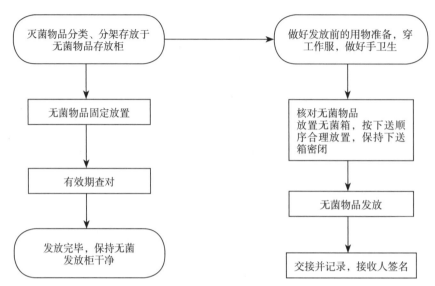

图 3-92　无菌物品发放管理流程图

9. 快速生物阅读器标准操作流程（图3-93）

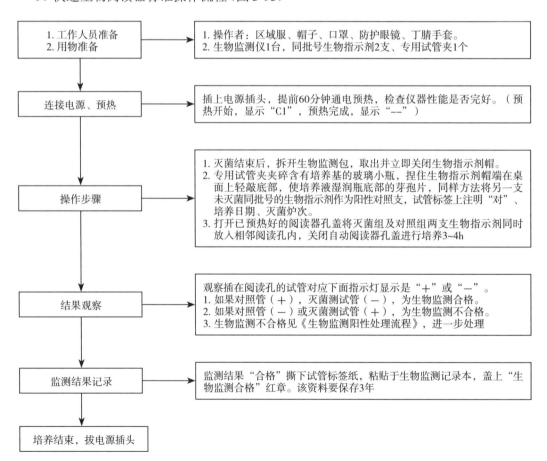

图 3-93　快速生物阅读器标准操作流程图

十二、手术室清点操作流程

目的：规范国际应急医疗队手术室管理（图3-94）。

使用范围：用于国际应急医疗队手术救治过程。

背景：手术室清点制度是手术室管理的重点环节。

1．清点范围

（1）外科、骨科、妇产科等手术清点范围包括器械、纱布、纱垫、缝针、针头及套、止血纱、纱带、棉片、物品数目等。

（2）浅表（腱膜层以上）手术清点范围：可只清点纱布、缝针、器械可拆卸的小零件数目。

（3）特殊手术的清点范围：如断指再植术等小血管吻合术应增点血管针、血管夹、缝针；颅脑和脊柱手术增点脑棉片。

2．手术开始前的清点登记

（1）手术开始前，器械护士应对所有器械做全面整理，做到定位放置，有条不紊，并按次序清点器械、缝针、纱布、纱垫等手术台上用物。清点时洗手护士与巡回护士、第一助手共同清点，每清点一项登记一项，每项两遍。

（2）全部清点完后，洗手护士核对登记数字准确后方可成立。

3．术中管理

（1）手术开始时，要把污物盆、污水桶及手术间的纱布、纱球、纱垫等清点类的物品清理干净，拿出手术间。

（2）手术台上已清点的纱布、纱垫，一律不得剪开使用，保护器械的纱布及纱垫要加数登记。清点纱垫时必须检查纱垫及编带的完整性，并记录在《手术护理记录单》中。

（3）手术台上用过的纱球、棉片、敷料等投入台下的污物盆内。

（4）剖宫产接生人员断脐的血管钳交巡回护士处理，并立即登记。

（5）手术开始需清点的手术器械用物，术中因各种原因扩大手术范围时，要及时清点用物，并按规定清点、核对、登记。

（6）凡术中增加清点范围内的物品，必须由该台手术的巡回护士增加，并由洗手护士与巡回护士共同清点、核对、登记。

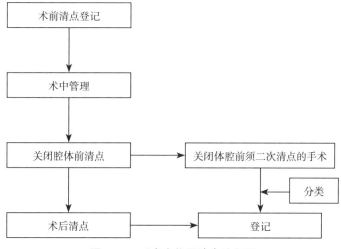

图3-94　手术室物品清点流程图

（7）深部手术填入纱布、纱垫或留置止血钳时，术者应及时告诉助手和洗手护士，防止遗留，以便清点。若做深部脓肿或多发脓肿切开引流时，创口内填入的纱布、引流物或阴道留置阴纱时应将其种类、数量记录于手术护理记录单上，术毕再将其记录于手术记录中，取出时要与记录单数目相符。

（8）洗手护士和巡回护士在手术的始终，均要注意观察手术间的情况，防止清点物品的流动，以保证数目清点的准确性。

（9）注意监督医生不能向地下丢纱布、纱垫等，如掉下的纱布、纱垫、器械等，巡回护士要及时收起，并告诉洗手护士。

（10）术中纱布数量多时，巡回护士要及时整理。

（11）缝针用后要及时放回针盒，不得放于他处，断针要保存完整，医生用针后需将针和持针器一并交给洗手护士，洗手护士及时观察针的完整情况，提醒医生夹紧缝针，防止遗失，掉到地上的针巡回护士马上寻找并用胶布固定保存。

（12）术中交班要与洗手护士三人共同核对清点的手术物品，准确无误方可离开。

4. 关闭体腔前的清点

（1）清点时巡回护士按登记表上的用物数目与洗手护士、第一助手共同清点、清点一项巡回护士登记一项，清点完毕，对数后告知主刀医生方可关闭切口。

（2）如清点数字与登记数字不符时，不得关闭体腔，及时查找。确实找不到时要立即向上级汇报，决定解决方案。

5. 术后清点

（1）缝完伤口后，再次清点，与登记相符后在记录单上做好记录。

（2）清点数字不相符时，及时查找，无其他原因，要提出重新打开切口检查，并立即向上级报告。

（3）连续接台手术时，清点后的用物全部拿出手术间，再开始下一台手术。

6. 关闭体腔前须二次清点的手术要分别登记清楚。

（1）双切口手术，一侧手术完后常规清点，做另一侧重新清点，但前一侧手术的纱布、纱垫要包起来放好，待手术全部结束后再处理。

（2）取髂骨手术后清点纱布、纱垫、缝针，主手术关闭时全部清点。

（3）所有记录登记在《手术护理记录单》中。

十三、特殊感染手术后房间及污染物品消毒管理流程

目的：规范国际应急医疗队手术室管理（图3-95）。

使用范围：用于国际应急医疗队手术救治过程。

背景：特殊感染手术后房间及污染物品消毒是手术室管理的重要部分。

1. 污染器械的处理 包括器械、弯盘、碗等直接置于封闭的容器中，由消毒供应中心统一回收。

2. 污敷料的处理 布类及纱布、纱垫，在手术间内清点后装入双层黄色医疗垃圾袋，严密包裹，注明特殊污染物，送无害化处理。

3. 不耐热可回收物品的处理 将污染物品封装好后送供应室消毒。

4. 污染垃圾的处理 注射器、吸引管、手套等凡是特殊感染患者使用的废弃物品，使用双层黄色垃圾袋包装并标识，送无害化处理。

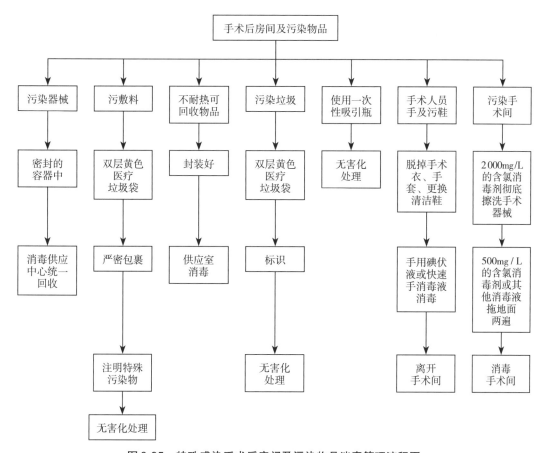

图 3-95　特殊感染手术后房间及污染物品消毒管理流程图

5. 使用一次性吸引瓶处理方法　一次性吸引瓶送无害化处理。

6. 手术人员的手及污鞋的处理　凡是做特殊感染手术的手术间,均应挂隔离手术牌,避免人员参观,并限制流动人员。将洁净拖鞋放置在手术间门口,手术医生、护士手术完毕后,脱掉手术衣、手套、更换清洁鞋后,方可离开手术间,工作人员污染的手可用碘伏液或快速手消毒液消毒。

7. 污染手术间的处理　凡是做特殊感染患者的手术间应用 2 000mg/L 的含氯消毒剂彻底擦洗手术床、输液架、拖手架、操作台、器械车等,用 500mg/L 的含氯消毒剂或其他消毒液拖地面两遍,然后消毒手术间。

十四、手术室器械管理流程

目的:规范国际应急医疗队手术室管理(图 3-96)。

使用范围:用于国际应急医疗队手术救治过程。

背景:手术室器械管理是医疗队手术室管理的重点环节,制订一个标准的操作流程就显得十分重要。

1. 所有手术器械在搬运过程中做到轻拿轻放。

2. 对手术器械进行标识化管理,使得非器械管理人员也可以通过标识辨认。无菌物品储存在军用箱内,按照标识进行摆放。

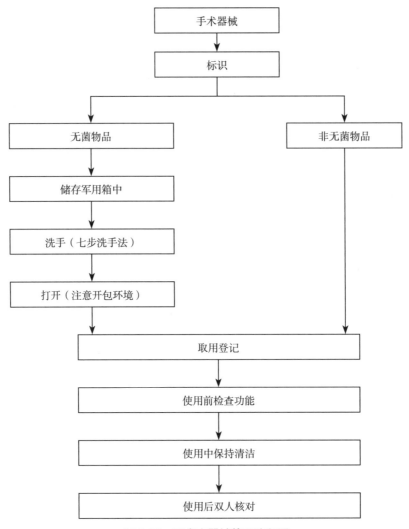

图 3-96 手术室器械管理流程图

3. 根据手术类型选择手术器械,在手术器械使用登记本上及时记录取用手术器械的名称、时间、数量及手术台号。

4. 接触无菌物品前用速干手消毒剂进行七步洗手法洗手。

5. 注意无菌物品的开包环境。

6. 在手术器械打包前仔细检查其功能,术中应保持器械的清洁,使用后及时用无菌湿纱布去除器械表面的污渍、血迹,防止污物残留夹缝。

7. 在整个手术过程中按常规认真清点手术器械,保证手术器械在使用前及使用后勿丢失,尤其在手术结束后实施双人清点并与器械管理护士进行再核对,确保手术器械安全使用。

8. 所有手术器械箱由手术护士负责管理,每日检查手术器械的使用情况,并及时补充更换手术中损坏的器械,对于比较常用的手术器械包应在使用后及时送至后勤保障组进行灭菌,以保障手术器械的正常供给。

十五、手术室应急流程

目的:处理国际应急医疗队手术室遇到的突发火灾、停电等情况。

使用范围：用于国际应急医疗队手术室。

背景：国际应急医疗队手术室突发事件不能保证不发生，应急预案可最大限度降低突发事件来的风险及后果。

（一）手术室火灾应急预案具体流程

1．预防措施

（1）每位手术室工作人员必须熟悉灭火器的位置，并知道如何使用灭火器。

（2）每位手术室工作人员必须熟悉每个手术间的电、气总开关位置及手术室电源，熟练手术床的使用。

（3）每班认真检查各处安全，确保手术后各种电器、氧气开关关闭。

2．应急处理（图3-97）

（1）发现火警，应立即报告组长及协调官，必要时请求当地支援。

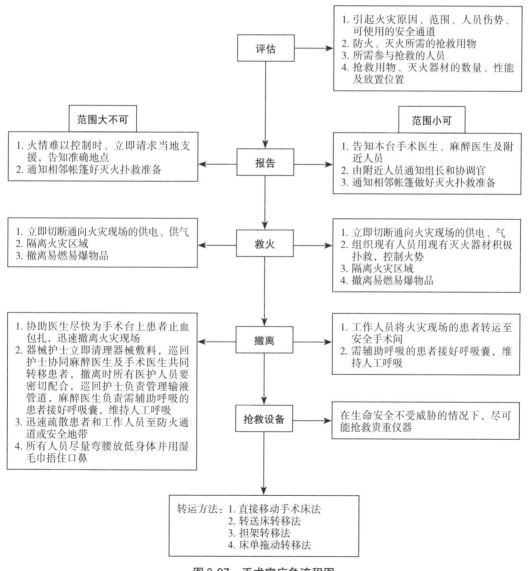

图 3-97　手术室应急流程图

（2）立即切断通向火灾现场的供电、供气。

（3）范围小可控制的火灾,应立即取用灭火装置,组织现有人员及时扑灭火种。

（4）范围大不可控制的火灾,防止火势蔓延,迅速疏散手术患者和工作人员。

（5）工作人员必须先疏散、撤离手术患者于安全处。

（6）撤离、疏散时,从距离最短的安全通道撤离。

（7）协助医生尽快为手术台上患者止血包扎,迅速撤离火灾现场。

（8）在生命安全不受威胁的情况下,尽可能抢救贵重仪器设备和资料。

（二）手术台起火应急流程（图3-98）

1. 立即隔离电刀笔,用湿纱布覆盖迅速扑灭火源,撤离易燃物品。

2. 同时告知巡回护士切断电刀主机电源。

3. 评估患者伤势,协助医生给予适当处理。

4. 由巡回护士报告组长和协调官共同查找起火原因。

（1）电刀故障——更换电刀主机。

（2）台上易燃物品起火——撤离易燃物品。

5. 配合医生继续完成手术。

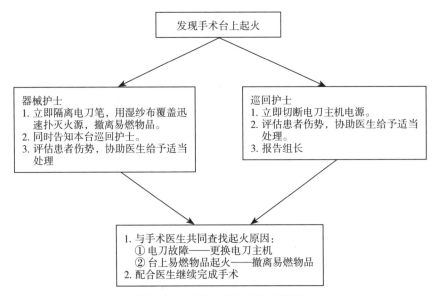

图 3-98　手术台起火应急流程图

（三）手术室停电应急流程

1. 预防措施

（1）每位医护人员应熟悉电工班的电话、各手术间电源开关及手术室电源总闸情况。

（2）护士办公室、无菌区通道、手术间均有应急灯、手电筒。

（3）每位医护人员应熟悉应急灯放置位置,应急灯平时保持充电状态,手电筒内装有电池。

（4）仪器蓄电池应保持长期备用状态,专人负责,定期检查,以保证应急使用。

2. 应急处理（图3-99）

（1）在手术过程中,如果突然遇到意外停电、跳闸等紧急情况时,应立即启动应急灯。

各级人员应采取补救措施，以保证手术的顺利进行。

（2）若个别手术间停电，立即检查是否跳闸或保险丝熔断等情况，针对相应问题立即解决，自己解决不了立即通知电工班或院总值班。

（3）若全科停电，立即启用仪器备用蓄电池，同时通知后勤组，启用备用电，告知行管处等相关部门及时处理，若无蓄电装置的仪器，可行手工操作。

（4）将手术中使用的各种仪器设备关闭，以免突然来电时损坏仪器。

（5）停电期间，应保证有医务人员守候患者，并密切观察患者的病情变化，及时随时处理紧急情况。

（6）来电后，立即打开手术所用仪器开关，并重新调整参数。

（7）巡回护士将停电经过、时间、原因及患者的特殊情况，准确地记录于停电记录本上或书写报告交相关部门。

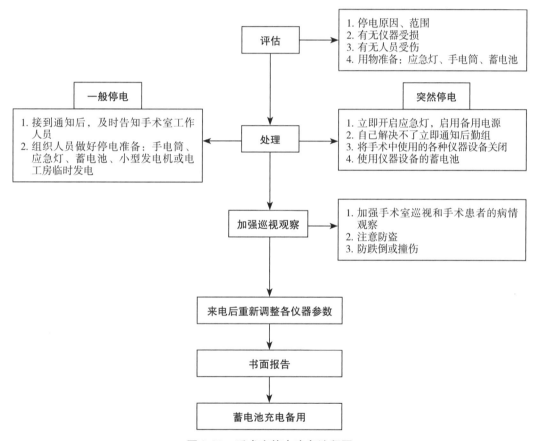

图 3-99　手术室停电应急流程图

（四）手术室停氧应急流程

1．预防措施

（1）根据手术间、手术量的多少，停止供氧发生率的实际情况来配置氧气瓶和氧气枕。

（2）氧气瓶要配置好氧流量表、氧气管和湿化瓶。

（3）所有备用供氧装置，由专人管理、定点放置、定期检查，使其处于备用状态。

（4）所有工作人员均需知道氧气瓶、氧气袋的放置之处。

2. 应急处理（图 3-100）

（1）手术过程中，突然出现意外停气的紧急情况时，护士应立即启动紧急供氧装置。各级人员应采取补救措施，以保证手术的顺利进行。

（2）手术间停气时，立即检查是否跳闸或管道堵塞等情况，针对相应问题立即解决。

（3）立即通知后勤组，查明原因，同时报告应急协调官。

（4）停气期间，手术护士应密切观察患者的病情变化，及时随时处理紧急情况。

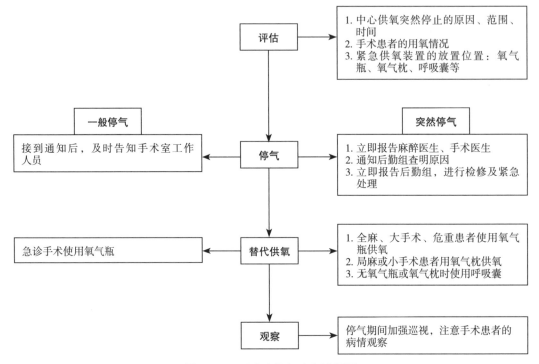

图 3-100　手术室停氧应急流程图

（五）手术室管理制度

目的：规范国际应急医疗队手术室管理。

使用范围：用于国际应急医疗队。

背景：国际应急医疗队手术室的建立是医疗队建设的重点环节，制订一个标准的操作流程就显得十分重要。

1. 手术室一般管理制度（图 3-101）

（1）手术室设置门禁系统，禁止非手术相关人员进入，凡进入手术室人员，应按规定更换手术室所备衣、裤、口罩、帽子、鞋，外出时应更换外出鞋或加穿鞋套。

（2）在手术区每个出入口设置警示语，严格控制进入手术区人员，除参加手术及有关人员外，其他无关人员一概不准入内。

（3）手术室内应保持肃静，不可大声谈笑，禁止吸烟，不可随地吐痰。

（4）设置隔离区，将手术室与其他区域隔离开，手术室工作人员必须严格执行无菌技术，并认真监督手术人员。

（5）先做无菌手术，后做污染手术，严禁同时在同一个手术间内施行无菌及污染两种手术。

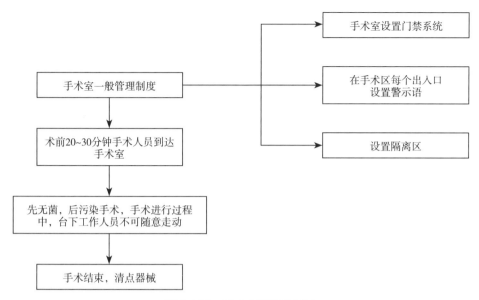

图 3-101　手术室管理流程图

（6）手术进行过程中，台下工作人员不可随意走动和接触无菌手术台、器械台及手术人员。

（7）急诊手术由手术医师通知手术室责任护士，同时要送急诊《手术申请单》，以免发生差错，具体流程详见手术标准操作流程。

（8）手术排定后，参加手术人员应在《手术预约单》中预定时间前 20～30 分钟到达手术室。

（9）值班人员应坚守岗位，随时准备接受急诊手术，不得擅离。急救药品器材必须随时做好准备，以便立即取用，一般药品器材应定期检查补充及保养。

（10）手术室内一切器械物品仪器未经手术室麻醉医师和负责护士同意，不得擅自外借。

（11）手术完毕，用过的器械应及时清点、装箱，然后交予消毒供应中心消毒；手术间内其他物品及时处理，放回原处；特殊感染手术用过的一切器材，见"特殊感染术后处理"。

2. 帐篷手术室无菌区手术间布局流程（图 3-102）

（1）手术床的安置：手术床应安置在手术间的中央，配件头架、手架、直接安置于手术床的两侧用旋钮扭紧固定。

（2）器械台的放置：用装备箱子两个堆积成一个器械台，平放于手术床靠脚的一侧。这样利于术中操作。

（3）麻醉机放于手术床靠头一侧的右边，心电监护仪尽量靠近麻醉机放置。

（4）手术无影灯：放置于手术床边，利于手术时使用。

（5）电动吸引器：放置于手术床头部的床下，既方便麻醉医生使用又方便手术中使用。

（6）电刀的放置：放置于靠手术灯处，利于护士操作和供手术台上使用。

（7）无菌物品的放置：将无菌包、无菌敷料等分类，按灭菌时间先后顺序放置于手术间靠隔帘处的野战外科专用箱内。

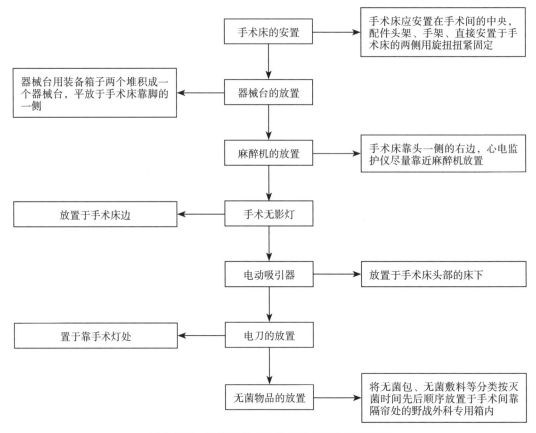

图 3-102　帐篷手术室无菌区手术间布局流程图

（郑　诗　周代伟　陈　孚）

第六节　重症加强护理病房

ICU 即重症加强护理病房（intensive care unit），又称加强监护病房综合治疗室，治疗、护理、康复均可同步进行，为重症或昏迷患者提供隔离场所和设备，提供最佳护理、综合治疗、医养结合，术后早期康复、关节护理运动治疗等服务，有针对性地监测供给，又被称为深切治疗部。是随着医疗、护理、康复等专业的共同发展、新型医疗设备的诞生和医院管理体制的改进而出现的一种集现代化医疗、护理、康复技术为一体的医疗组织管理形式。国际应急医疗队（EMT）Ⅲ类队伍需要配有 ICU。

一、重症监护 ICU 隔离管理

目的：ICU 是专门为重症患者设立的特殊病房，有效的隔离管理，可以提高危重症患者的抢救成功率，减少院感及传染性疾病的传播。

适用范围：应急医疗队队员。

背景：ICU 患者病情危重、抵抗力差及各种侵入性检查治疗多，其发生院内感染的概率明显高于普通病房，且 ICU 承担着收治重症感染患者的任务。因此科学合理的隔离管理是控制 ICU 院内感染、减少感染传播的有效措施。

（一）人员管理

1. 医护人员的管理

（1）所有医护人员进入 ICU 应严格执行标准预防措施。

（2）工作服每周清洗 2～3 次，保持清洁，有污染时及时更换。接触特殊患者或处置患者可能有血液、体液、分泌物、排泄物喷溅时，应穿隔离衣或防护围裙。

（3）接触有或可能有传染性的呼吸道感染患者时，或有体液喷溅可能时，应戴一次性外科口罩；接触疑似为高传染性的感染如禽流感、SARS 等患者时，应戴 N95 口罩。

（4）医务人员进入 ICU 执行任何医疗操作特别是无菌操作时必须戴工作帽。

（5）医护人员要严格执行手卫生规范和无菌操作规程。

2. 患者的管理

（1）应将感染与非感染患者分开安置。对于疑似有特殊感染或重症感染的患者，应采取单间隔离病房；对于空气传播的感染，如开放性肺结核，应隔离于负压病房。

（2）对于重症感染、多重耐药菌感染或携带者和其他特殊感染患者，建议分组护理。

（3）医务人员不可同时照顾正、负压隔离室内的患者。

3. 探视者的管理

（1）建立探视制度，减少不必要的访客探视，严格控制入室人员。

（2）访客有疑似或证实呼吸道感染症状时，应避免进入 ICU 探视。

（3）探视呼吸道感染患者戴一次性口罩。

（二）物品管理

1. 一次性使用诊疗用品的管理　加强一次性医疗用品和医疗废物处理的管理，合理使用和使用后及时处理，严禁重复使用一次性医疗物品。

2. 重复使用诊疗用品的管理　ICU 的一切物品包括仪器和清洁用具必须固定专用，严格按照消毒相关规范和标准要求，分别对高度危险性物品、中度危险性物品和低度危险物品，严格执行灭菌、高效消毒和清洗消毒的规定。

（三）环境及物品的消毒

1. 室内空气消毒　空气卫生质量对控制医院感染具有重要意义，ICU 内危重患者密集，医护人员活动频繁，建议开窗换气每日 2～3 次，每次 20～30 分钟。使用空气消毒器对空气进行净化处理。

2. 环境物体表面的消毒　ICU 地面与物体表面应保持清洁、干燥，每天进行清洁；护理站桌面、患者的床、床栏、床旁桌、床头柜、治疗车、药品柜、门把手等物体表面用 500mg/L 的含氯消毒剂定期擦拭，也可以采用复方季铵盐类消毒液作表面清洁和擦拭消毒。

3. 床单元清洁与消毒　床单元主要包括含床栏、床头柜、床单、被套、枕套、被芯、枕芯、褥子、床垫等。患者床单元要求保持清洁，定期消毒，遇污染及时消毒，患者离开要终末消毒。床栏和床头柜表面可用含氯消毒剂擦拭或专用消毒器，床单、被套、枕套等每周更换，遇污染及时更换消毒；传染病患者用后做终末消毒（图 3-103）。

二、多学科计划伦理关怀——限制医疗流程

目的：制订基于伦理关怀的限制判断标准（图 3-104）。

适用范围：应急医疗队。

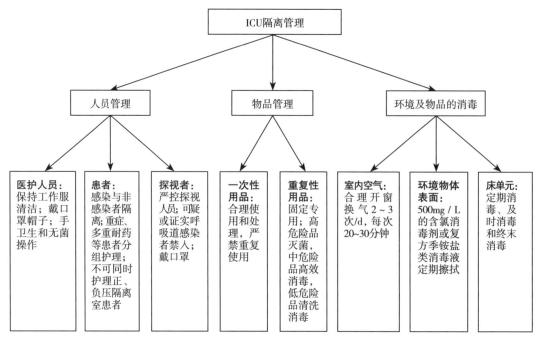

图 3-103 床单元清洁与消毒标准操作流程图

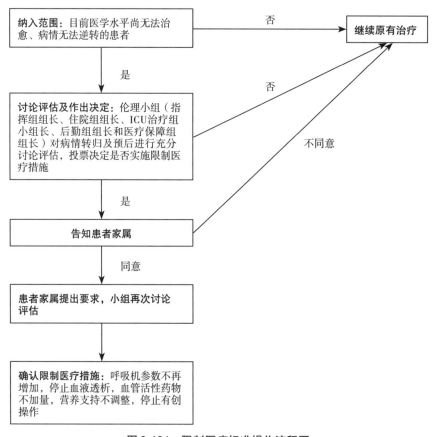

图 3-104 限制医疗标准操作流程图

背景：限制医疗措施是指维持签署协议时正在接受的医疗措施，包括药物和支持治疗技术，不再增加新的医疗措施。随着医疗技术的进步及近年来重症医学的飞速发展，危重症患者的抢救成功率明显提高，但对于重症监护病房中处于生命终末期的患者，先进的生命支持技术只能维持其生命体征，延长存活时间，但却无法保证其生活质量。制订基于医学伦理的限制范围能够保障在资源紧张的情况下高效合理的利用相关的资源，尽可能地救治更多有治疗前景的伤员。

1. 需要纳入限制医疗措施的患者范围

（1）对于目前医学水平尚无法治愈、病情无法逆转的患者，如晚期癌症、脑死亡、植物人、多器官功能衰竭终末期等。

（2）生命维持技术并不能挽救其生命，而只能使患者处于极低的生存质量状态，如持续昏迷患者。

2. 对于需要考虑限制的患者，以 ICU 治疗小组长牵头向指挥组汇报，成立由五名医务人员组成的伦理小组（指挥组组长、住院组组长、ICU 治疗组小组长、后勤组组长和医疗保障组组长）对其病情转归及预后进行充分讨论或评估，投票决定是否对患者实施限制医疗措施。若情况紧急不能召集上述五名医务人员讨论时，可由上述五名医务人员指定同组队员参与讨论评估。

3. 伦理小组确定限制医疗措施行为后，由伦理小组指定伦理小组成员之一向患者家属告知限制医疗措施的决定。

4. 如由患者亲属方提出限制或撤离医疗措施的要求，同样按照上述流程成立伦理小组对其病情转归及预后进行充分讨论和评估。

5. 确认限制医疗措施后，限制患者治疗医疗行为包括：

（1）需要呼吸机辅助呼吸的患者呼吸机设置的参数不再增加，呼吸支持力度不再增加。

（2）需要持续或者间断血透的患者，不再安排床旁血液透析治疗。

（3）需要用血管活性药物的患者，血管活性药物剂量不再增加。

（4）正在实施的营养支持，支持途径和喂养量不再调整。

（5）不再实施任何有创操作，停止所有的正在进行的有创检测手段改为无创检测。

三、多学科计划伦理关怀——撤销支持治疗流程

目的：制订基于伦理关怀的支持治疗的撤销流程（图3-105）。

适用范围：应急医疗队。

背景：现代重症医学在伦理学上对生命终末期患者实施限制或撤离生命支持治疗持肯定态度，ICU 医生认为进一步治疗对患者无益时，可以停止全部治疗；患者或其代理人（代理人为患者指定的亲属或其他法人）可以决定治疗方式。任何一种治疗都应该使患者受益，如果某种治疗措施不能使患者受益，那么这种措施实施的可行性就存在争议，甚至应该考虑限制或撤离。

1. 需要纳入考虑撤销支持治疗的患者

（1）治疗该患者带来超负荷的负担，而不能使患者病情逆转。

（2）治疗使患者的身体承受巨大痛苦，包括外观重度毁损（全身肿胀、出血、恶病质等），这种治疗是不人道的。

2. 以 ICU 治疗小组长牵头向指挥组汇报，成立不少于三名医务人员的医疗小组对其病

情转归及预后进行充分讨论或评估,决定是否实施限制或撤离生命支持治疗。

3.医疗小组确定撤销支持治疗行为后,由医疗小组指定专人向患者家属提出撤销支持治疗的建议,患者直系亲属讨论同意后签署知情同意,开始撤销支持治疗措施。

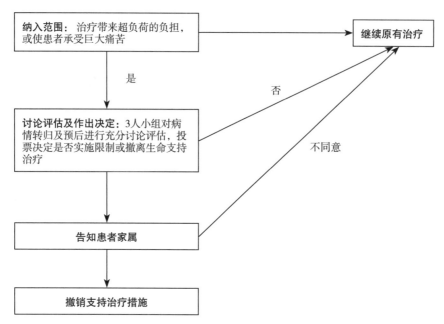

图 3-105 撤销支持治疗标准操作流程图

四、外科重症患者救治与护理流程

目的:保证外科重症患者救治及时有效,保障患者生命安全。

适用范围:应急医疗队。

背景:ICU 收治的外科重症患者,主要是经医疗队紧急手术的外科患者。患者既往可能存在一定基础疾病,手术以处理可能危及生命的创伤为主,在 ICU 进行快速呼吸循环支持,稳定后转至住院病房继续治疗。病员经受了创伤、手术等身体打击,心理可能遭受急性压力障碍影响,机体极易出现应激反应。护理以早期维持病员呼吸、循环、内环境稳定为主,密切观察术区出血及伤口情况,患者麻醉清醒后适当进行心理护理。

任务描述(图3-106):

1.入院评估

(1)评估气道同时保护颈椎

(2)评估呼吸

(3)评估循环

(4)评估神经体征

(5)评估伤口、创面、引流情况

(6)评估患者心理

(7)评估疼痛情况

(8)测量生命体征、辅助检查

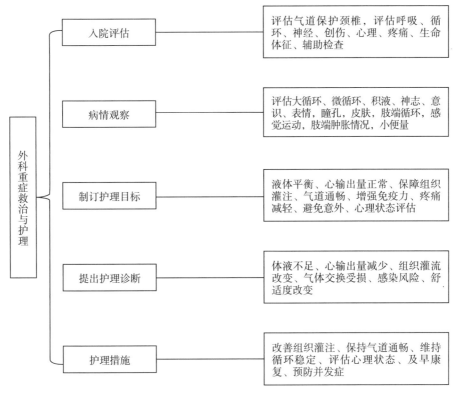

图 3-106　外科重症救治与护理标准操作流程图

2．病情观察　迅速、及时、准确地进行病情的评估，根据毛细血管充盈时间、心电监护及呼吸机提供参数及相关实验室检查评估病员呼吸及大循环状况；实验室乳酸等指标评估微循环状况。必要时利用超声床旁、可及、无创、可重复特点，按照创伤重点超声评估流程（focused assessment with sonography for trauma，FAST）流程，评估病员心包、肝周、脾周、骨盆等是否存在积液，并对容量状态及容量反应性进行快速评估。观察患者的神志、意识、表情，瞳孔，皮肤，肢端循环，感觉运动，肢端肿胀情况，小便量（颜色、性质、量）。

3．制订护理目标

（1）患者液体平衡，生命体征平稳。

（2）患者心输出量维持正常。

（3）患者的组织灌注得到保障。

（4）患者气道通畅，气体交换正常。

（5）患者免疫力增强，未发生感染或感染得到控制。

（6）疼痛减轻。

（7）患者未发生意外损伤。

（8）病员心理状态的基本评估。

4．提出护理诊断

（1）体液不足：与外科术后出血、创伤面积大量渗液有关。

（2）心输出量减少：与有效循环血容量有关。

（3）组织灌流改变：与大量失血失液引起循环血容量不足有关。

（4）气体交换受损：与心输出量减少、组织缺氧、呼吸形态改变有关。

（5）有感染的危险：与外科术后机体处于应激状态，机体免疫力降低有关。

（6）舒适度的改变：与外科手术及急性压力障碍有关。

5. 护理措施

（1）改善组织灌注，如病员无特殊要求，置于半卧位体位，床头抬高约30°。

（2）保持呼吸道通畅，及时清理患者气道口腔分泌物，根据情况呼吸机支持呼吸，尽早停机拔管后予以鼻塞或者面罩吸氧。

（3）维持循环稳定：根据大循环、微循环评估结果，选择合理通路进行复苏；必要时经中心静脉补液。

（4）患者麻醉清醒后及早评估心理状态，异常情况及时请心理医生或心理咨询师干预。

（5）尽早开始康复。

6. 预防并发症

（1）进行治疗及查体时勿过度暴露患者，以免受凉；人工气道，做好气道和口腔护理，保持呼吸道通畅，防止肺部感染。

（2）观察小便颜色形状、量，评估灌注情况。

（3）保持床单元整洁、平整、干燥，病情允许情况下每2小时翻身，预防压疮。

五、内科重症患者救治与护理流程

目的：对内科重症患者实施及时有效的治疗和护理，挽救患者生命，提高抢救成功率，促进康复，减少致残率，最大限度确保生存及后续生命质量（图3-107）。

适用范围：应急医疗队。

背景：内科重症患者是患有严重生理功能障碍；急性、可逆、已经危及生命的器官系统功能衰竭；存在各种高危因素，具有潜在生命危险；慢性器官或者系统功能不全的基础上出现急性加重且危及生命的患者，主要以呼吸、循环、神经系统作为监护基础，为患者提供多脏器功能的支持和个性化护理。

1. 入科评估

（1）评估气道

（2）评估呼吸

（3）评估循环

（4）评估神志意识

（5）测量生命体征、辅助检查

（6）评估患者心理

（7）评估压疮、跌倒/坠床

（8）评估自理能力

（9）评估营养情况

（10）评估非计划性拔管

（11）评估躯体运动功能

（12）评估患者镇静镇痛水平

2. 制订护理目标

（1）患者体液维持平衡，生命体征平稳。

（2）患者心输出量维持正常，组织灌注得到改善。

（3）患者呼吸道通畅，保持适当通气和氧合，气体交换正常。

（4）患者未发生感染或感染得到控制。

（5）减少不适，疼痛减轻。

（6）患者活动耐力增加。

（7）满足患者营养需要。

（8）患者能够进行自理。

（9）维持足够的尿量、无尿路感染，保持患者有常规排便。

（10）无跌倒坠床及意外拔管发生。

（11）预防压疮发生。

3．护理诊断及措施

（1）低效型呼吸形态或气体交换受损：与支气管痉挛、感染、中枢神经系统抑制、肺淤血、肺不张、心输出量减少，分泌物潴留，气道内阻塞等有关。

护理措施：

1）监测呼吸频率，潮气量、SPO_2、血气分析结果、呼吸机参数。

2）评估发绀。

3）保持呼吸道通畅，适时吸痰。

4）观察痰液性状、量。

5）抬高床头，定时更换体位。

（2）清理呼吸道低效或无效：与镇静、胸痛、呼吸肌疲劳、安置气管导管、气道分泌物增多有关。

护理措施：

1）合理体位。

2）适时吸痰并评价、记录吸痰后效果。

3）保持气道湿化，定时翻身。

4）适时予以胸部物理治疗。

5）及时清理口腔异物，保持气道通畅。

（3）组织灌注减少：与心每搏量减少、组织缺氧、酸中毒、血栓形成、有效循环血量减少有关。

护理措施：

1）监测患者精神状态。

2）监测血流动力学参数、脉搏、血压、尿量。

3）评估氧合情况、皮肤颜色温度，有无出汗。

4）使用血管活性药物。

5）静脉补液。

（4）舒适的改变：与环境改变、机械通气、各类管道的置入、疼痛、约束、大便失禁有关。

护理措施：

1）足够解释。

2）保持环境的安静舒适，做好基础护理。

3）适当使用镇静剂。

4）定时更换体位。

（5）体液过多：与水钠潴留、周围器官低灌注、肺动脉高压、低蛋白血症有关。

护理措施：

1）评估水肿出现时间、部位、程度、发展速度、与活动体位的关系。

2）观察水肿伴随症状。

3）给予清淡饮食，限制钠盐，减少活动。

4）定时监测电解质，白蛋白情况。

5）给予药物使用，观察用药的作用。

6）监测尿量及尿比重、24小时出入量。

（6）自理能力低下：与肌无力、消瘦、镇静、限制性卧床有关。

护理措施：

1）间隔安排自理。

2）活动之间允许休息时间。

3）说明节约机体体能量方法。

（7）躯体运动功能受损：与偏瘫、肌无力、强直或痉挛等有关。

护理措施：

1）维持关节运动。

2）定时翻身。

3）预防足下垂。

4）被动运单。

（8）（潜在性）皮肤完整性受损：与长期不运动、营养失调、长期卧床、水肿等有关。

护理措施：

1）使用气垫床避免长时间受压。

2）保持床单元整洁。

3）观察皮肤变化情况。

4）使用软枕减少骨突部位压力。

（9）排尿、排便改变：与镇静膀胱失去随意控制、膀胱痉挛或张力高、饮食生活习惯改变等有关。

护理措施：

1）保证足够水分，记录出入量。

2）观察尿量、大便性状。

3）留置尿管做好尿道口护理。

（10）焦虑：与疾病危重、瘫痪、不能沟通、健康受到威胁、不了解疾病、社会经济等有关。

护理措施：

1）建立沟通系统如眨眼。

2）鼓励提问并能回答。

3）操作前让患者了解操作目的，取得配合。

4）保持环境安静舒适，做好基础护理。

（11）有感染的危险：与休克、机体衰弱、各类置管、免疫功能低下等有关。

护理措施：

1）抽取血培养、尿、痰、创口分泌物。

2）监测血象和体温。

3）评估创口局部情况。

4）使用抗生素。

5）严格无菌操作。

6）床旁严格消毒隔离。

（12）营养失调　低于机体需要量：与摄入量减少，机体消耗量增多有关。

护理措施：

1）评估患者营养状态，监测血糖、白蛋白和电解质。

2）观察进食情况，防误吸。

3）给予静脉营养支持。

4）记录出入量。

（13）体温异常：与感染，组织灌注异常有关。

护理措施：

1）评估生命体征、意识。

2）给予物理、药物降温并记录降温效果。

3）保持床单元整洁舒适。

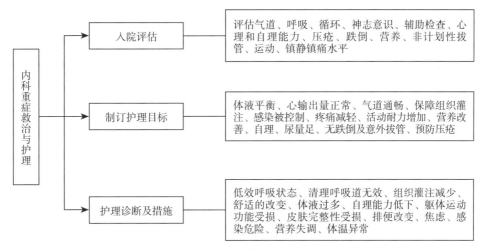

图 3-107　内科重症救治与护理标准操作流程图

六、儿童重症救治与护理流程

目的：加强儿科重症患者的及时有效救治，保障患者生命安全（图3-108）。

适用范围：应急医疗队。

背景：儿科患者由于其自身年龄特点，患者的机体功能较弱，免疫机制尚未发育成熟，对病菌的抵抗能力较弱，耐受性较差，尤其是儿科危重症患者的病情往往较为危重，多伴随多个器官功能出现障碍，死亡率较高，治疗过程中稍有不慎就可能引发严重后果。因此，急救护理过程中，应对患者的病情和器官功能进行全面的评估，及时处理外伤，保证内环境稳定，对护理过程中存在的风险因素进行预见性护理，有效规避护理风险，促进危重症患儿的救治与预后。

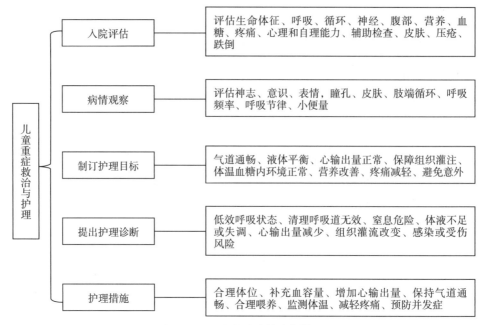

图 3-108 儿童重症救治与护理

1. 入院评估

（1）评估生命体征

（2）评估呼吸

（3）评估循环

（4）评估神经体征

（5）评估腹部体征

（6）评估营养

（7）评估血糖

（8）评估疼痛情况

（9）评估患者心理和自理能力

（10）辅助检查

（11）评估皮肤、压疮、跌倒/坠床

（12）评估管道和非计划拔管

2. 病情观察　迅速、及时、准确地进行病情评估，密切观察患者病情变化，为抢救患者的生命赢得宝贵的时间。应着重观察患者的神志、意识、表情、瞳孔、皮肤、肢端循环（温度、色泽、毛细血管充盈度）、呼吸频率、呼吸节律、小便量（颜色、性质、量），以判断呼吸循环情况，及时发现呼吸循环衰竭的发生。

3. 制订护理目标

（1）患者呼吸道通畅，气体交换正常。

（2）患者体液能维持平衡，生命体征平稳。

（3）患者心输出量维持正常。

（4）患者的组织灌注得到改善。

（5）患者的体温维持在正常范围。

(6) 患者的血糖维持在正常范围。

(7) 患者的内环境稳定，无电解质和酸碱平衡紊乱发生。

(8) 患者的营养状况得到改善。

(9) 患者的疼痛情况得到减轻。

(10) 患者未发生意外损伤。

4. 提出护理诊断

(1) 低效型呼吸状态：与肺泡通气不足、通气/血流比值失调有关。

(2) 清理呼吸道无效：与人工气道建立，不能自行排出分泌物或咳痰能力降低有关。

(3) 窒息的危险：与舌后坠、呼吸道黏膜水肿、分泌物堵塞气道有关。

(4) 体液不足：与创伤、失血、失液有关。

(5) 心输出量减少：与心肌缺氧和损害有关。

(6) 组织灌流量改变：与大量失血、失液引起循环血量不足有关。

(7) 体液失调的危险：与患者水电解质平衡能力差有关。

(8) 体温异常：与感染、体温调节中枢功能发育不完善有关。

(9) 营养失调　低于机体需要量：与摄入不足、消耗增加、吸收功能差有关。

(10) 有感染的危险：与患者抵抗力不足/下降，侵入性治疗有关。

(11) 有受伤的危险：与自理能力低下，危险意识不足，自护能力不足有关。

5. 护理措施

(1) 合理体位：休克患者头和脚抬高约30°，以增加回心血量和减轻呼吸负担；呼吸循环衰竭患者保持半卧位，在利于呼吸和引流；呕吐患者头偏向一侧，防止误吸。

(2) 补充血容量，恢复有效循环：迅速建立1～2条静脉通道，保持静脉扩容，合理安排输液顺序，必要时行中心静脉置管，监测中心静脉压。补液一般先快后慢，先浓后淡，先盐后糖，见尿补钾。扩容过程中监测电解质变化。

(3) 增加心输出量，改善组织灌注：合理使用血管活性药物，维持适当的血压和中心静脉压，改善肢端循环情况。应用血管活性药物时，应尽量从中心静脉通道持续泵入，严密观察血压、尿量的变化，观察局部皮肤，严防药物外渗，导致皮肤坏死。

(4) 保持呼吸道通畅：及时清理患者口中的异物及分泌物，给予鼻导管或者面罩吸氧，必要时建立人工气道，适时吸痰。根据血气分析监测结果确定呼吸支持方式，并合理设置和调整参数。

(5) 合理喂养：根据患儿疾病进展给予肠外或肠内营养，新生儿和婴幼儿患者注意乳品的浓度、温度，防污染。

(6) 监测体温：高热患者采用头部冷敷、乙醇擦浴、温水擦浴等物理降温，高热持续不降可采用降温毯进行亚低温治疗。发热伴寒战、四肢发冷者，给予四肢保暖以改善外周循环。药物或物理降低后注意复测体温。新生儿条件允许情况下置于暖箱或辐射台进行保暖。

(7) 减轻疼痛：根据患者年龄进行合理的疼痛评分，给予药物镇痛，疼痛强烈的外伤患者可采用多种药物联合镇痛。

(8) 预防并发症

1) 进行治疗及查体时勿过度暴露患者，以免受凉，有人工气道的患者做好气道和口腔护理，保持呼吸道通畅，防止肺部并发症。

2) 保持床单元整洁、平整。干燥，病情允许情况下每2小时翻身，预防压疮。

3）做好环境的清洁消毒、人员的控制、仪器的消毒、新生儿暖箱的消毒、皮肤的清洁,脐带的护理,防止感染的发生。

（邢 锐 吴 丽）

第七节 产 科

一、正常分娩接生流程

目的:妊娠满28周及以上,胎儿及其附属物自临产开始到由母体娩出的全过程。

适用范围:应急医疗队队员。

背景:没有妊娠合并症及并发症的孕妇,妊娠满28周及以上,胎儿及其附属物自临产开始到由母体娩出(图3-109)。

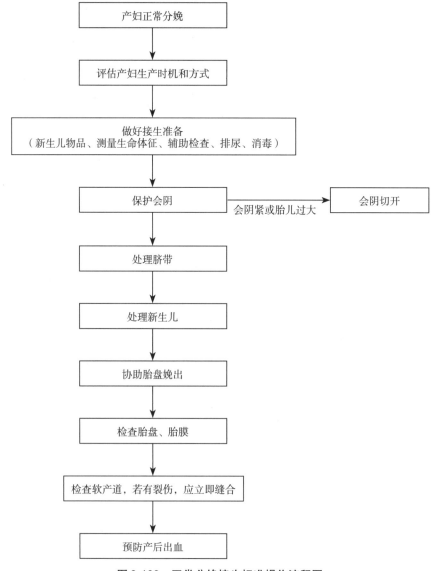

图 3-109 正常分娩接生标准操作流程图

1．适应证　育龄妇女，没有妊娠合并症及并发症的孕妇，妊娠满28周及以上。

2．禁忌证　无。

3．接生准备

（1）新生儿抢救的物品及保暖物品。

（2）初产妇宫口开全，经产妇宫口扩张4cm，应将产妇送至产床上并取仰卧体位。

（3）测量血压、体温、血糖。

（4）检查血常规、肝功能及心电图检查等，如有异常，及时处理。

（5）指导产妇在宫缩时屏气，增加腹压向下用力。

（6）接生前排空膀胱。

（7）外阴消毒：用碘伏由内到外的顺序。

（8）接生者准备：掌握洗手时间，双手消毒后穿无菌手术衣，戴无菌手套。

4．接生的步骤

（1）接产者站在产妇右侧，当胎头拨露使阴唇后联合紧张时，开始保护会阴。方法：在会阴部铺盖无菌巾，接产者右肘支在产床，右手拇指与其余四指分开，利用手掌鱼际肌顶住会阴部。

（2）胎头娩出后，右手仍应注意保护会阴，左手挤出口鼻内的黏液及羊水，然后协助胎头复位及外旋转。接产者左手向下轻压胎儿颈部，协助前肩从耻骨弓下先娩出，再托胎颈向上使后肩从会阴前缘缓慢娩出。双肩娩出后，保护会阴的右手方可放松，然后双手协助胎体及下肢相继以侧位娩出。

（3）会阴切开指征：会阴过紧或胎儿过大。

（4）处理脐带：用两把血管钳钳夹脐带，两钳相隔2～3cm，在其中间剪断。用75%乙醇消毒脐带根部及其周围，用气门芯结扎脐带，以无菌纱布覆盖，再用脐带布包扎。

（5）新生儿阿普加评分：生后1分钟内的心率、呼吸、肌张力、喉反射及皮肤颜色5项体征为依据。每项为0～2分，满分为10分。

（6）处理新生儿：新生儿足底及产妇拇指印于新生儿病历上。以标明新生儿性别、体重、出生时间、母亲姓名和床号的手腕带和包被。

（7）协助胎盘娩出：宫体变硬、脐带延长、出血增多、压迫耻骨上方，脐带不回缩等说明胎盘已剥离。右手轻拉脐带，协助娩出胎盘、胎膜。

（8）检查胎盘、胎膜：将胎盘铺平，先检查胎盘母体面胎盘小叶有无缺损。然后将胎盘提起，检查胎膜是否完整，再检查胎盘胎儿面边缘有无血管断裂，能够及时发现副胎盘。

（9）检查软产道，若有裂伤，应立即缝合。

（10）预防产后出血：在胎儿前肩娩出时静注缩宫素10～20U，能促使胎盘剥离减少出血。若胎盘未完全剥离而出血多或第三产程超过30分钟胎盘未剥离，应行手取胎盘术，并将缩宫素20U加于5%葡萄糖液500ml内静脉滴注。

5．产程中胎心监护　采用听诊器监护胎儿宫内情况。推荐在低危妊娠，活跃期每15～30分钟听一次，第二产程第5～15分钟听一次；而对于高危妊娠，则为每15分钟一次及第5分钟（或是在每次宫缩后）听一次。

6．分娩记录

（1）姓名____年龄____孕次产次____孕周____床号____住院号____

（2）胎儿娩出：____年____月____日____时____分

（3）胎盘娩出：____年____月____日____时____分

（4）分娩方式：□顺产□钳产□臀产

（5）胎盘情况：□自然娩出□手取胎盘术（原因：____）

（6）完整性：□完整□不完整（缺损____cm×____cm）

（7）胎膜：□完整□不完整（缺损____cm×____cm）

（7）脐带：长度____cm；绕颈：□无□有（周数：____）

（8）羊水：□清□Ⅰ°□Ⅱ°□Ⅲ°□血性总量：____ml

（9）会阴切开：□左□右

（10）会阴裂伤：□无□有

（11）缩宫素应用：催产素____单位□肌注□静滴

（12）宫缩：□硬□软；血压____/____mmHg

（13）产后出血：____ml；胎儿娩出2小时：____ml

（14）新生儿情况

1）性别：□男□女

2）畸形：□无□有

3）Apgar评分：1min评：__分；5min评：__分；10min评：__分

4）体重：__g；身长：__cm

5）查体情况：_____

7. 新生儿评分采用评分表（表3-27）

表3-27　新生儿评分表

体征	Apgar 评分标准			1min	5min	10min
	0分	1分	2分			
心率	无	<100 次/min	≥100 次/min			
呼吸	无	浅慢,不规则	佳			
肌张力	松弛	四肢稍屈曲	四肢活动			
反应	无反应	有些动作,如皱眉	哭,喷嚏			
皮肤颜色	全身苍白	躯干红,四肢青紫	全身粉红			
总分						

8. 产包器械清单　线剪1把、组织剪1把、侧剪1把、弯止血钳3把、持针器1把、小有齿镊子1把、大碗1个、小口杯1个、治疗碗1个、带尾阴纱1块、棉球8个、盐水纱2块。

二、多胎阴道分娩

目的：明确多胎妊娠分娩期及相关急症处理方法。

适用范围：应急医疗队队员。

背景：一次妊娠宫腔内同时有两个或两个以上胎儿时称为多胎妊娠。多胎妊娠分娩期处理难度及相关并发症、急症增加（图3-110）。

1. 适应证　多胎妊娠妊娠期及产程急症处理。

2. 禁忌证　无。

3. 多胎妊娠分娩期处理，多胎妊娠多数能经阴道分娩。

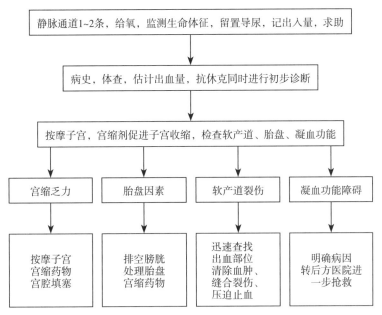

图 3-110　多胎阴道分娩标准操作流程图

（1）产妇应有良好体力，应保证产妇足够的输入量及睡眠。

（2）严密观察胎心变化。

（3）注意宫缩及产程进展，对胎头已衔接者，可在产程早期行人工破膜，加速产程进展，如宫缩乏力，可在严密监护下，给予低浓度缩宫素静脉滴注。

（4）第二产程必要时行会阴侧切开术，减轻胎头受压。第一胎娩出后，胎盘侧脐带必须立即夹紧，以防第二胎儿失血。助手应在腹部固定第二胎为纵产式，并密切观察胎心、宫缩及阴道流血情况，及时阴道检查了解胎位及排除脐带脱垂，及早发现胎盘早剥。若无异常，等待自然分娩，通常在 20 分钟左右第二个胎儿娩出，若等待 15 分钟仍无宫缩，可行人工破膜并静脉滴注低浓度缩宫素。促进子宫收缩。若发现脐带脱垂、胎盘早剥、立即用产钳助产或臀牵引，迅速娩出胎儿。若胎头高浮，应行内倒转术及臀牵引术。若第二胎为肩先露，先行外转胎术，不成功改用联合转胎位术娩出胎儿。必要时采用剖宫产终止妊娠。

（5）出现以下情况，考虑剖宫产。①第一胎为肩先露、臀先露。②宫缩乏力致产程延长，保守治疗效果不佳。③胎儿窘迫，短时间内不能经阴道结束分娩。④联体双胎孕周大于 26 周。⑤严重妊娠并发症需要尽快终止妊娠，如重度子痫前期、胎盘早剥等。

（6）无论阴道分娩还是剖宫产，均需积极防治产后出血。胎儿娩出前需建立静脉通道。第二胎娩出后理解使用缩宫剂，并使其作用维持到产后 2 小时以上，双胎娩出后上腹部压沙袋预防腹压骤减导致心衰及肺水肿。

4．多胎妊娠并发症处理

（1）胎膜早破

1）绝对卧床，保持外阴清洁，避免不必要的肛门及阴道检查，密切观察孕妇体温、心率、宫缩、阴道流出液性状和白细胞计数。

2）破膜超过 12 小时给予抗生素预防感染、降低胎儿及新生儿肺炎、败血症及颅内出血的发生率，减少绒毛膜羊膜炎及产后子宫内膜炎的发生。

3）孕周小于35周或预计胎肺发育不成熟使用促胎肺成熟治疗。

4）妊娠35周后，胎肺成熟，宫颈成熟，无禁忌证可引产。胎头高浮，胎位异常，宫颈不成熟，胎肺成熟，明显羊膜腔感染，伴有胎儿宫内窘迫，抗感染同时行剖宫产术终止妊娠，做好新生儿复苏准备。

（2）胎盘早剥

1）建立静脉通道，迅速补充血容量，改善血液循环，转后方医院进一步治疗。

2）及时终止妊娠。胎儿娩出前胎盘早剥有可能继续加重，一旦确诊Ⅱ、Ⅲ度胎盘早剥应及时终止妊娠。

①阴道分娩：Ⅰ度胎盘早剥，一般情况良好，病情较轻，以外出血为主，宫开已扩张，估计短期内可结束分娩，应阴道分娩。人工破膜使羊水缓慢流出，缩小子宫体积，腹部包裹腹压带压迫胎盘使其不再继续剥离，必要时滴注缩宫素缩短第二产程。

②剖宫产：适用于Ⅱ度胎盘早剥，不能在短期内结束分娩者。Ⅰ度胎盘早剥，出现胎儿宫内窘迫征象者。Ⅲ度胎盘早剥，产妇病情恶化，胎儿已死，不能立即分娩者。破膜后产程无进展者。取出胎儿后，立即注射缩宫素，并按摩子宫促进子宫收缩，发现有子宫胎盘卒中，在按摩子宫同时，用热盐水纱垫湿敷子宫，多数子宫收缩好转。若发生难以控制的大量出血，应快速输入新鲜血、凝血因子，并行子宫切除。

（3）产后出血：见"产后出血处理流程"相关内容。

5. 产包器械清单　线剪1把、组织剪1把、侧剪1把、弯止血钳5把、持针器1把、小有齿镊子1把、大碗1个、小口杯1个、治疗碗1个、带尾阴纱1块、棉球8个、盐水纱2块。

三、臀位分娩操作流程

目的：妊娠满28周及以上，胎儿及其附属物自临产开始到由母体娩出的全过程（图3-111）。

适用范围：应急医疗队队员。

背景：臀位占妊娠足月分娩总数的3%~4%。

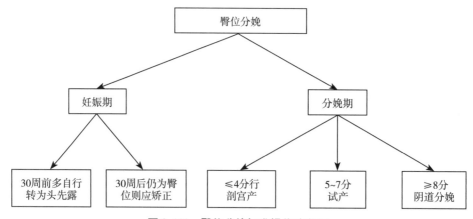

图3-111　臀位分娩标准操作流程图

（一）原因

妊娠30周以后多能自然转成头先露。临产后持续为臀位。可能的因素有：

1. 羊水过多、腹壁松弛以及早产儿羊水相对偏多，胎儿易在宫腔内自由活动形成臀位。

2. 子宫畸形、胎儿畸形、双胎妊娠及羊水过少等，容易发生臀位。

3. 狭窄骨盆、前置胎盘、肿瘤阻塞骨盆腔及巨大胎儿等,也易发生臀位。

（二）分类

根据胎儿两下肢所取的姿势分类。

1. 单臀位或腿直臀位,以臀部为先露最多见。

2. 完全臀位或混合臀位,以臀部和双足为先露较多见。

3. 不完全臀位以一足或双足、一膝或双膝、一足一膝为先露。较少见。

（三）诊断

1. 临床表现　孕妇常感肋下有圆而硬的胎头。先露部胎臀不能紧贴子宫下段及宫颈内口。

2. 腹部检查　子宫呈纵椭圆形,在宫底部触到圆而硬、按压时有浮球感的胎头;胎心在脐左（或右）上方听得最清楚。

3. 阴道检查　触及软而不规则的胎臀或触到胎足、胎膝。若胎膜已破能直接触到胎臀、外生殖器及肛门。

4. B 型超声检查　能准确探清臀位类型以及胎儿大小、胎头姿势、胎儿畸形等。

（四）分娩机制

1. 臀位　临产后,胎臀逐渐下降,内旋转,后髋先从会阴前缘娩出,随即胎体稍伸直,使前髋从耻骨弓下娩出。继之双腿双足娩出。当胎臀及两下肢娩出后,胎体行外旋转,使胎背转向前方或右前方。

2. 胎肩娩出　当胎体行外旋转的同时,前肩向右旋转 45°,转至耻骨弓下,使双肩径与骨盆出口前后径一致,同时胎体侧屈使后肩及后上肢从会阴前缘娩出,继之前肩及前上肢从耻骨弓下娩出。

3. 娩出　当胎肩通过会阴时,同时胎头俯屈。当枕骨达骨盆底时,胎头向母体左前方旋转 45°,使枕骨朝向耻骨联合。胎头继续下降,当枕骨下凹到达耻骨弓下时,以此处为支点,胎头继续俯屈,使颏、面及额部相继自会阴前缘娩出,随后枕部自耻骨弓下娩出。

（五）对母儿影响

1. 对产妇的影响　容易发生胎膜早破、继发性宫缩乏力及产程延长,使产后出血与产褥感染的机会增多,产伤和手术产率升高,若宫口未开全强行牵拉,容易造成宫颈撕裂甚至延及子宫下段。

2. 对胎儿及新生儿的影响　胎臀高低不平,常致胎膜早破,发生脐带脱垂是头先露的 10 倍,脐带受压可致胎儿窘迫甚至死亡;后出胎头牵出困难,常发生脊柱损伤、脑幕撕裂、新生儿窒息、臂丛神经损伤、胸锁乳突肌损伤导致的斜颈及颅内出血,颅内出血的发病率是头先露的 10 倍,臀位导致围产儿的发病率与死亡率均增高。

（六）处理

1. 妊娠期　于妊娠 30 周前,臀位多能自行转为头先露。若妊娠 30 周后仍为臀位,应予矫正。

2. 分娩期　应根据产妇年龄、胎产次、骨盆类型、胎儿大小、胎儿是否存活、臀位类型以及有无合并症,于临产初期做出正确判断,决定分娩方式。

（1）剖宫产的指征:狭窄骨盆、软产道异常、胎儿体重大于 3 500g、胎儿窘迫、妊娠合并症、高龄初产、有难产史、不完全臀位等,均应行剖宫产术结束分娩。也可根据评分,臀位评分法有 5 项指标（表 3-28）,满分为 10 分。≥8 分,首选阴道分娩;≤4 分行剖宫产术;5～7 分试产。

表3-28 臀位评分

项目	0分	1分	2分
胎儿体重	>3 500g	3 000～5 000g	<3 000g
骨盆大小	狭窄	临界	正常
孕周	>39周	37～39周	<37周
先露类型	足	全	单
胎膜早破	足或全	单臀	

（2）决定经阴道分娩的处理

1）第一产程：产妇应侧卧，不宜站立走动，尽量避免胎膜破裂。一旦破膜，应立即听胎心。若胎心变慢或变快，应行阴道检查，了解有无脐带脱垂。若有脐带脱垂，胎心尚好，宫口未开全，为抢救胎儿，需立即行剖宫产术。若无脐带脱垂，可严密观察胎心及产程进展。当宫口开大4～5cm时，为了使宫颈和阴道充分扩张，消毒外阴后，使用"堵"外阴方法。当宫缩时用无菌巾以手掌堵住阴道口，让胎臀下降，避免胎足先下降，待宫口及阴道充分扩张后才让胎臀娩出。此法有利于后出胎头的顺利娩出。在"堵"的过程中，应每隔10～15分钟听胎心一次，并注意宫口是否开全。宫口近开全时，要做好接产和抢救新生儿窒息的准备。

2）第二产程：接产前，应导尿排空膀胱。初产妇应行会阴侧切开术。有两种分娩方式：①自然分娩：胎儿自然娩出，不做任何牵拉。仅见于经产妇、胎儿小、宫缩强、骨盆腔宽大者。②臀位助产：当胎臀自然娩出至脐部后，胎肩及后出胎头由接产者协助娩出。脐部娩出后，一般应在2～3分钟娩出胎头，最长不能超过8分钟。

3）第三产程：胎盘娩出后，应肌注缩宫素，防止产后出血。行手术操作及有软产道损伤者，应及时检查并缝合，给予抗生素预防感染。

（七）分娩记录及新生儿评分（见上文）

（八）产包器械清单

线剪1把，组织剪1把，侧剪1把，弯止血钳3把，持针器1把，小有齿镊子1把，大碗1个，小口杯1个，治疗碗1个，带尾阴纱1块，棉球8个，盐水纱2块。

四、产褥感染处理流程

目的：产褥感染的紧急处理

适用范围：应急医疗队队员。

背景：产褥期母体各系统变化很大，但由于个体因素或其他原因，导致产褥感染，产褥感染仍是孕产妇死亡的主要原因之一（图3-112）。

1. 产褥感染感染途径

（1）外源性感染：可通过医务人员消毒不严或被污染衣物、用具、各种手术器械及产妇临产前性生活等途径侵入机体。

（2）内源性感染：寄生于正常孕妇生殖道的微生物，当抵抗力降低和/或病原体数量、毒力增加等感染诱因出现时，由非致病微生物转化为致病微生物而感染。内源性感染更重要，因孕妇生殖道病原体不仅可导致产褥感染，而且还能通过胎盘、胎膜、羊水间接感染胎儿，导致流产、早产、胎儿生长受限、胎膜早破、死胎等。

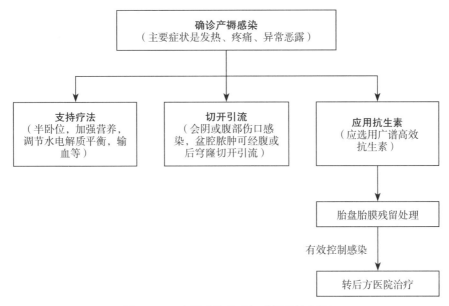

图 3-112　产褥感染处理标准操作流程图

2．产褥感染的识别

（1）发热、疼痛、异常恶露为产褥感染的三大主要症状。产褥早期发热的重要原因是脱水，在2～3天低热后突然出现高热。

（2）急性外阴、阴道、宫颈炎。以葡萄球菌和大肠埃希菌感染为主。

1）会阴裂伤或会阴后切开伤口感染：表现为会阴疼痛，坐位困难，可有低热。局部伤口红肿、发硬、伤口裂开，压痛明显，脓性分泌物流出，较重时出现低热。

2）阴道裂伤及挫伤感染：表现为黏膜充血、水肿、溃疡、脓性分泌物增多。感染部位较深时，可引起阴道旁结缔组织炎。宫颈裂伤感染向深部蔓延，可达宫旁组织，引起盆腔结缔组织炎。

（3）子宫感染：包括急性子宫内膜炎、子宫肌炎。

1）病原体经胎盘剥离面侵入，扩散至子宫蜕膜层成为子宫内膜炎，侵入子宫肌层称为子宫肌炎，两者常伴发。

2）若为子宫内膜炎，子宫内膜充血、坏死、阴道内有大量脓性分泌物且有臭味。

3）若为子宫肌炎，腹痛、恶露增多呈脓性，子宫压痛明显，子宫复旧不良，可伴发高热、寒战、头痛、白细胞明显增高等全身感染症状。

（4）急性盆腔结缔组织炎和继续输卵管炎：病原体沿宫旁淋巴和血行达宫旁组织，出现急性炎性反应而形成炎性包块，同时波及输卵管，形成急性输卵管炎。

1）临床表现　为下腹痛伴肛门坠胀，可伴寒战、感染、脉速、头痛等全身症状。

2）体征　下腹明显压痛、反跳痛、肌紧张等；宫旁一侧或两侧结缔组织增厚、压痛和／或触及炎性包块，严重者整个骨盆形成"冰冻骨盆"。淋病奈瑟菌沿生殖道黏膜上行感染，达输卵管与盆腹腔，形成脓肿后，感染不退。患者白细胞持续增高，中性粒细胞明显增多，核左移。

（5）急性盆腔腹膜炎及弥漫性腹膜炎：严重继续发展，扩散至子宫浆膜，形成盆腔腹膜炎。继而发展呈弥漫性腹膜炎，全身中毒症状明显，高热、恶心、呕吐、腹胀，检查时下腹部压痛明显、反跳痛。腹膜面分泌大量渗出液,纤维蛋白覆盖引起肠粘连,也可在直肠子宫凹陷形成局限性脓肿,若脓肿波及肠管与膀胱出现腹泻、里急后重与排尿困难。

(6)血栓性静脉炎:盆腔内血栓静脉炎常侵及子宫静脉、卵巢静脉、髂内静脉、髂总静脉及阴道静脉,厌氧菌为常见病原体。

1)病变单侧居多,产后1~2周多见,表现为寒战、感染、症状可持续数周或反复发作。局部检查不易与盆腔结缔组织炎鉴别。

2)下肢静脉炎,病变多在股静脉、腘静脉及大隐静脉,多继发于盆腔静脉炎,表现为弛张热,下肢持续性疼痛,局部静脉压痛或触及硬条索状,使血液回流受阻,引起下肢水肿,皮肤发白。

3)病变轻时无明显阳性体征,彩色多普勒超声检查可协助诊断。

(7)脓毒血症及败血症:感染血栓脱落进入血液循环可引起脓毒血症,随后并发感染性休克和迁徙性脓肿。若病原体大量进入血液循环并繁殖形成败血症,表现为持续高热、寒战、全身明显中毒症状,可危及生命。

3.产褥感染的治疗

(1)支持疗法:加强营养并补充足够维生素,增强全身抵抗力、纠正水、电解质失衡。病情严重或贫血者,多次少量输鲜血或血浆,以增强抵抗力。取半卧位,利于恶露引流或者炎症局限于盆腔。

(2)切开引流:会阴伤口或腹部伤口感染,及时行切开引流术,疑盆腔脓肿可经腹或后穹隆切开引流。

(3)胎盘胎膜残留处理:经有效抗感染同时,清楚宫腔内残留物。患者急性感染伴发高热,应有效控制感染和体温下降后,再彻底清宫,避免因刮宫引起感染扩散和子宫穿孔。

(4)应用抗生素:应根据临床表现及临产经验,选用广谱高效抗生素。保持有效血药浓度。

(5)肝素治疗。

(6)子宫严重感染、经积极治疗无效,严重继续扩散,出现不能控制的出血、败血症或脓毒血症术后,转后方应及时切除子宫,清除感染源,抢救患者生命。

五、产后出血处理流程

目的:掌握产后出血的紧急处理。

适用范围:应急医疗队队员。

背景:产后出血是分娩期的严重并发症,是全世界范围主要的致死病因。抢救产后出血对抢救产妇生命,保证产妇健康极为重要(图3-113)。

1.产后出血的诊断 产后出血指胎儿娩出后24小时内失血量超过500ml,剖宫产时超过1 000ml。

2.产后出血原因快速识别

(1)胎儿娩出后立即发生阴道流血,色鲜红,应考虑软产道裂伤。

(2)胎儿娩出后数分钟出现阴道流血,色暗红,应考虑胎盘因素。

(3)胎盘娩出后阴道流血较多,应考虑子宫收缩乏力或胎盘、胎膜残留。

(4)胎儿娩出后持续阴道流血,且血液不凝,应考虑凝血功能障碍。失血表现明显,伴阴道疼痛而阴道流血不多,应考虑隐匿性软产道裂伤,如血肿等。

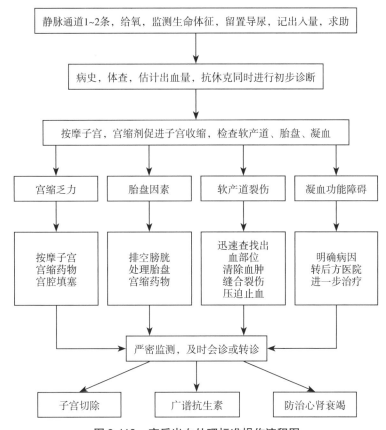

图 3-113　产后出血处理标准操作流程图

（5）患者头晕、面色苍白、出现烦躁、皮肤湿冷、脉搏细数、脉压缩小时，产妇已处于休克早期。

3. 不同病因所致产后出血的初步处理

（1）子宫收缩乏力：宫底升高，子宫质软、轮廓不清、阴道流血增多。按摩子宫应用宫缩剂后，子宫变硬，阴道流血减少或停止，可确诊。

（2）胎盘因素：胎儿娩出后 10 分钟内胎盘未娩出，阴道大量流血，考虑胎盘因素，胎盘部分剥离、嵌顿、胎盘部分粘连或植入、胎盘残留是引起产后出血的常见原因。胎盘娩出后立即检查胎盘及胎膜完整性，确定有无残留。可能为胎盘植入时，停止剥离。

（3）软产道裂伤：疑有软产道裂伤时，检查宫颈、阴道及会阴处是否有裂伤。宫颈裂口不超过 1cm，通常无活动性流血。

（4）凝血功能障碍：失血过多继发凝血功能障碍，表现为阴道持续流血，血液不凝，全身多部位出血、身体瘀斑。

4. 产后出血的处理原则　诊断出血原因，迅速止血，补充血容量，纠正失血性休克，防治感染。

（1）子宫收缩乏力：加强宫缩能迅速止血，导尿排空膀胱后采用以下方法。

1）按摩子宫。腹部按摩子宫，胎盘娩出后术中一手拇指在前，余四肢在后，在下腹部按摩并压迫宫底，挤出宫腔内积血，按摩子宫应均匀而有节律。若效果不佳，可选用腹部 - 阴道双手压迫子宫法。腹部 - 阴道双手压迫子宫法：一手戴无菌手套伸入阴道，握拳置于阴道前穹隆,顶住子宫前壁,另一手在腹部按压子宫后壁,使宫体前屈,两手相对紧压并均匀有节律的按摩子宫。剖宫产时用腹壁按摩宫底的手法直接按摩子宫。

2)应用宫缩剂。选用缩宫素或前列素类药物。缩宫素剂量是在 1L 生理盐水中加入 20IU 的缩宫素,以 250ml/h 的速度静脉给药,没有并发症时可以在 10 分钟内输入 500ml。米索前列醇可以舌下含服、口服、置于阴道或直肠,有时候联合给药。剂量为 200～1 000μg。

3)宫腔纱条填塞:助手在腹部固定子宫,术中用卵圆钳将无菌特制宽 6～8cm、长 1.5～3m、4～6 层不脱脂绵纱布条自宫底由内向外有序地填紧宫腔,压迫止血。若留有空隙可造成隐性出血。24 小时后取出纱条,取出前使用宫缩剂,并给予抗生素预防感染。

4)以上方法均无效时采用手术治疗:子宫压迫缝合术、结扎盆腔血管、髂内动脉或子宫动脉栓塞,均无效时切除子宫(转送至有条件医院后方能处理)。

(2)胎盘因素:疑有胎盘滞留时,立即行宫腔操作。若胎盘已剥离立即取出胎盘;胎盘粘连,可试行徒手剥离后取出。剥离困难疑有胎盘植入,停止剥离,根据出血情况及胎盘剥离面积行保守治疗或子宫切除。

1)保守治疗:使用于一般情况好,无活动性出血患者。

2)切除子宫:如有活动性流血、病情加重或恶化、穿透性胎盘植入时切除子宫。胎盘全部植入可无活动性流血或出血少,此时切忌强行剥离胎盘而造成大量出血,最安全的处理是切除子宫(转送至有条件医院后方能处理)。

(3)软产道裂伤:应彻底止血,按解剖层次逐层缝合裂伤。软产道血肿应切开血肿,清除积血,彻底止血、缝合,必要时可置橡皮引流。

(4)凝血功能障碍:排除以上因素导致的出血。尽快输血、血浆补充血小板、纤维蛋白原或凝血酶原复合物、凝血因子等。若并发 DIC 应按 DIC 处理。

5.失血性休克处理

(1)密切观察生命体征,发现早期休克,做好记录,去枕平卧,保暖、吸氧。

(2)呼叫相关人员,建立有效静脉通道,及时快速补充晶体平衡液及血液、新鲜冰冻血浆等,纠正低血压;有条件的医院应做中心静脉压指导输血补液。

(3)血压仍低时应用升压药物及肾上腺皮质激素,改善心、肾功能。

(4)抢救过程中如有条件随时做血气检查,及时纠正酸中毒。

(5)防治肾衰,如尿量少于 25ml/h,尿比重高,应积极快速补充液体,观察尿量是否增加。尿比重在 1.010 或以下者,输液要慎重,利尿时注意高钾血症。

(6)保护心脏,出现心衰时应用强心药物同时加用利尿剂,如呋塞米 20～40mg 静脉滴注,必要时 4 小时重复使用。

(7)抢救过程中,注意无菌操作,并给予大剂量广谱抗生素,预防感染。

6.产后出血预评分表(表 3-29)

表 3-29 产后出血预评分表

姓名		住院号		分娩时间		预测总分	
产前高危因素		原因	评分	产后高危因素		原因	评分
胎盘早剥		凝血	13	急诊剖宫产			4
前置胎盘		张力	12	选择性剖宫产			2
多胎妊娠		张力	5	胎盘残留			5

续表

产前高危因素	原因	评分	产后高危因素	原因	评分
子痫前期/妊娠期高血压	凝血	4	会阴直切或侧切		2
既往产后出血史	张力	3	阴道助产		2
肥胖(BMI>35kg/m²)	张力	2	产程延长(>12小时)		2
贫血(Hb<90g/L)	凝血	2	巨大儿(≥4kg)		2
羊水过多	张力	2	产时发热		5
羊水过少(≤300ml)	张力	2	破膜时间≥24小时		2
流产、分娩次数≥3	张力	2	高龄初产(≥40y)		14
子宫肌瘤	张力	4	急产		2
血小板≤80×10⁹/L	凝血	4	连续点滴催产素引产≥8小时		2
死胎	凝血	2	产妇精神因素		2
临产前3天使用缩宫素	张力	3			
临产前使用抗凝剂	凝血	3			

注：评分结果分为高危组(大于7分)、中危组(5~7分)、低危组(0~4分)

六、子痫抢救流程

目的：当应急救护时，孕产妇出现子痫，启动本预案以确保孕产妇的成功转运或现场救治(图3-114)。

适用范围：应急医疗队。

(一)标准操作流程

子痫发作时的紧急处理包括一般急诊处理，控制抽搐，控制血压，预防子痫复发及适时终止妊娠等。需要与其他抽搐性疾病(如癔病、癫痫、颅脑病变等)进行鉴别。同时，应监测心、肝、肾、中枢神经系统等重要脏器功能、凝血功能和水电解质酸碱平衡。

(二)一般急诊处理

子痫发作时需保持气道通畅，维持呼吸、循环功能稳定，密切观察生命体征、尿量(应留置导尿管监测)等。避免声、光等刺激。预防坠地外伤、唇舌咬伤。

(三)控制抽搐

首选硫酸镁，当患者存在硫酸镁应用禁忌或硫酸镁治疗无效时，可考虑应用地西泮、苯妥英钠或冬眠合剂控制抽搐。

(四)控制血压

血压≥160/110mmHg的重度高血压孕妇应降压治疗；血压≥140/90mmHg的非重度高血压患者可使用降压治疗。血压应平稳下降，且不应低于130/80mmHg，以保证子宫胎盘血流灌注。

常用口服降压药物有：拉贝洛尔、硝苯地平短效或缓释片。如口服药物血压控制不理想，可使用静脉用药，常用有：拉贝洛尔、尼卡地平、酚妥拉明。孕期一般不使用利尿剂降压，以防血液浓缩、有效循环血量减少和高凝倾向，也不推荐使用阿替洛尔和哌唑嗪。禁止使用血管紧张素转换酶抑制剂(ACEI)和血管紧张素Ⅱ受体拮抗剂(ARB)。硫酸镁不可作为降压药使用。

(五)适时终止妊娠

子痫控制2小时后可考虑终止妊娠。

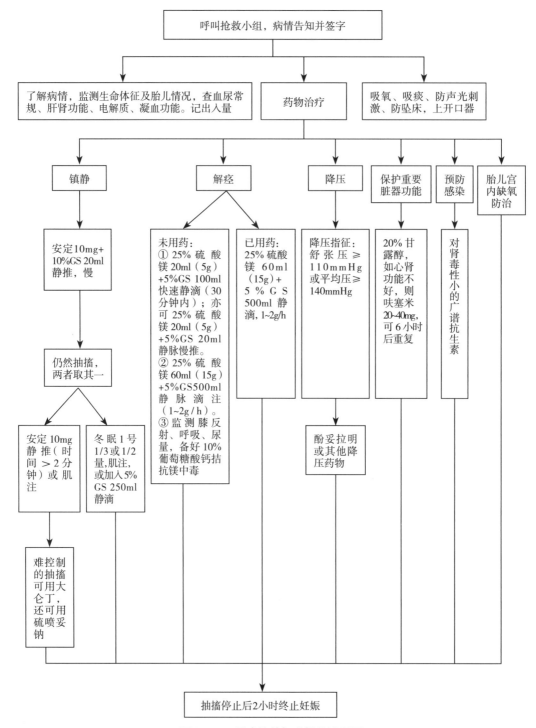

图 3-114　子痫抢救标准操作流程图

七、新生儿复苏流程

目的:在应急救援过程中对分娩过程或之后新生儿发生窒息或其他引起需要进行复苏抢救的情况,及时救治新生儿(图 3-115)。

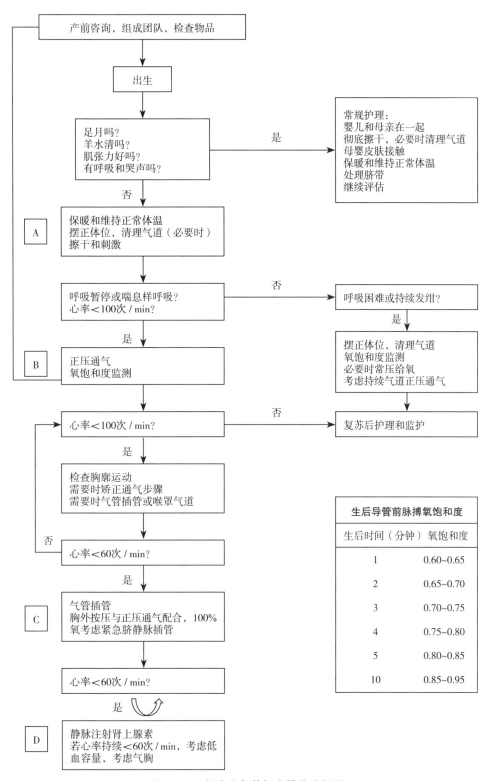

产前咨询，组成团队，检查物品

出生

足月吗？
羊水清吗？
肌张力好吗？
有呼吸和哭声吗？

是 →

常规护理：
婴儿和母亲在一起
彻底擦干，必要时清理气道
母婴皮肤接触
保暖和维持正常体温
处理脐带
继续评估

否

A
保暖和维持正常体温
摆正体位，清理气道（必要时）
擦干和刺激

呼吸暂停或喘息样呼吸？
心率<100次/min？

否 →

呼吸困难或持续发绀？

是

摆正体位，清理气道
氧饱和度监测
必要时常压给氧
考虑持续气道正压通气

是

B
正压通气
氧饱和度监测

心率<100次/min？

否 →

复苏后护理和监护

是

检查胸廓运动
需要时矫正通气步骤
需要时气管插管或喉罩气道

否

心率<60次/min？

是

C
气管插管
胸外按压与正压通气配合，100%
氧考虑紧急脐静脉插管

心率<60次/min？

是

D
静脉注射肾上腺素
若心率持续<60次/min，考虑低
血容量，考虑气胸

生后导管前脉搏氧饱和度	
生后时间（分钟）	氧饱和度
1	0.60~0.65
2	0.65~0.70
3	0.70~0.75
4	0.75~0.80
5	0.80~0.85
10	0.85~0.95

图 3-115　新生儿复苏标准操作流程图

适用范围：应急医疗队。

（一）复苏前的准备工作

复苏开始前，团队人员要准备复苏所需要的所有仪器和材料，确保齐全且功能良好。使用复苏器械快速检查表核对器械和设备（表3-30）。

表3-30 复苏器械快速检查表

复苏措施	复苏器械和设备
保暖	预热辐射台
	预热毛巾或毛毯
	温度传感器
	帽子
	塑料袋或保鲜膜（胎龄<32周早产儿）
	预热的床垫（胎龄<32周早产儿）
清理呼吸道	吸球
	10或12号吸痰管连接壁式吸引器，压力80～100mmHg
	（1mmHg=0.133kPa）
	胎粪吸引管
听诊	听诊器
通气	氧流量10L/min
	给氧浓度调制21%（如果是胎龄<32周早产儿，氧浓度调到21%～30%）
	正压通气装置
	足月儿和早产儿的面罩
	8号胃管和大号空针
氧气装置	常压给氧的装置
	脉搏血氧饱和度仪及传感器
	目标氧饱和度值表格
气管插管	喉镜及0号和1号镜片（00号，可选）
	导管芯（铁丝）
	气管导管（2.5/3/3.5号）
	二氧化碳检测器
	卷尺和气管插管插入深度表
	防水胶布、插管固定装置
	剪刀
	喉罩气道（1ml，5ml注射器）
药物	1:10 000（0.1mg/ml）肾上腺素
	生理盐水
	脐静脉插管和给药所需物品
其他	心电监护仪和电极片

（二）初步复苏

1. 新生儿生后快速评估4项 4项为"足月吗？""羊水清吗？""肌张力好吗？""有呼吸和哭声吗？"当羊水胎粪污染时，仍首先评估新生儿有无活力：新生儿有活力时，继续初步复苏；新生儿无活力时，应在20秒内完成气管插管及用胎粪吸引管吸引胎粪。如果不具备气管插管条件，且新生儿无活力时，应快速清理口鼻后尽快开始正压通气。

2. 强调"必要时"吸引口鼻 即口鼻有分泌物或有胎粪污染时吸引口鼻，避免过度刺激。在生后第 1 分钟刺激后咽部可产生迷走神经反射，引起心动过缓或呼吸暂停。如用吸引导管，吸引器的负压应为 80～100mmHg（1mmHg=0.133kPa）。

3．监测健康新生儿生后 10 分钟内动脉导管前脉搏氧饱和度值　健康足月新生儿生后在呼吸室内空气（21% 氧）的情况下，达到氧饱和度 90% 以上需 10 分钟。因此建议，初步复苏后不再评估肤色并常压给氧，如果新生儿有呼吸困难、持续青紫，可清理气道、监测氧饱和度，如氧饱和度低于标准值，可持续气道正压通气或常压给氧。

4．评估心率

（1）开始用听诊器评估心率：沿胸部左侧听诊是检查新生儿心率最准确的物理检查方法。尽管在脐根部可以感觉到脐动脉搏动，但触诊是不准确的，可能低估真实心率。听诊时可以用手在床上按心跳的节拍拍打，以使团队的其他成员也了解新生儿的心率。计数新生儿的心率 6 秒，乘以 10 即为每分钟的心率。

（2）连接脉搏血氧饱和度仪，用脉搏血氧饱和度仪评估心率和氧饱和度。

（3）如果新生儿心率很慢或循环很差，脉搏血氧饱和度仪的功能会受影响。此时，心电图监护是可选的方法。为更准确地评估心率，2015 年新生儿复苏国际指南建议用 3 导联心电图测量心率。

5．正确放置脉搏血氧饱和度仪的传感器

（1）传感器的朝向应当放置正确，使其面对光源，接受传送过来的红光。放置后，最好要遮盖传感器以避开室内光线。如果脉搏血氧饱和度仪显示的脉搏不稳定，可调整传感器的位置。

（2）传感器应先连接新生儿端，后连接仪器端，以便快速获得信号。

（3）传感器应连至右上肢：因为心脏、头颅、右上肢的血来源于主动脉的动脉导管前部分，称为动脉导管前血；左上肢和双下肢接受来自动脉导管后的主动脉血，由于可能混有经动脉导管分流、含氧量低的肺动脉血，氧饱和度常较低。为测量灌注心脏和颅脑血液的氧饱和度，传感器应连至右手或右腕部。

（三）正压通气

1．指征　呼吸暂停或喘息样呼吸，或心率<100 次 /min。另外，《新生儿复苏教程》第 7 版提出，如果新生儿有呼吸且心率≥100 次 /min，但在持续气道正压通气或常压给氧后，新生儿氧饱和度不能维持在目标值，可以考虑尝试正压通气。

2．方法　双手放置面罩法（双手法）。单手法有时难以维持面罩和面部较好的密闭状态和新生儿正确的体位。如果密闭欠佳，可用双手握住面罩及推下颌的方法，即用双手的拇指和示指握住面罩向面部用力，每只手的其余 3 指放在下颌骨角并向面罩的方向轻抬下颌。操作者全神贯注于面罩和面部的密闭状况并保持正确的体位，助手则站在新生儿侧面挤压复苏囊或开闭 T- 组合复苏器控制呼气末正压的开关以实施正压通气。

3．给氧浓度　胎龄≥35 周的新生儿开始复苏时，空氧混合仪调至 21% 浓度的氧。胎龄<35 周的新生儿开始复苏，空氧混合仪调至 21%～30% 浓度的氧，流量调节至 10L/min。然后在脉搏血氧饱和度仪的监测指导下，用空氧混合仪调整给氧浓度，使氧饱和度达到目标值。

4．对正压通气反应的评估及矫正通气步骤

（1）开始正压通气后，首先观察胸廓是否有起伏，如胸廓无起伏，做矫正通气步骤；如胸廓有起伏，继续做正压通气 30 秒后评估心率。

（2）矫正通气步骤（MRSOPA）

1）M（Mask）：指调整面罩。重新放置面罩与面部形成良好的密闭，如果有漏气，略增加对面罩边缘的压力并向上抬起下颌。面罩最容易漏气的地方是面颊和鼻梁部，如果单手法达到密闭有困难，可改用双手法。

2）R（Reposition airway）：指重新摆正体位。可重新摆正头、颈部的位置，使之处于轻度仰伸位（"鼻吸气"体位）。在完成 M 和 R 两步骤后，尝试正压通气并观察胸廓是否有起伏。如胸廓仍无起伏，进行以下步骤。

3）S（Suction）：指吸引口鼻。气道可能被黏稠的分泌物阻塞，如存在此情况，用吸球吸引口鼻。少数情况下，黏稠的分泌物可以阻塞气管，可以气管插管吸引。

4）O（Open mouth）：指打开口腔。用手指打开新生儿的口腔重新放置面罩。在完成 S 和 O 两步骤后，尝试再进行正压通气并观察胸廓是否有起伏，如胸廓仍无起伏，进行以下步骤。

5）P（increase Pressure）：指增加压力。可用压力计指导吸气压力的调整，可每次增加 $5\sim10cmH_2O$（$1cmH_2O=0.098kPa$），直至每次呼吸时均能看到胸廓起伏。足月儿面罩通气最大的推荐压力是 $40cmH_2O$。如果用 T- 组合复苏器，助手需要调整吸气峰压旋钮。在完成 P 步骤后，尝试再进行正压通气并观察胸廓是否有起伏，如胸廓仍无起伏，进行以下步骤。

6）A（Airway）：指替代气道。如果在完成了以上 5 个步骤以后仍没有胸廓起伏，应当气管插管或使用喉罩气道。矫正通气后，如胸廓有起伏，有效正压通气 30 秒后再评估。

（3）30 秒有效正压通气（胸廓有起伏）后评估新生儿心率

1）如果心率≥100 次 /min，逐渐减少正压通气的压力和频率，同时观察是否具有有效自主呼吸，如心率持续>100 次 /min，有有效自主呼吸，则停止正压通气，如氧饱和度未达到目标值，可常压给氧。

2）如果心率 60～99 次 /min，再评估通气技术，必要时再做 MRSOPA，可考虑气管插管正压通气。

3）经过 30 秒有效正压通气（胸廓有起伏），心率<60 次 /min，再评估通气技术，必要时再做 MRSOPA，如心率仍<60 次 /min，给予气管插管，增加给氧浓度至 100%，开始胸外按压。

（四）胸外按压

1. 指征　在 30 秒有效的正压通气（胸廓有起伏）后，心率<60 次 /min。此时新生儿对有效的正压通气无反应，可能血氧浓度很低、明显酸中毒和冠状动脉灌注减少，可引起心肌功能的严重抑制，改善冠状动脉血流是恢复心脏功能的关键。

2. 要求　2015 年新生儿复苏国际指南要求胸外按压时气管插管正压通气配合胸外按压。气管插管正压通气将使每次正压通气达到最大的效率，并使胸外按压者在新生儿头侧进行按压具有可行性。有的新生儿在气管插管正压通气 30 秒后病情改善，可能不再需要胸外按压。

3. 方法　《新生儿复苏教程》第 7 版推荐胸外按压用拇指法，因为此法能得到更高的血压和冠状动脉充盈压，且不易疲劳。因经气管插管进行正压通气，拇指法胸外按压可移至床头进行，这样可给脐静脉插管让出足够的空间，而且胸外按压操作者不易疲劳。

4. 给氧浓度　一旦开始胸外按压，正压通气的给氧浓度增加至 100%。

5. 胸外按压和正压通气的配合　胸外按压和正压通气的比例仍为 3：1，按压 90 次 /min，呼吸 30 次 /min，2 秒内进行 3 次胸外按压，1 次正压通气。按压者大声喊出"1—2—3—吸"，助手做正压通气配合。

6. 胸外按压的时间 《新生儿复苏教程》第 7 版提出胸外按压的时间为 60 秒,研究显示,新生儿的自主循环可能要在胸外按压开始后 60 秒左右恢复,因此,在建立了协调的胸外按压和正压通气后,可在 60 秒后短时间(6 秒)停止按压同时评估心率,要尽量避免中断胸外按压,因为按压停止后,冠状动脉灌注减少,延迟心脏的恢复。

7. 胸外按压时心率的评估

(1)如心率≥60 次 /min,停止胸外按压,以 40～60 次 /min 频率继续正压通气,给氧浓度可减至 40%。

(2)如心率<60 次 /min,检查正压通气和胸外按压操作是否正确,是否给予 100% 浓度的氧,如正压通气和胸外按压操作皆正确,做紧急脐静脉插管,给予肾上腺素。为便于脐静脉插管操作,胸外按压者移位至新生儿头侧做拇指法胸外按压。

(五)药物

1. 应用肾上腺素。

2. 使用扩容剂。

3. 肾上腺素及扩容后如患儿情况仍无改善,迅速做如下评估并做相应的处理:

(1)观察是否每次正压通气都有胸廓起伏?听诊两侧呼吸音是否一致?

(2)气管插管是否被分泌物阻塞?

(3)正压通气是否给予 100% 浓度的氧?

(4)胸外按压是否达到要求的深度(胸廓前后径的 1/3)?

(5)静脉给予肾上腺素的剂量是否正确?如果是气管内给予肾上腺素,则迅速做脐静脉插管或骨髓穿刺重复给予肾上腺素。

(6)是否有气胸?

4. 脐静脉插管 脐静脉是迅速可用的新生儿直接静脉通道,当新生儿对正压通气及胸外按压无反应,预期使用肾上腺素时,复苏团队一名成员应准备放置脐静脉导管,而其他人员继续进行正压通气及胸外按压。

(1)插管的准备:打开脐静脉切开包,戴无菌手套,用注射器(5～10ml)连接三通和 3.5F 或 5F 单腔脐静脉导管,充以生理盐水。用抗菌溶液消毒脐带,铺孔巾。

(2)沿脐根部用线打一个松结,如在切断脐带后出血过多,可将此结拉紧。

(3)在夹钳下离皮肤线 1～2cm 处用手术刀切断脐带,切断脐带时短暂停止胸外按压,并告知团队成员手术刀已进入视野。

(4)在 12 点的位置可以看到大的、壁薄的脐静脉,其下方是小而壁厚的脐动脉。

(5)导管插入脐静脉 2～4cm(早产儿可稍短),抽吸有回血。

(6)给予肾上腺素或生理盐水,插管者握住导管,最好由助手给药,给予肾上腺素后,用 1～2ml 生理盐水冲管。给药后可拔管,此时要扎紧脐根部的线;也可暂时保留导管,可用清洁的粘合敷料将导管固定于新生儿腹部。

(六)复苏后的处理

1. 需要复苏的新生儿,复苏后必须密切监测和反复评估呼吸、氧饱和度、血压、血糖、电解质、排尿情况、神经状态和体温。

2. 窒息后多器官损害的临床表现、实验室检查和管理。

3. 复苏期间及复苏后要避免过热。

4. 如果需要,迅速开始亚低温治疗,要事先做好人员和器械的准备。

八、紧急剖宫产流程

目的:保障母婴安全。

适用范围:应急医疗队队员。

背景:剖宫产术是指妊娠 28 周后,切开腹壁与子宫壁,取出体重 1 000g 以上的胎儿及胎盘(图 3-116)。

1. 适应证

(1)产道异常

1)头盆不称。

2)软产道异常:阻碍先露下降,先天性发育异常。

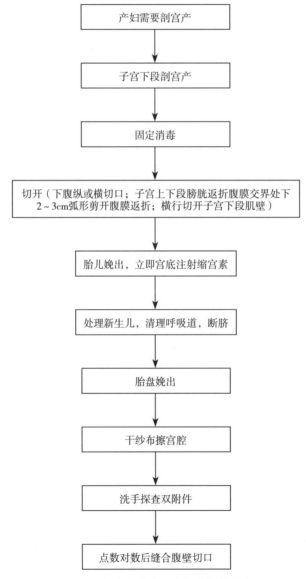

图 3-116 紧急剖宫产手术标准操作流程图

（2）产力异常宫缩乏力经处理无效者。

（3）胎儿异常

1）胎位异常：横位、额后位，高直后位；枕后位或枕横位合并头盆不称或产程延长阴道分娩困难者。臀位合并以下情况放宽剖宫产指征：足先露、骨盆狭窄、胎膜早破、胎头过度仰伸、宫缩乏力、完全臀位而有不良分娩史者、估计胎儿在 3 500g 以上者。

2）胎儿窘迫：经吸氧等处理无效，短期内不能阴道分娩。

3）脐带脱垂：胎儿存活。

4）胎儿过大：估计>4 500g，可疑头盆不称。

（4）妊娠合并症和并发症

1）产前出血：如前置胎盘、胎盘早剥。

2）瘢痕子宫：有前次剖宫产史，前次的手术指征在此次妊娠依然存在，或估计原子宫切口愈合欠佳者，以及前次剖宫产切口位于子宫体部；如曾做过子宫肌瘤剥除术且进入宫腔者，此次亦应考虑剖宫产术。

3）做过生殖道瘘修补或陈旧性会阴Ⅲ度撕裂修补术者。

4）先兆子宫破裂：无论胎儿存活与否均应做剖宫产术。

5）高龄初产妇，多年不育或药物治疗后受孕者。

6）胎儿畸形：如双胎联胎。

2．禁忌证　无绝对禁忌证。

3．术前准备

（1）备皮，放置尿管。

（2）做好抢救新生儿的准备。

4．麻醉

（1）硬膜外麻醉、腰麻或联合麻醉。

（2）产妇并发有先兆子痫、心脏病、癫痫、精神病等，宜采用连续硬膜外麻醉以减少刺激。

5．分类及其适用范围　剖宫产术式有子宫下段剖宫产、子宫体部剖宫产。

6．操作方法及程序

（1）消毒步骤同一般腹部手术。

（2）腹壁切口可采用下腹纵切口、下腹横切口。

（3）在子宫上下段膀胱返折腹膜交界处下 2～3cm 弧形剪开腹膜返折，暴露子宫肌壁 6～8cm。

（4）横行切开子宫下段肌壁，用手指向两侧撕开子宫下段肌层宽约 10cm 后破膜，羊水吸出后，术者右手从胎头下方进入宫腔，将胎头慢慢托出子宫切口，助手同时压宫底协助娩出胎头。胎头娩出后立即挤出新生儿口鼻黏液。若为臀位，则牵一足或双足，按臀牵引方式娩出胎儿。单臀则不必牵双足，同头位娩出法娩出胎臀，或牵引胎儿腹股沟，以臀助产方式娩出胎儿。

（5）胎儿娩出后，助手立即在宫底注射缩宫素10U。

（6）胎儿娩出后，术者再次清理呼吸道，断脐后交台下。

（7）胎盘可自娩，亦可徒手剥离，查胎盘、胎膜是否完整。

（8）干纱布擦宫腔，用 0/2 号肠线连续缝合子宫肌层及浆膜层，注意子宫收缩情况。

（9）洗手探查双附件有无异常。

（10）点数对数后按不同腹壁切口缝合。

7．术后注意事项

（1）术毕应将宫腔及阴道内积血清除。

（2）术后当日取平卧位、侧卧，第2天下床活动。

（3）术后12小时内密切注意子宫收缩及阴道出血情况。

（4）术后留置导尿管24小时，去除导尿管后可适当起床活动。

（5）酌情补液及应用抗生素预防感染。

九、阴道扩张术及刮宫术流程

目的：阴道扩张和刮宫术是妇产科常用手术。依据临床需要，阴道扩张和刮宫术可为诊断性手术，也可为治疗性手术，并各具有指征和禁忌证，可单独或同时施行（图3-117）。

适用范围：应急医疗队队员。

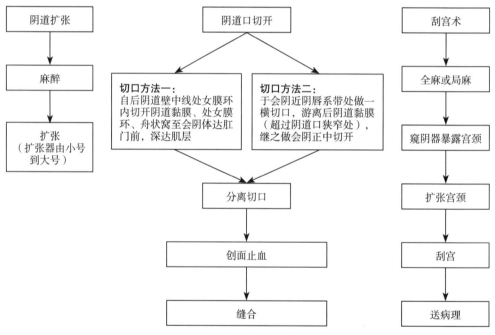

图 3-117 阴道扩张术及刮宫术标准操作流程图

（一）阴道扩张

1．麻醉 4%可卡因油膏局部涂搽或普鲁卡因局部麻醉。

2．操作 用玻璃或塑料制扩张器，顺序由小到大，逐渐扩张到最大号。阴道扩张器可根据当地条件，就地取材自行制作。

（二）阴道口切开术

手术方法有两种，均可在局麻下进行。

1．方法一

（1）切口：自后阴道壁中线处女膜环内切开阴道黏膜、处女膜环、舟状窝至会阴体达肛门前，深达肌层。

（2）分离切口：用剪刀继续分离，使切口呈一菱形面。

（3）创面止血：缝扎出血点，以免血肿形成。

（4）缝合切口：缝合皮下层与表层。

2．方法二

（1）切口：于会阴近阴唇系带处做一横切口，游离后阴道黏膜（超过阴道口狭窄处），继之做会阴正中切开。

（2）分离会阴：用剪刀自切口分离会阴组织。在阴道黏膜瓣中线左右旁开口。

（三）刮宫术

1．手术目的　诊断性活组织检查，治疗不规则子宫出血，清除胚胎组织（用于人工流产术或治疗不完全性自然流产）。

2．适用人群

（1）月经失调，需了解子宫内膜变化及及其对性激素的反应者。

（2）月经出血过多。

（3）性交后阴道出血。

（4）不孕症，需了解有无排卵者。

（5）子宫内膜息肉；子宫纤维瘤。

（6）子宫癌早期诊断。

（7）子宫颈癌早期诊断。

（8）子宫内膜增生；宫内节育器嵌顿。

（9）人工流产。

（10）不完全性自然流产。

3．手术过程

（1）全麻或局麻。

（2）用阴道窥器暴露宫颈。

（3）消毒宫颈，麻痹宫颈管（非常规性）。

（4）用一支棒状宫颈扩张器扩张宫颈。

（5）用一支末端有刮匙的细长金属棒伸入子宫腔。

（6）刮出子宫内膜并送病理检查。

十、会阴损伤处理流程

目的：正确评估女性会阴损伤的严重程度，并根据损伤范围及程度做出正确修补，防止近期及远期并发症。

适用范围：应急医疗队。

背景：应急救援过程中对可能存在会阴损伤的女性进行病情评估、初步处理，若条件允许尽量完成修补（图3-118）。

1．首先关注患者生命体征是否稳定，如怀疑其他重要器官脏器的损伤应该请相应专科评估并处理。

2．询问月经婚育史，注意排除妊娠、对于无性生活女性应注意医患沟通。

3．询问损伤史，注意有无阳性症状及体征，有无恶心、呕吐、腹胀、里急后重等症状，警惕内出血，注意询问阴道流血情况。

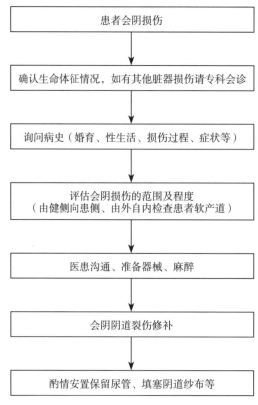

图 3-118 会阴损伤处理标准操作流程图

4. 采用外阴视诊、触诊、窥器检查、双合诊、三合诊及肛检等多种手段由健侧向患侧、由外自内检查患者软产道,评估会阴损伤的范围及程度。

5. 完成医患沟通、准备修补相关器械、选择适当的麻醉、选好助手。

6. 具体手术

(1) Ⅰ度会阴阴道裂伤修补术:可能伴有阴蒂、尿道口周围、大小阴唇皮肤黏膜的损伤、处女膜环的裂伤。可用 2-0 可吸收线间断缝合止血、恢复组织结构,必要时连续缝合。3-0 可吸收线行会阴皮肤内缝合。

(2) Ⅱ度会阴阴道裂伤修复术:阴道纱条填塞阴道后穹隆及阴道上段,上推子宫,暴露会阴阴道裂伤部位。2-0 可吸收线间断缝合撕裂的会阴体肌层。2-0 可吸收线缝合撕裂的阴道壁黏膜,缝合部位应超过裂口顶端 0.5cm;缝合会阴皮下组织。3-0 可吸收线行会阴皮肤皮内缝合。取出阴道纱条,常规行直肠指检,检查直肠黏膜的完整性及有无缝线暴露(若有及时拆除),并感觉肛门括约肌的收缩力及有无血肿形成。

(3) Ⅲ～Ⅳ度会阴阴道裂伤手术:患者取膀胱截石位,充分暴露撕裂部位,彻底清洁会阴黏膜及直肠两侧间隙,修整直肠,阴道及会阴破损边缘,电凝止血减少异物刺激。直肠内置纱布卷以避免肠道分泌物溢出,用 3-0 可吸收线间断内翻缝合直肠黏膜下及肌层组织(勿穿过直肠黏膜层),边缝合边退纱布,再间断内翻缝合直肠肌层及筋膜加固;用 Allis 钳夹两侧挛缩的肛门括约肌断端,尽可能完整拉出,用 7 号丝线相行端端缝合或者重叠缝合,再将两侧肛提肌相对缝合覆盖直肠壁上,建立会阴体;2-0 可吸收线间断缝合撕裂的阴道黏膜、会阴皮下组织,3-0 可吸收线行会阴皮肤皮内缝合;取出纱条,常规行直肠指检。

7. 修补完成后酌情安置保留尿管、填塞阴道纱条，交代注意事项。

十一、妇产科围手术期护理流程

妇产科围手术期护理（图 3-119）

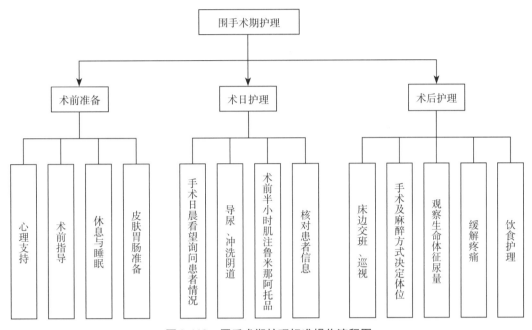

图 3-119 围手术期护理标准操作流程图

（一）术前准备

1. 心理支持 一个面临手术的患者及家属都会经历一段时期的应激反应，表现不同程度的焦虑和恐惧，担心住院失去日常生活习惯，手术会引起的疼痛，担心身体的过多暴露，顾虑手术可能会使自己失去某些重要器官或功能，引起早衰，影响夫妻关系等或恐惧手术意外而失去生命。这些心理状态，明显增加了手术的危险性，这就要求我们根据不同患者的心理特点，有针对性地提供专业性指导，并认真倾听患者的诉说，使其术前保持良好的身心状态，使患者相信，在医院现有的条件下，她将会得到最好的治疗和照顾，能顺利度过手术全过程，身体早日康复。

2. 术前指导 用通俗易懂的语言向患者介绍手术名称、手术过程及手术前准备的内容、必要的检查程序，患者术中可能出现的不适感觉，术后尽早下床活动，可促进肠功能恢复，增进食欲，预防并发症。另外，术前要使子宫切除患者了解术后不再有月经，卵巢切除患者会出现停经、潮热、阴道分泌物减少等症状，即使保留一侧，也会因手术暂时性引起激素分泌减少而停经，可在医师指导下接受雌激素治疗，以缓解症状。术前要指导患者摄入高蛋白、高热量、高维生素及低脂肪全营养饮食，以保持机体处于术前最佳营养状态。

3. 休息与睡眠 护士要为患者提供安静、舒适的环境，保证患者术前得到充分的休息，为减轻患者的焦虑程度，可按医嘱给予适量镇静剂，晚上经常巡视，并做到"四轻"，避免影响患者休息。

4. **术前皮肤及胃肠道准备** 术前备皮时间离手术时间越近越好,减少感染机会。备皮以顺毛短刮方式进行,上自剑突下,下至两大腿上 1/3,包括会阴两侧至腋中线;术前常规禁食 8~12 小时,禁水 4~6 小时,保持胃肠道空虚,以防麻醉后引起呕吐、窒息和术后胃肠胀气;术前晚行温肥皂水灌肠或口服缓泻剂,术前 2 小时再次清洁灌肠 1 次,充分清洁肠道,使术中手术野充分暴露便于操作,避免肠管损伤。

(二)术日护理

手术日晨护士应尽早看望患者,核查体温、血压、脉搏、呼吸等,询问患者的感受。若发现月经来潮、过度恐惧或忧郁的患者应及时通知医师,非急诊手术,可协商另定手术时间;患者的个人物品交家属保管;在无菌操作下常规用双腔气囊尿管(注入空气或生理盐水 15~20ml)留置导尿,使膀胱空虚,以免术中损伤;拟行子宫切除者,术前用消毒液冲洗阴道,术前半小时肌注苯巴比妥和阿托品,缓解患者紧张情绪,并减少唾液腺分泌,防止支气管痉挛等因麻醉引起的副交感神经过度兴奋。送患者去手术室前,让家属和亲友短暂探视,在患者床旁与手术室护士认真核对患者姓名、住院号、床号等病历资料,并护送患者到手术室,向巡回护士介绍患者,当面点交核对无误后签字。让患者真切感受到医务人员的严肃、认真、一丝不苟的工作态度,从而增加信任度,促进和谐医患关系。

(三)术后护理

1. **床边交班** 手术完毕,患者被送回病房,护士须向手术室护士及麻醉医师详细了解术中情况,及时为患者测量生命体征,观察呼吸频率、深度,检查输液、腹部伤口、阴道流血情况以及是否使用镇痛泵等,认真做好床边交接,并翔实记录观察资料。

2. **体位** 根据手术及麻醉方式决定体位。全麻未清醒者设专人守护,去枕平卧头偏一侧,以避免呕吐物、分泌物呛入气管,引起吸入性肺炎或窒息。蛛网膜下腔麻醉者,去枕平卧 12 小时,硬膜外麻醉者去枕平卧 6~8 小时,防止脑脊液外流,使颅内压降低,引起头痛,尤其头部抬高时,疼痛加剧。若病情稳定次晨可取半卧位,有助于腹部肌肉放松,降低切口张力,减轻疼痛,有利于深呼吸,增加肺活量,同时半卧位也有利于腹腔引流。

3. **巡视** 护士应经常巡视患者,15~30 分钟 1 次,注意观察患者意识及肢体感觉的恢复情况,保持床单位整洁,鼓励指导患者活动肢体。每 2 小时翻身,咳嗽,做深呼吸 1 次,以改善循环和促进良好的呼吸功能,但应注意老年患者因体位改变而致血压不稳定,突然跌倒的情况,要特别耐心、仔细,随时提供必要的扶助。

4. **观察生命体征** 根据手术大小、病情,认真观察并记录生命体征。术后 0.5~1 小时观察并记录 1 次,直到平稳后改为 4 小时 1 次,术后至少每日测 4 次,直至正常后 3 天,手术后 1~2 天内,体温略有升高,一般不超过 38℃,为手术后正常反应。若持续高热或正常后再次升高,则可能有感染存在。

5. **观察尿量** 在子宫切除中,有可能伤及输尿管或术中牵拉膀胱、输尿管,可能会影响排尿功能,因此,应注意保持尿管引流通畅,并认真观察尿量及性质,术后患者尿量每小时至少 50ml 以上,同时注意擦洗外阴,保持局部清洁,防止发生泌尿系感染。一般于术后 24 小时拔除尿管,身体虚弱者可适当延长,拔管后协助患者排尿,以观察膀胱功能恢复情况。

6. **饮食护理** 一般妇产科患者手术后 6~8 小时可进流质饮食,忌牛奶及甜食;肛门排气后可进半流食;排便后开始进普食;进行胃肠减压的患者,均应禁食。术后患者加强营养,增加蛋白质及维生素的摄入,促进伤口愈合。

7. 缓解疼痛 疼痛是术后常见的问题，通常集中在切口处，患者麻醉作用消失后会感到伤口疼痛，术后 24 小时内最明显。由于妇产科患者全部为女性，而女性的疼痛阈值较男性低，对疼痛敏感且耐受性差，往往使患者产生焦虑不安、失眠、食欲不振等，护士应多关心、体贴、理解患者，根据其具体情况及时给予止痛处理，按医嘱术后 24 小时内可用哌替啶等止痛药物或使用镇痛泵，为患者有效止痛，保证患者得到充分休息，减轻患者痛苦，预防并发症。

8. 通过加强围手术期的精心护理，使患者以良好的心态接受手术，安全度过手术期，术后无并发症发生，促进了术后康复，保证了治疗及护理的效果，缩短了住院时间，密切了医患关系，护理质量也得到了提高。

（吕小燕　吴　静）

第八节 儿　科

一、小儿急性呼吸道疾病应急救护流程

目的：改善患儿的呼吸功能，保持呼吸道通畅；患儿能够有效咳嗽，痰液排出顺利；患儿体温逐渐降至正常范围；未发生并发症，或并发症得到及时发现和处理（图 3-120）。

适用范围：应急医疗队队员救治过程。

背景：呼吸系统是儿科的常见疾病，由于患儿呼吸道的非特异性及特异性免疫功能较差，易患呼吸道疾病。也是患儿住院治疗的常见原因，不仅发病率高，危害也极其严重。但小儿呼吸道疾病有时症状会被忽视，正确的处理可及时挽救患儿的生命。

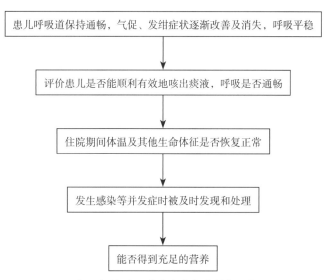

图 3-120　小儿急性呼吸道疾病应急救护标准操作流程图

1. 护理评估

（1）非手术治疗护理评估

1）健康史：询问家属患儿发病的原因及诱因（是否有受凉史，有无急性呼吸道感染患者的接触史）诊治经过及效果，既往病史，有无其他基础疾病等。

2）身体状况：小儿呼吸道疾病临床症状轻重不一，这与患儿的年龄、病原体及抵抗力有关。

呼吸道局部表现：患儿有无出现鼻塞，流涕，喷嚏，咽部不适，干咳等，体格检查中有无咽部充血扁桃体红肿，颌下淋巴结增大，有无压痛。

全身表现：患儿有无发热，畏寒，头痛，有无伴呕吐，腹泻，烦躁，哭闹甚至出现高热惊厥。年长患儿常表现为畏寒、头痛、食欲差、乏力、关节疼痛等。

（2）护理评估

1）密切观察病情变化，患儿的神志、面色、呼吸、心音、心率，注意患儿咳嗽的性质，神经系统症状，口腔或皮肤有无出现皮疹等，以便早期发现猩红热、麻疹及流行性脑脊髓膜炎等急性传染病。有无出血、感染等并发症。

2）密切观察生命体征等变化，高热患儿需密切观察体温变化，警惕高热惊厥的发生。

3）观察有无腹胀，肠鸣音是否减弱或消失，呕吐物的性质，是否有便血等，以便及时发现中毒性肠麻痹及胃肠道出血。

4）观察患儿是否出现烦躁，意识障碍，惊厥，瞳孔对光反射迟钝或消失，呼吸节律不齐甚至停止等。

2. 护理措施

非手术治疗护理

1）心理护理：评估患儿是否有因发热，缺氧等不适及环境陌生产生焦虑与恐惧，是否出现哭闹、易激惹等表现。评估患儿家长的心理状态，对疾病的认识度，以及对疾病预后的了解程度。

2）病情观察

①定时测量生命体征，保持病室内空气新鲜，定时通风，室内温度 18～22℃，湿度 50%～60%，适当减少户外活动，注意卧床休息。衣被不宜过多过厚，以免引起不安与出汗，出汗后及时更换，保持皮肤清洁，提高舒适度，有利于休息。

②观查患儿有无口鼻腔分泌物，及时清除，保持呼吸道通畅，取合适体位并及时更换，翻身拍背，有利于肺部扩张及呼吸道分泌物排出，指导患儿进行有效咳嗽，体位引流等，可进行雾化吸入使痰液变稀薄咳出，若上述方法无法有效实施，可利用吸痰器将痰液吸出。

③观察患儿体温变化，鼓励患儿多饮水警惕高热惊厥的发生，并采取相应降温措施（当体温超过 38.5℃时予以物理降温，如冰敷、温水擦浴或冷盐水灌肠）高热患儿遵医嘱给予退热剂（口服布洛芬等）。

④观察患儿有无缺氧症状，如呼吸困难，口唇发绀，烦躁，面色灰白等立即给氧。密切观察病情变化，注意咳嗽的性质、神经系统症状、口腔黏膜改变及皮肤有无皮疹等，以便早期发现麻疹、猩红热、百日咳、流行性脑脊髓膜炎等急性传染病。注意观察咽部充血、水肿、化脓情况，疑有咽后壁脓肿时，应及时报告医生，同时要注意防止脓肿破溃后脓液流入气管引起窒息。

⑤保证充足的营养和水分，补充营养，给予易消化、营养丰富的流质、半流质饮食，多饮水，少量多餐，避免过饱影响呼吸，重症患儿不能进食时，遵医嘱予以静脉输液。有呼吸困难者，应少食多餐。婴儿哺乳时，取头高位或抱起喂。

3）若患儿出现烦躁、嗜睡、昏迷、呼吸不规律等，需考虑是否出现脑水肿、中毒性脑病的可能,立即报告医生进行抢救。

用药护理,使用解热剂后应注意多喝水,以免大量出汗引起虚脱;高热惊厥的患儿使用镇静剂时,应注意观察止惊的效果及药物的不良反应;使用青霉素等抗生素时,应注意观察有无过敏反应的发生。

3.健康教育

(1)儿童居室应宽敞、整洁、采光好。室内应采取湿式清扫,经常开窗通风,成人应避免在儿童居室内吸烟,保持室内的空气新鲜。

(2)合理喂养,婴儿提倡母乳喂养,及时添加换乳期食物,以保证摄入足量蛋白质及维生素;要营养平衡,纠正偏食。

(3)多进行户外活动,多晒太阳,预防佝偻病的发生。加强体格锻炼,增强体质,加强呼吸肌的肌力与耐力,提高呼吸系统的抵抗力与适应环境的能力。

(4)在上呼吸道感染的高发季节,避免带儿童去人多拥挤的公共场所。如有流行趋势时,可用食醋熏蒸法消毒居室空气。

(5)在气候骤变时,应及时增减衣服,既要注意保暖、避免着凉,又要避免过多出汗。

(6)定期进行健康检查,按时预防接种。

二、儿童腹泻救治流程

目的:判断儿童腹泻有无脱水及脱水程度、性质,判断有无电解质紊乱及酸碱失衡,及时予以补液、对症治疗,减少并发症的发生,改善患儿的预后(图3-121)。

适用范围:应急医疗队。

背景:应急救援过程中有儿童腹泻需要进行治疗或处理。

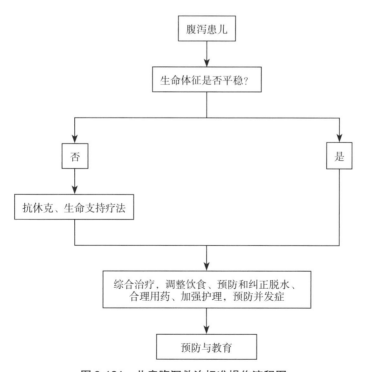

图 3-121 儿童腹泻救治标准操作流程图

1. 紧急评估有无危及生命的情况 有无呼吸/呼吸异常？有无脉搏/循环如何？有无气道梗阻？意识如何？如有危及生命的情况，立即解除：无呼吸、无脉搏、无反应：CPR！有气道梗阻：清理呼吸道；呼吸异常：气管插管/切开等。予以心电监护。

2. 若无危及生命的情况，进行病史采集 患儿有大便性状和次数（3次以上）改变，可诊断腹泻。患儿的起病情况，病程多长，有无饮食不洁等诱因，大便有无脓血，伴或不伴发热（热型如何）、恶心呕吐（呕吐的内容、次数、是否喷射性）、腹痛（性质、部位、程度）、有无里急后重、精神食欲减退、眼泪和小便量如何等，有无其他伴随症状，有无霍乱、痢疾、伤寒、结核等传染病接触史，有无基础疾病、食物不耐受、过敏史及家族史等。分为感染性和非感染性腹泻，根据病程分为急性腹泻（2周以内）、迁延性腹泻（2周～2个月）、慢性腹泻（大于2个月）。

3. 体格检查 神志、前囟、口唇、皮肤弹性/颜色/温度、呼吸、心率、毛细血管再充盈时间、血压等，有无脱水征，腹部平软/膨隆，有无包块、肠鸣音。其他脏器：呼吸、心血管、神经系统等。

4. 辅助检查 检查大便常规、隐血，尽量完善病原学检查，怀疑细菌感染做大便培养，怀疑病毒感染做轮状病毒、诺如病毒抗原检查等。有脱水者完善血尿常规、CRP、降钙素原、血气分析、生化电解质、必要时血培养检查。迁延性或慢性腹泻，可完善消化道造影、肠镜、胃镜、过敏原、免疫学、内分泌等检查。

5. 病情评估 轻型多由饮食因素及肠外感染引起，无脱水及全身中毒症状，多在数日内痊愈。重型多由肠内感染引起，多有不同程度脱水（轻度：有3%～5%体重减少，中度：5%～10%体重减少，重度：10%以上体重减少），等渗性和低渗性脱水多见，常有代谢性酸中毒、低钾血症，可有低钙、低镁血症等。一般情况差、有拒食或中-重度脱水征、意识障碍、呼吸心率明显增快、毛细血管再充盈时间延长者，及时入院。若伴有基础疾病如重度营养不良者，脱水程度可能会被评估过度。

6. 治疗原则 综合治疗，调整饮食、预防和纠正脱水、合理用药、加强护理，预防并发症。轻型腹泻可以门诊口服治疗，重症者需入院或入PICU。予以心电监护，向家属交代病情，做好医患沟通，及时完成病例书写。感染性腹泻需隔离。

7. 饮食疗法 继续进食，呕吐严重者可禁食4～6小时（不禁水），对怀疑乳糖酶不耐受者，改喂豆制品。

8. 纠正脱水 轻度或中度脱水无严重呕吐者，予以门诊口服补液盐口服，轻：50ml/kg，中度100ml/kg，4小时用完，继续补充量根据继续丢失量而定，一般每次大便后10ml/kg。中度以上脱水者，补脱水推荐量1/2～2/3。液体疗法：适用于中-重度脱水、轻度但不能口服者。累积损失量根据脱水性质和程度补充。伴有循环不良和休克的重度脱水患儿，立即给予20ml/kg 2:1等张含钠液或生理盐水0.5～1小时快速扩容。在8～12小时内补充累积损失量，轻度脱水者：30～50ml/kg，中度脱水者：50～100ml/kg，重度脱水者：100～120ml/kg。等渗脱水者补1/2～2/3张含钠液，低渗脱水者补2/3张含钠液，高渗脱水者补1/5～1/3张含钠液，若判断性质有困难，按等渗脱水处理。先快后慢，先浓后淡，先盐后糖。余下12～16小时补充急性损失和生理需要量，用1/3～1/2张含钠液。

9. 纠正电解质紊乱 有尿后及时补钾。高钠血症者血钠下降24小时内<10mmol/L。惊厥、手足搐搦者，每次予以10%葡萄糖酸钙1～2ml/kg，最多10ml，用等量的糖水稀释，缓慢静推。补钙后手足搐搦仍不好转，考虑低镁血症，可进行测定，每次予以25%硫酸镁

0.1～0.2ml/kg,深部肌内注射,2～3 次/d,用至症状消失。

10．药物治疗

（1）控制感染:水样便(多为病毒和非侵袭性细菌引起),一般不用抗生素,如伴有明显中毒症状不能用脱水解释者,尤其重症患儿、新生儿、小婴儿、免疫力低下患儿,应选用抗生素。黏液血便者经验性使用抗生素,再根据大便培养及药敏实验进行调整。

（2）肠道微生态疗法:益生菌。

（3）肠道黏膜保护剂:蒙脱石散。

（4）抗分泌治疗:消旋卡多曲。避免使用止泻剂,注意补锌:急性腹泻补元素锌 10mg（<6 个月）～20mg（>6 个月）,10～14 天。

11．迁延性及慢性腹泻的治疗 查找病因,调整饮食(双糖不耐受者)、回避过敏食物,要素饮食、药物治疗、中医中药。

12．预防与教育 指导喂养,合理添加辅食,避免生理性腹泻者使用不适当药物,养成良好卫生习惯,防感染性腹泻治交叉感染,避免长期使用抗生素,疫苗接种。

三、小儿疟疾救治流程

目的:治疗疟疾,发生并发症(图 3-122)。

适用范围:应急医疗队队员救治过程。

背景:小儿疟疾的临床表现因疟原虫不同而异,有时症状会被忽视,正确的处理可及时挽救患儿的生命。

1．护理评估

（1）健康史:既往史,生活史,感染后病情变化。

（2）身体状况

1）局部:有无面色苍白、唇指发绀,头痛,恶心,呕吐等,有无高热的症状与体征。

2）全身:生命体征,尿量尿色变化,有无全身酸痛症状。

（3）并发症:有无出现黑尿热、疟疾性肾病等并发症。

2．护理措施

（1）体温过高:与疟原虫感染、大量致热源释放入血有关。

1）心理护理:向小儿家长解释疟疾的相关疾病知识与发病原因,鼓励小儿家长积极配合治疗并安慰小儿家长,增强其战胜疾病的信心。

2）病情观察:观察生命体征,尤其注意热型、体温的升降方式,定时记录体温的变化。观察面色,注意有无贫血的征象。监测有无剧烈头痛、抽搐、昏迷等凶险发作征象。

3）隔离:病室应防蚊、灭蚊。

4）休息与饮食:发作期卧床休息。能进食者给予高热量的流质或半流质饮食。有呕吐、不能进食者,静脉补充液体。发作间歇期,给予高热量、高蛋白、高维生素、含丰富铁质食物,以补充消耗、纠正贫血。

5）用药护理:遵医嘱使用抗疟疾药,观察药物疗效及不良反应。奎宁的主要不良反应为食欲减退、疲乏、耳鸣、头晕,对孕妇可致流产。口服氯喹可引起头晕食欲不振、恶心、呕吐、腹泻、皮肤瘙痒等,指导患者饭后服用,减少胃肠道刺激。由于氯喹和奎宁静注可引起血压下降及心脏骤停,故使用时应控制静滴速度,以每分钟 40～50 滴为宜,并密切监测血压、脉搏改变。一旦出现严重毒性反应,应立即报告医生停药,嘱患者多饮水或静脉补液,促进药物排泄。

6）采取有效降温措施：通常应用物理降温方法，如冰帽、冰袋冷敷头部或大动脉走行处，可有效降低头部温度。加强基础护理，注意休息，减少氧耗量。保持病室适宜的温湿度，定期通风换气，保持病室空气清新和流通。

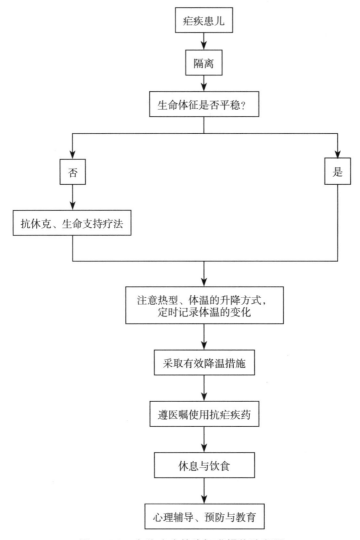

图 3-122　小儿疟疾救治标准操作流程图

（2）潜在并发症：惊厥、脑疝。

1）病情观察：重点观察和监测生命体征，注意有无神志改变及其程度，有无瞳孔变化，有无呕吐、抽搐等颅内高压或脑膜刺激征的表现，注意有无发生呼吸抑制。若出现上述情况，应及时报告医生。

2）用药护理：应用甘露醇等脱水剂时需注意观察心功能情况，并注意补充电解质。

（3）潜在并发症：黑尿热。

1）病情观察：若患者出现急起寒战、高热、头痛、呕吐、进行性贫血和黄疸、腰痛、尿量骤减、排酱油样尿等表现，提示黑尿热的发生。注意观察生命体征的变化，记录24小时出入量,监测血生化指标的变化,及时发现肾衰竭。监测血红细胞、血红蛋白,及时发现贫血。

2)对症护理:吸氧,立即停用奎宁、伯氨喹等诱发溶血反应、导致黑尿热的药物。减少不必要的搬动,避免诱发心衰。遵医嘱应用氢化可的松、5% 碳酸氢钠等药物,以减轻溶血和肾损害。贫血严重者,可遵医嘱少量多次输新鲜全血。

3. 健康教育

(1)疾病预防指导:预防疟疾应以防蚊、灭蚊为主。在疟区黄昏后应穿长袖衣服和长裤,在暴露皮肤上涂驱蚊剂,可减少被疟蚊叮咬的机会;挂蚊帐睡觉,房间喷洒杀虫剂及用纱窗来阻隔蚊虫的叮咬。对疟疾高发区人群及流行区的外来人群,进行预防性服药以防止发生疟疾。疟疾病愈未满 3 年者,不可输血给其他人。

(2)疾病知识指导:对患者(家长)进行疾病知识教育,如传染过程、主要症状、治疗方法、药物不良反应、复发原因等,指导患者坚持服药,以求彻底治愈。治疗后定期随访,有反复发作时,应速到医院复查。对 1～2 年内有疟疾发作史及血中查到疟原虫者,在流行季节前 1 个月,给予抗复发治疗,常用乙胺嘧啶与伯氨喹联合治疗,以根治带虫者。以后每 3 个月随访 1 次,直至 2 年内无复发为止。

4. 护理评价

(1)恐惧与焦虑程度减轻,情绪稳定。

(2)患儿生命体征平稳。

(3)未发生感染等并发症或发生时被及时发现和处理。

四、营养不良救治流程(包含儿童)

目的:国际应急救援队在救灾过程中,针对儿童营养不良的问题的处理。

适用范围:应急医疗队队员的救灾过程。

背景:小儿营养不良是由于热量或蛋白质摄入不足而导致的慢性营养缺乏症;一般孩子体重低于平均同龄孩子的 20% 即为营养不良;判断小儿营养不良以 WHO(世界卫生组织)或我国九省市儿童生长发育调查标准为参考;小儿营养不良最主要表现为体重不足,除此以外,还有淡漠、反应差、食欲不振、贫血、维生素缺乏、腹泻等表现;小儿营养不良高发于五岁以下儿童;发达地区发病率约为 2%,欠发达地区发病率约为 10%;喂养不当及疾病因素是引起小儿营养不良的主要原因;治疗小儿营养不良首先要纠正喂养方式,其次还需积极的治疗原发病;大部分小儿营养不良经过治疗,预后效果较好。灾难后很多国家的儿童缺少营养供应,救援队需要携带相关营养供应物品解决营养不良的问题。

1. 确定人员年龄

2. <1 岁儿童

(1)肠内营养制剂:婴幼儿配方乳粉

(2)用量:适量

(3)使用方法:兑 30ml 温水 / 勺

3. 1～10 岁儿童

(1)肠内营养制剂:平衡型整蛋白肠内营养制剂

(2)用量:适量

(3)使用方法:兑 30ml 温水 / 勺

4. 成人消化系统相关疾病

（1）肠内营养制剂：氨基酸型肠内营养制剂

（2）用量：适量

（3）使用方法：兑30ml温水／勺

5. 10岁以上儿童及无消化疾病的成人

（1）肠内营养制剂：整蛋白肠内营养制剂

（2）用量：适量

（3）使用方法：兑30ml温水／勺

标准操作流程见图3-123。

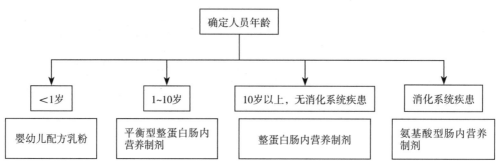

图3-123 营养不良救治（包含儿童）标准操作流程图

五、儿童重症救治与护理流程

目的：加强儿科重症患者的及时有效救治，保障患者生命安全（图3-124）。

适用范围：应急医疗队。

背景：儿科患者由于其自身年龄特点，患者的机体功能较弱，免疫机制尚未发育成熟，对病菌的抵抗能力较弱，耐受性较差，尤其是儿科危重症患者的病情往往较为危重，多伴随多个器官功能出现障碍，死亡率较高，治疗过程中稍有不慎就可能引发严重后果。因此，急救护理过程中，应对患者的病情和器官功能进行全面的评估，及时处理外伤，保证内环境稳定，对护理过程中存在的风险因素进行预见性护理，有效规避护理风险，促进危重症患儿的救治与预后。

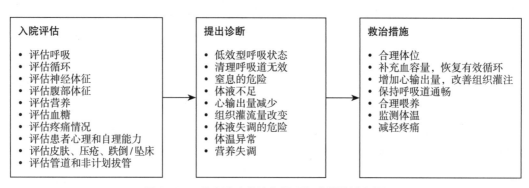

图3-124 儿童重症救治与护理标准操作流程图

1．入院评估

（1）评估生命体征

（2）评估呼吸

（3）评估循环

（4）评估神经体征

（5）评估腹部体征

（6）评估营养

（7）评估血糖

（8）评估疼痛情况

（9）评估患者心理和自理能力

（10）辅助检查

（11）评估皮肤、压疮、跌倒／坠床

（12）评估管道和非计划拔管

2．病情观察　迅速、及时、准确地进行病情评估，密切观察患者病情变化，为抢救患者的生命赢得宝贵的时间。应着重观察患者的神志、意识、表情、瞳孔、皮肤、肢端循环（温度、色泽、毛细血管充盈度）、呼吸频率、呼吸节律、小便量（颜色、性质、量），以判断呼吸循环情况，及时发现呼吸循环衰竭的发生。

3．制订护理目标

（1）患者呼吸道通畅，气体交换正常。

（2）患者体液能维持平衡，生命体征平稳。

（3）患者心输出量维持正常。

（4）患者的组织灌注得到改善。

（5）患者的体温维持在正常范围。

（6）患者的血糖维持在正常范围。

（7）患者的内环境稳定，无电解质和酸碱平衡紊乱发生。

（8）患者的营养状况得到改善。

（9）患者的疼痛情况得到减轻。

（10）患者未发生意外损伤。

4．提出护理诊断

（1）低效型呼吸状态：与肺泡通气不足、通气／血流比值失调有关。

（2）清理呼吸道无效：与人工气道建立，不能自行排出分泌物或咳痰能力降低有关。

（3）窒息的危险：与舌后坠、呼吸道黏膜水肿、分泌物堵塞气道有关。

（4）体液不足：与创伤、失血、失液有关。

（5）心输出量减少：与心肌缺氧和损害有关。

（6）组织灌流量改变：与大量失血、失液引起循环血量不足有关。

（7）体液失调的危险：与患者水电解质平衡能力差有关。

（8）体温异常：与感染、体温调节中枢功能发育不完善有关。

（9）营养失调　低于机体需要量：与摄入不足、消耗增加、吸收功能差有关。

（10）有感染的危险：与患者抵抗力不足／下降，侵入性治疗有关。

（11）有受伤的危险：与自理能力低下，危险意识不足，自护能力不足有关。

5. 护理措施

（1）合理体位：休克患者头和脚抬高约 30°，以增加回心血量和减轻呼吸负担；呼吸循环衰竭患者保持半卧位，有利于呼吸和引流；呕吐患者头偏向一侧，防止误吸。

（2）补充血容量，恢复有效循环：迅速建立 1～2 条静脉通道，保持静脉扩容，合理安排输液顺序，必要时行中心静脉置管，监测中心静脉压。补液一般先快过慢，先浓后淡，先盐后糖，见尿补钾。扩容过程中监测电解质变化。

（3）增加心输出量，改善组织灌注：合理使用血管活性药物，维持适当的血压和中心静脉压，改善肢端循环情况。应用血管活性药物时，应尽量从中心静脉通道持续泵入，严密观察血压、尿量的变化，观察局部皮肤，严防药物外渗，导致皮肤坏死。

（4）保持呼吸道通畅：及时清理患者口中的异物及分泌物，给予鼻导管或者面罩吸氧，必要时建立人工气道，适时吸痰。根据血气分析监测结果确定呼吸支持方式，并合理设置和调整参数。

（5）合理喂养：根据患儿疾病进展给予肠外或肠内营养，新生儿和婴幼儿患者注意乳品的浓度、温度，防污染。

（6）监测体温：高热患者采用头部冷敷、乙醇擦浴、温水擦浴等物理降低，高热持续不降可采用降温毯进行亚低温治疗。发热伴寒战、四肢发冷者，给予四肢保暖以改善外周循环。药物或物理降低后注意复测体温。新生儿条件允许情况下置于暖箱或辐射台进行保暖。

（7）减轻疼痛：根据患者年龄进行合理的疼痛评分，给予药物镇痛，疼痛强烈的外伤患者可采用多种药物联合镇痛。

（8）预防并发症

1）进行治疗及查体时勿过度暴露患者，以免受凉，有人工气道的患者做好气道和口腔护理，保持呼吸道通畅，防止肺部并发症。

2）保持床单元整洁、平整。干燥，病情允许情况下每 2 小时翻身，预防压疮。

3）做好环境的清洁消毒、人员的控制、仪器的消毒、新生儿暖箱的消毒、皮肤的清洁，脐带的护理，防止感染的发生。

（黄惜华　张　艳　韩　静）

第九节　传 染 病

一、肺结核应急救护流程

目的：掌握肺结核的应急诊治，正确的处理可及时挽救患者的生命，减少疾病传播。

适用范围：应急医疗队队员救治过程。

背景：肺结核的临床表现因感染程度不同而异，有时症状会被忽视，正确的处理可及时挽救患者的生命（图 3-125）。

1. 病史评估

（1）了解患者的年龄、职业、居住地、家中有无肺结核患者等情况，平时的卫生习惯，既往感染病史及卡介苗预防接种史。

（2）询问患者有无疲乏、午后潮热、食欲减退、体重减轻、盗汗等全身症状，询问患者有无高热的情况，了解患者的热型、热度及热程。

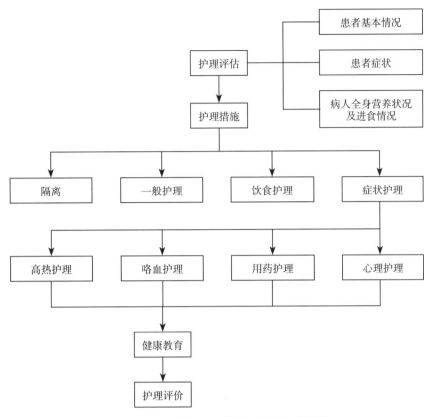

图 3-125　肺结核应急救护标准操作流程图

（3）询问患者有无咳嗽、咳痰、咯血、胸痛、呼吸困难等呼吸系统症状；评估患者咯血的量、颜色、性质及出血的速度。

（4）评估患者全身营养状况及进食情况，为制订饮食计划提供依据。

2．处理措施

（1）隔离：执行呼吸道隔离。

（2）一般护理

（3）饮食护理

（4）对症治疗

1）高热的处理：高热时，遵医嘱给予退热药物或物理降温，如温水擦浴、乙醇擦浴，并随时记录体温情况。退热时大量出汗，应多饮水，及时补充丢失的水分。

2）咯血

①保持呼吸道通畅，密切观察有无窒息的发生。如有窒息征象，应立即取头低脚高体位，轻拍背部，迅速排出在呼吸道和口咽部的血块，必要时用吸痰管进行机械吸引，并做好气管插管或气管切开的准备与配合工作，以解除呼吸道阻塞。

②高浓度吸氧。

③大量咯血不止者，可经纤支镜局部注射凝血酶或行气囊压迫止血等止血措施。

④若咯血量过多，应配血备用，酌情适量输血。

3）胸痛、呼吸困难的护理

①胸痛时，嘱患者采取患侧卧位，可适当应用止痛剂。

②呼吸困难时,及时给予氧气吸入。

(5)药物治疗:告知药物作用和用法,注意疗效与不良反应,发现异常及时报告医生处理。督促患者早期、联合、适量、规律和全程治疗,以提高治愈率、减少复发率。

(6)心理护理

3. 健康教育

(1)开展预防肺结核的健康教育,使群众了解结核是经呼吸道传播的疾病,排菌的肺结核患者是主要传染源,故应做到早期发现结核患者、彻底治愈排菌患者,以控制传染源。做好患者的消毒、隔离工作,禁止随地吐痰,以切断传播途径。做好卡介苗接种工作,以增强机体特异性免疫力。

(2)向患者及家属说明结核病是一种慢性病,需有进行长期治疗的思想准备,并说明坚持规则、全程化学药物治疗的重要性,指导、督促患者坚持按疗程用药,定期进行肝功能检查等。

(3)出院指导:出院后注意全休半年左右,保持良好的心境,避免紧张激动的情绪。适当参加体育锻炼,以不感到疲劳为宜;结核病患者的休养环境要安静舒适,温湿度适宜,注意通风,室内空气新鲜。饮食上选择含丰富维生素、蛋白质的饮食,以增强体质,促进健康;出院后 1 个月复查肝、肾功能及 X 线胸片,必要时查血常规,以后每隔 1 个月或 2 个月复查1 次以便观察药物的不良反应,了解病变吸收情况。如有不适随时复查。

二、艾滋病的应急救护流程

目的:改善患者临床症状,延长存活期、提高生活质量,控制并预防艾滋病蔓延。

适用范围:应急医疗队队员。

背景:艾滋病的临床表现因感染程度不同而异,有时症状会被忽视,正确的处理可及时挽救患者的生命(图 3-126)。

1. 病史评估

(1)评估患者一般情况,如年龄、性别、体重、婚育、文化程度、职业、居住地等;了解患者是否为同性恋或者性乱交者、有无静脉药瘾史、是否患有血友病、有无输血史或在不正规的血站供血,母亲或配偶是否为 HIV 感染者;询问患者最近的体重变化;了解其既往感染病史及预防接种史。

(2)询问患者起病的时间,主要症状及特点,有无伴随症状及并发症。早期主要表现为:出现类似感冒症状,持续性淋巴结肿大,并可伴有全身症状,如长期低热、乏力、体重减轻、慢性腹泻及各种感染。进入典型艾滋病期,患者还可以出现以下并发症。

1)呼吸系统:主要是机会性感染引起的肺炎、卡波西肉瘤以及肺结核等。其中以卡氏肺孢菌肺炎最为常见。

2)中枢神经系统:主要表现有头晕、头痛、进行性痴呆、幻觉、癫痫、肢体瘫痪、痉挛性共济失调、膀胱直肠功能障碍及脑神经炎等。

3)消化系统:临床表现为吞咽痛及胸骨后烧灼感、脓血便、慢性持续性腹泻等。

4)泌尿系统:主要是肾损害,机会性感染是引起肾损害的主要因素之一。

5)皮肤黏膜:常见有口腔黏膜白假丝酵母菌感染、复发性单纯疱疹性口腔炎、慢性单纯性疱疹性肛周溃疡、带状疱疹、水痘、皮肤真菌感染及甲癣等。

6)血液系统:主要表现为粒细胞及血小板减少、贫血以及非霍奇金淋巴瘤等。

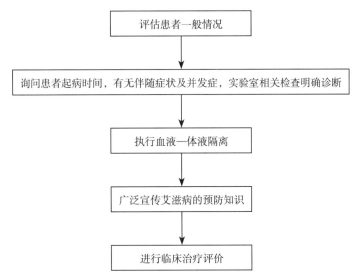

图 3-126 艾滋病的应急救护标准操作流程图

7）其他：艾滋病患者眼部常见视网膜炎、眼部卡波西肉瘤等。HIV、机会性感染或肿瘤亦可累及心血管及内分泌系统等。

2. 诊断　血常规检查、生化检查、病毒及特异性抗原和抗体检测、各种致病性感染的病原体检查、HIV 抗体检测、耐药检测、X 线检查。

实验室检查 HIV 抗体由阴性转为阳性即可诊断。

3. 处理措施

（1）隔离：执行血液 - 体液隔离。

（2）一般护理：在急性感染期和艾滋病期应卧床休息，以减轻症状。无症状感染期可以正常工作，但应避免劳累。

（3）饮食护理。

（4）病情观察：注意有无肺部、胃肠道、中枢神经系统、皮肤黏膜等感染的相应表现，以便及早发现、及时治疗。

（5）治疗：体温过高时给予温水浴或冷水擦浴降温。使用退热药。鼓励患者多饮水，以加快毒素的排出并降温。对机会性感染选用敏感抗生素。

（6）药物治疗及预后：抗病毒治疗是艾滋病治疗的关键。采用高效抗逆转录病毒联合疗法，大大提高了抗 HIV 的疗效。本病使人体丧失免疫功能，易于感染各种疾病，并可发生恶性肿瘤，病死率较高。

（7）心理护理。

4. 健康教育

（1）广泛宣传艾滋病的预防知识，使群众了解其传播途径，特别是加强性道德教育，洁身自好，严禁卖淫、嫖娼、吸毒。

（2）进行有关本病的知识教育，预防因机会性感染使病情恶化。

（3）告知患者出院后应加强营养，保证休息，提高抗病能力。在病情稳定的前提下，劳逸结合，做一些力所能及的工作，以不疲劳为度；定期复查，坚持治疗，防止发展，避免继发感染、重复感染；排泄物、呕吐物、分泌物等需以含氯的消毒剂初步处理后，才能倒入下水道。患者使用过的床单、被褥、衣服等，需用含氯的消毒剂进行消毒；停止高危性行为。对已婚的 HIV 带毒者或 AIDS 患者，要告诉其必须使用避孕套以预防配偶感染；对 HIV 感染者已娩出的婴儿应进行随访监测。

三、疟疾应急救护流程

目的：掌握疟疾的诊治，不断减少发病、降低死亡率和发病率，进而控制流行和达到根除。

适用范围：应急医疗队队员。

背景：疟疾的临床表现因感染程度不同而异，有时症状会被忽视，正确的处理可及时挽救患者的生命（图3-127）。

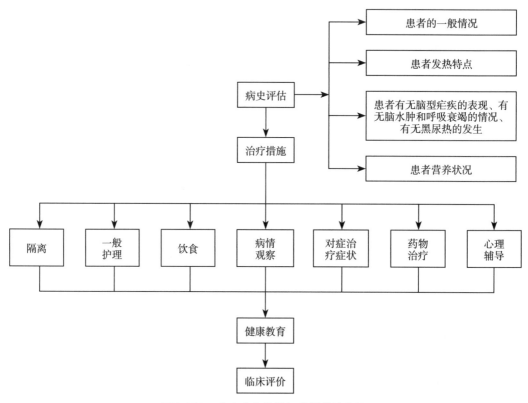

图 3-127　疟疾应急救护标准操作流程图

1. 病史评估　评估患者的一般情况，了解发病前是否到过疟疾高发区，有无蚊虫叮咬史或近期输血史，当前是否是本病的高发期。

2. 临床表现

（1）发热：疟疾的典型症状为寒战、高热、继之大汗。变现为突起畏寒、寒战、面色苍白、唇指发绀、四肢发凉，持续 10 分钟至 2 小时；随后体温迅速上升至 40℃或更高，出现头痛、周身酸痛、面色潮红、皮肤干热、脉搏快而有力；发热持续 2～6 小时后全身大汗淋漓，大汗后体温骤降至正常或正常以下，自觉症状明显缓解，但仍感疲乏。持续 1～2 小时后进入间歇期，此期间一般无明显症状。初发时，发热可不规则，数日后才呈典型的发作。间日疟及卵形疟间歇期为 48 小时，三日疟为 72 小时，恶性疟为 36～48 小时。恶性疟临床表现多样化,起病急缓不一,发热前可仅有畏寒、头痛等症状,其热型多不规则,但常无明显的间歇。

(2)有无急起高热、剧烈头痛、呕吐、谵妄、抽搐和意识障碍等脑型疟疾的表现。有无脑水肿和呼吸衰竭的情况。

(3)辅助检查

1)血象:红细胞和血红蛋白在多次发作后下降,恶性疟尤重;白细胞总数初发时可稍增,后正常或稍低,白细胞分类单核细胞常增多,并见吞噬有疟色素颗粒。

2)疟原虫检查:血液涂片(薄片或厚片)染色查疟原虫。并可鉴别疟原虫种类。骨髓涂片染色查疟原虫,阳性率较血片高。

3)血清学检查:抗疟抗体一般在感染后2～3周出现,4～8周达高峰,以后逐渐下降。现已应用的有间接免疫荧光、间接血凝与酶联免疫吸附试验等,阳性率可达90%。一般用于流行病学检查。

3.治疗措施

(1)基础治疗

1)发作期及退热后24小时应卧床休息。

2)要注意水分的补给,对食欲不佳者给予流质或半流质饮食,至恢复期给高蛋白饮食;吐泻不能进食者,则适当补液;有贫血者可辅以铁剂。

3)寒战时注意保暖;高热时采用物理降温,过高热患者因高热难忍可药物降温;凶险发热者应严密观察病情,及时发现生命体征的变化,详细记录出入量,做好基础护理。

4)按虫媒传染病做好隔离。患者所用的注射器要洗净消毒。

(2)病原治疗

1)间日疟、三日疟和卵形疟治疗:常用氯喹与伯氨喹联合治疗。

2)恶性疟治疗:成人口服氯喹加伯氨喹。

(3)凶险发作的抢救原则

1)迅速杀灭疟原虫无性体。

2)改善微循环,防止毛细血管内皮细胞崩裂。

3)维持水电平衡。

(4)快速高效抗疟药:可选用青蒿素和青蒿琥酯等。

(5)其他治疗

1)循环功能障碍者,按感染性休克处理,给予皮质激素,莨菪类药,肝素等,低分子右旋糖酐。

2)高热惊厥者,给予物理、药物降温及镇静止惊。

3)脑水肿应脱水;心衰肺水肿应强心利尿;呼吸衰竭应用呼吸兴奋药,或人工呼吸器;肾衰竭重者可做血液透析。

4)黑尿热则首先停用奎宁及伯喹,继之给激素,碱化尿液,利尿等。

4.健康教育

(1)进行预防疟疾的知识教育、宣传防蚊、灭蚊及对某些人群进行预防性服药的重要性。个人防护可应用驱避蚊剂或蚊帐,避免被蚊虫叮咬。

(2)讲述疟疾的疾病知识,如传染过程、主要症状、治疗方法、药物不良反应、疟疾容易复发的原因,应特别强调除服用控制发作药物外,还应服用抗复发药,进行根治。

（3）注意休息，避免劳累，定期随访。如再次出现寒战、发热、大汗反复发作，应迅速到医院复查。

四、登革热应急救护流程

目的：掌握登革热的诊治，不断减少发病、降低死亡率和发病率，进而控制流行和达到根除。

适用范围：应急医疗队队员。

背景：登革热的临床表现因感染程度不同而异，有时症状会被忽视，正确的处理可及时挽救患者的生命（图 3-128）。

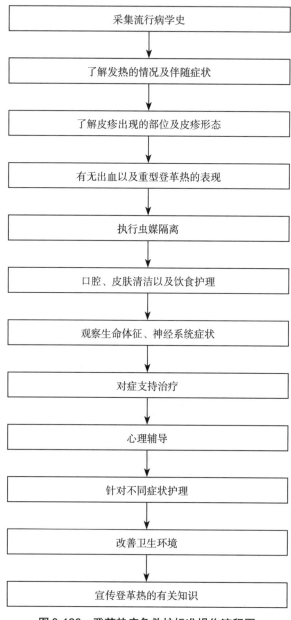

图 3-128　登革热应急救护标准操作流程图

（一）病史采集

评估患者的一般情况，了解患者的居住地及生活习惯，是否有蚊虫叮咬史，当地有无类似疾病。

1. 典型登革热

（1）发热：起病大多突然，体温迅速达 39℃ 以上，一般持续 2～7 天，热型多不规则，部分病例于第 3～5 天体温降至正常，1 天后又再升高，呈双峰热或鞍型热。儿童病例起病较缓、热度也较低。发病时伴有头痛、背痛和肌肉关节疼痛、眼眶痛、眼球后痛等全身症状。可有过敏及恶心、呕吐、腹痛、食欲差、腹泻和便秘等消化道症状。颜面和眼结膜充血，颈及上胸皮肤潮红。发热期可出现相对缓脉。

（2）皮疹：于发病后 2～5 天出现，初见掌心、脚底或躯干及腹部，渐次延及颈和四肢，部分患者见于面部，可为斑丘疹、麻疹样皮疹、猩红热样皮疹、红斑疹，稍有刺痒，也有在发热最后 1 天或在热退后，于脚、腿背后、踝部、手腕背面、腋窝等处出现细小淤斑，1～3 天内消退，短暂遗留棕色斑，一般与体温同时消退。

（3）出血：于发病后 5～8 天，约半数病例可出现不同部位、不同程度的出血，如鼻出血、皮肤淤点、胃肠道出血、咯血、血尿、阴道出血等。

（4）其他：全身淋巴结可有轻度肿大，伴轻触痛。可有肝大，脾大少见。个别病例有黄疸。病后患者常感虚弱无力，完全恢复常需数周。

2. 轻型登革热　症状体征较典型登革热轻，发热及全身疼痛较轻，皮疹稀少或不出诊，没有出血倾向，浅表淋巴结常肿大，其临床表现类似流行性感冒，易被忽视，1～4 天痊愈。

3. 重型登革热　患者早期表现与典型登革热相似，在病程第 3～5 天病情突然加重，出现剧烈头痛、恶心、呕吐、意识障碍、颈强直等脑膜炎表现。有些表现为消化道大出血和出血性休克。本型常因病情发展迅速，多因中枢性呼吸衰竭和出血性休克在 24 小时内死亡。

（二）辅助检查

1. 常规检查

（1）血常规：登革热患者的白细胞总数起病时即有减少，至出疹期尤为明显；中性粒细胞百分比也见降低，淋巴细胞相对增高，可见中毒颗粒及明显核左移现象，有异常淋巴细胞，退热后 1 周血象恢复正常。1/4～3/4 病例血小板减少，最低可达 $13×10^9$/L。

（2）尿常规：可有少量蛋白、红细胞、白细胞，有时有管型。

2. 血清免疫学检查　用 ELISA 检测患者血清中特异性 IgM 抗体，阳性有助于登革热的早期明确诊断。若在患者的血清中检出登革病毒抗原，亦可作为明确诊断依据。

（三）治疗措施

目前对本病尚无确切有效的病原治疗，主要采取支持及对症治疗措施。

1. 一般治疗　患者住有防蚊设备的隔离病房。急性期应卧床休息，直至体温、血小板计数恢复正常，无出血倾向，才可适当活动。饮食以流质或半流质的富含营养的易消化食物为宜。注意清洁口腔和皮肤，保持粪便通畅。

2. 降低体温　对高热患者宜先用物理降温，如冰敷、乙醇拭浴，慎用止痛退热药物。对高热不退及毒血症状严重者，可短期应用小剂量肾上腺皮质激素，如口服泼尼松。

3. 补液　对出汗多、腹泻者，先口服补液，注意水、电解质与酸碱平衡。必要时应采用静脉补液，纠正脱水、低血钾和代谢性酸中毒，但应时刻警惕诱发脑水肿、颅内高压症、脑疝的可能性。

4. 降低颅内压 对剧烈头痛、出现颅内高压症的病例应及时应用20%甘露醇注射液快速静脉滴注。同时静脉滴注地塞米松,有助于减轻脑水肿、降低颅内压。对呼吸中枢受抑制的患者,应及时应用人工呼吸机治疗。

5. 止血 有出血倾向者,给予卡巴克洛、维生素K等一般止血药物,出血量大时可输全血或血小板。

6. 心理护理 登革热患者多因起病急骤、病情发展迅速,自觉症状重,患者及家属多有紧张和恐惧心理。医务人员应设法稳定患者情绪,在施行医疗、护理措施时应沉着、冷静,尽量减轻患者的痛苦,增强战胜疾病的信心。

(四)健康教育

1. 防蚊灭蚊是预防本病的关键。改善卫生环境,消灭伊蚊孳生地。

2. 宣传登革热的有关知识,如传播过程、致病原因、临床表现、防治方法等,指导群众及早发现并就医。

3. 指导患者正确用药,定期复查。加强锻炼与营养,注意休息,增强体质。

(林冠文 华颂文 江嘉欣)

第十节 康 复

一、肢体骨折康复标准操作流程

目的:肢体骨折后通过康复训练可以促进肢体血液和淋巴回流,提高痛阈,预防软组织的挛缩,以促进肿胀消退、减轻疼痛、减少肌肉萎缩的程度、防止关节功能活动受限。

适用范围:应急医疗队队员救治过程。

背景:外伤是肢体骨折最常见原因。通过处理肢体骨折患者急性期并发症,制订有效的康复治疗方案,为患者重建肢体功能、重返社会做准备(图3-129)。

1. 临床诊断

(1)检查:X线、CT、MRI检查是确定骨折部位、程度及骨折类型的常规检查。

(2)临床表现

1)疼痛

2)肿胀

3)畸形

4)运动及感觉障碍

2. 肢体骨折康复流程

(1)肢体骨折康复协作组:由骨科医生、康复医生、康复治疗师、护士、心理医生、社会工作者和患者本人组成。

(2)康复介入时机:肢体骨折术前评估,术后早期康复介入。

(3)康复介入标准

1)第一诊断必须符合肢体骨折,骨科明确诊断。

2)病情稳定,有康复治疗需求。

3)当患者同时具有其他疾病诊断,但在住院期间不需要特殊处理也不影响第一诊断的临床流程实施时,可以进入康复流程。

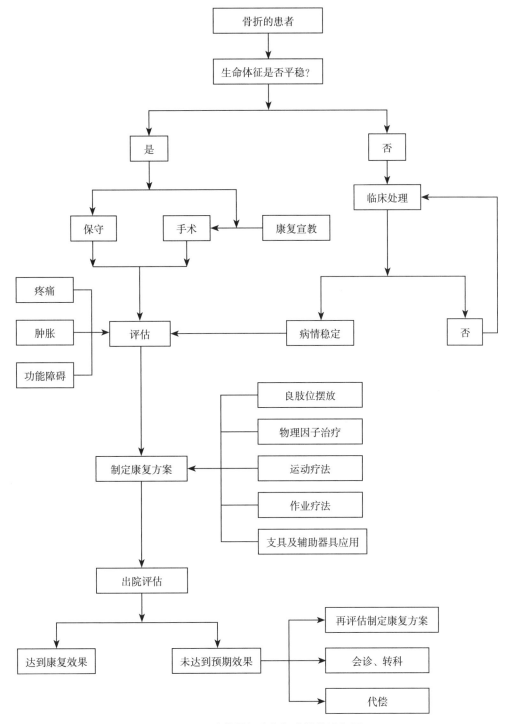

图 3-129　肢体骨折康复标准操作流程图

3. 康复评定

（1）评定：骨折入院后立刻进行初期康复评定，住院期间根据治疗情况及患者功能变化情况，于 2 周左右进行一次中期评定，出院前进行末期评定。

（2）评定内容

1）疼痛评定

2）肢体长度及围径的评定

3）关节活动范围的评定

4）肌力评定

5）感觉功能的评定

6）手术方式评定

7）日常生活活动能力的评定

8）精神心理评定

4. 康复原则与方法

（1）运动治疗：早期进行骨折肢体相关肌肉的等长收缩训练，相邻关节保持关节活动度训练，其他肢体可进行力量练习。若关节有被动关节活动度受限或疼痛，则对受累关节进行关节松动术和持续被动活动。若下肢骨折影响步行能力，则视内固定或外固定后骨折稳定情况，酌情进行平衡功能训练、减重步行训练等。需长期卧床患者还需进行踝泵训练、全身耐力训练和呼吸训练，以预防卧床产生的并发症。

（2）理疗：早期酌情选用肌效贴、冰敷、经皮神经肌肉电刺激、电磁治疗等，以促进血肿吸收，消除肿胀和减轻疼痛。中后期选用神经肌肉电刺激、功能性电刺激、肌电生物反馈疗法等，以改善肌肉营养状态，延缓肌萎缩。

（3）作业治疗：肢体骨折者需进行肢体功能训练、手功能训练、日常生活活动训练、家务劳动训练，合并感觉障碍者需进行感觉训练。

（4）中医康复治疗：针刺治疗、推拿治疗、中药外敷。

（5）矫形器与辅助器具的训练：根据损伤情况，主要应用骨折固定矫形器（臂套筒式矫形器、长/短臂铰链矫形器、舟骨骨折矫形器、掌骨骨折矫形器、指骨骨折矫形器、腕固定矫形器等）、功能位矫形器、功能训练矫形器；下肢骨折者可配置相应部位的免荷矫形器或固定式矫形器。根据骨折类型及功能情况选择不同的辅助器具。

（6）康复护理

1）康复护理评估：皮肤状况、皮肤感觉、潜在安全因素、对伤病知识掌握程度的评定。

2）康复护理方法：根据不同的骨折部位给予正确的体位摆放、体位变换、体位转移等指导。

（7）社会康复：主要采用个案管理的方式进行，由个案管理员（社会工作者或者康复治疗师）对患者提供由入院开始直至转诊全程个案服务。

二、截肢康复标准操作流程

目的：截肢术后康复是以假肢装配和使用为中心，减轻截肢相关并发症对患者身心造成的不良影响，帮助患者重建肢体功能，使其早日回归社会。

适用范围：应急医疗队队员救治过程。

背景：外伤和感染是截肢最常见的原因。通过处理截肢患者急性期并发症，安装临时假肢，配合有效的康复治疗，为患者重建肢体功能、重返社会做准备。

（一）截肢康复流程（图3-130）

截肢康复协作组：由外科医生、康复医生、护士、康复治疗师、假肢矫形师、心理医生、社会工作者和截肢患者本人组成。

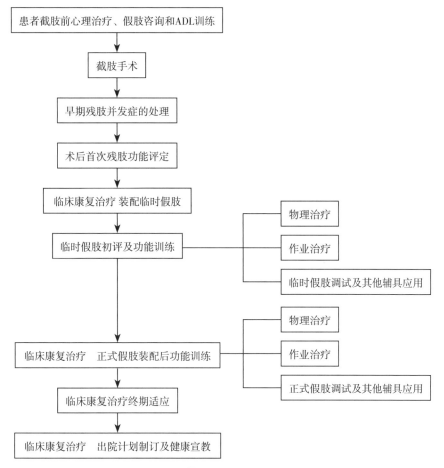

图 3-130　截肢康复标准操作流程图

康复介入时机：截肢术前评估，术后早期康复介入。

康复介入标准：①上、下肢截肢术后，生命体征稳定，无严重感染及出血征象。②当患者同时具有其他疾病诊断，但在住院期间不需要特殊处理也不影响截肢的临床流程实施时，可以进入康复流程。

1. 截肢前心理治疗、假肢咨询和 ADL 训练

（1）心理治疗：向患者阐明截肢术的必要性和预后情况，由心理医生尽早开始对患者进行心理干预，增强患者心理承受和适应能力，以减少创伤后应激障碍。

（2）假肢咨询：让截肢者尽早了解假肢装配和截肢康复相关知识，增强患者日后康复的信心。

（3）非急诊截肢者 ADL 训练：上肢截肢者，术前可"利手交换训练"，以便术后健手能完成利手功能；下肢截肢者，术前行健侧单足站立平衡训练或拄拐步行训练，练习使用拐杖的方法。

2. 截肢术后急性期并发症处理

（1）残端血肿和出血：由于术中止血不彻底、血管断端结扎线或血栓脱落等原因，术后应严密观察残肢断端有无血肿和出血，注意保持伤口引流通畅，防止引流管扭曲受压，观察引流液流量和性质。残端肿胀可通过弹性绷带/硬绷带包扎、冰敷法、气压治疗、肌效贴等缓解。

（2）残肢皮肤感染、破溃、窦道：肢体严重损伤后，伤口不同程度感染，表现为高热寒

战、周围皮肤组织坏死。感染不仅造成伤口难以愈合，严重者可导致全身中毒，诱发多脏器功能衰竭。在合理使用抗生素和清创换药的基础上，紫外线、红外线等物理因子治疗可促进伤口愈合。

（3）残肢坏死：皮缘的轻微坏死可用处理开放创面的方法进行处置，经非手术治疗可自行愈合；对于更严重的坏死，如患者近端截肢且身体条件不好，可用传统局部清创法处理创口，同时进行营养支持，进一步使用合适的全接触管型石膏，逐步增加负重，刺激伤口愈合和残端成熟；若皮肤和深部组织严重坏死，需行楔形切除来保留原来的截肢平面。

（4）关节挛缩：保持合理的残肢体位，有利于避免肢体挛缩。大腿截肢后髋关节应保持伸直位，避免屈曲外展；小腿截肢后小腿残肢应保持膝关节的伸直位，避免屈曲。

（5）疼痛

1）肢体残留痛：由于假肢安装不良或神经瘤形成产生，可给予镇痛药物或局部封闭治疗，影响假肢装配使用者需行残端成形手术或神经瘤切除术。肌效贴、针灸、低中频电疗等物理治疗有助于缓解疼痛。

2）幻肢痛：止痛药物应用、物理因子治疗、局部封闭治疗、针灸推拿及心理治疗。

（二）临床康复

1．康复评定　康复介入后术前、术后立刻进行初期评定，住院期间根据功能变化情况可进行一次中期评定，出院前进行末期评定，各阶段评定均需包括：

（1）躯体功能评定：肌力评价、关节活动度评价、感觉评价、肢体形态评价、疼痛评价、平衡评价，步态分析、日常生活活动评价和辅助器具适配性评价等。

（2）精神心理评定：心理、情绪评价等。

2．康复治疗

（1）物理治疗：包括残肢被动运动、关节松动、牵伸、主动运动、肌力及耐力训练、残端负重训练、感觉训练，平衡与协调训练等，注意根据截肢部位选择相应治疗项目。

1）被动活动及活动度训练

髋关节活动度训练：髋关节屈伸、内收和外展训练。

膝关节活动度训练：膝关节屈伸训练，尤其是伸膝关节的训练。

2）肌力训练

小腿截肢：膝关节屈伸肌，尤其是股四头肌的肌力训练，包括等长收缩、主动和抗阻运动训练等。

大腿截肢：臀大肌和内收肌的等长收缩、主动伸髋练习，髋关节内收肌和外展肌的抗阻肌力训练。

髋关节离断患者：进行腹背肌和髂腰肌的训练。

3）综合康复训练

上肢截肢：上肢协调运动训练、假肢穿戴与使用训练等。

下肢截肢：渐进负重训练、过渡假肢站立负重训练、穿戴假肢步行训练、平衡训练、步态训练。

物理因子可配合运动训练，处理截肢残端的肿胀、疼痛、瘢痕形成和残端肌萎缩等。

（2）作业治疗：肢体功能训练、手功能训练、假肢使用训练、日常生活活动训练、家务劳动训练、感觉训练、功能性作业活动训练等。

（3）传统康复治疗：针刺疗法、推拿治疗。

（4）心理治疗：心理支持、心理适应训练、情绪调适等。

（5）康复工程

1）假肢装配：按照使用时间分为临时假肢和永久（正式）假肢，一般临时假肢在截肢术后2周，切口愈合良好，拆线后即可安装；临时穿戴时间约为2～3个月，残肢定型更换正式假肢。上肢截肢患者根据截肢部位、残肢状况予以安装机械假肢、肌电假肢、假手等；下肢截肢患者伤口愈合后即安装临时假肢，残肢塑形后更换为永久假肢，有条件者可术后即使用硬性敷料。

2）其他辅助具：根据功能需要，上肢截肢患者可配置不同类型自助具、压力肢套，下肢截肢可根据功能障碍情况选择配置压力肢套、助行架、腋杖、肘杖、手杖等。

（6）康复护理：包括截肢早期体位护理、残肢护理、饮食指导、康复延伸治疗（选择性进行残肢负重、假肢穿戴、步行）、并发症的护理、心理护理和家庭康复指导。

三、周围神经损伤康复标准操作流程

目的：早期发现并诊断周围神经损伤，评估功能缺损的范围和程度，尽早制订康复治疗方案，最终目的是最大限度地使肢体运动和感觉功能障碍得到恢复。

适用范围：应急医疗队队员。

背景：外伤是周围神经损伤最常见的原因。通过处理外伤患者急性期并发症，评估周围神经损伤导致功能缺损的范围和程度，配合有效的康复治疗，使肢体运动和感觉功能障碍得到最大限度的恢复。

1. 周围神经损伤康复流程（图3-131）

周围神经损伤康复协作组：由骨科医生、康复科医生、护士、康复治疗师、假肢矫形师、患者本人组成。

康复介入时机：外伤后立刻进行周围神经损伤评估，外伤临床治疗后早期康复介入。

康复介入标准：

（1）第一诊断必须符合周围神经损伤。

（2）患者生命体征稳定，骨科或神经科临床处理已结束，且存在需要康复治疗的功能障碍，无严重感染及出血征象。

（3）当患者同时具有其他疾病诊断，但在住院期间不需要特殊处理也不影响第一诊断的临床康复流程实施时。

2. 康复评定　入院后3天内进行初期评定，住院期间根据功能变化情况，住院4～15天进行一次中期评定，出院前进行末期评定。评定内容包括：

（1）肌力评定

（2）感觉功能评定

（3）关节活动范围评定

（4）反射检查

（5）神经干叩击试验

（6）患肢周径评定

（7）日常生活活动能力评定

3. 治疗方案

（1）临床常规治疗

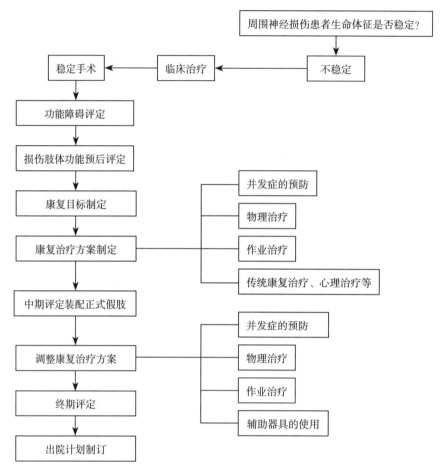

图 3-131　周围神经损伤康复标准操作流程图

（2）康复治疗

1）受累肢体各关节功能位的保持：包括患肢被动运动、牵伸、主动运动等，注意根据患肢部位选择相应治疗项目。

2）周围神经损伤神经生理学治疗：神经促通训练。

3）物理因子治疗：可配合运动训练，处理患肢的肿胀、疼痛，肌肉电刺激等。

4）肌力及耐力训练：包括等长收缩、主动辅助和抗阻运动训练等。

5）作业治疗：肢体功能训练、手功能训练、假肢使用训练、日常生活活动训练、家务劳动训练、感觉训练、功能性作业活动训练等。

6）感觉训练、平衡与协调训练。

7）传统康复治疗：针刺疗法、推拿治疗。

8）康复工程：患者可根据功能障碍情况选择相应支具。

4．康复护理　包括患肢早期体位护理、康复延伸护理（支具穿戴）、并发症的护理、心理护理、健康教育和家庭康复指导。

5．出院标准　生命体征平稳，支具穿戴完成，经评价可以回归家庭与社会，并符合以下条件：

（1）能够独立完成支具穿戴和使用，并达到预期康复目标。

（2）肢端皮肤无破溃及感染。

四、脑外伤康复标准操作流程

目的：对颅脑损伤的患者进行早期康复介入，处理相应并发症，最终目的是使患者各项功能恢复到一定水平，重新回归社会。

适用范围：应急医疗队队员救治过程。

背景：颅脑损伤在各种创伤中仅次于四肢创伤，大多数颅脑损伤患者会导致不同程度功能障碍，早期康复介入可减少并发症发生，改善患者功能障碍，促进患者早日康复（图3-132）。

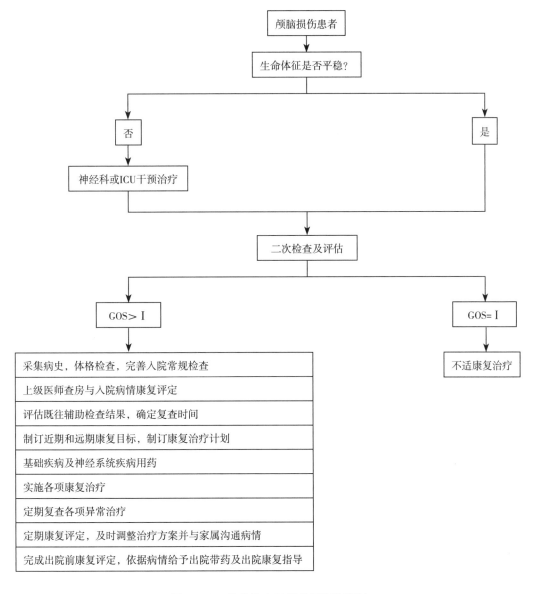

图3-132 脑外伤康复标准操作流程图

（一）临床诊断

1. 临床表现

（1）意识障碍

（2）运动功能障碍

（3）感觉功能障碍

（4）言语功能障碍

（5）吞咽功能障碍

（6）认知功能障碍

（7）膀胱及直肠功能障碍

（8）脑神经麻痹

2. 相关临床实验室检查和影像学检查

（二）康复评估

1. 一般情况评估　包括生命体征，饮食、睡眠和大小便等基本情况。

2. 康复专科评定　入院后 3 天内进行初期评定，住院期间根据功能变化情况进行一次中期评定（住院 2 周左右），出院前进行末期评定。评定内容包括：

（1）颅脑损伤严重程度评定（GCS 评分）

（2）颅脑外伤结局预测（格拉斯哥结局量表，Glasgow outcome scale，GOS）

（3）认知功能评定

（4）言语功能评定

（5）运动功能评定

（6）日常生活能力评定

（7）精神、情感、心理状态的评定

（8）膀胱及直肠功能的评定

（9）日常生活功能的评定

（三）康复治疗

康复治疗主要内容：

1. 体位摆放与处理

2. 意识障碍处理

3. 运动治疗

4. 作业治疗

5. 物理因子治疗

6. 认知功能训练

7. 言语治疗

8. 吞咽治疗

9. 矫形器具及其他辅助器具装配与训练

10. 中医传统治疗

（四）常见并发症的处理

1. 感染的治疗

2. 深静脉血栓的治疗

3. 压疮的治疗

4. 坠积性肺炎的治疗

5. 其他：如骨质疏松、关节挛缩。

五、脊髓损伤康复标准操作流程

目的：康复医疗的早期介入可使患者功能障碍状况最大限度地得到改善，减少并发症的发生，尽可能恢复患者的生活自理能力，使患者早日回归社会。

适用范围：应急医疗队队员救治过程。

背景：早期的康复治疗可预防下肢深静脉血栓、体位性低血压、压疮、关节挛缩、坠积性肺炎、骨质疏松症、泌尿系感染等并发症的出现（图 3-133）。

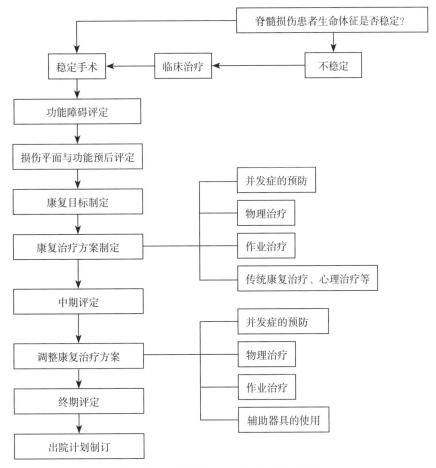

图 3-133　脊髓损伤康复标准操作流程图

1. 临床评估

（1）脊髓损伤程度评定（表 3-31）

表 3-31　脊髓 ASIA 损伤分级

A	完全损伤：在骶尾部（S4/S5）无任何感觉、运动功能保留
B	不完全损伤：在神经平面以下包括骶段（S4/S5）存在感觉，但无运动功能
C	不完全损伤：在神经平面以下存在运动功能，并且大部分关键肌力小于或等于 3 级
D	不完全损伤：在神经平面以下存在运动功能，并且大部分关键肌力大于或等于 3 级
E	正常：运动、感觉功能正常

（2）临床表现

1）疼痛

2）运动功能障碍

3）感觉功能障碍

4）自主神经障碍

5）呼吸功能障碍

6）循环功能障碍

7）吞咽功能障碍

8）二便功能障碍

9）心理障碍

10）日常生活活动能力障碍等

（3）影像学检查：CT、MRI 发现的相应脊髓病变或损伤表现。

2．脊髓损伤康复流程

（1）脊髓损伤康复协作组：由骨科医生、康复医生、康复治疗师、护士、心理医生、社会工作者和患者本人组成。

（2）康复介入时机：脊髓损伤术前康复评估治疗，术后早期康复介入。

（3）康复介入标准

1）第一诊断必须符合脊髓损伤，骨科明确诊断。

2）生命体征稳定，有康复治疗需求。

3）当患者同时具有其他疾病诊断，但在住院期间不需要特殊处理也不影响第一诊断的临床流程实施时，可以进入康复流程。

3．康复评定　入院后 3 天内进行初期评定，住院期间根据功能变化情况 2 周左右进行一次中期评定，出院前进行末期评定。

（1）一般情况：包括生命体征，基础疾病、大小便等基本情况，了解患者总体治疗情况。

（2）康复专科评定：损伤程度分类、躯体功能分类、损伤平面与功能预后、疼痛评定、呼吸功能、吞咽功能、膀胱与肠功能评定、心理评定、日常生活活动能力及社会能力评定。

4．康复治疗方案的选择

（1）临床常规治疗：临床治疗维持患者生命体征稳定。

（2）康复治疗

1）体位摆放与处理：定期翻身拍背，骨性突起部位手法按揉。

2）呼吸训练：深呼吸训练、主动循环呼吸技术，咳嗽咳痰训练。

3）运动与作业活动训练：早期进行保持各关节关节活动度治疗，未受累肢体可进行力量练习。若关节有被动关节活动度受限，则对受累关节进行被动牵拉活动。若影响步行能力，则视内固定后骨折稳定情况，酌情进行平衡功能训练、减重步行训练等。需长期卧床患者还需进行全身耐力训练和呼吸训练，以预防卧床产生的并发症。

4）物理因子治疗：早期酌情选用肌效贴、经皮神经肌肉电刺激、电磁治疗等，以促进血肿吸收，消除肿胀和减轻疼痛。中后期选用神经肌肉电刺激、功能性电刺激、肌电生物反馈疗法等，以改善肌肉营状态，延缓肌萎缩。

5）佩戴矫形器具及其他辅助器具训练：佩戴踝足矫形器具预防跟腱挛缩，佩戴长腿矫形器具进行站立和步态训练。

6）神经源性膀胱处理：间歇性导尿、神经肌肉电刺激、功能性电刺激、肌电生物反馈疗法、针灸等治疗。

7）神经源性肠处理：神经肌肉电刺激、功能性电刺激、肌电生物反馈疗法、针灸推拿等。

8）痉挛处理：抗痉挛体位摆放、持续牵拉、药物治疗。

9）疼痛处理：物理治疗、针灸推拿、药物治疗。

10）心理治疗：心理疏导、放松训练、转移注意力等。

11）传统康复治疗：针刺治疗、推拿治疗、中药外敷。

（3）常见并发症的处理

1）感染的治疗

2）深静脉血栓的治疗

3）压疮的治疗

4）坠积性肺炎的治疗

5）其他并发症的防治：如骨质疏松症、关节挛缩、体位性低血压等的康复。

上述并发症，根据需要请专科会诊治疗，必要时转科行专科诊疗。

（李霁昕　姜迎萍）

第十一节　实验室与输血

一、标本采集及转运标准流程

目的：为应急检验项目提供合格标本，确保检验结果准确，为医疗队诊疗工作提供辅助诊断依据。

适用范围：应急医疗队队员。

背景：规范的标本采集与送检是保证检验结果准确的前提，对应急临床诊疗过程中监测患者各项生理指标具有重要意义（图3-134）。

1. 标本采集指南　应急检验标本大部分为血液标本，其次是尿液和大便。还包括其他体液：如脑脊液、胸腔积液、唾液及分泌物等。标本的自身化学成分含量受外界环境影响而发生改变，也因标本采集过程中的不当处理而发生变化，尤其在标本储存和运输过程中受影响更大，从而因标本质量的差异性影响检验结果的准确性。

2. 标本采集方法

（1）需要不抗凝血的项目，采取规定的血量注入真空试管中，室温放置待血液凝固后分离血清。

（2）需要抗凝血的项目，需正确选择抗凝管，确定需要血量，注入试管后要充分摇匀，以达到抗凝的目的。特别是要求使用专用抗凝管的项目。

（3）防污染的项目，标本采集要注意无菌操作。

（4）尿液检测：需要采集新鲜中段尿约15ml，放置于干净的专用容器中送检。

（5）大便标本：需采集新鲜大便，特别是有脓血的可疑部分，放置于干净的专用容器中送检。

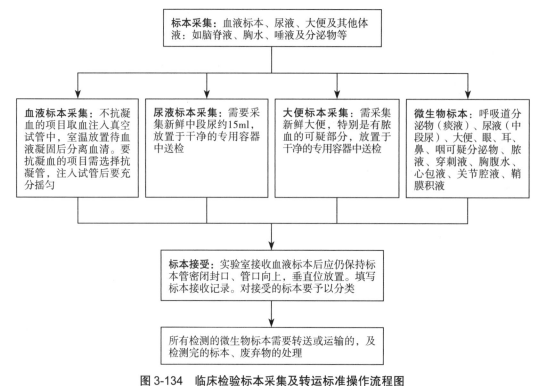

图 3-134　临床检验标本采集及转运标准操作流程图

（6）微生物标本的留取

1）呼吸道分泌物（痰液）：让患者清水漱口，不要刷牙，立即从下呼吸道咳出第一口痰，吐在干净塑料痰盒中，送检。

2）尿液（中段尿）：由护理人员协助采取中段尿 3ml 入无菌管中，送检。

3）大便：取有黏液、脓血部分的粪便置塑料盒中，如为稀水便，可直接收集于干净塑料盒中，送检。

4）眼、耳、鼻、咽拭子：蘸取少许无菌生理盐水（如蘸取得太多，可在无生理盐水瓶壁上挤去多余的水分），然后采取可疑部分分泌物，送检。

5）脓液：用生理盐水浸湿的棉拭子尽量多蘸取脓液，将棉拭子倒悬在无菌试管中。

6）穿刺液、胸腹水、心包液、关节腔液、鞘膜积液：无菌抽取 3ml 注入含肝素的无菌试管中，轻轻颠倒十余次，使肝素与穿刺液充分混匀，送检。

3．实验室（应急救援车）接收标本及离心标本转运

（1）实验室接收血液标本后应仍保持标本管密闭封口、管口向上，垂直位放置。填写标本接收记录（认真核对检验清单，对有关情况要认真记录，标本接收及处理应签字登记）。

（2）对接受的标本要予以分类，尿液和大便标本编号准备检测，血液标本（使用全血标本的项目除外）准备离心，无特殊要求时，临床检验分析血液标本离心时，RCF（1 000～1 200）×g，离心时间为 5～10 分钟，有特殊要求的按要求离心。

（3）血标本不能及时送检，应分离血清或血浆放 4℃保存。

（4）所有检测的微生物标本需要转送或运输的，请参照《微生物标本转运标准操作程序》。

（5）所有检测完的标本、废弃物的处理参照《医疗废物管理制度》处理,并填写《医疗废物登记表》。

4. 注意事项

（1）标本溢出的处理程序:当标本发生溢出时,标本处理人员可按以下措施进行处理:戴手套,口罩→安放溢出区域的警示标识→加入相应的中和物中和有害物质（如消毒剂等）→用镊子夹上纸巾吸附中和后的溢出物→将吸附的溢出物放至生物危险废物容器中→当溢出区域完全被吸附,干燥和去污染后,清洁（净化）该区域以使其安全地接待下一位患者标本。

（2）标本破裂的处理程序:当标本离心发生破裂时,标本处理人员可按以下措施进行处理:

1）如果离心机正在运行时发生破裂或怀疑发生破裂,应立即关闭机器电源。

2）如果机器停止后发现破裂或怀疑发生破裂时,应保持机器密闭至少30分钟,使气溶胶沉积,同时通知生物安全管理员。

3）随后的所有操作都应戴厚橡胶手套或双层手套。

4）清理玻璃碎片时应当使用镊子,或用镊子夹着的棉花进行处理。所有破裂的离心管,玻璃碎片应废弃于锐器桶内。

5）离心机内腔用吸水纸充分吸附后,用2 000mg/L的含氯消毒剂擦拭,擦拭必须在两次以上,然后清洁干燥。清理时所使用的全部材料都应按感染性废弃物处理。

6）未完成检测的标本需立即通过急救队联系员查询患者信息,通知重新抽取标本。

二、标本接收与拒收流程

目的:本文件限定国家卫生应急移动医疗救治中心标本接收的程序。

适用范围:适用于国家卫生应急移动医疗救治中心所有实验室。

背景:各实验室制定标本接收与拒收的程序,由急救中心队长批准实施（图3-135）。

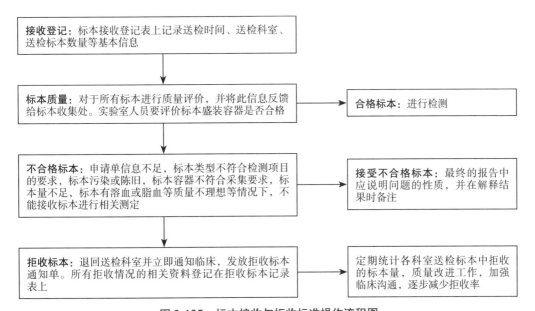

图3-135 标本接收与拒收标准操作流程图

1. 接收登记

（1）标本送到实验室后，标本运送者在标本接收登记表上记录送检时间、送检科室、送检标本数量等基本信息。

（2）实验室人员收到标本后先确认标本是否合格，确认后进行标记。

2. 标本质量

（1）对于所有标本采集处送检的标本，进行质量评价，反映各处采集的标本质量是否合格，并将此信息反馈给标本收集处，进一步保证标本采集的质量。

（2）实验室人员对于送来的标本，要评价其盛装容器是否合格，标本容器对测定结果的干扰。

3. 标本拒收（表3-32）

表 3-32 处理方法

问题	措施
姓名与住院号不符	询问主管医生
标本容器上患者信息与申请单不符	请送检部门核查
无诊断或病史	询问主管医生
无医生签名	询问主管医生
无标本类型或标本类型不符合要求	告知主管医生
书写不规范，不易识别	询问主管医生
标本容器空	请送检部门核查，重新送检
标本污染或陈旧	告知主管医生，重新送检
所用抗凝剂错误	告知主管医生，重新送检
标本量不足	告知主管医生，重新送检
标本溶血影响相应检测项目的	告知主管医生，重新送检
本室不能做的项目	告知主管医生
特殊测定未预约	告知主管医生

（1）拒绝标准

1）申请单信息不足，标本类型不符合检测项目的要求，标本污染或陈旧，标本容器不符合采集要求，标本量不足，标本有溶血或脂血等质量不理想等情况下，不能接收标本进行相关测定，此种标本为拒收标本。

2）拒收标本应退回送检科室，并发放标本拒收通知单，要求送检科室重新送检或取消检测。

3）拒收标本时应充分考虑实际情况，如果部分检测项目可以进行的，暂时不拒收标本，与临床联系后，要求补送或其他处理方法。实验室人员和临床人员都应尽量减少拒收标本的数量。

4）如果原始样品的ID不确定或原始样品中的被分析物不稳定（如脑脊液、活检标本、血气标本等），并且原始样品不可替代（不可再次获得，如患者特殊病理状态下采集的标本）或很关键（一般指其具有重要的临床应用价值，如急诊抢救状态下患者的标本），则实验室可以先处理样品，待申请医生或采集者承担识别和接收样品的责任或提供适当信息后，再发布结果。这种情况下，负责识别原始样品的人员在申请单上签字，或以其他可以追溯到申请单的方式进行记录。无论什么原因,如果在无法满足上述要求的情况下进行了检验,应在报告上明确责任人。

5)如果接收了不合格的原始样品,最终的报告中应说明问题的性质,并在解释结果时注意。

6)针对法医送检的样品,特别是尸血检测IgE等时,标本不合格,也应及时检测。

(2)基本步骤

1)患者基本信息或其他信息不足时,询问主管医生,以补充这些不足的信息,而不是拒收标本。

2)对于是否拒收标本有疑问时,标本接收人员应咨询相关检测项目的负责人。

3)拒收标本时,实验室人员必须立即通知临床,并发放拒收标本通知单。

4)所有拒收情况的相关资料登记在拒收标本记录表上。

5)标本采集质量不满意的,应将标本采集情况反馈给标本采集人员,进一步改进采集流程,保证采集质量。

6)实验室定期统计各科室送检标本中拒收的标本量,在质量改进工作记录中反映这一情况,加强临床沟通,逐步减少拒收率。

4. 记录保存　所有的接收和拒收记录由各实验室定期整理,保存在各实验室的相关记录盒内。

5. 记录　检验标本接收拒收记录。

三、微生物标本转运标准流程

目的:规范微生物标本运送程序,保证实验室检测前标本质量。

适用范围:应急医疗队队员。

背景:制订规范的微生物标本运输标准操作规程,保证实验室检测前标本质量,保障人员生物安全。

1. 运送人员和交通工具

(1)由经过培训的专人运送,个人防护须符合生物安全要求。

(2)采用专人专车方式运送,严禁使用任何公共交通工具,特殊情况下向上级部门申请特殊交通工具。

2. 运送容器和包装

(1)送检微生物标本均应按传染病类标本防护,为了避免标本意外泄漏或溢出,应当使用专用有盖送检箱、冰壶、生物安全运输箱等辅助运送容器,内有试管架或其他装置使标本保持直立。辅助运送容器和直立标本装置应是金属或塑料材质,可耐高压灭菌或化学消毒剂消毒。

(2)微生物标本应包装完整,严禁运送途中擅自打开包装。

(3)标本运送箱必须有生物危险标志。运送高致病性标本时须加锁。

3. 运送温度　应注意温度控制,如奈瑟菌检测标本应置于25～35℃环境运输,不可冷藏和冰冻。病毒检测标本一般需要冷藏和冰冻。

4. 运输过程中出现感染性物质溢出时的处理

(1)立即洗手(必要时洗眼和全身冲淋),戴好手套和其他防护用品。

(2)用布或纸巾覆盖溢出物。

（3）向布或纸巾上倾倒消毒剂（可用含氯消毒剂或聚维酮碘），包括周围区域。

（4）倾倒消毒剂时，从溢出区域的外围开始，向溢出区域的中心有序进行。

（5）消毒剂作用约30分钟后，清除这些物质。如果现场有碎玻璃或其他锐器，则用簸箕或硬质纸板收集并将其存放于防刺穿容器内以待处理。

（6）消毒完成后，向主管机构通报事件，并说明已经完成现场污染清除工作。

5．标本运送、交接及签收　医疗队人员将标本交给运送人员，运送人员将标本送到微生物实验室，交给检验人员。标本交接双方认真核对信息，包括标本来源、标本属性、检查项目、标本采集和运送是否合乎要求等，填写标本接收登记表（可用条码扫描系统）（图3-136）。

6．使用敷料、物料、药品清单　有生物危险标志感染性物质运送箱（应注意温度控制），消毒剂（可用含氯消毒剂或聚维酮碘），手套和其他防护用品等。

7．预计产生的医疗废物和垃圾　使用过的手套和其他防护用品等。

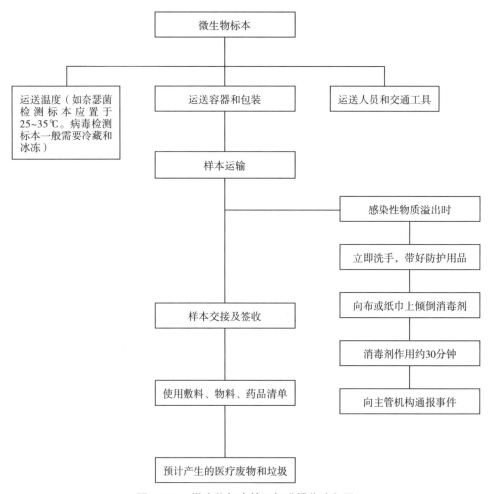

图3-136　微生物标本转运标准操作流程图

四、血常规应急检验标准流程

目的：通过检查血液中的白细胞、红细胞、血红蛋白、血小板等各项参考指数的数量变化和形态分布,判断疾病,为应急诊疗提供参考依据。

适用范围:应急医疗队队员。

背景:血液常规检测是血液检验项目中最基础和最常用的检验,通过观察数量变化及形态分布,判断疾病;是医生诊断病情的常用辅助检查手段之一(图3-137)。

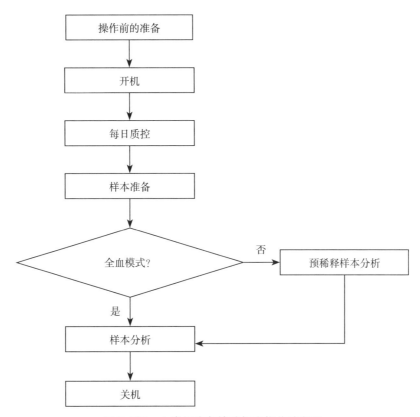

图 3-137　血常规应急检验标准操作流程图

1. 方法与原理　采用电阻抗法检测红细胞、白细胞和血小板的数目以及体积分布,采用比色法测量血红蛋白浓度。在此基础之上,分析仪计算出其余参数的结果。

2. 标本类型

(1)标本采集

静脉全血:用 40g/L EDTA-K2 抗凝(50μl 抗凝 1ml 血,相当于 2mg EDTAK2/1ml 血)。

末梢全血:用 80μl 的毛细管大约采集 80μl 手指血,加入 EP 管(预先加入 3μl 浓度为 5%EDTA-K2 抗凝剂的)混匀。

(2)样本保存与运输:标本以及时安全送检为原则。

3. 试剂

(1)稀释液(M-3D 血细胞分析用稀释液):稀释液用于血细胞分析前,样本的稀释,制备细胞悬液。

(2)溶血素(M-3CFL 血细胞分析用溶血剂):用于血细胞分析前破坏红细胞、释放血红蛋白、维护所需分析细胞的形态,以便细胞分类计数和血红蛋白定量测定。

(3)冲洗液:冲洗液用于血液细胞分析仪进样器、阀和管路系统的清洁、冲洗。

(4) E-Z 清洗液：E-Z 清洗液用于血液细胞分析仪进样器、阀和管路系统的清洁和冲洗。

(5) 探头清洁液：探头清洁液用于定期清洁仪器。

4. 仪器　某品牌自动血液分析仪。

5. 操作步骤

(1) 试剂准备，室温平衡。

(2) 开机，每日维护。

(3) 质控品室温平衡后，做室内质控。

(4) 样本准备，录入样本信息。

(5) 根据样本类型选择全血模式或预稀释样本分析模式进行样本检测。

(6) 结果审核及发布。

(7) 仪器维护及关机。

五、血细胞涂片、染色及镜检标准流程

目的：用于各种血细胞检验，及时了解患者病情。

适用范围：应急医疗队实验组。

背景：抗凝血液用玻片制成薄片，干燥后经染液进行染色，白细胞经瑞氏染液染色后，细胞体积大小、染色深浅、胞浆颗粒等特点，在显微镜下进行细胞分类。细胞着色有物理的吸附作用和化学的亲和作用。由于细胞的各种成分的化学性质不同，对染料的吸附和亲和力不同，在同一血片上不同的细胞可染成不同的颜色，如血红蛋白和嗜酸性颗粒与酸性染料结合染成粉红色；细胞核、嗜碱性颗粒、淋巴细胞浆与碱性染料结合染成紫色或蓝色；中性颗粒与伊红和亚甲蓝同时结合染成紫红色。根据细胞染色后的形态特征，可对细胞进行分类。根据白细胞着色情况，在显微镜下对其进行分类，计算出各种细胞的百分率。血液涂片染色检查是血液学证据必不可少的，如诊断贫血和不正常表现通常依靠红细胞形态的检查，血片检查包括红细胞、白细胞、血小板等检查。在疾病时，细胞形态可能会出现：细胞的形态或大小发生改变；血红蛋白的质或量发生改变；细胞核或颗粒；感染引起中性粒细胞增高，出现中毒颗粒或核左移；寄生虫感染或过敏引起嗜酸性粒细胞增加；病毒感染引起淋巴细胞增加（图 3-138）。

1. 标本采集及要求

(1) 标本类型：采集含 EDTA-K2 抗凝剂的静脉血 2～3ml，或 EDTA-K3 抗凝末梢血 20μl。

(2) 要求：标本无凝块和溶血。

2. 试剂

(1) 瑞氏 - 姬姆萨复合染色液：（瑞氏含酸性染料伊红和碱性染料亚甲蓝，姬姆萨由天青和伊红组成）瑞氏染色粉 1g、姬姆萨染粉 0.5g、甘油 30ml、甲醇（A.R）50ml，置洁净研钵中，研磨使染料完全溶解后加甲醇至 500ml。

(2) 磷酸盐缓冲液（pH 6.4～6.8）：磷酸二氢钾（KH_2PO_4）6.64g、磷酸氢二钠（Na_2HPO_4）2.56g，加蒸馏水至 1 000ml。配成后用 1N NaOH 调整 pH 6.4～6.8。

3. 材料和仪器设备

(1) 材料：载玻片、推玻片、吸管。

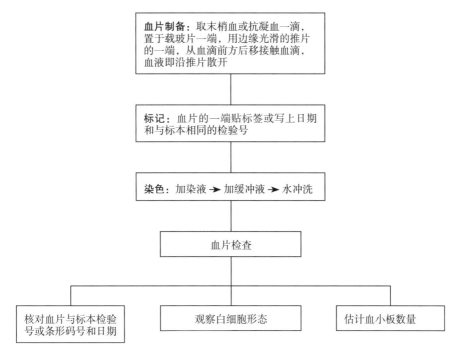

图 3-138　血细胞涂片、染色及镜检标准流程图

（2）显微镜、镜油、瑞氏 - 姬姆萨复合染色液、缓冲液。

4．操作步骤

（1）血片制备。

（2）标记：血片的一端贴标签或写上日期和与标本相同的检验号。

（3）染色

1）加瑞氏 - 姬姆萨复合染色液 3～5 滴，使覆盖整个血膜，固定细胞 1～2 分钟。

2）滴加缓冲液，与染液混匀，染色 5～30 分钟。

3）用清水冲去染液，待自然干燥或用滤纸吸干，镜检。

（4）血片检查：低倍镜→高倍镜→油镜。

1）核对血片与标本检验号或条形码号和日期，如果血片上无号（误码），先按照标本管位置找出标本检验号或条形码号，用记号笔将号码及日期写在血片的一端（白色标签纸或玻片磨砂位置）。

2）白细胞形态：正常情况下用高倍镜分类，估计血小板数量等。

3）异常白细胞形态和红细胞形态等用油镜。

4）血小板估计，如果申请单上已写有血小板值，可注明是否符合（血片上血小板与申请单上的值一致为"符合"，反之为不符合，需要复查）。对血片上血小板数量与 RBC 的关系（见下）进行估计和判断。

（5）注意

1）血片一定要厚薄适宜，无溶血、无空洞、平坦均匀。

2）血膜必须充分干燥，否则在染色过程中细胞容易脱落。

3）染色时间与染液浓度、室温高低、细胞多少有关。

4）染液不可过少，以防止蒸发干燥使染料沉着于玻片上。

5）冲洗时,应用流水将染料冲去,以免染料沉着于血片上。

5. **血片及染色效果** 血涂片制备完成后应该评估涂片的质量是否满意(包括染色深浅是否恰当,是否有沉淀,细胞分布是否合理等内容),对于染色满意的涂片进行分析,对于不满意的需重新制备。

(1)推片质量评估:未染色血片,血膜外观为粉红色,头体尾鲜明,边缘整齐,两侧留有空隙的血涂片为佳。

(2)染色质量评估:染色后,显微镜下观察涂片。镜下见细胞分布均匀,观察区域无细胞叠加以及无空泡,溶血,无细胞脱落痕迹;红细胞染粉红色;白细胞浆能显示各种细胞有色彩,细胞核染紫红色,染色质清楚,粗细松紧可辨;并且无染料沉渣沉淀为佳。

6. **手工分类方法**

(1)按照上述手工血细胞制备血片、染色和显微镜检查方法进行。

(2)核对血片上的检验号或条形码号与标本上的是否一致,一致才能进行分类,否则重新做。

(3)外周血(初诊标本,无历史数据或诊断)出现异常细胞、血液寄生虫、包涵体等时,需要病理学家确认或者回顾结果后发放报告。标准如下:

1)外周血出现可疑的原始细胞。

2)外周血出现可疑的幼稚细胞。

3)分类不能明确细胞。

4)疟原虫,微丝蚴或者其他血液寄生虫等病原体,需要临床病理学家或者微生物学家确认。

7. **结果报告及质量控制**

(1)结果报告

1)WBC分类结果填写在原始申请单上,由录入人员录入计算机系统。

2)PLT数量估计,如果血涂片上的数量与仪器计数的符合,写"符合",如果不符合,写"请用光学法或手工法复查",并将申请单交给仪器操作人员进行复查。

要描述,记录在申请单上,由录入员录入计算机系统的备注栏内。

(2)质量控制

1)制片:制作一张满意的血涂片,血膜外观为粉红色,头体尾鲜明,边缘整齐,两侧留有空隙的血涂片。

2)染色:用配的瑞氏-姬姆萨复合染色液染色后,观察各细胞颜色,显微镜下红细胞和嗜酸性颗粒与酸性染料结合染成粉红色;细胞核、嗜碱性颗粒、淋巴细胞浆与碱性染料结合染成紫色或蓝色;中性颗粒与伊红和亚甲蓝同时结合染成紫红色。细胞核染紫红色,染色质清楚,粗细松紧可辨。

3)不同涂片观察人员观察同一标本结果的一致性:实验室应该至少每年评估考核一次血涂片观察人员以保证不同人员观察结果的一致性。

六、尿液常规应急检验标准操作流程

目的:协助诊断泌尿系统疾病和疗效观察;协助其他系统疾病的诊断;安全用药的监护。

适用范围:应急医疗队队员。

背景:通过简易的无创尿液检测协助疾病的诊断和疗效观察(图3-139)。

1．方法　干化学测定法。

2．标本类型　中段尿液样本。

3．试剂

（1）试剂组成：测试条、质控液。

（2）试剂保存：质控液 2～8℃保存，其余试剂室温保存。

4．检测仪器

（1）仪器：某品牌尿液分析仪。

（2）性能指标：仪器测试灵敏度梯度要求达标。

5．操作步骤

（1）开机流程：开机前确认设备工作环境温度：10～30℃；湿度：不超过 80%；工作电压：100～240V（允许 ±10% 的波动），50Hz/60Hz（允许 ±1Hz 的波动）。室内无腐蚀性、可燃性气体。打开电源开关，仪器进行系统自检。自检正常，仪器进入工作状态，即可进行常规工作。

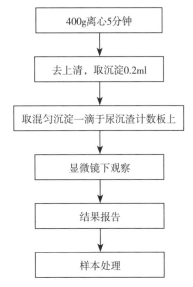

图 3-139　尿液常规应急检验标准操作流程图

（2）质控检测（每周或测试试纸条换批号时做一次）：将质控物从冰箱取出，室温平衡 20 分钟后，轻轻颠倒混匀。将质控液滴入试纸条的测试垫上，用试纸条侧面靠近吸水纸去除多余的液体，然后上机测试。测试后的结果须记录在登记本上，然后录入信息系统。根据质控规则分析结果。质控检测完毕后，及时将质控物放回冰箱原位。

（3）标本检测程序

1）将试纸条的测试带完全浸入试管内的尿液中，停留 1 秒取出。将试纸条的侧边沿试管管壁刮去多余的尿液。

2）将浸有标本的试纸条，放置于仪器检测区上，仪器检测到有试纸条后，推进器自动将试纸条推进至测试区，开始测试。

3）测试完毕后，仪器自动将试纸条推出测试区至废物槽中，检测结果和流水号传入信息系统，同时仪器内置打印机打印测试结果。

（4）关机流程：仪器保养后关闭电源即可。

（5）注意事项

1）不要将分析仪放置在阳光直接照射的地方，以免因外来光线干扰而使检测装置失灵。

2）经常用柔软干布清洁仪器，保持仪器整洁。如果仪器表面很脏，可用清水擦拭。严禁使用汽油、油漆稀释剂、苯化合物等有机溶剂，这些试剂会使分析仪变形，影响仪器工作。

3）液晶显示屏禁止用水擦洗，只需用清洁柔软的干布或软纸轻轻擦拭干净即可。

4）必须保持托盘清洁，测试过程中残留的尿液及时用吸水纸擦拭，以免交叉污染影响测试结果的准确性，每日用清水清洗托盘。

5）由于试纸的特性，应避免在环境温度过高或过低的情况下工作，以免影响测试结果的准确性（试纸测试的理想环境温度范围为 10～30℃）。

6）如果尿分析仪开机后自检异常，显示屏将显示相应的故障信息，操作人员应根据故障信息，采取措施，尽快排除故障。

7）建议使用与尿液分析仪配套的试纸条。

8）使用新鲜（取样 2～3 小时内）的样本进行检测。

七、粪便常规及隐血检验标准流程

目的：检查粪便中隐匿的白细胞、红细胞或血红蛋白、寄生虫，筛查消化道感染、可疑消化道慢性出血或消化道恶性肿瘤。

适用范围：应急医疗队队员。

背景：消化道感染导致消化道异常。消化道少量出血时，粪便外观可无异常改变，肉眼不能辨认。对疑有消化道慢性出血的患者，应进行粪便隐血检查，对消化道恶性肿瘤（如胃癌、大肠癌、息肉、腺瘤）的早期筛查意义重大（图 3-140）。

1. 标本类型

（1）使用标本类型：粪便样本。

（2）粪便样本采集：用一次性竹签挑取 5g（约拇指头大小）于大便盒中，采样必须从大便表面及深处多个部位挑取，并首选有黏液、脓血等病理成分。

（3）样本保存与运输：粪便标本以及时送检为原则，若检查阿米巴滋养体，则需立即送检，立即检查，寒冷季节还需要保温送检。

2. 试剂　便隐血检测试纸。

3. 仪器　显微镜。

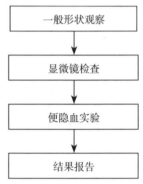

图 3-140　粪便常规及隐血检验标准操作流程图

4. 粪便常规操作步骤

（1）一般性状：一般观察包括：颜色、稀稠、黏液、脓液等外观及有无寄生虫成虫。

（2）显微镜检查

1）取一张干净的玻片，用蜡笔分成 2 格，以防液体任意流动。

2）在玻片上滴 1 滴生理盐水。

3）用竹签尽可能多处挑取适量大便涂抹于玻片上。

4）将玻片放于显微镜上，用低倍镜观察有无寄生虫卵，然后高倍镜进行分辨；用高倍镜观察有无白细胞、红细胞、寄生虫卵、淀粉颗粒、脂肪球等。

5. 便隐血实验（胶体金法）

（1）取一次性小塑料杯一个，加入约 0.5～1.0ml 蒸馏水。

（2）用干净的一次性竹签挑取粪标本的 6 个不同部位约 2g 置标本于蒸馏水中，搅动混匀。

（3）取出便隐血试纸条，将前端置于蒸馏水中。

（4）1～3 分钟后观察结果，但不能超过 5 分钟后观察结果。

（5）结果判断

阴性：只有对照带显示红色者为阴性。

阳性：对照带及样品检测带均为红色者为阳性。

无效：对照带无色时表示无效，需另取一根试纸条重新检测。

6. 注意事项

（1）大便采集应采用容量合适的清洁不漏水有盖的容器；标本不得混有小便、消毒剂、自来水等物质。

（2）正常人便隐血检测结果为阳性，可能是由于服用某些药物刺激胃肠道造成的出血。

（3）在粪便形成的过程中，少量的消化道出血不一定与之混合均匀，而且消化道出血具有间断性，所以需要连查三次，以获得准确结果。结果处于月经期或有尿血、口鼻腔出血都有可能会引起试验的假阳性结果。取便时，请按照大便收集取便，避免与尿混合。由于操作上可能出现的失误，同时也由于样本中存在干扰物质，试验结果有可能错误。对于可疑的结果应做进一步检查。

（4）像其他检测方法一样，本试剂盒不能对胃肠道出血性病变做结论性的诊断，只能作为筛查或辅助诊断用，而不能替代临床内镜、X线和其他检查。对于阳性结果，应结合临床做进一步的检查。

（5）本试剂盒为一次性使用。请在有效期内使用。

（6）所有检测样品应视为具有传染性物质，实验过程中穿工作服，戴一次性手套并经常替换手套避免样品间的交叉污染；样品操作、废弃物处理均需符合相关法规要求：《微生物生物医学实验室生物安全通用准则》和《医疗废物管理条例》。

7. 结果审核发布

八、凝血功能应急检验标准流程

目的：正确评估患者凝血功能状况，为急诊手术提供辅助诊断依据。

适用范围：应急医疗队检验人员。

背景：凝血功能指标是急诊手术的重要参考依据。在应急特殊的工作环境下，POCT检验室了解患者凝血功能的主要手段。开展凝血功能应急检验，为应急医疗提供及时准确的诊疗依据（图3-141）。

1. 方法　电流测定法。

2. 标本类型及采集

（1）标本类型：静脉血或动脉血。

（2）标本采集

1）采集技术能够收集足够的检验血流量。

2）用于检验的样品应抽吸到塑料采集装置（塑料注射器或塑料试管中）。

3）采集装置中不能含有抗凝血剂，例如肝素、EDTA、草酸盐或柠檬酸盐。采集装置中不能含有血块活化剂或血清分离剂。

4）样品应立即分散到卡片的注样口中。

5）如果需要二次测量，必须重新采集样品。

3. 试剂及仪器设备　凡能满足POCT快速检测的合格产品。

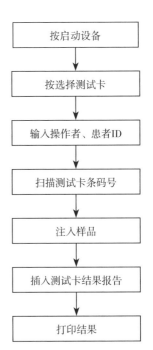

图3-141　凝血功能应急检验标准操作流程图

九、疟原虫应急检验标准流程

目的：检测疟原虫感染。

适用范围：应急医疗队队员。

背景：疟疾是由疟原虫所致的虫媒传染病。全球102个国家和地区流行疟疾，据世界卫生组织（WHO）估计，流行区居住20亿人口，特别是非洲、东南亚和中、南美洲一些国家，恶性疟死亡率极高。在紧急灾难救援中，密切关注疟原虫感染状况有助于早期诊断、治疗（图3-142）。

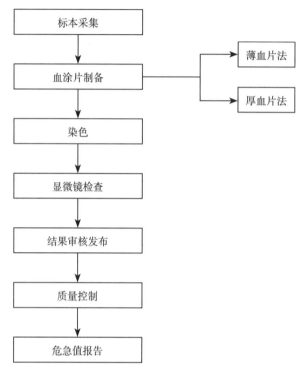

图3-142 疟原虫应急检验标准操作流程图

1. 方法与原理 瑞氏染色法，在显微镜下进行识别。

2. 标本类型

（1）标本类型：EDTA·K2抗凝静脉全血样本。

（2）全血样本保存与运输：在2小时内送检。

3. 试剂

染液名称：Liu Stain（刘氏染色液）。该染液为改良方法，是快速染液。

试剂组成：A浓液、B浓液

试剂保存：室温。

4. 仪器 显微镜。

5. 操作步骤

（1）标本采集和要求：用真空采血针取肘静脉血2ml放入含有干燥抗凝剂（含EDTA·K2 3.0～4.0mg）的抗凝管中，立即轻轻将试管颠倒混匀5～8次，以使其充分抗凝，并在试管上做好标识，在2小时内送检。尽可能在给抗疟药前采血，接近每次发热的后期抽静脉血，怀疑恶性疟疾宜在每次发作开始时采血。

（2）薄血片法：在距载玻片的一端1cm的位置滴下一滴抗凝血（6～7μl）。手指血则直接用干净玻片蘸血一滴。用手拿好载玻片，沿推片边缘展开。将推玻片与载玻片呈30°角，边轻压推玻片边将血液推动展开。涂片完后立即在空气中挥动干燥。要求厚薄适宜，边缘整齐,两侧边有空隙,头、体、尾分明。

(3)厚血片法:放1滴患者全血在洁净玻片一端。用推片角将血液由内向外转涂成直径1~1.5cm大小的圆形厚血膜,厚度以能通过血膜看清报纸上的印刷体为宜,室温中自然干燥。在干燥血膜上滴加去离子水数滴,完全覆盖血膜。溶血10分钟后倾去溶血液,血膜呈浅灰色,自来水轻轻冲洗。不必待干,进行染色,染色法同薄血片法。

(4)染色

普通染色:加A浓液(0.5~0.8ml)于干后的血涂片上染色30秒。再加约为两倍A液的B浓液于玻片上,用洗耳球轻轻吹动染液或轻轻摇动玻片,使两染液充分混匀,染色1分钟。用小股流水冲去染液,镜检。

快速染色:加A浓液(0.5~0.8ml)于干后的血涂片上。再加约为两倍A液的B浓液于玻片上,用洗耳球轻轻吹动染液或轻轻摇动玻片,使两染液充分混匀,染色10~20秒。用小股流水冲去染液,镜检。

(5)镜检要求

1)将湿片在高倍镜下观察涂片、染色是否良好,否则重新涂片染色。

2)选择涂片体尾交界、细胞分布均匀不重叠的部分进行镜检。

3)厚血片可提高检出率,必须找20个视野或以上;薄片油镜检查有利于疟原虫类型鉴别,需找100个视野或以上。

4)疟原虫必须分类报告。

5)若只找到环状体而未找到更成熟阶段,报告为"检出环状体疟原虫"。

6)可能会有2~3种疟原虫混合感染。

7)薄血片油镜下4种疟原虫的鉴别。

6.参考范围:正常人无疟原虫。

7.注意事项

(1)患者血液内疟原虫的浓度,染色的质量,镜检红细胞的数量均可影响其检出率。

(2)样品操作、废弃物处理均需符合相关法规要求:《微生物生物医学实验室生物安全通用准则》和《医疗废物管理条例》。

8.结果审核发布 由非操作者查看每个标本的结果并进行审核。要核对历史记录和临床诊断是否相符,如不相符或无历史记录,要及时和临床医生进行沟通,必要时及时复查。

9.质量控制 按标本采集要求、染色质量控制措施和方法进行质控。

10.危急值报告 如遇疟原虫检测阳性患者,应上报临床医生,并记录在危急值报告记录表。

十、微生物镜检标准操作规程

目的:规范微生物镜检标准操作规程。

适用范围:应急医疗队队员。

背景:微生物学实验室接到标本后应立即进行微生物学检验。直接镜检可初步诊断,指导进一步检出步骤和鉴定方法的选择以及评价标本的质量(图3-143)。

1.原理 细菌真菌的形态、大小、芽孢、荚膜、鞭毛以及细胞运动情况等及各种体液的内容物可以通过直接镜检或者不同的染色方法后镜检进行初步的区分和识别。

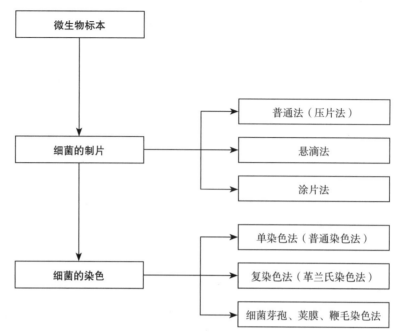

图 3-143　微生物镜检标准操作流程图

2．标本类型　主要为来自病患的各种体液如痰液，尿液，大便，脑脊液，血液等。标本的存放与运输参考微生物标本运输章节。

3．试剂与质控　革兰氏染色和抗酸染色购买商品化试剂盒 BASO。质控染色参照革兰氏染色与抗酸染色章节，同时参与卫健委的室间质评。

4．仪器：显微镜、烘片机。

5．操作步骤

（1）细菌的制片方法：根据被检物所要检查的项目和供检材料的不同，其制片方法有以下三种：

1）普通法（压片法）：在干净的载玻片上滴一滴蒸馏水，用接种环挑取一环供检材料放入水中并混匀，若供检材料为液体而不太浓时，则不必加水。然后加放盖玻片，在盖片时，应先把盖片的一端放在载玻片上，再慢慢向下压盖，勿使水从该玻片边缘溢出。同时避免发生气泡，然后用干净的玻璃棒等使盖片紧贴在载玻片上。

2）悬滴法：取一滴蒸馏水或培养液于干净的盖玻片中央，再取一环培养好的菌体，接种于盖玻片的液滴中，然后将盖玻片翻转过来，盖于凹玻片的凹窝中，使菌液正好倒垂在载玻片的凹窝中央，不要使水滴碰到凹窝的壁和底。为防止干燥，在盖玻片边沿上涂上凡士林，使菌液紧紧处在密闭的小室中，即可镜检。

3）涂片法：首先在干净的载玻片中央加一滴蒸馏水，用灭菌的接种环取少许菌体，放在载玻片上，与水混合涂成直径约为 1cm 的均匀薄片，即成涂片。

（2）细菌染色方法：由于细菌个体透明，在光学显微镜下不易观察到其形态，必须借助于染色的方法使菌体着色，增加与背景的明暗对比，才能在光学显微镜下较为清楚地观察其个体形态和部分结构。按照所用染料种类的不同，可将染色法分成两大类：单染色法和复染色法。

1）染色法（普通染色法），只用一种染料染色，适用于菌体一般形态观察。操作过程为：

按涂片法制成的涂片,进行固定,固定方法有自然干燥或加温干燥。通常采用加温固定,可在酒精灯火焰上快速来回烘烤涂片背面,以手摸载片发烫时为宜。在固定好的玻片上加染色液1~2滴(吕氏亚甲蓝或碱性复红液),使其盖满玻片,静止1~2分钟。用细小水流慢慢冲去染料,再用吸水纸吸去玻片上的水分,待晾干后即可镜检。

2)复染色法(革兰氏染色法),又称鉴别染色法,是用两种或多种染料进行染色,有帮助鉴别细菌之用。最常用的为革兰氏染色法。染色结果,菌体呈紫色的为革兰氏阳性菌(G⁺),红色者为革兰氏阴性菌(G⁻)。

3)细菌芽孢、荚膜、鞭毛染色法

①将培养24小时左右的芽孢杆菌作涂片、干燥、固定。

②加3~5滴孔雀绿染色液于已固定的涂片上。

③用木夹夹住载玻片在火焰上加热,使染液冒蒸汽,但勿沸腾。切忌染液蒸干,必要时可添加少许染液。加热时间从染液冒蒸汽开始4~5分钟。

④倾去染液,待玻片冷却后水洗至孔雀绿不再褪色为止。

⑤用番红水溶液复染1分钟,水洗。

⑥待干燥后,置油镜观察,芽孢呈绿色,菌呈红色。

6. 参考范围 对比每日质控结果,报告镜下所见。

7. 注意事项

(1)为了便于观察,可用亚甲蓝或复红等染色液代替使用,将细菌染成蓝色或红色,然后把盖玻片盖上,进行镜检。

(2)因为没有染色的活细菌是透明的,不易看到,必须降低聚光器或缩小光圈,以减少照明强度,认真观察,才能得到良好效果,若观察其繁殖或孢子萌发时,需将带有悬滴的玻片放在底部铺有湿纸或湿棉的培养皿中,以便保湿,盖好皿盖进行定温培养,而后镜检。

(3)用这种涂片法制的标本在显微镜下一般不直接看,经染色后才能看得清晰。

8. 结果审核发布 革兰氏染色与抗酸杆菌依据临床表征初步诊断,湿片直接镜检后按相关标准给予参考。

9. 质量控制 采用大肠埃希菌ATCC 25922和金黄色葡萄球菌ATCC 25923质控标准菌株,与待测标本同时染色观察结果,每天1次。

10. 危急值报告 所有来源的标本,无菌部位镜检后发现细菌或者真菌,抗酸染色确认阳性后,即刻电话或口头报告相关医生。

十一、尿液人绒毛膜促性腺激素应急定性检测标准流程

目的:早期妊娠诊断;滋养层细胞肿瘤细胞诊断及预后判断;协助诊断异位妊娠及流产;脑垂体疾病、甲亢、子宫内膜增生、宫颈癌及卵巢囊肿。

适用范围:应急医疗队队员。

背景:早期妊娠诊断更好地指导用药,提高胎儿的成活率。

1. 方法 免疫胶体金法。

2. 标本类型 由患者自行留取尿液(最好是晨尿)5~10ml于洁净的小便杯中,在小便杯上做好标识,及时检测。对标识不明等不合格的标本,按程序文件《标本采集与管理的控制程序》处理。

3. 试剂 尿HCG试纸条,室温保存。

4. 仪器设备　无。

5. 操作步骤（图 3-144）

结果判断标准：

1）对照线显色，且检测线也显色，结果判定为阳性。

2）对照线显色，而检测线不显色，结果判定为阴性。

3）对照线不显色，此情况下无论检测线是否显色，均判为无效实验，需重复实验。

6. 参考范围　非妊娠妇女、正常妇女和正常男性为阴性；妊娠妇女为阳性。

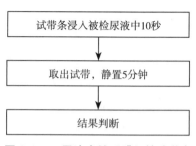

图 3-144　尿液人绒毛膜促性腺激素应急定性检测标准操作流程图

7. 注意事项　尿妊娠试验尽量采用晨尿，因为晨尿浓缩，激素水平较高。为提高试验的阳性率，在前一夜还应尽量减少饮水量。收集晨尿约 10ml 后，尽快送检，如时间耽搁过久，可影响化验的正确性。有疑问可向医生或者检验员等医务人员询问。

8. 结果审核发布　由非操作者查看结果及审核，并随时与操作者沟通。要核对历史记录和临床诊断是否相符，如不相符或无历史记录，要及时和临床医生进行沟通，必要时及时复查。

十二、应急生化检验标准流程

目的：检测离子、血气、血糖、肾功能、心肌梗死等临床生化检验项目，为医疗队成员的诊疗工作提供辅助诊断依据。

适用范围：应急医疗队检验人员。

背景：应急诊疗依据生理生化指标，包括钾、钠、氯、钙、尿素、肌酐、葡萄糖、pH 值、氧分压、二氧化碳分压、肌钙蛋白和 BNP 等。在应急特殊工作环境下，采用血气离子分析仪快速检测以上指标，为临床诊疗提供准确的参考依据。

1. 方法与原理　床旁快速检测项目与原理（表 3-33）。

表 3-33　检测项目与原理

检测项目	检测原理
pH	电压测定法
PCO_2	电压测定法
PO_2	电流测定法
Na	离子选择电极法
K	离子选择电极法
iCa	离子选择电极法
BUN/Urea	离子选择电极法
Glu	电流测定法
HCT	电传导性测定法
Cl	离子选择电极法
Crea	电流测定法
TCO_2	电压测定法
cTnI	酶联免疫吸附法
B 型利钠肽	酶联免疫吸附法

2. 标本类型　采集肝素抗凝的动静脉血。标本采集后应尽快运输至实验室，标本管在运送过程中要保持管口封闭、向上垂直放置。全血标本采集后应在 2 小时内分离血浆。血浆在室温保存不得超过 8 小时；8 小时内不能完成检测的血浆标本应置 2～8℃保存；48 小时内不能完成检测的血浆标本应置 −20℃保存。

3. 试剂　CG8+ 测试卡片；CHEM8+ 测试卡片；cTnI 测试卡片；利钠肽测试卡片；每张测试卡运行时均自动执行定标和校准，无需另外准备校准品。质控品采用 Abbott 质控品。

4. 仪器　某品牌床旁快速检测仪。

5. 操作步骤（图 3-145）

6. 注意事项

（1）标本正确采集，及时送检。处理标本需全程戴一次性医用手套。

（2）当标本发生溢出时，按以下措施进行处理：戴手套、口罩→安放警示标识→喷洒消毒剂→用镊子夹上纸巾吸附中和后的溢出物→将吸附的溢出物放至生物危险废物容器中→当溢出区域完全被吸附，干燥和去污染后，清洁（净化）该区域以使其安全地接待下一位患者标本。

（3）废弃物处理：标本处理过程产生的废物应进行高压蒸汽灭菌或者化学消毒处理，然后按感染性废物收集处理。采集标本的针头应放入利器盒密闭包装，统一回收后当日焚烧。

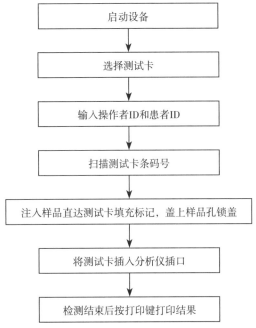

图 3-145　应急生化检验标准操作流程图

7. 结果审核发布　严格执行各项目的校准及质控监测，在各项目在控的前提下按标准操作规程执行检测的样本结果可审核发布。

十三、乙型肝炎表面抗原快速检测标准流程

目的：检测乙型肝炎病毒感染，为应急医疗队的诊疗工作提供辅助诊断依据。

适用范围：应急医疗队队员。

背景：应急医疗队在临床诊疗过程中需要快速了解诊疗对象身体感染状况，判定该对象是否携带乙型肝炎病毒，以便选择合适的处理方法指导进一步治疗。防止交叉性感染或医源性感染。

1. 方法原理　免疫胶体金法。

2. 样本类型

（1）样本类型为人血清、血浆或全血。

（2）血清、血浆样本 3 天内检测的，置 2～8℃冰箱保存；超过 3 天不检测的样本，置低温冻存。

（3）全血样本请在 12 小时内检测，不可长期放置后检测。

3. 试剂

（1）检测卡 / 条。

（2）样品稀释液。

（3）干燥剂。

4. 仪器

（1）计时器。

（2）分离血清/血浆离心机（3 000r/min）。

（3）移液器或一次性滴管。

5. 操作步骤（图3-146）

（1）检测血清或血浆样本：用加样器取80μl血清或血浆样本，直接加在试纸条加样端或试纸卡的加样孔内。也可将试纸条的加样端直接插入血清或血浆中，但要注意样本液面不得超过箭头端横线。

（2）检测全血样本：在试纸条加样端箭头端横线以下或试纸卡的加样孔内滴加1滴（约40μl）全血样本，后立即滴加1～2滴（40～80μl）样本稀释液。

（3）加样完毕，室温放置15分钟，30分钟内进行结果判定。

6. 注意事项

（1）本试剂仅用于体外检测，操作应严格按说明书进行。请勿使用过期、损坏的产品，检测条/卡不能重复使用。

（2）实验前应将试剂平衡至室温（30分钟）后，再打开铝箔袋使用。在室温条件下，检测条/卡从包装中取出后应在20分钟内使用，避免在空气中暴露时间过长，因受潮而影响检测结果。

（3）不要使用放置时间过长、长菌、有异味的样品。

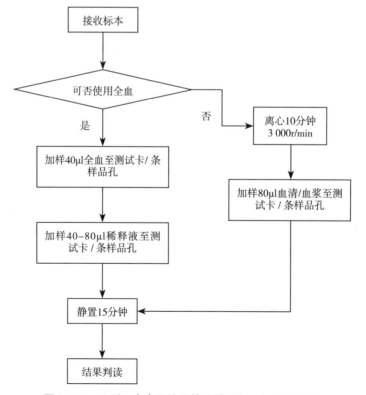

图3-146　乙型肝炎表面抗原快速检测标准操作流程图

（4）检测全血样本时，若由于全血样本黏稠等原因导致滴加 1 滴样本稀释液而样本未能在检测膜上爬升时，请滴加 2 滴样本稀释液；加完全血后不加样本稀释液、全血放置时间过长或溶血等情况会造成结果异常或实验失效。

（5）在规定的观察时间内，对照线显色，只要检测线有条带出现，即应判为阳性。

（6）为保证结果的准确性，请勿在光线昏暗处判读。

（7）在规定时间观察结果，反应时间过长或过短均可能影响检测结果。

（8）所用样品、废液和废弃物都应按传染物处理，注意操作的生物安全性。铝箔袋内干燥剂不可内服。

（9）结果判定和质量控制

1）对照线显色，且检测线也显色，结果判定为阳性。

2）对照线显色，而检测线不显色，结果判定为阴性。

3）对照线不显色，此情况下无论检测线是否显色，均判为无效实验，需重复实验。

十四、丙型肝炎抗体快速检测标准流程

目的：检测丙型肝炎病毒感染，为应急医疗队的诊疗工作提供辅助诊断依据。

适用范围：应急医疗队队员。

背景：应急医疗队在临床诊疗过程中需要快速了解诊疗对象身体感染状况，判定该对象是否感染过丙型肝炎病毒，以便选择合适的处理方法指导进一步治疗。防止交叉性感染或医源性感染。

1. 方法原理　免疫胶体金法。

2. 样本类型

（1）本试剂检测人血清、血浆或静脉全血样品。含有 EDTA、柠檬酸钠或肝素等抗凝剂的样品均可用于本实验。

（2）不能检测含悬浮纤维蛋白或聚集物、重度溶血（血红蛋白含量大于 400mg/L）的样本，不可检测黄疸（胆红素含量高于 1.7mmol/L）、高脂（甘油三酯含量大于 170mmol/L）样品。

（3）血清、血浆样品可在 2～8℃冷藏保存 1 周；如长期放置需在 -15℃以下冷冻保存，反复冻融不得超过 2 次。样品应平衡至室温（30 分钟），混匀后检测。

（4）静脉全血样品建议在采血后立即检测，不可长期放置后检测。

3. 试剂

（1）检测卡 / 条。

（2）样品稀释液。

（3）干燥剂。

4. 仪器

（1）计时器。

（2）分离血清 / 血浆离心机（3 000r/min）。

（3）移液器或一次性滴管。

5. 操作步骤（图 3-147）

（1）室温下，用加样器取 50μl 待检测样品（血清、血浆或静脉全血），缓慢滴加在检测卡加样端中心后，立即滴加 1 滴样品稀释液（约 50μl）。

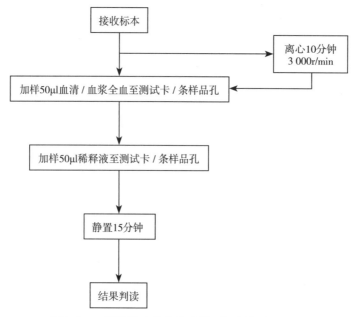

图 3-147 丙型肝炎抗体快速检测标准操作流程图

（2）将检测卡置于水平台面上，15 分钟时观察结果。

（3）加样完毕，室温放置 15 分钟，30 分钟内进行结果判定。

6. 参考范围　定性报告：阴性 / 阳性。

7. 质量控制和结果判定

（1）对照线显色，且检测线也显色，结果判定为阳性。

（2）对照线显色，而检测线不显色，结果判定为阴性。

（3）对照线不显色，此情况下无论检测线是否显色，均判为无效实验，需重复实验。

8. 注意事项

（1）本试剂仅用于体外检测，操作应严格按说明书进行。请勿使用过期、损坏的产品；检测卡不能重复使用。

（2）不要使用放置时间过长、长菌、有异味的样品，这样可避免样品污染、长菌而造成的非特异反应。

（3）由于阳性样品的强度不同，检测线（T）的紫红色条带可显现出颜色深浅的现象。在规定的观察时间内，无论该色带颜色深浅，即使只有非常弱的色带也应判为阳性结果。

（4）所用样品、废液和废弃物都应按传染物处理，注意操作的生物安全性。铝箔袋内干燥剂不可内服。

（5）在室温条件下，检测卡从包装中取出后应在 20 分钟内使用，避免在潮湿空气（湿度大于 60%）中暴露时间过长，影响检测结果。试剂盒如果在 2～8℃保存，实验前，应将试剂平衡至室温（30 分钟）后，再打开铝箔袋使用。

（6）检测时，检测卡应平放于台面上，以免倾斜放置造成样品层析速度变快（或变慢），影响检测结果。

（7）为保证判读结果的准确性，请勿在光线昏暗处判读。

（8）在 10～15 分钟之间观察结果，15 分钟后的结果无效。

十五、梅毒抗体快速检测标准流程

目的：检测梅毒螺旋体感染，为应急医疗队的诊疗工作提供辅助诊断依据。

适用范围：应急医疗队队员。

背景：应急医疗队在临床诊疗过程中需要快速了解诊疗对象身体感染状况，判定该对象是否感染过梅毒螺旋体（TP），以便选择合适的处理方法指导进一步治疗。防止交叉性感染或医源性感染。

1. 方法原理　免疫胶体金法。

2. 样本类型

（1）本试剂使用人血清、血浆或全血。

（2）血清、血浆样本 3 天内检测的，置 2～8℃冰箱保存；超过 3 天不检测的样本，置低温冻存。

（3）全血样本请在 12 小时内检测，不可长期放置后检测。

3. 试剂

（1）检测卡 / 条。

（2）样品稀释液。

（3）干燥剂。

4. 仪器

（1）计时器。

（2）分离血清 / 血浆离心机（3 000r/min）。

（3）移液器或一次性滴管。

5. 操作步骤（图 3-148）

（1）检测血清或血浆样品：用加样器取约 80μl 血清或血浆样品，缓慢滴加在测试卡加样端中心。

（2）检测全血样品：在测试卡的加样端中心滴加 1 滴（约 40μl）全血样品，后立即滴加 1～2 滴（40～80μl）样品稀释液。

（3）加样完毕，室温放置 15 分钟，30 分钟内进行结果判定。

6. 参考范围　定性报告：阴性 / 阳性。

7. 结果判定和质量控制

（1）对照线显色，且检测线也显色，结果判定为阳性。

（2）对照线显色，而检测线不显色，结果判定为阴性。

（3）对照线不显色，此情况下无论检测线是否显色，均判为无效实验，需重复实验。

8. 注意事项

（1）本试剂仅用于体外检测，操作应按说明书严格进行。请勿使用过期、损坏的产品，检测卡等不能重复使用。

（2）实验前应将试剂平衡至室温（20 分钟）后，再打开铝箔袋使用。在室温条件下，检测卡从包装中取出后应在 20 分钟内使用，避免在空气中暴露时间过长，因受潮而影响检测结果。

（3）不要使用放置时间过长、长菌、有异味的标本，这样可避免标本污染、长菌而造成的非特异反应。

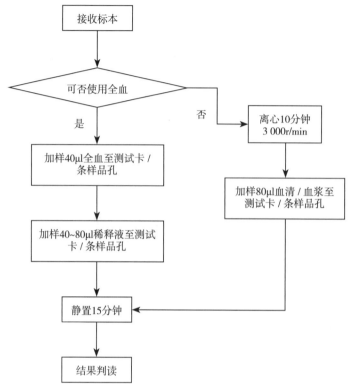

图 3-148 梅毒抗体快速检测标准流程图

（4）检测全血样品时，若由于全血样品黏稠等原因导致滴加 1 滴样品稀释液而样品未能在检测膜上爬升时，请再滴加 1 滴样品稀释液；加完全血后不加样本稀释液、全血放置时间过长或溶血等情况会造成结果异常或实验失效。

（5）实验时，检测条应平放于台面上，以免倾斜放置造成样品层析速度过快或过慢，影响检测结果。

（6）在规定的观察时间内，对照线显色，只要检测线有条带出现，即应判为阳性。

（7）为保证结果的准确性，请勿在光线昏暗处判读。

（8）在规定时间观察结果，反应时间过长或过短均可能影响检测结果。

（9）所用样品、废液和废弃物都应按传染物处理，注意操作的生物安全性。铝箔袋内干燥剂不可内服。

十六、人类获得性免疫缺陷病毒快速检测标准流程

目的：检测人类免疫缺陷病毒感染，为应急医疗队的诊疗工作提供辅助诊断依据。

适用范围：应急医疗队队员。

背景：应急医疗队在临床诊疗过程中需要快速了解诊疗对象身体感染状况，判定该对象是否为携带人类获得性免疫缺陷病毒（HIV），以便选择合适的处理方法指导进一步治疗。并防止交叉性感染或医源性感染。

1. 方法原理　免疫胶体金法。

2. 样本类型

（1）本试剂检测人血清、血浆或全血。

（2）血清、血浆样品3天内检测的，置2～8℃冰箱保存；超过3天不检测的样品，应低温冻存。

（3）全血样品建议在采血后立即检测，不可长期放置后检测。

3．试剂

（1）检测卡/条。

（2）样品稀释液。

（3）干燥剂。

4．仪器

（1）计时器。

（2）分离血清/血浆离心机（3 000r/min）。

（3）移液器或一次性滴管。

5．操作步骤（图3-149）

（1）检测血清或血浆样品：用加样器取80μl血清或血浆样品，缓慢滴加在测试卡加样端中心。

（2）检测全血样品：在测试卡加样端中心滴加1滴（约40μl）全血样品，后立即滴加1～2滴（40～80μl）样品稀释液。

（3）加样完毕，室温放置15分钟，30分钟内进行结果判定。

6．参考范围　定性报告：阴性/阳性。

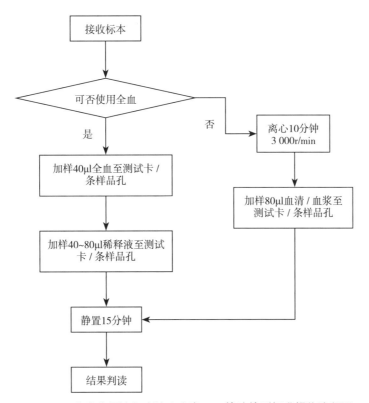

图3-149　人类获得性免疫缺陷病毒HIV快速检测标准操作流程图

7. 注意事项

（1）本试剂仅用于体外检测，操作应按说明书严格进行。请勿使用过期、损坏的产品，检测卡等不能重复使用。

（2）实验前应将试剂平衡至室温（20分钟）后，再打开铝箔袋使用。在室温条件下，检测卡从包装中取出后应在20分钟内使用，避免在空气中暴露时间过长，因受潮而影响检测结果。

（3）不要使用放置时间过长、长菌、有异味的标本，这样可避免标本污染、长菌而造成的非特异反应。

（4）检测全血样品时，若由于全血样品黏稠等原因导致滴加1滴样品稀释液而样品未能在检测膜上爬升时，请再滴加1滴样品稀释液；加完全血后不加样本稀释液、全血放置时间过长或溶血等情况会造成结果异常或实验失效。

（5）实验时，检测条应平放于台面上，以免倾斜放置造成样品层析速度过快或过慢，影响检测结果。

（6）在规定的观察时间内，对照线显色，且检测线有条带出现，即应判为阳性。

（7）为保证结果的准确性，请勿在光线昏暗处判读。

（8）在规定时间观察结果，反应时间过长或过短均可能影响检测结果。

（9）所用样品、废液和废弃物都应按传染物处理，注意操作的生物安全性。铝箔袋内干燥剂不可内服。

8. 结果判定与质量控制

（1）对照线显色，且检测线也显色，结果判定为阳性。

（2）对照线显色，而检测线不显色，结果判定为阴性。

（3）对照线不显色，此情况下无论检测线是否显色，均判为无效实验，需重复实验。

十七、革兰氏染色标准操作流程

目的：规范革兰氏染色标准操作规程。

适用范围：应急医疗队队员。

背景：制订规范革兰氏染色标准操作规程，可将细菌分为阳性和阴性两大类，因而可以初步识别细菌，缩小范围，有利于进一步鉴定。

1. 原理　样本先经紫色结晶紫，之后用碘液媒染剂处理以促进染料与革兰氏染色阳性菌的结合。经乙醇-丙酮的脱色作用，革兰氏染色阴性菌中的结晶紫会被洗脱。沙黄则是作为复染剂：革兰氏染色阴性的细菌呈现粉红色，而革兰氏染色阳性的细菌呈现紫色。

2. 标本类型　主要为来自病患的各种体液，如痰液，尿液，大便，脑脊液，血液等。标本的存放与运输参考微生物标本运输相关内容。

3. 试剂与质控　购买商品化试剂盒BASO。质控采用大肠埃希菌ATCC 25922和金黄色葡萄球菌ATCC 25923质控标准菌株，每周1次，有室内质控记录。

4. 仪器　显微镜、烘片机。

5. 操作流程图（图3-150）

6. 参考范围　革兰氏阳性菌呈紫色，革兰氏阴性菌呈红色。

7. 注意事项

（1）染色的结果常受操作者技术影响，尤其是容易过度脱色，往往阳性染成阴性。在同一载玻片上,需用已知金黄色葡萄球菌及大肠埃希菌做革兰氏阳性及阴性对照。染色关键在于涂片和脱色,涂片不宜过厚,固定不宜过热,脱色不宜过度。菌龄为18~24小时为佳。

(2)在涂抹标本前,应对载玻片过酒精灯火焰进行灭菌,待冷却后再进行涂片。

(3)使用过的试剂空盒,一次性乳胶手套、口罩、帽子、擦镜纸等严格按照医疗废物相关章程处理。

8.结果审核发布 可将细菌分为阳性和阴性两大类,革兰氏阳性菌呈紫色,革兰氏阴性菌呈红色,因而可以初步识别细菌,缩小范围,有利于进一步鉴定。

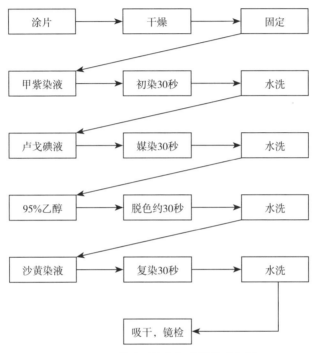

图 3-150 革兰氏染色标准操作流程图

十八、抗酸染色标准操作流程

目的:规范抗染色标准操作规程。

适用范围:应急医疗队队员。

背景:制订规范抗酸染色标准操作规程,可用于结核病、麻风病等的细菌检查及初步诊断。

1.原理 抗酸菌具有耐受酸性介质脱色的生物性状,此类细菌在石炭酸复红的作用下,被染成红色,能够耐受酸性乙醇脱色,显微镜观察时保持紫红色;而其他脱落细胞或标本中的非抗酸菌被酸性乙醇脱色,可被复染剂亚甲蓝染为蓝色。

2.标本类型 主要为来自病患的各种体液,如痰液、尿液、脑脊液、血液等。标本的存放与运输参考微生物标本运输相关内容。

3.试剂与质控 购买商品化试剂盒 BASO。质控每日用卡介苗做阳性对照,大肠埃希菌 ATCC 25922 做阴性对照。

4.仪器 显微镜、烘片机。

5. 操作流程（图 3-151）

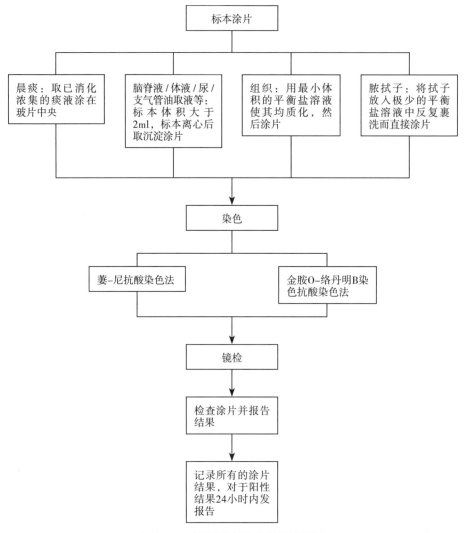

图 3-151　抗酸染色标准操作流程图

6. 参考范围　抗酸杆菌呈红色。

7. 注意事项　每张玻片只能涂一份标本，禁止将 2 份或 2 份以上的标本涂在同一张载玻片上。在涂抹标本前，应对载玻片过酒精灯火焰进行灭菌，待冷却后再进行涂片。

使用过的试剂空盒、一次性乳胶手套、口罩、帽子、擦镜纸等严格按照医疗废物相关章程处理。

8. 结果审核发布　抗酸杆菌呈红色，只针对用于结核病、麻风病等的细菌检查，初步诊断。

9. 质量控制　每日用卡介苗做阳性对照，大肠埃希菌 ATCC 25922 做阴性对照。

10. 危急值报告　所有来源的标本，抗酸染色确认阳性后，即刻电话报告相关科室。

十九、移动血库管理流程

目的：规范移动血库科学有效管理，保障用血安全。

适用范围：适用于移动血库血液成分库存、血液成分使用的管理。

背景：血液是应急抢救的宝贵资源，输血是不可或缺的有效手段。

1. 移动血库血液成分库存管理

（1）建立移动血库血液成分出入库登记本，按要求完成出入库登记。

（2）每日当班人员定时核对血液成分库存量，当发现库存量达到警戒线水平时，应及时向医疗队负责人汇报，必要时请求后方或国际组织支援。

2. 移动血库血液成分使用流程（图3-152）

（1）医生根据伤员病情提出用血申请，填写用血申请单、抽取伤员配血标本（EDTA抗凝管）后，将两者一同送至移动血库，并在用血申请单、标本送检登记本上填写送检记录。

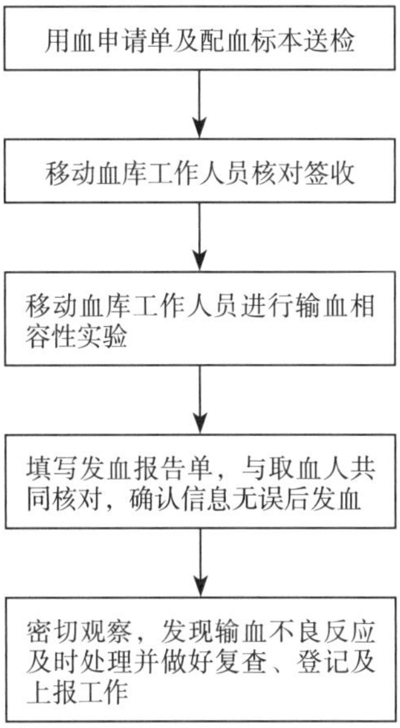

（2）移动血库工作人员仔细核对申请单及配血标本后，进行输血相容性实验，实验结果相合，填写移动血库发血单报告。

（3）取血人员与移动血库人员共同核对血袋及发血报告单信息，确认无误后签字，发出血液成分。

（4）输注血液成分时，密切观察伤员输血过程，一旦出现输血不良反应立即停止输血，并给予相应治疗措施，移动血库工作人员立即核对献血员及受血者信息，复核输血相容性实验，做好相关记录，并向医疗队负责人报告。

图3-152 移动血库血液成分使用流程图

二十、移动血库供血流程

目的：为应急抢救或治疗提供安全用血保障。

适用范围：使用当地供血机构提供的血液，或采用术中自体血回输。

背景：目前的通关规定对我国的血液出入境有严格的批件或验放手续，应急医疗队携带的血液数量有限，且只用于应急医疗队成员的救治用血。在当地执行医疗工作时，移动血库为应急抢救或治疗提供安全用血保障：可以使用当地供血机构提供的血液，在完成输血相容性实验后，为伤员提供相容性血液成分；也可以指导临床医生和护士在术中为伤员采用自体血回输（图3-153）。

1. 使用当地供血机构提供的血液

（1）当地供血机构提供的血液的管理：接收并贮存来自当地供血机构提供的血液，并及时做好移动血库血液成分出入库登记本，未用归还的血液在表格备注一栏详细记录。

（2）根据用血申请，进行相应的输血相容性实验检测，为应急抢救和治疗提供相应的血液成分。

2. 采用术中自体血回输。

（1）应急救治中的优势：避免血液传播性疾病；降低对库存血的要求；利于抢救术中大出血伤员；血液质量高、功能好；解决特殊血型、不接受异体输血等输血问题。

（2）适应证：内出血患者；大量丢失血液、血源供应不足时的外科手术等。

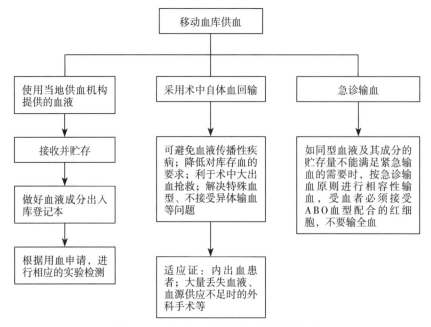

图 3-153　移动血库供血标准操作流程图

（3）需要用到的物品清单：血液回收机一部、一次性使用的配套耗材一套（吸引管、抗凝药袋、储血器、血液回收罐、清洗液袋、浓缩血袋、废液袋）、肝素两支、生理盐水数瓶、负压吸引装置一套。

3. 如同型血液及其成分的贮存量不能满足紧急输血的需要时，建议按以下急诊输血原则（表 3-34）进行相容性输血，受血者必须接受 ABO 血型配合的红细胞（主侧配血相合），不要输全血。

表 3-34　急诊输血原则

患者血型	红细胞			血浆及冷沉淀	
	首选	次选	三选	首选	次选
A	A	O	NONE	A	AB
B	B	O	NONE	B	AB
O	O	NONE	NONE	O	A，B 或 AB
AB	AB	A 或 B	O	AB	NONE

4. 移动血库基本保障

（1）相关登记表格：移动血库血液成分出入库登记本；用血申请单；申请单、配血标本接收登记本；发血报告单；无偿献血登记表。

（2）需要用到的物品清单：移动贮血箱（2～6℃）、低温移动贮血箱（-20℃）、离心机、显微镜、孵育器、水浴箱、吸管、玻片、试剂（抗 A 标准血清、抗 B 标准血清、抗 RhD 血清、A1 细胞、B 细胞、O 细胞、ABO 和 RhD 血型检测卡、低离子抗人球蛋白卡）、手套、口罩。

二十一、ABO 血型鉴定标准操作流程

目的：ABO 血型鉴定。

适用范围：受血者、供血者。

背景：输血必须采用同型或相容性输血，避免出现溶血反应。

1. 检验原理　根据红细胞膜表面含有或不含有 A 抗原、B 抗原，利用抗原抗体反应原理，分出 A 型、B 型、AB 型和 O 型。

2. 玻片法

（1）取玻片一块，用记号笔划分出两个小格，并注明 A、B 字样。

（2）将抗 A、抗 B 标准血清试剂各一滴分别滴于玻片上 A、B 处，再加入一滴 3%～5% 待检红细胞悬液，混匀，按照有无凝集判定结果。

3. 试管法　取试管 2 支，分别标记 A、B 字样，先向 A 管滴加抗 A 标准血清试剂 1 滴，向 B 管滴加抗 B 标准血清试剂 1 滴，然后向 A、B 管滴加 5% 待检红细胞悬液各 1 滴，摇匀后置于 1 000r/min 离心机内离心 1 分钟，取出轻轻摇动试管，观察有无凝集，判定结果。

4. 微柱凝胶法　取 10μl 5% 待检红细胞悬液，分别加入到 ABO/RhD 血型卡的抗 A、抗 B 及对照孔中，离心 10 分钟，根据微注凝集情况判读结果。

5. 检验结果的可报告区间　A 型、B 型、O 型、AB 型。

6. 注意事项　如血清试剂出现浑浊或变色、ABO/RhD 血型卡管内胶干枯等现象则不能使用。

7. ABO 血型检测标准操作流程图（图 3-154）：

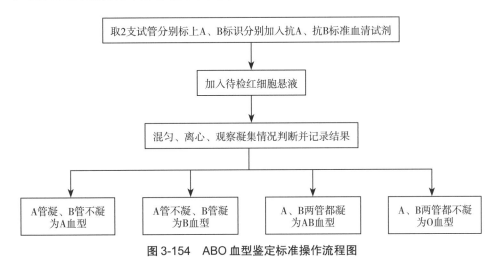

图 3-154　ABO 血型鉴定标准操作流程图

二十二、RhD 血型鉴定流程

目的：检测 RhD 血型。

适用范围：受血者、供血者。

背景：输血必须采用同型或相容性输血，避免出现免疫性溶血反应。

1. 试管法　取一支试管，用记号笔标注 D 字样，加入抗 D 血清试剂 1 滴，再加入 3%～5% 待检红细胞悬液 1 滴，摇匀后置于 1 000r/min 离心机离心 1 分钟，轻轻摇动试管，观察有无凝集，判断结果。

2. 微注凝胶法　取 10μl 5% 待检红细胞悬液加入 ABO/RhD 血型卡的抗 D 及对照孔中，离心 10 分钟，根据微注凝集情况判读结果。

3. 检验结果的可报告区间 阳性、阴性。

4. 注意事项 如血清试剂出现浑浊或变色、ABO/RhD 血型卡管内胶干枯等现象不能使用。

5. 试管法 Rh(D)血型检测标准操作流程图(图3-155)

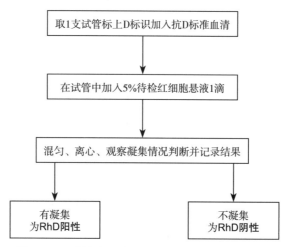

图 3-155 试管法 Rh(D)血型检测标准操作流程图

二十三、交叉配血试验流程

目的:确保用血安全(图3-156)。

适用范围:受血者、供血者。

背景:输血必须采用同型或相容性输血,避免出现溶血反应。

1. 盐水介质交叉配血法

(1)取试管 2 支,分别标明主侧和次侧。在主侧管中加受血者血浆 2 滴,5% 供者红细胞悬液 1 滴;在次侧管加受血者 5% 红细胞悬液 1 滴、供者血浆 2 滴,混匀,3 000r/min,离心 15 秒。

(2)观察结果:先观察试管上层液有无溶血,再斜持试管轻轻摇动或轻轻弹动,观察管底反应物有无凝集(必要时用显微镜观察)。无溶血、不凝集为相合。

2. 聚凝胺介质交叉配血法

(1)取试管 2 支,分别标明主侧和次侧。在主侧管中加受血者血浆 2 滴,5% 供者红细胞悬液 1 滴,在次侧管加受血者 5% 红细胞悬液 1 滴、供者血浆 2 滴,混匀。

(2)加低离子强度溶液 0.6ml,混合均匀,室温孵育 1 分钟。

(3)加 2 滴 0.05% 聚凝胺溶液,混合后静置 15 秒。

(4)3 000r/min,离心 15 秒,倾去上清液。

(5)轻轻摇动试管,目测细胞有无凝集,如无凝集,必须重做。

(6)加入 2 滴悬浮液,并轻轻混合,观察结果。

(7)结果判定 如凝集散开,为交叉配血相合;如凝集不散开,为交叉配血不相合。

3. 微柱凝胶法

(1)将凝胶卡离心后,取出分别相应标记主侧、次测孔。

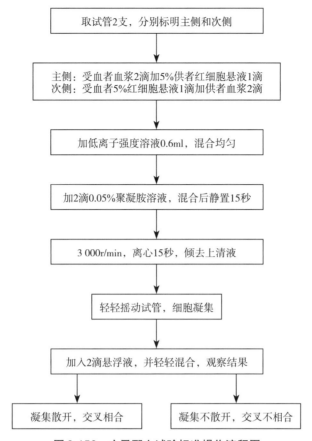

图 3-156　交叉配血试验标准操作流程图

（2）在主侧孔悬空加入供血者红细胞悬液 50μl，受血者血浆 25μl。

（3）在次侧孔悬空加入受血者红细胞悬液 50μl，供血者血浆 25μl。

（4）在孵育器内 37℃下孵育 15 分钟。

（5）将卡放到离心机中 1 500r/min，离心 9 分钟。

（6）离心结束后在白色背景前观察结果。

（7）判断结果：红细胞完全沉降在管底则为不凝集，结果为相合。

二十四、输血不良反应观察及处理流程

目的：规范输血不良反应的处理，保障用血安全。

适用范围：受血者。

背景：将输血相容性血液成分给受血者输注，避免出现输血不良反应（图 3-157）。

1. 接到输血不良反应报告时，指导医疗队对轻度输血不良反应病例，应减慢输血速度，口服或肌注抗组胺药物，若症状缓解可继续输血；反之，应立即停止输血，保持静脉通路并查找原因。

2. 复核受血者、献血者信息和输血相容性实验，并在移动血库血液成分出入库登记本备注一栏记录相关事项，将复核结果上报医疗队。

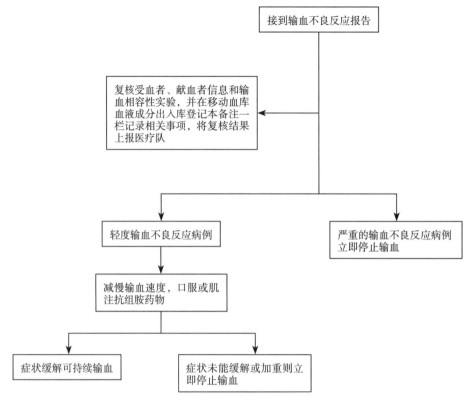

图 3-157　输血不良反应观察及处理标准操作流程图

二十五、移动血库贮血箱使用和管理流程

目的：为了确保血液成分的贮存和使用安全有效。

适用范围：移动血库的血液成分、设备的管理。

背景：血液成分在适当的温度条件下有一定的有效保存期，为确保用血安全，对贮存设备必须建立相应的使用和管理操作程序（图 3-158）。

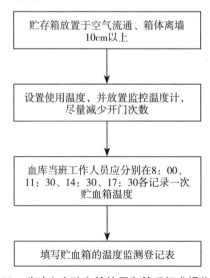

图 3-158　移动血库贮血箱使用和管理标准操作流程图

1. 贮存箱放置于空气流通、箱体离墙10cm以上。
2. 设置使用温度，并放置监控温度计，尽量减少开门次数。
3. 血库当班工作人员应分别在8：00、11：30、14：30、17：30各记录一次贮血箱温度。
4. 填写贮血箱的温度监测登记表（表3-35）

表3-35　贮血箱的温度监测登记表

日期 ＼ 温度	8：00		11：30		14：30		17：30		操作人签名
	−20℃	2~6℃	−20℃	2~6℃	−20℃	2~6℃	−20℃	2~6℃	

二十六、移动血库管理流程

目的：对医疗保障组的血液及血液制品的入库、贮存、出库以及报废进行规范化管理，保证应急安全用血。

适用范围：适用于血液及血液制品的入库、贮存、出库、退血及报废。

背景：医疗保障组组长，为了保证应急安全用血，制订血液贮存管理程序，由组长批准实施。医疗保障组工作人员，严格按照血液贮存管理程序进行血液的入库、贮存、出库及报废工作（图3-159）。

1. 入库

（1）从血液中心取回的血液，先送到贮血箱。

（2）检查血液的外观质量，包括血袋封口是否严密、标签是否完整，标签上字迹是否清楚、血液外观是否异常（包括异常颜色、红细胞表面层上可见溶血带、有可见凝块、血浆混浊、有气体产生等）。

（3）核对每袋血液与血液中心出库单上的袋号、血型是否一致。核对入库血液的袋数和数量。

（4）经确认为合格血液后，剪下与血袋连接的带标签的一节辫子，放入标本保存冰箱保存，然后进行入库记录。

（5）将入库时间、血液种类、血型、血袋号、血量、采血日期、过期时间及入库人录入计算机（见《血库检验系统操作手册》）。

（6）暂未入库的血液，放入贮血冰箱未入库层内，未入库血浆放入"未入库"低温冰箱内。血液必须先入库才能使用。

（7）如果血液外观或标识不合格，则将不合格血液退回血站。同时填写《血液报废或退血记录表》和《退血通知》。

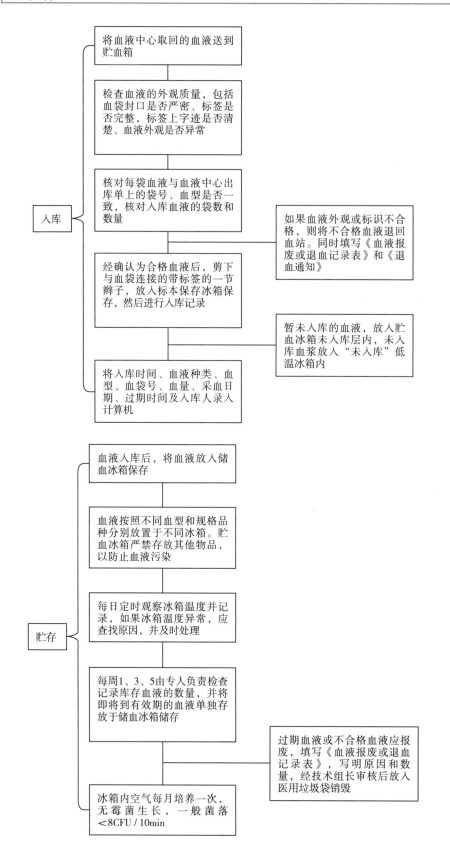

将血液中心取回的血液送到贮血箱

检查血液的外观质量，包括血袋封口是否严密、标签是否完整，标签上字迹是否清楚、血液外观是否异常

核对每袋血液与血液中心出库单上的袋号、血型是否一致，核对入库血液的袋数和数量

入库

如果血液外观或标识不合格，则将不合格血液退回血站。同时填写《血液报废或退血记录表》和《退血通知》

经确认为合格血液后，剪下与血袋连接的带标签的一节辫子，放入标本保存冰箱保存，然后进行入库记录

暂未入库的血液，放入贮血冰箱未入库层内，未入库血浆放入"未入库"低温冰箱内

将入库时间、血液种类、血型、血袋号、血量、采血日期、过期时间及入库人录入计算机

血液入库后，将血液放入储血冰箱保存

血液按照不同血型和规格品种分别放置于不同冰箱。贮血冰箱严禁存放其他物品，以防止血液污染

每日定时观察冰箱温度并记录，如果冰箱温度异常，应查找原因，并及时处理

贮存

每周1、3、5由专人负责检查记录库存血液的数量，并将即将到有效期的血液单独存放于储血冰箱储存

过期血液或不合格血液应报废，填写《血液报废或退血记录表》，写明原因和数量，经技术组长审核后放入医用垃圾袋销毁

冰箱内空气每月培养一次，无霉菌生长，一般菌落<8CFU／10min

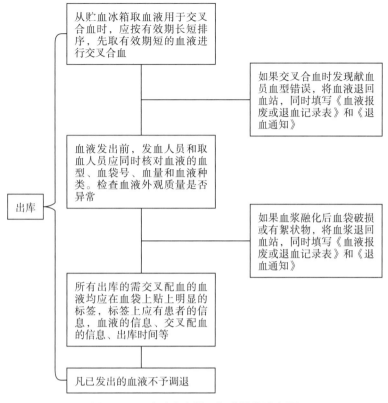

图 3-159　移动血库管理标准操作流程图

2. 贮存

（1）血液入库完成后，将血液放入储血冰箱保存。血液（红细胞制品和全血）保存在 2～6℃储血冰箱，新鲜冰冻血浆保存在<−20℃的低温冰箱。血小板保存于血小板保存箱 20～24℃振荡保存。

（2）血液按照不同血型和规格品种分别放置于不同冰箱。每台冰箱共有五层，每层放四个贮血篮，存放血液时，顺序按有效期长短分别从上到下，从左到右，从前到后放置。血液必须入库后才能使用。

（3）每日定时观察冰箱温度并记录，如果冰箱温度异常，应查找原因，并及时处理。冰箱发生故障若 2 小时内不能恢复的应将贮存的血液移至其他冰箱暂时存放。等冰箱故障解决，冰箱温度恢复至 4±2℃或低温冰箱<−20℃后，将血液重新放回冰箱。

（4）贮血冰箱严禁存放其他物品，以防止血液污染。

（5）冰箱内空气每月培养一次，无真菌生长，一般菌落<8CFU/10min。

3. 出库

（1）从贮血冰箱取血液用于交叉合血时，应按有效期长短顺序，先取有效期短的血液进行交叉合血。

（2）每袋血液发出前，发血人员和取血人员应同时核对血液的血型、血袋号、血量和血液种类。检查血液外观质量，包括血袋封口是否严密、标签是否完整，标签上字迹是否清楚、血液外观是否异常（包括异常颜色、红细胞表面层上可见溶血带、有可见凝块、血浆混浊有气体产生等）。

（3）所有出库的需交叉配血的血液均应在血袋上贴上明显的标签，标签上应有患者的信息，血液的信息、交叉配血的信息、出库时间等。

（4）凡已发出的血液不予调退。

4．退血和报废

（1）如果血液外观或标识不合格，则将不合格血液退回血站，同时填写《血液报废或退血记录表》和《退血通知》。

（2）如果血浆融化后血袋破损或有絮状物，将血浆退回血站，同时填写《血液报废或退血记录表》和《退血通知》。

（3）如果交叉合血时发现献血员血型错误，将血液退回血站，同时填写《血液报废或退血记录表》和《退血通知》。

（4）每周 1.3.5 由专人负责检查记录库存血液的数量，并将即将到有效期的血液单独存放于储血冰箱储存。过期血液或不合格血液应报废，填写《血液报废或退血记录表》，写明原因和数量，经技术组长审核后放入医用垃圾袋销毁。

5．血清标志物阳转的血液隔离

（1）血液中心如发现某献血者某项血清标志物阳转，且该献血者所献血液已发到我院，应立即通知我科。我科工作人员接到通知，立即在库存血液中查找该袋血液，如血液尚未发出，应立即将该袋血液隔离，所隔离的血液必须有明显的标志，以确保该袋血不会误输给患者。并立即与血液中心联系，将该袋血液送回血液中心处理。填写《血液报废或退血记录表》和《退血通知》。

（2）如该袋血已输给患者，输血科应立即报告医教部。同时通知患者的主治医生，根据情况决定是否追踪患者的血清标志物。

（3）如在输血过程中发现血液污染，或患者在输血后出现血清标志物阳转，应立即将情况通报血液中心，请血液中心根据情况处理。

6．支持性文件 《临床输血技术规范》。

7．记录

（1）血液入库记录

（2）血液报废或退血记录表

（3）退血通知

（4）血液出库记录

（5）冰箱温度记录

二十七、实验室医疗废物管理流程

目的：防止废弃物对实验室和外部环境造成污染，保证实验室、实验人员和外部环境的安全。

适用范围：应急医疗队队员。

背景：实验室废弃物、回收物品的处理；实验人员和外部环境的生物防护。

1．生物污染物、废弃物品的处理（图3-160）

（1）无菌物品，如棉签、棉球、纱布等应在有效期内使用，使用后按感染性废物置于黄色废物袋内，由医院专人负责收集、及时进行无害化处理，不得随意丢弃。

（2）使用后的一次性实验用品（吸嘴、塑料管等），用后立即放入盛有含氯消毒液（500mg/L）中浸泡，下午再放入黄色污物袋内交医院集中处理。

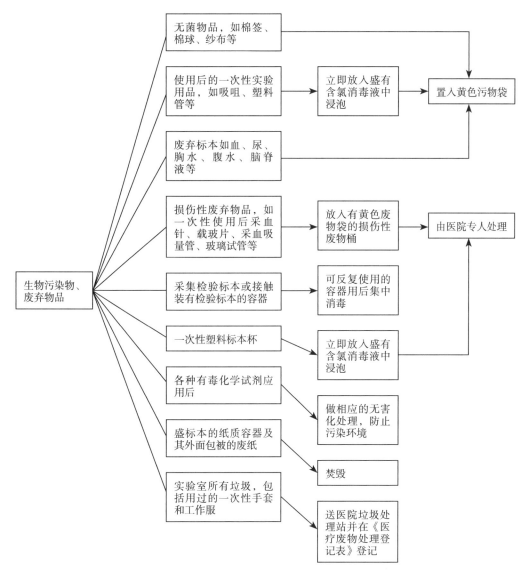

图 3-160　实验室医疗废物管理标准操作流程图

（3）一次性使用后采血针、载玻片、采血吸量管、玻璃试管等损伤性废弃物品放入套有黄色废物袋的损伤性废物桶内，交由医院专人处理。

（4）采集检验标本或接触装有检验标本的容器，特别是传染性检验标本（如肝炎或结核等）时，应戴一次性手套；可反复使用的容器用后集中消毒。

（5）一次性塑料标本杯，使用后先用含氯消毒液（500mg/L）浸泡>30 分钟后，交医院集中处理。

（6）对各种有毒化学试剂应用后，要做相应的无害化处理，防止污染环境。

（7）废弃标本如血、尿、胸腔积液、腹水、脑脊液、唾液、胃液、肠液、关节腔液等，置于黄色污物袋内按生物污染源由医院专人集中处理。

（8）盛标本的容器，若为一次性使用的纸质容器及其外面包被的废纸，应焚毁。

（9）实验室所有垃圾，包括用过的一次性手套和工作服置于专门污染袋内，送医院垃圾处理站并在《医疗废物处理登记表》登记。

2. 相关文件和记录（表3-36）

表3-36　医疗废物处理登记表

日期	医疗废物来源	重量（千克）			交接时间	经手人	
		锐利器具	废弃样本	其他		送物人	接收人

二十八、危急值报告流程

目的：应急时为临床医生提供及时准确的诊断治疗参考依据。

适用范围：应急医疗队队员。

背景：检验危急值是指患者处于生命危险的边缘状态，临床医生通过获取检验信息，给予患者迅速有效的干预措施或治疗，挽救患者生命。若贻误时机可失去最佳抢救机会，造成严重后果。

1. 危急值的报告范围　任何情况下，检测结果低于下表低值或超过下表高值时（表3-37）应立即报告临床医生或护士，同时记录接电话人员姓名和接受时间，以便查对。

表3-37　常用危急值的报告范围

项目名称	单位	低值	高值	备注
白细胞计数	$\times10^9/L$	≤0.8	≥30	静脉血、末梢血
血小板计数	$\times10^9/L$	≤30	≥1 000	静脉血、末梢血
血红蛋白	g/L	≤45	≥200	静脉血、末梢血
PT	s	--	>45	血浆
APTT	s	--	>100	血浆
INR	--		4	血浆
葡萄糖	mmol/L	<2.2 成人	>22.2 成人	全血
		<1.8 新生儿	>15 新生儿	全血
血钾	mmol/L	<2.8	>6.2	全血
血钙	mmol/L	<1.5	>3.5	全血
血气分析 pH	--	<7.2	>7.5	全血

项目名称	单位	低值	高值	备注
血气分析 PCO_2	mmHg	<20	>50	全血
血气分析 PO_2	mmHg	<50		全血
肌钙蛋白 I	ng/ml	无明确诊断下肌钙蛋白 I 超出正常值		全血
BNP	pg/ml			
细菌涂片镜检	阳性,各种无菌体液组织(如血液、骨髓、脑脊液等)呈任何临床重要的阳性结果			

注:除上表所列项目外,遇其他检验项目结果特别异常时也应随时与临床医生沟通、咨询医生意见。

2. 发现危急值的处理(图 3-161)

(1)立即核查检测过程的质量控制。

(2)询问采样人员标本采集是否正确。

(3)询问医生该结果是否与病情相符。

(4)必要时重新采集标本重复检验。

3. 确认为危急值后,立即电话通知临床,并记录接电话人员姓名或工号。

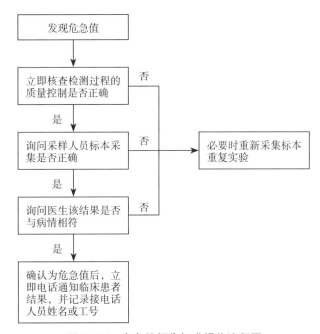

图 3-161　危急值报告标准操作流程图

二十九、血气分析标准流程

目的:检测动脉血中(pH,PCO_2,PO_2,K^+,Na^+,Cl^- 和 Ca^{2+})以及相关参数,用于临床有关疾病的诊断、疾病的变化及治疗效果的监测。

适用范围:应急医疗队。

背景:管路系统的驱动下,被吸进样品室的测试管,利用光电比色法测出 Hb。同时标本被 pH、PCO_2、PO_2、K^+、Na^+、Cl^- 和 Ca^{2+} 的参比电极所感测,被电极转换成各项的参数。将产生 Hb、pH、PCO_2 和 O_2 所对应的电信号,而这些电信号分别被放大,模数转换后,传给仪器的微机单元,所测得的以上 4 项参数,经微机处理,可以计算出血液中的 HCO_3^-、TCO_2、ABE、SBE、SBC、SAT 和 CTO_2 等。

1. 标本要求

(1)患者准备:一般要求患者静坐或者静卧 15～20 分钟后再采血。

(2)标本种类:肝素抗凝的动脉全血。

(3)标本容器:编号为 10 开头的含有固体肝素一次性采样器。

(4)采集方法:动脉采血。

(5)标本存放

1)未检测标本的存放:不能及时检测标本,置于冰箱 2～8℃冷藏,0.5 小时内有效。

2)已检测标本的存放:检毕标本放置于黄色锐器盒中。

(6)标本运输:室温条件下运输。

(7)检测时限:30 分钟。

2. 仪器和试剂

(1)仪器:血气分析仪(公司)。

(2)配套试剂

3. 操作程序(图 3-162)

(1)开机

(2)定标

1)标准品:定标液;定标气 1 和定标气 2。

2)仪器由工程师设置为每 4 小时自动定标。

3)查阅定标结果:如果定标出现绿色字体为定标成功,如果定标出现红色字体则为定标失败,检查试剂,校正仪器后重新定标。

(3)质控

1)质控品(1、2、3 两个水平):采用仪器原厂配套质控品。其中检测 7 个项目(pH,PCO_2,PO_2,K^+,Na^+,Cl^-,Ca^{2+})。

2)储存条件:室温。

3)使用期限:质控品有效期内(质控品为一次性)。

4)质控频率:仪器只要开机就必须做室内质控,每日各水平质控品至少检测一次。

(4)检测

1)查看仪器状态:确定仪器屏幕左上角显示"准备状态",触摸屏中上端有一排参数指示灯全部为绿色可做标本。如果有参数中有显示红灯,如器屏幕上角提示信息:"冲洗错误"检查试剂量,更换试剂,消除红灯指示。如果有参数中有显示黄灯,请重新定标,消除黄灯指示。

2)请在手掌中来回轻柔的搓动针筒五六次,并且上下颠倒针筒五六次,让针筒的肝素抗凝剂和血液充分混合,避免有微小血栓形成。打开(抬起)注射器进样口,去除标本针头,插入进样口。

3)屏幕显示接受或放弃患者信息,点"接受"。

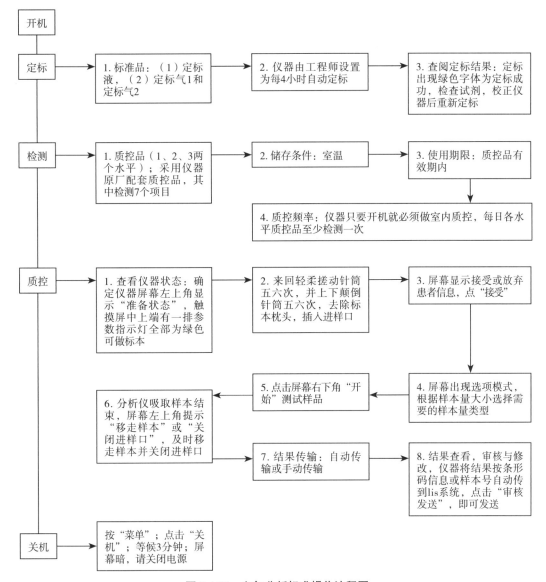

图 3-162 血气分析标准操作流程图

4）屏幕出现选择模式，根据样本量大小选择需要的样本量类型（注射器模式默认标本量为195μl，若样本量少请点击95μl的选择项）。

5）点击屏幕右下角"开始"测试样品。

6）分析仪会在吸取样本结束，屏幕左上角文字提示"移走样本"或者"关闭进样口"，请及时移走样本，并关闭进样口。

7）结果传输。

（5）关机：按"菜单"；点击"关机"；等候3分钟；屏幕暗，请关闭电源。

4．维护保养

（1）日常维护：清洁仪器表面；检查试剂。

（2）周维护程序：执行除蛋白程序；检查电极填充液。

（3）月保养或需要时进行的维护。

5. 注意事项（表3-38）

表3-38 干扰、潜在变异、超检测范围结果的处理等

物质	干扰
氟烷（麻醉剂）	可能使 PO_2 结果不可靠
脂质治疗，硫酸鱼精蛋白（治疗）	干扰血氧单元检测，在检测接受脂质治疗或硫酸鱼精蛋白治疗患者血标本后有必要使用清洗程序清洗分析仪
亚甲蓝，HiCN（药物治疗）	干扰 OXI 检测
阴离子：Br^-、I^- 和 ClO_4^-（药物）	Cl^- 结果假性升高
羧甲基纤维素（CMC）	一些自动排气动脉血采样器的排气孔含有羧甲基纤维素（CMC），CMC 能溶解到样本中，使 Ca^{2+} 结果假性降低

三十、输血输液加温流程

目的：对输入患者体内的血液及液体进行加温，避免围术期低体温。

适用范围：应急医疗队队员。

背景：围术期输液输血会造成患者热量流失，加重围术期低体温的发生，影响患者凝血功能、麻醉苏醒、切口感染。所以，输血输液加温至关重要。

操作过程（图3-163）：

1. 拆开一次性输血输液耗材（表3-39、表3-40），插入血液加温仪里面。
2. 连接液体，排尽管路中所有气体，输出端连接输液静脉通道。
3. 连接电源线，打开开关，机器默认设置温度40℃，开始加温。
4. 若需要快速输液，可配合使用加压输液。

表3-39 所需设备清单

序号	设备名称	规格	数量	备注

表3-40 所需耗材清单

序号	耗材名称	规格	数量	备注
1	一次性输血输液加温袋		1	

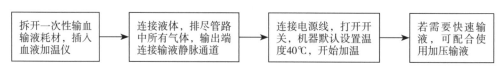

图3-163 输血输液加温标准操作流程图

三十一、应急免疫检验标准流程

目的：对参与免疫反应的体液免疫、细胞免疫物质的定性与定量、参与免疫反应的细胞因子的定性等检测，为传染病、免疫性疾病、肿瘤等治疗提供参考。

适用范围：应急医疗队队员。

背景：CRP检测原理采用免疫速率散射比浊法，用已知过量抗体检测溶液中CRP抗原的含量。

1.标本要求

（1）样本类型及样本量：空腹静脉血2～3ml，用普通无任何添加剂试管（不抗凝）或分离凝胶管，也可用肝素锂和K3-EDTA抗凝血血浆。

（2）样本处理：血液凝固后离心，分离血清。

（3）储存和稳定性：20～25℃可保存5小时，2～8℃可保存1天；-20℃可保存3个月。禁止加叠氮钠防腐，禁止反复冻融。

（4）拒收样本的条件：未按规定抽取或保存的样本。

2.仪器与试剂

（1）仪器：M免疫测定分析仪、检测试剂盒等。

（2）试剂有效性判断：根据试剂盒标注的有效期/失效期使用，并观察无破损、无污染。

（3）准备：使用前混匀微粒；冷藏试剂需恢复到20℃后放入试剂盘，避免产生气泡。

（4）试剂储存和稳定性：存放于2～8℃，切莫倒置；未开封，可稳定至标明的有效期，开封后，2～8℃稳定12周。放置仪器E170上可稳定4周。

3.定标

4.质控

5.操作步骤（图3-164）

（1）待仪器经前保养进入"STANDBY"状态后，放入所需试剂，装满反应杯和吸样头。

（2）进行试剂扫描。

（3）将质控品、原标本或装有吸出标本血清样本杯放入标本测定架，上机待测。

（4）输入质控品、标本检测项目及样品架号、位号、标本号等相关信息。

（5）按"START"开始检测。

（6）仪器自动测定项目，并传输数据。

（7）测定完成后，进行仪器清洗并按化学废液处理规程处理废液；将一次性使用的吸样头作为危险品弃入专门的危险品收集袋中，以待统一处理；需二次使用的反应杯用消洗灵浸泡、洗涤以备再用；并取出标本。

（8）取出试剂放入2～8℃保存。

（9）完成关机清洗，并擦洗针头进行日保养维护。

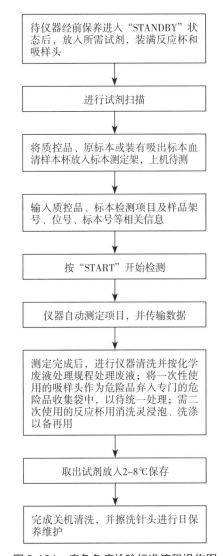

图3-164　应急免疫检验标准流程操作图

（曹东林　莫建坤）

第十二节 放 射

一、放射检查区放射防护安全管理流程

目的：保障医疗队及患者的放射防护安全。

适用范围：应急医疗队队员。

背景：为加强放射防护安全管理，遵守医疗照射正当化和放射防护最优化的原则，制定放射检查区安全管理制度（图3-165）。

1. 放射技师负责放射检查区放射防护管理。

2. 机房内布局要合理，应避免有用线束直接照射门、窗和管线口位置；不得堆放与该设备诊断工作无关的杂物；机房应设置动力排风装置，并保持良好的通风。

3. 机房门外应有电离辐射警告标志、放射防护注意事项、醒目的工作状态指示灯，灯箱处应设警示语句。

4. 放射检查区和放射设备具体物理要求：

（1）机房最小使用面积20m²，机房内最小单位边长3.5m。

（2）机房内防护装置满足有用线束方向2mm铅当量，非有用线束方向1mm铅当量。

（3）X射线设备应配备能阻止使用焦皮距小于20cm的装置。

（4）连接曝光开关的电缆长度应不小于3m，或配置遥控曝光开关。

（5）距X射线球管组装体焦点1m处的泄露辐射的空气比释动能率应不超过250μGy/h。

（6）X射线主线束所造成的操作位置的散射辐射的空气比释动能率应不超过100μGy/h。

（7）在距机房屏蔽体外表面0.3m处，机房的辐射屏蔽防护，应满足周围剂量当量率控制目标值应不大于2.5μSv/h。测量时，测量仪器读出值应经仪器响应时间和剂量检定因子修正后得出实际剂量率。

（8）检查区内配置个人防护用品：铅眼镜、铅围脖、铅衣、铅裙。配置铅屏风或铅帘。

5. 放射工作人员应接受个人剂量监测，并符合GBZ 128-2016《职业性外照射个人监测规范》的规定。

6. 工作人员应在有屏蔽等防护设施的室（区）等防护设施内进行曝光操作。

7. 对受检者进行检查应当按照操作规程严格控制照射剂量。对邻近照射野的敏感器官和组织应当进行屏蔽防护。

8. 使用移动式设备在病房内做X射线检查时，应对毗邻床位（2m范围内）患者采取防护措施，不应将有用线束朝向其他患者。曝光时，工作人员应做好自身防护，合理选择站立位置，并保证曝光时能观察到患者和受检者的姿态。

9. 受检者不应在机房内候诊；非特殊情况，检查过程中陪检者不应滞留在机房内。

10. 对陪检者应至少配备铅防护衣；防护用品和辅助防护设施的铅当量应不低于0.25mmPb。为儿童的不同检查，配备有保护相应组织和器官的防护用品，防护用品和辅助防护设施的铅当量应不低于0.5mmPb。

11. 对育龄妇女的腹部或骨盆进行X线检查前，应询问是否妊娠。对孕妇的X线检查应向受检者说明可能的危害，在受检者本人知情同意并在本人或直系亲属签字后方可实施此类检查。非诊断必需，对受孕后8~15周的育龄妇女，不得进行下腹部X线检查。

12.技师要严格执行放射设备操作规程,以确保影像质量,避免重复照射。在不影响诊断的前提下,尽可能采用高电压、低电流和小照射野。

13.X线机房内配备必要的辐射防护用品,X线检查过程中无关人员不得进入机房,确需陪同者,应采取预防辐射措施,并嘱陪同人员应尽量远离X线球管。

14.X线机房应符合辐射防护要求。X线诊断装置的防护性能和与照射质量有关的各项技术指标,应当符合有关标准要求,定期检测。

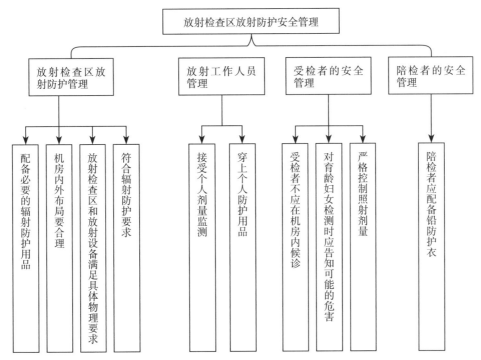

图3-165　放射检查区放射防护安全管理流程图

二、放射检查区建立流程

目的:快速、规范建立应急医疗队放射检查区(图3-166)。

适用范围:应急医疗队队员。

背景:建立符合放射防护安全要求的检查区能保障医疗队成员及患者免受不必要的辐射。能正常工作的放射设备才能提供符合诊断需要的X线图像。

1.放射检查区选址　位于医疗区边缘,紧邻门急诊区,远离医疗队生活区、当地居民区。

2.放射检查区基建部分　帐篷、设备组装、放射防护装置安装,依次进行。球管作用面背对其余医疗区域,面对医疗区外。

3.放射检查区网络搭建　RIS,PACS。

4.放射检查设备调试　设备是否能正常运转;选取不同密度的物品作为替代体模测试

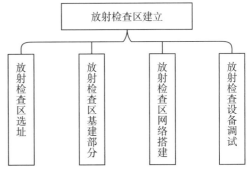

图3-166　放射检查区建立流程图

球管曝光参数；曝光测试的同时用辐射探测仪检测检查区周围辐射值。

三、放射诊断报告书写流程

目的：规范放射诊断报告单的书写，确保放射诊断报告质量。

适用范围：应急医疗队队员。

背景：规范放射诊断报告书写，提高放射诊断质量（图3-167）。

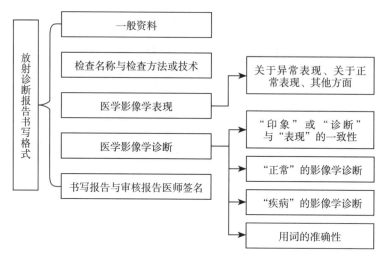

图3-167　放射诊断报告书写流程图

（一）诊断报告书写规范是诊断质量的最终反映

诊断报告书能反映医学影像的诊断质量。从一份规范的诊断报告书中可以看得出使用的设备是什么，检查的操作技术或程序是怎样的，诊断者观察是否全面，以及诊断的思路是否正确等。因此，我们认为在逐步完善医学影像学质量保证或质量控制的进程中，第一步要走的路就是诊断报告书的规范化。

（二）规范化医学影像学诊断报告的格式

医学影像学诊断报告书的格式是一种形式，它反映的内容必须要符合质量保证与质量控制要求。纵观现在国内、国外的诊断报告书，形式各种各样，大小与繁简程度也不一致。但是从质量保证与质量控制角度出发，我们认为医学影像学的诊断报告书的格式应包括以下5项。

1．一般资料，往往是表格式的。逐项填写：患者姓名、性别、年龄、科别、住院号、病区、病床、门诊号、X线号、X线片序号、检查日期、报告日期等。

2．检查名称与检查方法或技术。

3．医学影像学表现。

4．医学影像学诊断。

5．书写报告与审核报告医师签名。

（三）规范化医学影像学表现及诊断内容

1．医学影像学表现　应在系统、全面观察图像的基础上，书写这部分内容。影像学检查表现的描述非常重要，是影像诊断报告书写的核心部分，它为最后的印象或诊断提供依据。在描述时，它应注意以下原则：

关于异常表现：要重点叙述异常表现即病灶的部分、数目、大小、形态、边缘和密度。

关于正常表现：应简单、扼要描述图像上已显示但未发现异常表现的组织结构和器官。这就表明诊断医师已经注意这些部位，并排除了病变的可能性，从而避免了这些部位病变的漏诊。

其他方面：要注意描述对病变诊断和鉴别诊断有重要意义的阳性与阴性征象。例如，在肺孤立性结构，其内有无钙化、轮廓有无分叶、边缘有无细短或粗长毛刺和周围有无卫星灶等，对结节的良恶性鉴别非常有帮助，这些征象均应一一描述。

2. 医学影像学诊断　诊断是诊断报告的结论部分，要特别注意其准确性。此外，还应注意把握好诊断的"度"，既不应诊断不足，也不应过诊。在书写印象或诊断时，应注意以下几点：

"印象"或"诊断"与"表现"的一致性："印象"或"诊断"应与影像学检查"表现"所述内容相符，绝不能互相矛盾，也不应有遗漏，即"表现"已描述有异常，但"印象"或"诊断"却无相应内容的结论，反之亦然。

"正常"的影像学诊断：若影像学检查表现的描述中未发现异常，则"印象"或"诊断"应为"表现正常"或"未见异常"。

"疾病"的影像学诊断：可分为以下几种情况：①在影像学检查表现的描述中发现异常，应在"印象"或"诊断"中指明病变的部位、范围和性质。②发现异常，但确定病变性质有困难时，则应述清病变的部位、范围，指明病变性质待定或列出几种可能性，并按可能性大小排序。此外，还要提出进一步检查手段。③当"表现"中描述有几种不同疾病异常表现时，"印象"或"诊断"中应依据病变的危急程度进行排序，如危急程度相当，则按照疾病的病理发展过程进行排序。

用词的准确性：在书写"印象"或"诊断"时，更应注意用词的准确性，疾病的名称要规定，不要有错别字、漏字及左右侧之笔误，否则可导致严重后果。

四、放射检查区停电应急处理流程

目的：应对意外停电对设备及受检患者的影响。

适用范围：应急医疗队队员。

背景：应急医疗队可能会发生各种意外停电，明确意外停电的情况下的应对措施，有利于放射设备的保障和维护受检患者的安全（图 3-168）。

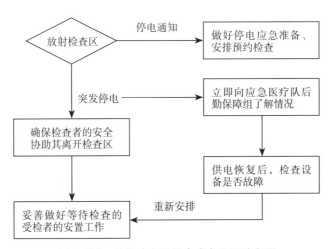

图 3-168　放射检查区停电应急处理流程图

1．放射组 RIS/PACS 必须配有不间断电源以防停电引起的数据丢失。

2．发生各种意外停电，首先要保证正在检查的受检者的安全，要协助受检者离开检查区。

3．立即向应急医疗队后勤保障组了解何时恢复。

4．根据发生停电时间长短，妥善做好等待检查的受检者的安置工作。

5．确认供电恢复正常后，按操作规程恢复所有应正常运转设备的电源。

6．发现因突然停电引起设备故障，通知维修人员，同时向队长汇报。短时间内设备无法修复，队长应向 WHO 报告。

7．有预告的停电，应急医疗队指挥组或后勤保障组应提前告知放射检查组。放射检查组接到通知后做好相应准备，以保证受检者和设备的安全。

五、放射检查危急值报告流程

目的：危急患者能得到及时的医疗处理。

适用范围：应急医疗队队员。

背景：本文所指的危急值是指在放射检查中意外发现（临床已经诊断的除外），或超出预估的危急情况，如不给予患者迅速有效的处理，可能危及患者生命或引起严重不良后果的疾病（图 3-169）。

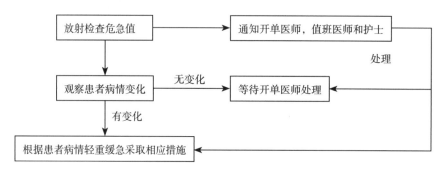

图 3-169 放射检查危急值报告流程图

1．放射检查需要报告的危急值

（1）颈、胸段脊柱爆裂骨折和／或脱位成角。

（2）张力性气胸，肺动脉栓塞。

（3）绞窄性肠梗阻。

（4）消化道穿孔。

（5）主动脉弓平面食管异物。

（6）大面积急性肺动脉栓塞。

（7）气管异物、损伤引起呼吸困难。

（8）胸腹主动脉巨大动脉瘤。

2．危急值报告流程和要求

（1）电话或手持终端设备通知。按照顺序，确保 1 人接到通知。顺序：开单医师，值班医师和护士（工作时间：主班护士；非工作时间：值班护士），并要求被通知人回复。

（2）危急值报告记录,包括检查日期、患者姓名、住院号、床号、检查结果、通知方法、通知时间、报告人和接收人。

（3）技师在检查过程中发现受检者不适,经诊断医师诊断后根据患者病情轻重缓急采取相应措施。

六、放射设备故障应急处理流程

目的:保障放射设备能正常运作。

适用范围:应急医疗队队员。

背景:应急医疗队可能会发生检查设备故障,明确各类故障情况下的应对措施,有利于受检患者检查的顺利进行(图3-170)。

1. 发生放射科检查设备故障时,立即告知正在接受检查的受检者,将受检者移出检查室,以保证受检者安全,同时做好解释工作。

2. 通知维修人员,同时向队长汇报。如果短时间内无法修复设备,队长要向国家卫生健康委员会和WHO报告。据排除故障所需时间长短,合理安排检查。

3. 设备修复后,按操作规程恢复设备正常运转并做好相关记录。

4. 通知受检者来科室检查,优先安排原已预约待检的受检者做检查。

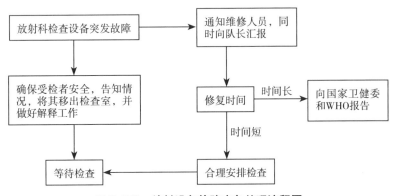

图3-170　放射设备故障应急处理流程图

七、放射检查区网络故障应急处理流程

目的:应对网络故障对放射检查工作的影响。

适用范围:应急医疗队队员。

背景:目前医疗队信息化程度较高,一旦发生故障,将影响正常工作,必须做好准备(图3-171)。

1. 放射科PACS最好有系统双机热备份机制,一旦主系统遇到故障或受到攻击,保证备用系统能及时替换主系统提供服务。

2. 当RIS/PACS故障时,要采取措施,能够采用电脑单机登记并及时检查和出具诊断报告。也可采用手工登记,及时检查和出具诊断报告。不能因为RIS、PACS发生故障而停止受检者的检查,尤其要优先保证急诊患者的检查。

3. RIS、PACS故障排除后,将手工记录的信息完整准确地输入系统。

RIS/PACS故障
电脑单机登记并及时检查和出具诊断报告
手工登记，及时检查和出具诊断报告
录的信息完整准确地输入系统

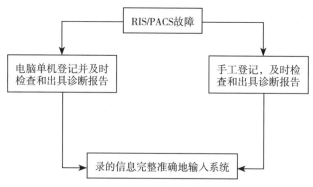

图 3-171 放射检查区网络故障应急处理流程图

八、胸部普通 X 线投照流程

目的：对肺部及支气管、心脏及大血管、纵隔、胸膜、胸壁以及肋骨骨质病变做出初步诊断。

适用范围：应急医疗队队员。

背景：及时做出诊断可对危急患者进行紧急处理，减少严重并发症和死亡率。

（一）摄影前准备

1. 认真核对 X 线摄影检查申请单，了解病情，明确检查目的和摄影部位。对检查目的、摄影部位不清的申请单，应与临床医师核准确认。
2. 根据检查部位选择适宜尺寸的胶片与 FPD 板。
3. X 线照片标记要齐全、核准无误。
4. 开机预热，拟定并调整摄影条件。
5. 清除患者胸部可造成影像伪影的衣服和饰物。
6. 对患者进行吸气、屏气训练。

（二）胸部摄影方法（以胸部后前位为例，图 3-172）

1. 患者站立于立位摄影架前，取后前位，两足分开，站稳。
2. 人体正中矢状面与 FPD 板长轴中线重合，下颌略仰，FPD 板上缘超出两肩。
3. 双肘屈曲，手背置于臀部，肘部尽量向前贴紧摄影架。
4. 使用滤线器。
5. 摄影距离为 180cm。
6. 中心线呈水平方向，经第 6 胸椎垂直射入 FPD 板。
7. 深吸气后，屏气曝光。

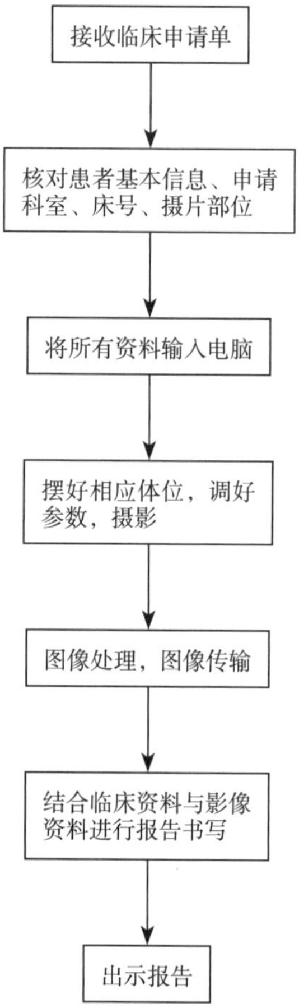

接收临床申请单
核对患者基本信息、申请科室、床号、摄片部位
将所有资料输入电脑
摆好相应体位，调好参数，摄影
图像处理，图像传输
结合临床资料与影像资料进行报告书写
出示报告

图 3-172 胸部普通 X 线投照标准操作流程图

九、腹部普通 X 线投照流程

目的：对消化道穿孔、胃肠道梗阻、腹部异物、泌尿系结石等疾病做出初步诊断。

适用范围：应急医疗队队员。

背景：及时做出诊断可对危急患者进行紧急处理,减少严重并发症和死亡率。

（一）摄影前准备

1. 认真核对X线摄影检查申请单,了解病情,明确检查目的和摄影体位

检查目的、摄影体位不清的申请单,应与临床医师核准确认。

2. 腹部范围较大,应根据被查者体形尽量选择大尺寸的胶片与FPD板。

3. X线照片标记（包括患者片号、日期、照片的序号、体位左右标记等）要齐全、核准无误。

4. 开机预热,拟定并调整摄影条件。

5. 清除患者腹部可能造成伪影的物品。

6. 针对检查部位,准备适当的患者防护物品。

（二）腹部各体位摄影方法（以腹部平片为例,图3-173）

1. 腹部平片——仰卧位

（1）患者仰卧于摄影台上,双下肢伸直,人体正中矢状面垂直台面并与FPD板长轴中线重合,两臂置于身体两侧。

（2）胶片上缘包括胸骨剑突,下缘包括耻骨联合。

（3）使用滤线器。

（4）摄影距离为100cm。

（5）中心线通过剑突与耻骨联合连线的中点垂直射入FPD板。

（6）平静呼吸状态下屏气曝光。

2. 腹部平片——前后立位

（1）患者站立于立位摄影架前,背部紧贴摄影架面板,双上肢自然下垂略外展,以防与腹部重叠。

（2）人体正中矢状面与摄影架面板垂直,并与FPD板长轴中线重合。

（3）胶片上缘包括胸骨剑突,下缘包括耻骨联合。

（4）使用滤线器。

（5）摄影距离为100cm。

（6）中心线呈水平方向,通过剑突与耻骨联合连线的中点垂直射入FPD板。

（7）平静呼吸状态下屏气曝光。

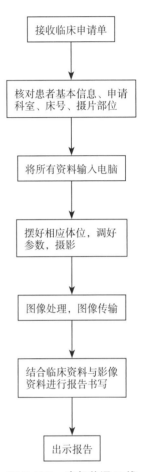

图 3-173　腹部普通X线投照标准操作流程图

十、骨盆普通X线投照流程

目的：对骨盆构成骨及邻近软组织损伤及病变做出初步诊断。

适用范围：应急医疗队队员。

背景：及时做出诊断可对危急患者进行紧急处理,减少严重并发症和死亡率。

（一）摄影前准备

1. 认真核对X线摄影检查申请单,了解病情,明确检查目的和摄影部位。

检查目的、摄影部位不清的申请单,应与临床医师核准确认。

2. 根据检查部位选择适宜尺寸的胶片与FPD板。X线照片标记,正确、无误、齐全。

3. 开机预热,拟定并调整摄影条件。

4．清除患者检查部位可能造成伪影的衣物等。

5．针对检查部位，准备适当的患者防护物品。

（二）骨盆各体位摄影方法（以前后正位为例，图3-174）

1．患者仰卧于摄影台上，人体正中矢状面垂直台面，并与FPD板中线重合。

2．两下肢伸直，双足轻度内旋10°～15°。

3．胶片上缘包括髂骨嵴，下缘达耻骨联合下方3cm。

4．使用滤线器。

5．摄影距离为100cm。

6．中心线通过两髂前上棘连线的中点下方3cm处，垂直射入FPD板。

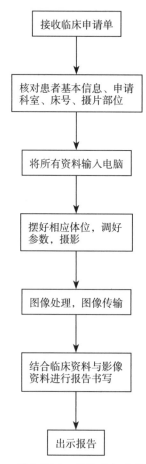

图3-174 骨盆普通X线投照标准操作流程图

十一、脊柱普通X线投照流程

目的：对脊柱及其邻近软组织损伤及病变做出初步诊断。

适用范围：应急医疗队队员。

背景：及时做出诊断可提供临床诊疗依据，尽早对患者进行治疗，减少严重并发症和死亡率。

（一）摄影前准备

1. 认真核对 X 线摄影检查申请单，了解病情，明确检查目的和摄影部位。对检查目的、摄影部位不清的申请单，应与临床医师核准确认。

2. 根据检查部位选择适宜尺寸的胶片与 FPD 板。

3. X 线照片标记要齐全、核准无误。

4. 开机预热，拟定并调整摄影条件。

5. 清除患者检查部位可造成影像伪影的衣服和饰物。

6. 准备好各种角度测量器具和固定用枕、垫等。

（二）**脊柱各体位摄影方法**（以胸椎正位为例，图3-175）

1. 患者仰卧于摄影台上，人体正中矢状面垂直台面，并与 FPD 板中线重合。

2. 头部略后仰，双上肢放于身体两侧。

3. 胶片上缘包括第 7 颈椎，下缘包括第 1 腰椎。

4. 使用滤线器。

5. 摄影距离为 100cm。

6. 中心线通过第 6 胸椎垂直射入 FPD 板。

十二、四肢普通 X 线投照流程

目的：对四肢骨质、关节、软组织损伤及病变做出初步诊断。

适用范围：应急医疗队队员。

背景：及时做出诊断可提供临床诊疗依据，尽早对患者进行治疗，减少严重并发症和死亡率。

（一）摄影前准备

1. 认真核对 X 线摄影检查申请单，了解病情，明确检查目的和摄影部位。对检查目的、摄影部位不清的申请单，应与临床医师核准确认。

2. 根据检查部位选择适宜尺寸的胶片与 FPD 板。

3. X 线照片标记要齐全、核准无误。

4. 开机预热，拟定并调整摄影条件。

5. 清除患者四肢上可造成影像伪影的衣服和饰物。

6. 针对检查部位，准备适当的防护物品。

（二）**四肢体位摄影方法**（以手前后位为例，图3-176）

1. 患者坐于摄影床旁，肘部屈曲约 90°。

2. 掌心向下紧靠探测器，将第 3 掌骨头放于探测器中心。各手指稍微分开。

3. 摄影距离为 100cm。

4. 中心线对准第 3 掌骨头，与探测器垂直。

十三、X 线造影标准流程

目的：规范 X 线碘对比剂造影操作。

适用范围：应急医疗队放射技师、放射医师。

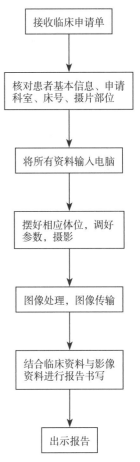

接收临床申请单

↓

核对患者基本信息、申请科室、床号、摄片部位

↓

将所有资料输入电脑

↓

摆好相应体位，调好参数，摄影

↓

图像处理，图像传输

↓

结合临床资料与影像资料进行报告书写

↓

出示报告

图 3-175　脊柱普通 X 线投照标准操作流程图

背景：本文所指的 X 线碘对比剂造影，仅仅为必要情况下实施的两种简易造影检查：窦道和瘘管造影，食管造影。所用对比剂为说明书允许可以进行口服造影的碘对比剂。

窦道和瘘管造影：指创伤后或感染后体表至体内形成的窦道和瘘管，体表无开口的窦道和瘘管不在检查范围。

食管造影：指创伤后怀疑食管断裂、食管气管瘘、食管纵隔瘘、食管胸膜瘘的情况。

进行造影的目的是为外科手术治疗提供一定的根据。

（一）摄影前准备

1. 认真核对 X 线摄影检查申请单，了解病情，明确检查目的和摄影部位。对检查目的、摄影部位不清的申请单，应与临床医师核准确认。

2. 开机预热，拟定并调整摄影条件。

3. 清除患者受检部位可造成影像伪影的衣服和饰物。

（二）具体操作（图 3-177）

1. 窦道瘘管造影检查

（1）适应证与禁忌证

1）适应证：了解窦道、瘘管位置、走行、范围、形状与邻近器官的关系等。

2）禁忌证：窦道、瘘管有急性炎症，碘对比剂过敏史。

（2）造影前准备：腹部窦道瘘管需做清洁灌肠和排尿。器械准备治疗盘（乙醇、胶布、碘酒、棉签、棉球、无菌纱布、镊子、止血钳、20ml 和 50ml 无菌注射器各一个，与窦道、瘘管相应粗细的导管）。药品准备碘对比剂。

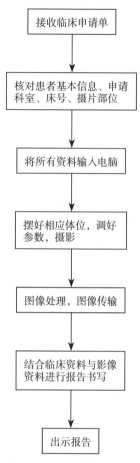

图 3-176 四肢普通 X 线投照标准操作流程图

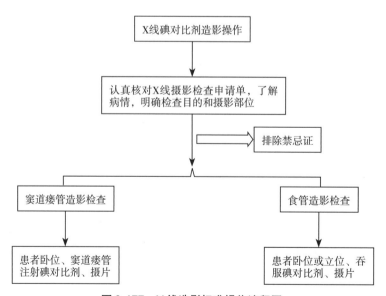

图 3-177 X线造影标准操作流程图

（3）操作技术：受检者取卧位于摄影台上，窦口向上。做体位引流或局部挤压，力求使瘘管或窦道内分泌物全部排出，便于对比剂充填。窦口局部清洁消毒，将相应粗细的软管插入窦道、瘘管内，用胶布和无菌纱布固定封闭窦口。对比剂用量以注满窦腔或显示出瘘管内口为准。注药完毕，保留造影管，窦口放置标志物（金属物），然后清除外溢的对比剂即可摄片。

2. 食管造影检查

（1）适应证与禁忌证

1）适应证：了解食管形态和完整性。

2）禁忌证：急性炎症。

（2）造影前准备：药品准备碘对比剂（药品说明书允许口服）。

（3）操作技术：设备按胸部正位摄影技术要求准备，受检者站立位或取卧位，缓慢吞服碘对比剂，边吞碘对比剂边拍摄，间隔时间摄片。

十四、碘对比剂管理使用流程

目的：规范管理碘对比剂的使用，掌握不良反应的处理。

适用范围：应急医疗队放射医师、放射技师和门急诊组、住院组。

背景：本文所指碘对比剂使用为非血管内使用：口服；经自然或人工或病理通道输入。主要应用为创伤或感染所致食管气管瘘、食管纵隔瘘、窦道等（图3-178）。

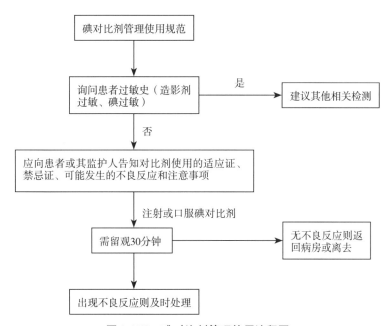

图 3-178　碘对比剂管理使用流程图

（一）使用碘对比剂前的准备工作

1. 过敏试验　无须碘过敏试验，除非产品说明书注明特别要求。

2. 使用碘对比剂前，应向患者或其监护人告知对比剂使用的适应证、禁忌证、可能发生的不良反应和注意事项。

3. 碘对比剂使用前，医生或护士需要：

（1）询问患者或监护人

1）既往有无使用碘对比剂出现中、重度不良反应史。

2）有无哮喘。

3）有无糖尿病。

4）有无肾脏疾病。

5）有无肾脏手术。

6）有无使用肾毒性药物或其他影响肾小球滤过率（GFR）的药物。

7）有无高血压。

8）有无痛风病史。

9）有无其他药物不良反应或过敏史。

10）有无脱水、充血性心衰现象。

（2）需要高度关注的相关疾病

1）甲状腺功能亢进：甲状腺功能亢进尚未治愈者禁忌使用碘对比剂。

2）糖尿病肾病：使用碘对比剂需要咨询内分泌专科医师和肾脏病专科医师。

3）对比剂处理：碘对比剂存放条件必须符合产品说明书要求。

4）禁忌证：既往对碘对比剂有严重过敏反应者；甲状腺功能亢进患者。

5）不良反应及处理措施：碘对比剂血管外应用可能被吸收，产生与血管内给药相同的不良反应。处理措施：轻微症状可以在数天内自动消失，可不予以处理；反应严重者，处理措施同血管内用药。

（二）碘对比剂血管内应用不良反应处理措施

1. 急性不良反应：对比剂注射后 1 小时内出现的不良反应。

（1）恶心/呕吐：一过性的：支持疗法；重度的、持续时间长的：应考虑适当的止吐药物。

（2）荨麻疹：散发的、一过性的：包括观察在内的支持性治疗；散发的、持续时间长的：应考虑适当的组胺 H_1 受体阻滞剂肌内或静脉内注射。可能会发生嗜睡和/或低血压；严重的：考虑使用肾上腺素（1:1 000），成人 0.1～0.3ml（0.1～0.3mg）肌内注射；6～12 岁儿童注射成人剂量的 1/2（50%），6 岁以下儿童注射成人剂量的 1/4（25%）。必要时重复给药。

（3）支气管痉挛：氧气面罩吸氧（6～10L/min）；β₂ 受体激动剂定量吸入剂（深吸 2～3次）；肾上腺素：①血压正常时：肌内注射：1:1 000，0.1～0.3ml（0.1～0.3mg）（对有冠状动脉疾病的患者或老年患者使用较小的剂量）；儿童患者：0.01mg/kg，最多不超过 0.3mg。②血压降低时：肌内注射：1:1 000，0.5ml（0.5mg）；儿童患者：6～12 岁：0.3ml（0.3mg）肌内注射；6 岁以下：0.15ml（0.15mg）肌内注射。

（4）喉头水肿：氧气面罩吸氧（6～10L/min）；肌内注射肾上腺素（1:1 000），成人 0.5ml（0.5mg），必要时重复给药；儿童患者：6～12 岁：0.3ml（0.3mg）肌内注射；6 岁以下：0.15ml（0.15mg）肌内注射。

（5）低血压：①单纯性低血压：抬高患者的双腿；氧气面罩吸氧（6～10L/min）；静脉补液：快速，普通生理盐水或林格氏乳酸盐；如果无效：肌内注射 1:1 000 肾上腺素，0.5ml（0.5mg），必要时重复给药。儿童患者：6～12 岁：0.3ml（0.3mg）肌内注射；6 岁以下：0.15ml（0.15mg）肌内注射。②迷走神经反应（低血压和心动过缓）：抬高患者的双腿；氧气面罩吸氧（6～10L/min）；静脉注射阿托品 0.6～1.0mg，必要时于 3～5 分钟后重复给药，成人总剂量可达 3mg（0.04mg/kg）。儿童患者静脉注射 0.02mg/kg（每次最大剂量 0.6mg），必要时重复给药，总量可达 2mg；静脉内补液：快速，普通生理盐水或林格氏乳酸盐。

（6）全身过敏样反应：求助复苏小组；必要时，气道吸引；出现低血压时抬高患者的双腿；氧气面罩吸氧（6～10L/min）；肌内注射肾上腺素（1∶1 000），成人 0.5ml（0.5mg），必要时重复给药。儿童患者：6～12 岁：0.3ml（0.3mg）肌内注射；6 岁以下：0.15ml（0.15mg）肌内注射；静脉补液（如：普通生理盐水，林格氏乳酸盐）；H_1 受体阻滞剂，如：苯海拉明 25～50mg 静脉给药。

（7）迟发性不良反应：对比剂注射后 1 小时至 1 周内出现的不良反应。对比剂给药后出现各种迟发性症状（例如恶心、呕吐、头痛、骨骼肌肉疼痛、发热），但许多症状与对比剂应用无关，临床须注意鉴别。与其他药疹类似的皮肤反应是真正的迟发性不良反应，它们通常为轻度至中度，并且为自限性。迟发性不良反应处理措施：对症治疗，与其他药物引起的皮肤反应的治疗相似。

（8）晚迟发性不良反应：通常在对比剂注射 1 周后出现的不良反应。晚迟发性不良反应类型：或可引起甲状腺功能亢进，偶见于未经治疗的 Graves 病或结节性甲状腺肿患者［年老和 / 或缺碘者］。

十五、放射受检患者的紧急意外情况的预防和抢救流程

目的：及时、正确处理放射受检患者的紧急意外情况。

适用范围：应急医疗队队员。

背景：危重病患者到放射科检查以及使用对比剂的受检者均有可能发生意外，为保证放射科受检者医疗安全和医学影像诊断质量，增强放射科工作人员的医疗安全意识，防患于未然，制订放射科危重病患者抢救预案（图 3-179）。

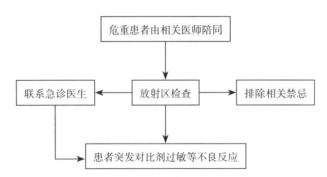

图 3-179　放射受检患者的紧急意外情况的预防和抢救标准操作流程图

1. 放射检查区帐篷应紧邻门急诊帐篷。放射检查区帐篷内无急救车，发生紧急意外情况时，使用门急诊帐篷急救车。

2. 应急医疗队安排专人对放射医师和技师进行急救培训。

3. 熟悉危重患者抢救预案的内容，掌握危重病患者的一般处理，熟悉对比剂不良反应的临床表现，掌握对比剂过敏反应的应急处理，发生中度以上对比剂过敏反应须及时报告。

4. 危重病患者到放射检查区，应有相关医师陪同，以保证患者安全。

5. 在放射检查过程中，注意观察患者的生命体征，对于脊柱外伤的患者，摄片检查过程中，应正确搬动体位，避免脊髓损伤。颅底骨折禁止摄颏顶位片。

6. 危重病患者抢救由急诊医师主要负责，放射医师和技师协助。

7. 使用对比剂后发生意外,按照对比剂意外抢救流程进行。

（吴政光　亓玉伟）

第十三节　灭菌消毒

一、集中回收工作流程

目的:根据消毒供应中心(central sterile supply department,CSSD)的工作量及需求,CSSD 的工作人员应当接受与其岗位职责相应的岗位培训,正确掌握使用后物品集中回收工作,职业安全防护原则及方法(图 3-180)。

适用范围:应急医疗队。

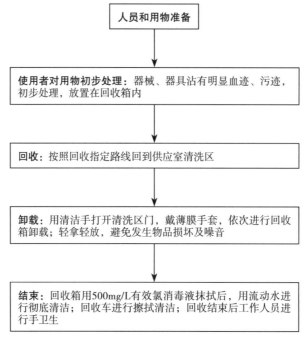

图 3-180　集中回收工作标准操作流程图

（一）回收准备

1. 准备回收过程中所需物品:回收车、回收箱、薄膜手套、橡胶手套、快速手消毒剂、笔、两联单。

2. 回收人员按规定着装,戴外科口罩、帽子,做好职业防护。

（二）使用者初步处理

1. 使用后的清洁容器、过期物品请放置在指定位置。

2. 器械、器具沾有明显血迹、污迹,可用纱布或消毒湿巾做初步处理。

3. 专科器械放置在专用器械盒,放入回收箱。

4. 特殊传染物品,用双层黄色胶袋密封,胶袋外标明特殊感染名称、器械和器具数量等。

（三）回收流程

1．无须清点数量，戴薄膜手套，将回收箱搬上回收车。

2．污染手严禁接触清洁面及公共设施。

3．实施标准预防措施，防止职业暴露发生。

4．按照回收指定路线回到供应中心清洗区。

（四）卸载

1．用清洁手打开清洗区门，戴薄膜手套，依次进行回收箱卸载。

2．卸载过程中轻拿轻放，避免发生物品损坏及增加噪音。

（五）回收箱清洁

1．500mg/L 有效氯消毒液擦拭后，用流动水进行彻底清洁，对回收车进行擦拭清洁。

2．回收工作结束后，回收人员洗手。

二、污染器械手工清洗标准操作流程

目的：根据 CSSD 的工作量及需求，CSSD 的工作人员应当接受相应的岗位培训，正确掌握污染物品手工清洗操作及职业安全防护原则和方法（图 3-181）。

适用范围：应急医疗队。

（一）浸泡消毒

1．操作者　按要求戴外科口罩、帽子、橡胶手套，穿着防水服。

2．含氯消毒泡腾片浸泡浓度 500～1 000mg/L；特殊感染 5 000～10 000mg/L，浸泡时间 30 分钟。

3．点数复核　按手术器械包清单核对器械数量，物品齐全；有疑问时与手术室护士沟通。

（二）冲洗

1．流动水冲洗器械轴节、齿纹、咬合口，管腔可用 20ml 注射器冲洗。

2．器械冲洗时防止污水飞溅。

3．可拆卸的零部件应拆开后清洗，冲洗小零件时防丢失。

4．器械的表面、轴节、齿纹及管腔内外无明显血迹、黏液等残留物质。

（三）超声清洗

1．清洗液配制浓度　根据污染及血迹干涸程度配多酶清洗液，一般为 1：400（依据产品说明）。

2．用清洗筐装放置于液面下 2cm，打开所有关节，管腔内注满酶液。

3．超声机加盖，防止产生气溶胶，温度：40～45℃，超声时间：3～5 分钟（根据污染程度）。

（四）刷洗

用软毛刷刷洗器械轴节、齿纹，用试管刷刷洗管腔。

（五）漂洗

将器械、器具充分接触水流，器械轴节充分打开，彻底清除清洗剂。

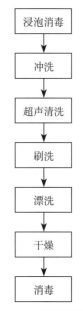

图 3-181　污染器械手工清洗标准操作流程图

（六）干燥

用清洁低纤维布擦干器械。

（七）消毒

用 75% 乙醇擦拭消毒。

三、污染器械机械清洗标准操作流程

目的：根据 CSSD 的工作量及需求，CSSD 的工作人员应当接受相应的岗位培训，正确掌握污染器械机械清洗操作及职业安全防护原则和方法（图 3-182）。

适用范围：应急医疗队。

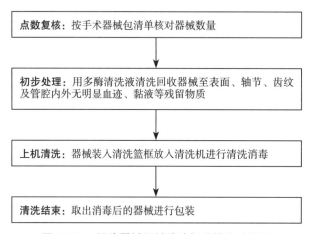

图 3-182　污染器械机械清洗标准操作流程图

（一）点数复合

1. 操作者按要求戴外科口罩、帽子、橡胶手套，穿着防水服。
2. 按手术器械包清单核对器械数量，物品齐全；有疑问时与手术室护士沟通。

（二）初步处理

1. 用多酶清洗液清洗回收器械，管腔可用 20ml 注射器冲洗。
2. 器械清洗时防止污水溢出。
3. 可拆卸的零部件应拆开后清洗，清洗小零件时防丢失。
4. 器械的表面、轴节、齿纹及管腔内外无明显血迹、黏液等残留物质。

（三）上机清洗

1. 器械轴节充分打开，摆放于清洗篮筐，放入清洗机进行清洗消毒。
2. 观察设备运行过程：进水→漂洗→酶洗→2 次漂洗→消毒→干燥。

（四）程序结束，打开清洗门，取出消毒后的器械进行包装

1. 注意保护器械功能端。
2. 特殊感染物品按感染器械处理要求清洗。

四、特殊感染手术器械清洗标准操作流程

目的：根据 CSSD 的工作要求，CSSD 的工作人员应当接受与其岗位职责相应的岗位培

训,正确掌握特殊感染手术器械清洗处理及职业安全防护原则和方法(图 3-183)。

适用范围:应急医疗队。

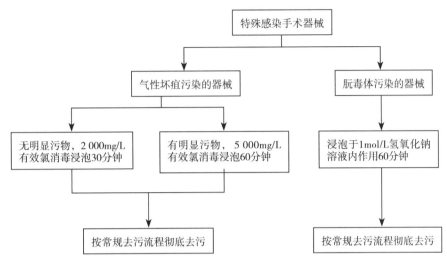

图 3-183　特殊感染手术器械清洗标准操作流程图

(一)气性坏疽污染的器械

1. 无明显污物,2 000mg/L 有效氯消毒浸泡 30 分钟;有明显污物,5 000mg/L 有效氯消毒浸泡 60 分钟。

2. 按常规去污流程彻底去污。

3. 使用专用特殊感染物品浸泡桶,器械浸泡时必须打开轴节,管腔内注满消毒液,完全浸没在液面下 2cm。

(二)朊毒体污染的器械

1. 浸泡于 1mol/L 氢氧化钠溶液内作用 60 分钟。

2. 按常规去污流程彻底去污。

3. 使用专用特殊感染物品浸泡桶,器械浸泡时必须打开轴节,管腔内注满消毒液,完全浸没在液面下 2cm。

五、台式超声清洗器标准操作流程

目的:CSSD 的工作人员接受与其岗位职责相应的岗位培训,正确掌握台式超声清洗器操作及职业安全防护原则和方法。

适用范围:应急医疗队。

(一)使用前准备

1. 操作者按要求着装,做好职业防护。

2. 备好酶清洗剂、量杯。

3. 打开清洗机电源开关、预热。

(二)检查

1. 确保没有异物落到超声清洗机腔体底部,如有必须清除。

2. 超声清洗机加入的清水,液面不超过水位线。

3. 配制酶清洗液　按比例加多酶清洗剂和水（1∶400）或按说明书。

（三）设置

1. 设置超声机液体温度为45℃、时间为3～5分钟（不宜超过10分钟）。

2. 打开除气开关排除气体。

（四）操作（图3-184）

1. 流动水下初步冲洗器械后，将器械放入超声清洗机清洗网篮内（必须使用清洗网篮装载），直接放置在超声波清洗机腔体底部清洗。

2. 器械必须充分打开，可拆开的器械分离各组件；吸管等细长中空器械开口朝下倾斜放置，确保腔内注满溶液，清洗液面浸过器械2～4cm。

3. 盖好超声清洗机的盖子，设置清洗时间，开始超声清洗。

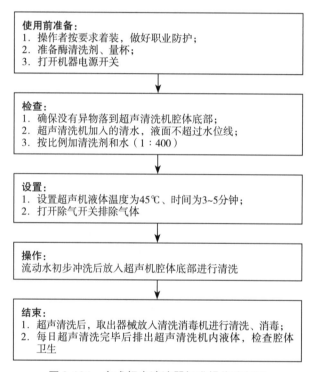

图3-184　台式超声清洗器标准操作流程图

（五）结束

1. 超声清洗后，取出，按常规清洗、漂洗、终末漂洗及消毒处理。

2. 每日超声清洗完毕后排出超声清洗机内液体，检查腔体卫生。

六、医用洗消机标准操作流程

目的：根据CSSD的工作量及需求，CSSD的工作人员应当接受相应的岗位培训，正确掌握医用洗消机操作及职业安全防护原则和方法。

适用范围：应急医疗队。

（一）准备

1. 操作者按要求着装，做好职业防护。

2．机器清洁干净。

3．打开机器电源开关，显示屏亮。

4．检查清洗舱，避免异物掉落清洗槽底部，清洗臂转动是否灵活，喷水孔是否堵塞。

（二）操作（图3-185）

1．器械初步处理后，将器械放入清洗网篮内，器械关节及卡锁必须打开。

2．打开清洗门，将器械清洗网篮放入洗消槽内，装载量不超过70%，关闭清洗门。

3．按启动键，观察设备运行过程：进水漂洗→酶洗→2次漂洗→消毒→干燥。

4．程序结束，打开清洗门，取出消毒后的器械进行包装。

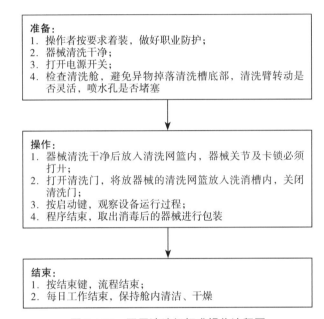

图 3-185　医用洗消机标准操作流程图

（三）结束

1．按结束键，流程结束。

2．每日工作结束，用低纤维布擦拭清洗舱内壁，保持舱内清洁、干燥。

七、器械包装标准操作流程

目的：根据CSSD的工作量及需求，CSSD的工作人员应当接受与其岗位职责相应的岗位培训，正确掌握器械包的包装。

适用范围：应急医疗队。

（一）环境、人员及物品准备（图3-186）

1．环境　环境清洁，光线充足。

2．人员　戴圆帽，穿清洁区工作服，手部清洁。

3．物品器械经过清洗消毒处理。

（二）器械清洁度、功能检查

1．器械洁净度，肉眼检查无污迹、锈迹。

2．器械功能良好、器械无残损。

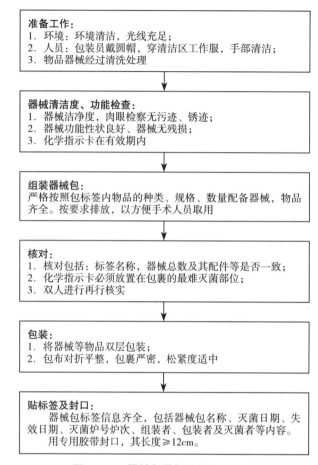

准备工作：
1. 环境：环境清洁，光线充足；
2. 人员：包装员戴圆帽，穿清洁区工作服，手部清洁；
3. 物品器械经过清洗处理

器械清洁度、功能检查：
1. 器械洁净度，肉眼检察无污迹、锈迹；
2. 器械功能性状良好、器械无残损；
3. 化学指示卡在有效期内

组装器械包：
严格按照包标签内物品的种类、规格、数量配备器械，物品齐全。按要求排放，以方便手术人员取用

核对：
1. 核对包括：标签名称，器械总数及其配件等是否一致；
2. 化学指示卡必须放置在包裹的最难灭菌部位；
3. 双人进行再行核实

包装：
1. 将器械等物品双层包装；
2. 包布对折平整，包裹严密，松紧度适中

贴标签及封口：
器械包标签信息齐全，包括器械包名称、灭菌日期、失效日期、灭菌炉号炉次、组装者、包装者及灭菌者等内容。
用专用胶带封口，其长度≥12cm。

图 3-186 器械包装标准操作流程图

3. 化学指示卡在有效期内。

（三）组装

1. 严格按照包标签内物品的种类、规格、数量配备器械，物品齐全。

2. 将轴节类器械按器械的名称、规格、手术过程使用时的先后次序，器械锁齿不扣锁。

3. 核对好的器械整齐码放在垫有垫布的器械篮筐内，以方便手术人员取用为原则。

（四）核对

1. 核对包括：标签名称、器械数量及其配件等是否一致。

2. 化学指示卡必须放置在包裹的最难灭菌部位。

3. 再次核对，最好为双人进行。

（五）包装

1. 采用闭合式包装方法，由两层包装材料分两次包装。

2. 包布对折平整，包裹严密，松紧度适中。

3. 器械包体积不超过 30cm×30cm×50cm，重量不超过 7kg。

（六）贴放标签及封口

器械包标签信息齐全，包括器械包名称、灭菌日期、失效日期、灭菌炉号炉次、组装者、包装者及灭菌者等内容。

八、B型蒸汽灭菌器标准操作流程

目的:根据 CSSD 的工作量及需求,CSSD 的工作人员应当接受相应的岗位培训,正确掌握 B 型蒸汽灭菌器标准操作(图 3-187)。

适用范围:应急医疗队。

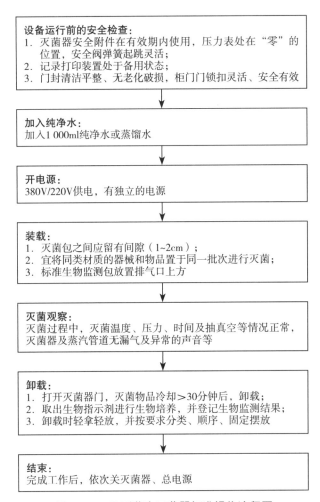

图 3-187　B 型蒸汽灭菌器标准操作流程图

(一)设备运行前的安全检查

1.灭菌器安全附件在有效期内使用,压力表处在"零"的位置,安全阀弹簧起跳灵活。

2.记录打印装置处于备用状态。

3.门封清洁平整、无老化破损,柜门门锁扣灵活、安全有效。

(二)加入纯净水

加入 10 000ml 纯净水或蒸馏水。

(三)开电源

独立供电的 380V/220V 电源(根据设备说明书)。

（四）装载

1．灭菌包之间应留有间隙（1～2cm）。

2．宜将同类材质的器械和物品置于同一批次进行灭菌。

3．标准生物监测包放置排气口上方。

（五）灭菌观察

灭菌过程中，观察灭菌温度、压力、时间及抽真空等情况，灭菌器无漏气及异常声音。

（六）卸载

1．程序完成后，打开灭菌器门，灭菌物品冷却>30分钟后，卸载。

2．取出生物指示剂进行生物培养，并登记生物监测结果。

3．检查灭菌物品的质量，有无湿包、包布清洁、包装严密、标签信息齐全、包外指示物是否合格。

4．卸载时轻拿轻放，并按要求分类、固定摆放。

（七）结束

完成工作后，依次关灭菌器、总电源。

九、无菌物品发放管理标准操作流程

目的：根据 CSSD 的工作量及需求，CSSD 的工作人员应当接受与其相应的岗位培训，正确掌握无菌物品发放管理（图 3-188）。

适用范围：应急医疗队。

（一）发放人员

1．发放人员做好发放前的用物准备，穿工作服，做好手卫生。

2．灭菌物品分类、分架存放于无菌物品存放柜。

3．无菌物品固定放置。

4．有效期查对：遵循先进先出的原则。确认无菌物品的有效性（不发散包、湿包、落地包、不洁包、失效期及标识不明确、灭菌不合格的包）；发放记录应具有可追溯性（记录出库日期、名称、规格、数量、批号、灭菌日期失效期等）。

5．发放完毕，保持无菌发放柜干净。

（二）输送人员

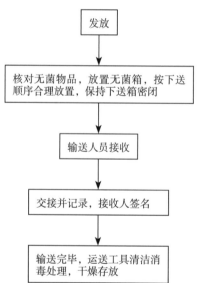

图 3-188 无菌物品发放管理标准操作流程图

1．输送人员做好发放前的用物准备，穿工作服，做好手卫生。

2．核对无菌物品，放置无菌箱，按下送顺序合理放置，保持下送箱密闭。

3．发放无菌物品。

4．交接并记录，接收人签名。

5．运送工具每天要清洁消毒处理，干燥存放。

十、快速生物阅读器标准操作流程

目的：根据 CSSD 的工作量及需求，CSSD 的工作人员应当接受与其职责相应的岗位培训,正确掌握快速生物阅读器标准操作(图3-189)。

适用范围:应急医疗队。

图 3-189　快速生物阅读器标准操作流程图

(一)工作人员准备用物准备

1.操作者区域服、帽子、口罩、防护眼镜、丁腈手套。

2.生物监测仪1台,同批号生物指示剂2支、专用试管夹1个。

(二)开机预热

1.保证机器在100~240V,频率为50~60Hz的电压下正常通电。

2.远离阳光或热冷空气、化学物品及易燃物质。

3.机器背面的散热器与墙体保持1cm的距离,防止机器过热。

4.检查机器上面是否有异物,保持卫生干净。

5.打开电源加热开关,观察显示屏上的设置温度是否符合高压灭菌培养所需的温度(60℃)。

(三)调节监测温度

1.培养箱需要改变培养箱温时,请按 Temp 按钮3秒。

2. 当 37℃ 和 60℃ 的指示灯开始闪烁,提示必须选择一种温度程序。选择温度时,按下 Temp 按钮选择 37℃ 或 60℃。4 秒后,机器接受温度改变。

(四)调节监测时间

当到达培养温度(60℃),根据生物试剂调节时间(30 分钟、60 分钟、2 小时、3 小时或 4 小时)。

(五)放入指示剂

1. 将指示剂放置在培养孔内之前请按下小管的盖子进行密封,挤碎安瓿并确保液体完全浸湿放置在生物指示剂的塑料管底部的孢子载体滤纸条。

2. 可使用生物指示剂盒内附赠的挤碎的挤碎器或培养器的安瓿破碎孔压碎玻璃安瓿。

3. 将指示剂放入孔内(对照与灭菌组同时放入)。

(六)培养结束

1. 当检测到阳性结果时,对应位置的红色灯将闪烁并伴随声音报警。

2. 相应的位置上的绿灯亮起时说明结果为阴性。

(七)打印判断结果

1. 取走打印记录时,先按下走纸按钮,取纸,并使用打印机的锯齿边进行切割。

2. 结果显示　阴性(Negative)、阳性(Postitive)。

3. 培养结束,拔电源插头。

十一、灭菌故障应急标准操作流程

目的:根据 CSSD 的工作量及需求,CSSD 的工作人员应当接受与其职责相应的岗位培训,正确掌握灭菌故障应急处理(图 3-190)。

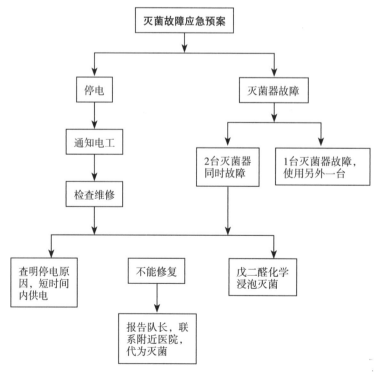

图 3-190　灭菌故障应急标准操作流程图

适用范围：应急医疗队。

1. 停电

（1）通知电工，检查维修。

（2）查明停电原因，短时间不能修复供电，报告队长。

（3）联系附近医院，代为灭菌。

2. 灭菌器故障

（1）1台灭菌器故障，使用另外一台灭菌。

（2）2台灭菌器同时故障，使用戊二醛浸泡灭菌。

（3）报告队长，联系附近医院，代为灭菌。

（郑　文　钱　欣）

第十四节　护　理

一、静脉治疗标准操作流程

目的：建立静脉治疗护理技术操作管理制度，规范各环节操作，减少医疗风险的发生。

适用范围：应急医疗队。

（一）操作要点

1. 静脉药物的配制和使用应在洁净的环境中完成。操作前后注意手卫生。

2. 所有操作应执行查对制度并对患者进行两种以上方式的身份识别，询问过敏史。

3. 穿刺针、导管、注射器、输液（血）器及输液附加装置等使用安全型。应一人一用一灭菌，一次性使用的医疗器具不应重复使用。PICC 穿刺以及 PICC、CVC 维护时，宜使用专用护理包。

（二）操作流程

1. 评估患者的年龄、病情、过敏史、静脉治疗方案、药物性质等，选择合适的输注途径和静脉治疗工具。

2. 评估穿刺部位皮肤情况和静脉条件，在满足治疗需要的情况下，尽量选择较细、较短的导管。

3. 穿刺

（1）外周静脉导管（peripheral venous catheter，PVC）穿刺　包括一次性静脉输液钢针穿刺和外周静脉留置针穿刺。

1）PVC 穿刺步骤（图 3-191）

①患者取舒适体位，解释说明穿刺目的及注意事项。

②选择穿刺静脉，皮肤消毒。

③穿刺点上方扎止血带，绷紧皮肤穿刺进针，见回血后可再次进入少许。如为外周静脉留置针则固定针芯，送外套管入静脉，退出针芯，松止血带。

④选择透明或纱布类无菌敷料固定穿刺针，敷料外应注明日期、操作者签名。

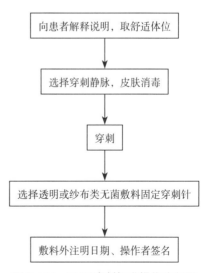

图 3-191　PVC 穿刺标准操作流程图

2）PVC 穿刺时注意事项

①宜选择上肢静脉作为穿刺部位，避开静脉瓣、关节部位以及有瘢痕、炎症、硬结等处的静脉。

②成年人不宜选择下肢静脉进行穿刺；小儿不宜首选头皮静脉；接受乳房根治术和腋下淋巴结清扫术的患者应选健侧肢体进行穿刺，有血栓史和血管手术史的静脉不应进行置管。

③一次性静脉输液钢针穿刺处的皮肤消毒范围直径应≥5cm，外周静脉留置针穿刺处的皮肤消毒范围直径应≥8cm，应待消毒液自然干燥后再进行穿刺。

④应告知患者穿刺部位出现肿胀、疼痛等异常不适时，及时告知医务人员。

（2）经外周中心静脉导管（peripherally inserted central catheter，PICC）穿刺

1）PICC 穿刺步骤（图 3-192）

①核对确认置管医嘱，查看相关化验报告；确认已签署置管知情同意书。

②取舒适体位，测量置管侧的臂围和预置管长度，手臂外展与躯干成 45°～90°，对患者需要配合的动作进行指导。

③以穿刺点为中心消毒皮肤，直径≥20cm，铺巾，建立最大化无菌屏。

④用生理盐水预冲导管、检查导管完整性。

⑤在穿刺点上方扎止血带，按需要进行穿刺点局部浸润麻醉，实施静脉穿刺，见回血后降低角度进针少许，固定针芯，送入外套管，退出针芯，将导管均匀缓慢送入至预测量的刻度。

⑥抽回血，确认导管位于静脉内，冲、封管后应选择透明或纱布类无菌敷料固定导管，敷料外应注明日期、操作者签名。

⑦通过 X 线片确定导管尖端位置。

⑧记录穿刺静脉、穿刺日期、导管刻度、导管尖端位置等，测量双侧上臂臂围并与置管前对照。

2）PICC 穿刺时注意事项

①接受乳房根治术或腋下淋巴结清扫的术侧肢体、锁骨下淋巴结肿大或有肿块侧、安装起搏器侧不宜进行同侧置管，患有上腔静脉压迫综合征的患者不宜进行置管。

②宜选择肘部或上臂静脉作为穿刺部位，避

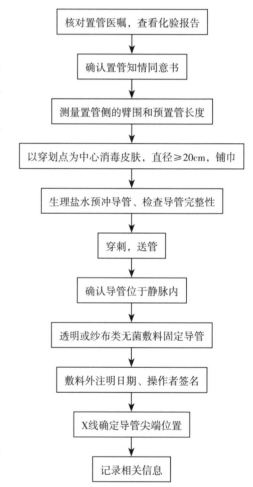

图 3-192　PICC 穿刺标准操作流程图

开肘窝、感染及有损伤的部位；新生儿还可选择下肢静脉、头部静脉和颈部静脉。

③有血栓史、血管手术史的静脉不应进行置管；放疗部位不宜进行置管。

4．静脉导管维护

（1）冲管及封管：输注药物前宜通过回抽血液来确定导管在静脉内。PICC、CVC 的冲管和封管应使用 10ml 及以上注射器或一次性专用冲洗装置。给药前后宜用生理盐水脉冲式冲洗导管，如果遇到阻力或者抽吸无回血，应进一步确定导管的通畅性，不应强行冲洗导

管。PICC 导管在治疗间歇期间应至少每周维护一次。

（2）敷料更换：应每日观察穿刺点及周围皮肤的完整性。无菌透明敷料应至少每7天更换一次，无菌纱布敷料应至少每2天更换一次；若穿刺部位发生渗液、渗血时应及时更换敷料；穿刺部位的敷料发生松动、污染等完整性受损时应立即更换。

（三）输液（血）器及输液附加装置的使用

1．避光药物时，应使用避光输液器。输注的两种不同药物间有配伍禁忌时，在前一种药物输注结束后，应冲洗或更换输液器，并冲洗导管，再接下一种药物继续输注。

2．使用输血器时，输血前后应用无菌生理盐水冲洗输血管道；连续输入不同供血者的血液时，应在前一袋血输尽后，用无菌生理盐水冲洗输血器，再接下一袋血继续输注。

3．输液器应每24小时更换1次，如怀疑被污染或完整性受到破坏时，应立即更换。用于输注全血、成分血或生物制剂的输血器宜4小时更换一次。

4．外周静脉留置针附加的肝素帽或无针接头宜随外周静脉留置针一起更换；PICC、CVC 附加的肝素帽或无针接头应至少每7天更换1次；肝素帽或无针接头内有血液残留、完整性受损或取下后，应立即更换。

（四）导管的拔除

1．外周静脉留置针应72～96小时更换一次。PICC 留置时间不宜超过1年或遵照产品使用说明书。

2．应监测静脉导管穿刺部位，并根据患者病情、导管类型、留置时间、并发症等因素进行评估，尽早拔除。

3．静脉导管拔除后应检查导管的完整性，PICC、CVC 还应保持穿刺点24小时密闭。

二、伤口管理标准操作规程

目的：应急救护时评估伤口情况，观察伤口愈合过程。清除伤口的异物、细菌或坏死组织，避免细菌感染，促进伤口生长。

适用范围：应急医疗队。

（一）护理评估

1．患者年龄、营养状态、血液循环情况、用药情况、凝血功能、心理状态及合作程度等。影响伤口愈合的全身性和局部性因素。

2．伤口的类型、部位、大小、深度、基底组织、渗液、潜行、窦道、周边皮肤、疼痛以及有无感染征象等。如为手术伤口，需了解手术名称及日期。

（二）准备

1．护士准备　着装整洁、洗手、戴口罩。

2．物品准备　治疗盘、无菌治疗巾、治疗碗2个、镊子2把、弯盘2个、0.1%安多福或75%乙醇棉球、外用生理盐水棉球、棉签、胶布、无菌手套。按伤口情况选择合适的伤口敷料。必要时备血管钳、无菌剪刀、刮匙、探针、松节油、绷带和伤口冲洗用品，如外用生理盐水、20～30ml 注射器、大针头或吸痰管等。

3．环境准备　安静、清洁，舒适，光线充足，注意保护患者的隐私。

4．患者准备　取舒适体位、充分暴露伤口，便于操作为宜，注意保暖。

（三）操作过程

1．操作前做好核对及解释工作　操作前查对患者身份信息，解释操作目的。查对医嘱与治疗卡,备齐用物至患者身边。

2. 处理伤口

(1)协助患者取舒适卧位,暴露换药部位,保护患者隐私。

(2)揭下伤口敷料。用手揭去外层敷料,用镊子揭开内层敷料。如果敷料粘在伤口上,可用生理盐水沾湿敷料后再移除。

(3)松节油拭净胶布痕迹后,一镊子夹持无菌敷料,一镊子清洗伤口;两镊子互不相碰。

(4)对伤口进行清创,如坏死组织与基底粘连紧密,可用湿性敷料行自溶清创。

(5)清创完毕,用小方纱抹干伤口及周围皮肤,并根据伤口具体情况选用相应的引流条及伤口敷料,对伤口进行包扎与固定。向患者交代相关注意事项。

3. 伤口消毒及清洗方法(图3-193)

(1)缝线伤口:用皮肤消毒液棉球自上而下、自内向外消毒;不规则形状伤口环形由内至外消毒。

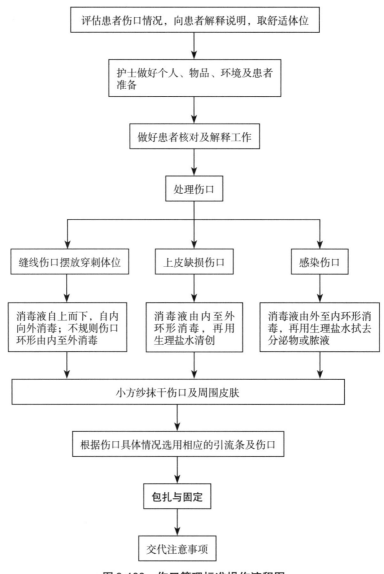

图 3-193　伤口管理标准操作流程图

（2）上皮缺损的清洁伤口：先用皮肤消毒液棉球由内向外环形消毒周围皮肤，再用外用生理盐水棉球清洗创面。

（3）感染伤口：先用皮肤消毒液棉球由外向内环形消毒周围皮肤，再用外用生理盐水棉球拭去分泌物或脓液。

4．注意事项

（1）先换清洁伤口，后换感染伤口。

（2）除去敷料后要更换手套。

（3）如敷料粘紧伤口，可用外用生理盐水浸湿软化敷料后顺伤口的长轴方向轻轻揭开。

（4）消毒范围超过敷料覆盖范围

（5）伤口有脓性分泌物时可先用过氧化氢清洗，后外用生理盐水清洗干净。

（6）注意清除伤口内的异物、线头、死骨、腐肉等。

（7）勿用棉球抹干伤口，以防棉絮残留于伤口上。

（8）根据渗出液的性质、量及伤口的深度、外口的大小等选用适当的引流条。

（9）胶布固定应与身体纵轴垂直或伤口肌肉走向垂直。

（四）观察记录

洗手，记录伤口评估结果及处理措施。

（五）整理

整理床单位，协助患者取舒适体位。清理用物，医疗废物分类处置，污染敷料放医疗垃圾袋，传染性敷料集中烧毁。

三、休克应急救护标准操作流程

目的：当应急救护时，患者出现休克，启动本标准以确保患者的成功转运或现场救治。

适用范围：应急医疗队。

（一）休克护理评估

1．评估诱因　如有无腹痛和发热；有无因严重烧伤、损伤或感染引起的大量失血和失液；患者受伤或发病后的救治情况。

2．评估身体状况　若患者呈兴奋、烦躁不安，或表情淡漠、意识模糊、反应迟钝，甚至昏迷，常提示存在不同程度的休克。脉率增快，脉细弱，呼吸急促、变浅、不规则，收缩压<90mmHg、脉压<20mmHg等均提示休克。

皮肤和口唇黏膜苍白、发绀、呈花斑状、四肢湿冷，提示休克。但感染性休克患者可表现为皮肤干燥潮红。尿少通常是休克早期的表现；若患者尿量<25ml/h、尿比重增加，提示肾血管收缩或血容量不足；若血压正常而尿少、比重低，提示急性肾衰竭。

评估患者有无骨骼、肌肉和皮肤、软组织损伤；有无局部出血及出血量；腹部损伤者有无腹膜刺激征和移动性浊音；后穹隆穿刺有无不凝血液。

评估患者及家属有无紧张、焦虑或恐惧。

（二）应急救护（图3-194）

1．吸氧　维持呼吸道通畅，保证有效的气体交换。严重呼吸困难者，协助医师行气管插管或气管切开，尽早用呼吸机辅助呼吸。

2．迅速补充血容量　迅速建立2条以上静脉输液通道，大量快速补液（心源性休克除外）。必要时行中心静脉穿刺插管，并同时监测中心静脉压。补液时可参照中心静脉压和动脉血压进行补充,也可行补液试验。

3. 取休克体位 头部抬高 10°~20°,下肢抬高 20°~30°,有利于膈肌下降,促进肺扩张;增加回心血量,改善重要脏器血供。疑有脊柱损伤时禁用此体位。使用抗休克裤不仅可以控制腹部和下肢出血,还可以促进血液回流,改善重要器官供血。休克纠正后,为避免气囊放气过快引起低血压,应由腹部开始缓慢放气,每 15 分钟测量血压一次,若发现血压下降超过 5mmHg,应停止放气并重新注气。

4. 密切观察病情变化 定时监测生命体征及中心静脉压变化,观察患者的意识、面唇色泽、肢端皮肤颜色及温度。若患者从烦躁转为平静,淡漠迟钝转为对答自如、口唇红润、肢体转暖,提示休克好转。准确记录出入量,尤其是尿量。

5. 用药护理 使用血管活性药物应从低浓度、慢速度开始,严防药液外渗:若发现注射部位红肿、疼痛,应立即更换注射部位,给予 0.25% 普鲁卡因行局部封闭,以免组织坏死。血压平稳后,应逐渐降低药物浓度、减慢速度后撤除,以防突然停药引起不良反应。有心功能不全的患者,遵医嘱给予毛花苷 C 等增强心肌功能的药物。用药过程中,注意观察患者心率、心律及药物副作用。

6. 对症处理 采用加盖棉被、毛毯进行保暖。高热患者予以物理降温,必要时遵医嘱用药物降温。防治感染,预防皮肤受损和意外受伤。对于烦躁或神志不清的患者,必要时四肢以约束带固定。

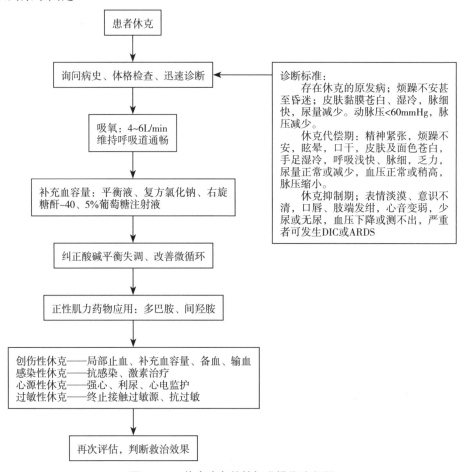

图 3-194 休克应急救护标准操作流程图

7. 健康教育　向患者及家属讲解各项治疗护理的必要性及疾病的转归过程；讲解意外损伤后的初步处理和自救知识。指导患者及家属加强自我保护，避免损伤或意外伤害。

（三）应急救护评价

患者体液维持平衡、生命体征稳定、尿量正常；微循环改善、呼吸平稳、血气分析值维持在正常范围；体温维持正常；未发生感染，或感染发生后被及时发现和控制；未发生压疮或意外受伤。

四、窒息应急救护标准操作流程

目的：当应急救护时，患者出现窒息，启动本预案以确保患者的成功转运或现场救治。

适用范围：应急医疗队。

（一）窒息护理评估（图3-195）

1. 评估诱因　评估患者是否有机械作用引起呼吸障碍，是否有中毒性窒息，是否有溺水和肺炎等引起的呼吸面积的丧失；是否有脑循环障碍引起的中枢性呼吸停止。

2. 评估身体状况　患者是否有喉部外伤、异物、炎症、狭窄、挤压等情况。是否呼吸困难，口唇、颜面青紫，心跳加快而微弱。

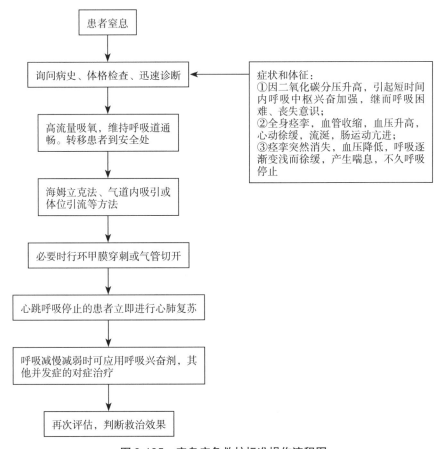

图 3-195　窒息应急救护标准操作流程图

（二）应急救护

1. 保持呼吸道通畅　及时清除呼吸道异物及分泌物，尽快设法去除颈部机械压迫，使呼吸道恢复通畅。可采取海姆立克法、气道内吸引或体位引流等方法。必要时行环甲膜穿刺或气管切开。给予高流量吸氧。

如为浓烟窒息时,应迅速将伤员转移至空气新鲜流通处,注意保暖和安静;对已出现窒息者,速行气管切开术,心跳呼吸停止的患者立即进行心肺复苏。呼吸减慢减弱时可应用呼吸兴奋剂。

2. 密切观察患者的生命体征和病情变化,观察发绀改善情况,口唇皮肤黏膜的颜色。

3. 健康教育 向患者及家属讲解各项治疗护理的必要性及疾病的转归过程;讲解意外损伤后的初步处理和自救知识。指导患者及家属加强自我保护,避免损伤或意外伤害。

(三)应急救护评价

患者的恐惧与焦虑程度减轻,情绪稳定。窒息解除,患者的呼吸道通畅。相关并发症能被及时发现和处理。

五、急性心肌梗死应急救护标准操作流程

目的:当应急救护时,患者出现急性心肌梗死时,启动本预案,使患者病情得到控制,疼痛减轻或消失,及时发现并发症并得到处理,挽救患者生命(图3-196)。

适用范围:应急医疗队。

(一)护理评估

1. 非手术治疗护理评估/术前护理评估

(1)评估患者的年龄、性别、职业、生活习惯;有无家族史;有无心绞痛发作史;有无合并症。

(2)评估患者生命体征、心脏听诊情况、胸痛发作的特征、患者精神意识以及心电图、血清心肌标志物结果。

2. 术后护理评估 穿刺口愈合情况,有无出血、血肿等并发症以及术后排尿情况。

(二)应急救护

1. 非手术治疗护理

(1)发病12小时内绝对卧床休息,保持环境安静,限制探视;起病后4~12小时内给予流质饮食,以减轻胃扩张。少量多餐,不宜过饱,戒烟限酒,预防便秘;病情稳定后应逐渐增加活动量,以患者不感到疲劳为宜;做好心理护理。

(2)急性期患者持续心电监护;观察疼痛的部位、性质、持续时间,有无电解质紊乱及24小时出入量、有无肢体活动障碍或动脉搏动消失以及患者血清酶各项指标的变化。

(3)遵医嘱及早采取有效的止痛措施;鼻导管给氧;积极配合医生处理并发症的抢救,按医嘱用药,观察药物效果和副作用。

(4)溶栓治疗的护理:评估溶栓适应证;协助医生做好溶栓前的实验室检查;迅速建立静脉通路,遵医嘱正确应用溶栓药物,注意观察有无不良反应。

(5)病情允许者快速转运至有条件医院行介入手术。

2. 手术治疗护理

(1)术前准备:患者保持平稳的心态,完善术前的相关检查,手术区皮肤清洁、剃除毛发等,床上大小便及呼吸功能锻炼。

(2)术后护理

1)了解术中情况,给予心电监护;保持呼吸通畅,必要时呼吸机辅助呼吸。

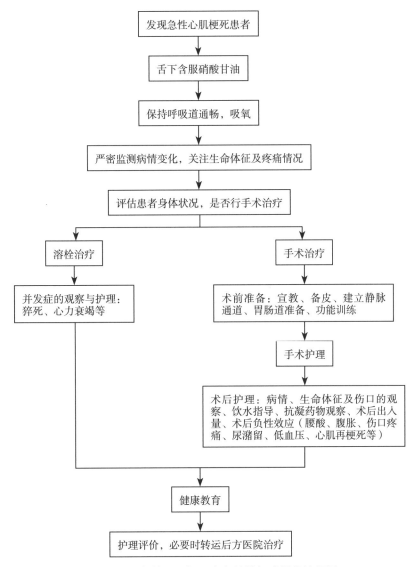

图 3-196　急性心肌梗死应急救护标准操作流程图

2）术后记录出入量；控制入量，合理饮食保持大便通畅。

3）伤口定期换药防治感染。

4）疼痛的管理，必要时给止痛药。

5）术后负性效应的观察与护理。

（三）应急救护评价

1．患者主诉疼痛症状减轻或消失。

2．能叙述限制最大活动量的指征，活动耐力增强。

3．未发生心力衰竭等并发症，或并发症得到及时处理。

六、出血性脑血管疾病应急救护标准操作流程

目的：当应急救护时，患者出现出血性脑血管疾病，启动本预案以确保患者的成功转运

或现场救治（图3-197）。

适用范围：应急医疗队。

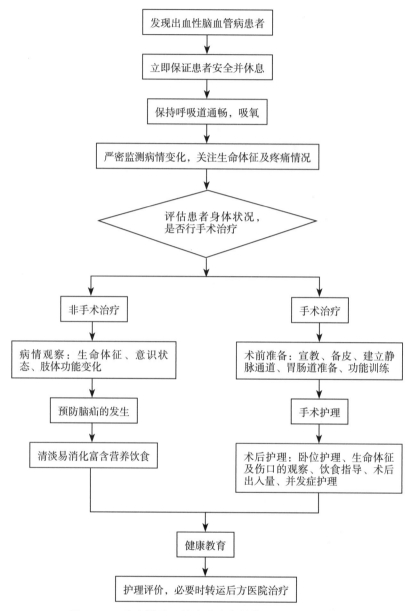

图 3-197　出血性脑血管疾病应急救护标准操作流程图

（一）护理评估

1. 评估既往史、发病过程生命体征、神志、瞳孔、肌力、吞咽功能以及二便情况。

2. 术后评估伤口情况，引流管是否通畅；有无出血、感染等并发症。

（二）应急救护

1. 非手术治疗护理

（1）绝对卧床休息，减少刺激，抬高床头 15°～30°，减轻脑水肿。头偏向一侧，保持呼吸道通畅。保持患者情绪稳定。

（2）观察生命体征、意识状态、肢体功能变化。

（3）预防脑疝的发生。密切监测生命体征、意识、瞳孔，有无剧烈头痛、喷射性呕吐、烦躁不安、血压升高、脉搏减慢、意识障碍进行性加重、双侧瞳孔不等大、呼吸不规则等脑疝的先兆表现。发生脑疝立即建立静脉通道，遵医嘱快速静脉滴注甘露醇或静脉注射呋塞米注射液，备好气管切开包、脑室穿刺引流包、呼吸机和抢救药品。

（4）预防上消化道出血。观察患者有无恶心、上腹部疼痛、饱胀、呕血、黑便等症状。遵医嘱禁食，出血停止后给予清淡、易消化、无刺激性的温凉流质饮食。观察药物的疗效以及不良反应（注意与上消化道出血所致的黑便鉴别）。

（5）病情需要时转运至有条件医院观察或行介入治疗。

2. 外科手术治疗

（1）术前准备：手术区皮肤准备，禁食 8 小时，禁饮 6 小时；配血；遵医嘱给药，药物降低颅内压。

（2）手术后护理

1）全麻未清醒或有休克情况应取平卧位，头转向一侧，患者清醒后，抬高床头 15°～30°。

2）观察生命体征、神志、瞳孔以及引流液性状及量的变化，保持引流管固定、通畅，观察伤口有无渗血及皮下肿胀。

3）对于躁动的患者，遵嘱给予镇静治疗。

（3）并发症的观察

1）脑脊液漏：注意观察切开敷料及引流情况。

2）颅内压增高、脑疝：遵医嘱使用脱水剂和激素；观察生命体征、意识、瞳孔、监测颅内压变化。

3）颅内出血：密切观察患者有无意识改变。

4）感染：常见的感染有切口感染、肺部感染及脑膜脑炎。

5）中枢性高热：体温达 40° 以上，常伴有意识障碍、瞳孔缩小、脉搏快速、呼吸急促等自主神经功能紊乱症状。

6）癫痫发作：癫痫发作时，应及时给予癫痫药物控制，避免意外受伤。

（三）应急救护评价

患者没有发生因意识障碍而导致误吸、窒息、压疮和感染。发生脑疝、上消化道出血时得到及时发生与抢救。

七、心力衰竭应急救护标准操作流程

目的：当应急救护时，患者出现心力衰竭，启动本预案以确保患者的成功转运或现场救治（图 3-198）。

适用范围：应急医疗队。

（一）护理评估

1. 评估患病与诊治经过，了解相关检查结果、用药情况及效果、目前病情与一般情况以及心理 - 社会状况。

2. 评估生命体征、意识与精神状况、体位。两肺有无湿啰音或哮鸣音。心脏是否扩大，心尖搏动的位置和范围，心率是否加快，有无心尖部舒张期奔马律、病理性杂音等。有无皮肤黏膜发绀；有无颈静脉怒张、肝颈静脉反流征阳性；肝脏大小、质地；水肿的部位及程度，有无压疮，有无胸腔积液征、腹水征。有无实验室或其他阳性检查结果。

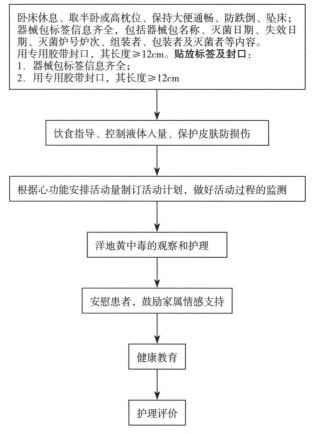

图 3-198 心力衰竭应急救护标准操作流程图

（二）应急救护

1. 呼吸困难时应卧床休息，取高枕卧位或半卧位，急性期取坐位，双腿下垂，必要时加护床栏防止坠床，保持排便通畅。纠正缺氧症状，缓解呼吸困难。

2. 低盐清淡易消化饮食，少量多餐，限制钠盐摄入。24 小时内输液总量控制在 1 500ml 内为宜，输液速度 20～30d/min。遵医嘱正确使用利尿剂，注意药物不良反应的观察和预防。注意监测血钾浓度。保护皮肤。

3. 根据心功能分级安排活动量，制订活动计划，做好活动过程中的监测。

4. 出现急性心力衰竭应立即协助患者取坐位，双腿下垂，患者烦躁不安时，注意安全谨防跌倒受伤。保证有开放的气道，立即予高流量（6～8L/min）鼻导管乙醇湿化吸氧；病情严重者应采用面罩呼吸机辅助呼吸，将 SaO_2 维持在≥95% 水平。迅速开放两条静脉通道，遵医嘱正确使用药物，观察疗效与不良反应。

5. 病情监测。

6. 严密观察患者用药后的反应，判断有无洋地黄中毒表现。出现洋地黄中毒立即停用洋地黄；低血钾者口服或静脉补钾，停用排钾利尿剂；纠正心律失常。

7. 抢救时操作熟练、忙而不乱。安慰鼓励患者，必要时可留陪人。

（三）应急救护评价

患者呼吸困难减轻或消失，发绀消失，肺部啰音减少或消失，血气分析指标基本恢复正常。能说出低盐饮食的重要性和服用利尿剂的注意事项，水肿、腹水减轻或消失。皮肤无破损，未发生压疮。疲乏、气急、虚弱感消失，活动时无不适感，活动耐力增加。未发生洋地黄中毒。

八、心脏压塞救护标准操作流程

目的：当患者出现心脏压塞时，启动本预案，使患者病情得到控制，呼吸困难程度减轻，胸痛减轻或消失，及时发现并发症并得到处理，挽救患者生命（图3-199）。

适用范围：应急医疗队。

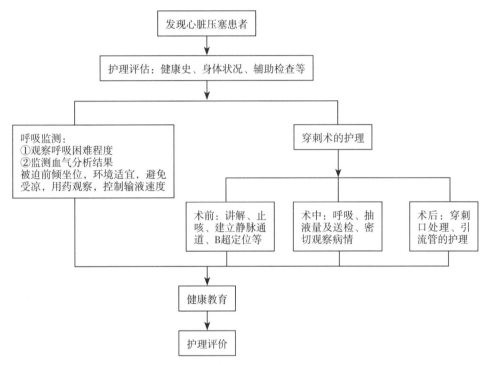

图3-199　心脏压塞救护标准操作流程图

（一）护理评估

评估既往史，用药史，患者生命体征以及辅助检查结果。

（二）应急救护

1. 观察患者呼吸困难的程度，监测血气分析结果。

2. 被迫采取前倾坐位，保持环境安静，限制探视，注意病室的温度和湿度，避免患者受凉。患者衣着应宽松，以免妨碍胸廓运动。遵医嘱用药，控制输液速度，防止加重心脏负荷。胸闷气急者给予氧气吸入。疼痛明显者给予止痛剂，以减轻疼痛对呼吸功能的影响。

3. 心包穿刺术的配合与护理

（1）备齐物品，向患者说明手术的意义和必要性，必要时使用少量镇静剂；询问患者是否有咳嗽，必要时给予可待因镇咳治疗；开放静脉通路，准备抢救药品；术前进行心脏超声检查，以确定积液量和穿刺部位，并对最佳穿刺点做好标记。

（2）术中嘱患者勿剧烈咳嗽或深呼吸，穿刺过程中出现不适立即报告医护人员。严格无菌操作,抽液过程中随时夹闭胶管,防止空气进入心包腔;抽液要缓慢,每次抽液量不超过 300ml,一般第一次抽液量不宜超过 100ml,若抽出新鲜血,立即停止抽吸;记录抽液量、性质,按要求及时送检。密切观察患者的反应和主诉,如有异常协助医生处理。

(3)拔出穿刺针后,穿刺部位覆盖无菌纱布,用胶布固定;穿刺后 2 小时内继续心电、血压监测,嘱患者休息,并密切观察生命体征变化。心包引流者需做好引流管的护理,待间断每天心包抽液量<25ml 时拔导管。

4. 健康教育　指导嘱患者注意休息,防寒保暖,防止呼吸道感染。加强营养,进食高热量、高蛋白、高维生素的易消化饮食,限制钠盐摄入。注意药物不良反应,定期检查肝肾功能,定期随访。

（三）应急救护评价

患者呼吸困难程度减轻,情绪稳定;胸痛症状缓解或减轻;患者生命体征平稳、心排血量得以改善;未发生感染等并发症或发生时被及时发现和处理。

九、支气管哮喘急性发作应急救护标准操作流程

目的:当应急救护时,患者出现哮喘,启动本预案以确保患者的成功转运或现场救治(图 3-200)。

适用范围:应急医疗队。

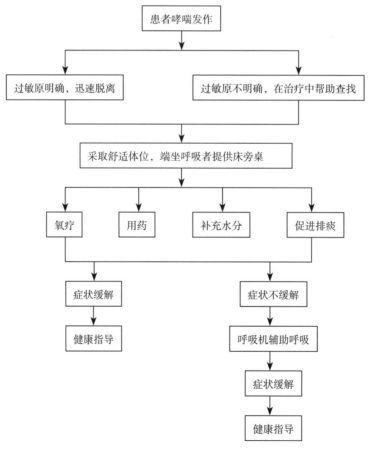

图 3-200　支气管哮喘急性发作应急救护标准操作流程图

（一）护理评估

1. 询问患者发作时的症状，了解治疗经过和病情严重程度，了解患者是否熟悉哮喘急性发作的先兆和正确处理方法等。评估患者是否接触变应原；有无主动或被动吸烟；有无进食虾蟹、鱼、牛奶、蛋类等食物；有无服用普萘洛尔、阿司匹林等药物；有无受凉、剧烈运动、妊娠等诱发因素；有无哮喘家族史。评估患者心理-社会状况。

2. 评估生命体征、精神、意识情况。观察呼吸频率和脉率情况。观察皮肤有无发绀，观察皮肤弹性和有无多汗。观察有无三凹征及胸腹反常运动，听诊肺部有无哮鸣音、呼气音延长。评估实验室检查结果。

（二）应急救护

1. 有明确过敏原的尽快脱离，提供舒适体位，为端坐呼吸者提供床旁桌支撑。

2. 缓解紧张情绪，给予心理疏导和安慰。

3. 观察哮喘发作前驱症状，发作时观察患者意识状态、呼吸频率、节律、深度、呼吸音、哮鸣音、动脉血气分析和肺功能情况，了解病情和治疗效果。尤其是夜间和凌晨加强对急性期患者的监护。

4. 用药护理

（1）糖皮质激素：指导患者吸药后用清水含漱口咽部，防止出现声音嘶哑、咽部不适、口腔念珠菌感染。

（2）β 受体激动剂：按医嘱使用，不宜长期、规律、单一、大量使用。静脉滴注沙丁胺醇时注意滴速，观察有无心悸、骨骼肌震颤、低血钾等不良反应。

（3）茶碱类：静脉注射时浓度不宜过高，速度不宜过快，注射时间控制在 10 分钟以上，以防中毒症状发生。注意观察有无恶心、呕吐、心律失常、血压下降和呼吸中枢兴奋、抽搐等不良反应。

5. 氧疗护理　按医嘱给予吸氧，吸氧流量为每分钟 1～3L。如哮喘严重发作，经一般药物治疗无效，或患者出现神志改变，$PaO_2<60mmHg$，$PaCO_2>50mmHg$，应准备进行机械通气。

6. 补充水分　鼓励患者每天饮水 2 500～3 000ml，重症者建立静脉通道，给予补液，纠正水、电解质、酸碱失衡紊乱。

7. 促进排痰　指导患者进行有效咳嗽，协助叩背，必要时负压吸痰。

（三）应急救护评价

患者呼吸困难缓解，能够进行有效的咳嗽，排出痰液；能够正确使用雾化吸入器。

十、消化道出血应急救护标准操作流程

目的：当应急救护时，患者出现消化道出血，启动本预案以确保患者情绪稳定，有效止血及预防再次出血（图 3-201）。

适用范围：应急医疗队。

（一）护理评估

1. 健康史　既往有无消化道溃疡、肝硬化、误服强酸强碱化学剂等。

2. 身体状况　意识状态、生命体征、皮肤、甲床色泽、尿量、静脉充盈情况、中心静脉压、血氧饱和度。有无呕血、黑便、便血现象。有无头晕、心悸等不适。

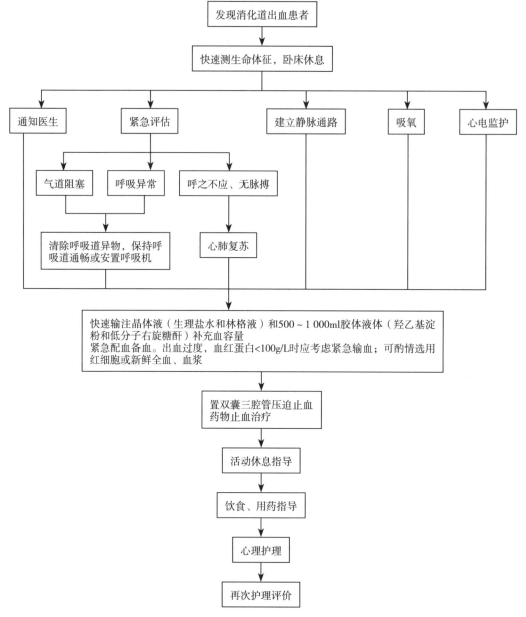

图 3-201 消化道出血应急救护标准操作流程图

（二）护理措施

1. 病情观察 密切监测生命体征变化。观察患者精神和意识状态，有无行为异常。监测血氧饱和度、中心静脉压、血糖、尿量变化，观察皮肤和甲床色泽，肢体温暖或是湿冷，周围静脉特别是颈静脉充盈情况。

2. 及时发现并预防出血性休克、肝性脑病、吸入性肺炎、急性肺水肿等并发症的发生。

3. 观察呕吐物和粪便的颜色、性质、量。复查血红蛋白浓度、红细胞计数、血尿素氮、大便隐血，以了解贫血程度、出血是否停止。

4. 大出血绝对卧床休息，去除污染衣物，注意保暖。呕血时应立即将头偏向一侧，避免呕血时血液吸入引起窒息，保持呼吸道通畅。给予吸氧。

5. 治疗护理　迅速建立静脉通道。配合医生迅速、正确的实施输血、输液、各种内镜下止血治疗及用药抢救措施。对老年患者及心功能不全者避免因输血、输液过多、过快而引起肺水肿。对于内科治疗无效者可外科手术治疗。

6. 饮食护理　急性大出血、频繁呕吐不能进食者给予静脉营养。少量出血者可进食温凉的流食或半流食,避免进食硬、热、辛辣、凉拌、粗糙等食物,病情平稳后改为软食。

7. 心理护理　观察患者有无紧张、恐惧或悲观、沮丧等心理反应,关心、安慰患者。抢救工作忙而不乱,减轻患者紧张情绪。及时清除血迹、污物,以减少对患者的不良刺激。

8. 生活护理　限制活动期间协助患者完成个人日常生活活动,例如进食、口腔清洁、皮肤清洁、排泄。注意预防压疮。

9. 食管胃底静脉曲张破裂出血的特殊护理

（1）置入三腔二囊管压迫止血的护理:三腔二囊管置管期间应接引流瓶或定时抽吸胃内容物,观察出血是否停止,并记录引流液的颜色、性质、量。

（2）定时测量气囊内压力,防止压力不足不能止血,或压力过高而引起组织坏死。加压12~24 小时应放松牵引,放气 15~30 分钟,如未止血,再注气加压,防止食管胃底黏膜受压时间过长而发生糜烂、坏死。

（3）床边置备用三腔二囊管、血管钳及换管所需物品,以便紧急时换管用。防止胃囊充气不足上移阻塞于喉部引起窒息。

（4）气囊压迫以 3~4 天为限,出血停止后放松牵引,放出囊内气体,保留管道继续观察24 小时,未出血者考虑拔管,拔管前口服液状石蜡 20~30ml 润滑黏膜管壁。

10. 健康教育　注意饮食卫生和饮食规律;避免过饥或暴饮暴食;避免粗糙、刺激性食物,或过冷、过热、产气多的食物、饮料;应戒烟戒酒;避免长期精神紧张,过度劳累;在医生指导下用药,以免用药不当。

（三）护理评价

患者恐惧与焦虑程度减轻,情绪稳定。患者生命体征平稳、有效循环血量得以维持。未发生感染等并发症或发生时被及时发现和处理。

十一、急性肾衰竭应急救护标准操作流程

目的:当应急救护时,患者出现肾衰竭时,启动本预案以确保患者的成功转运或现场救治（图 3-202）。

适用范围:应急医疗队。

（一）护理评估

1. 询问起病原因、时间、疾病类型、主要症状、特点,有无诱因,了解有无既往史、用药史,有无高血压及肾脏疾病家族史。

2. 目前的主要不适,有何伴随症状及并发症等。

3. 了解患者及家属的心理 - 社会支持情况。

4. 评估患者精神及意识状态、生命体征、贫血程度、静脉充盈度、皮肤有无出血点,有无少尿 / 无尿、有无水肿及部位、程度,有无出现胸腔、心包积液与腹水征,有无休克、感染、严重外伤、溶血或中毒等情况。

5. 了解血尿常规、血尿素氮及血肌酐升高程度、尿渗透压、尿肌酐、电解质等检查结果。

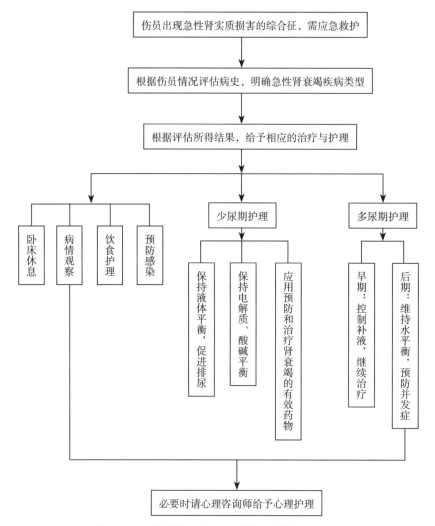

图 3-202 急性肾衰竭应急救护标准操作流程图

（二）应急救护

1．绝对卧床休息，下肢水肿者抬高下肢促进血液回流。

2．严密监测生命体征，尤其注意血压的变化，观察意识状态的改变，发现意识混乱或抽搐现象时，注意保护患者安全。

3．应给予高热量、高维生素、优质低蛋白、易消化的食物。可通过口服、鼻饲、静脉营养等方法保证摄入。胃肠功能正常者尽早开始胃肠营养支持，肠道功能障碍者，采用肠外营养，注意积极营养的同时，需尽早开始血液净化治疗。

4．室内注意通风消毒；每日口腔护理和会阴冲洗；避免压力性损伤和皮肤感染；避免上呼吸道感染和肺炎；减少不必要的介入性操作；合理应用抗生素，避免产生耐药菌株。

5．少尿期护理

（1）严格控制液体入量，宁少勿多，肾实质性衰竭，每天的液体入量为前一日尿量加上500～800ml。

（2）监测血钾，并密切注意心律、心率的变化，针对高钾、镁、磷，低钠、钙，控制钾、镁、磷的摄入，判断稀释性或真性低钠，采取限制液体或补充钠、钙治疗，在二氧化碳结合力

<13.5mmol/L 时，考虑补碱治疗。

（3）积极应用预防和治疗肾衰的有效药物。

6. 多尿期护理

（1）早期肾功能还未恢复，仍以维持液体、电解质、酸碱平衡为重点，控制补液，每天的液体入量为前一天尿量乘以 2/3 再加 720ml 继续治疗，包括透析。

（2）后期需维持水的平衡，改静脉输注为口服，多尿期多处于衰竭状态，需预防并发症的发生。

7. 灾害过后与疾病双重因素导致心理负担重，必要时请相关心理咨询师给予开导。

十二、慢性肾衰竭应急救护标准操作流程

目的：当应急救护时，患者出现慢性肾衰竭，启动本预案以确保患者的成功转运或现场救治（图 3-203）。

适用范围：应急医疗队。

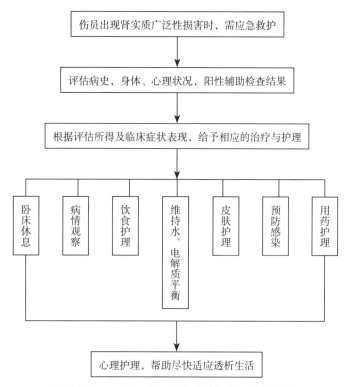

图 3-203　慢性肾衰竭应急救护标准操作流程图

（一）护理评估

1. 询问病因、疾病类型、病程、主要症状；了解既往史、用药史，有无高血压及肾脏疾病家族史。了解目前的主要不适及症状特点，有无伴随症状及并发症等。

2. 了解患者及家属的心理 - 社会支持情况。

3. 做好全身各系统体检，包括患者精神意识状态、生命体征，有无贫血面容，皮肤有无出血点、瘀斑及色素沉着，有无水肿及其部位、程度与特点，有无出现胸腔、心包积液与腹水征，有无心力衰竭的征象等。

4. 了解患者血、尿常规及肾脏影像学检查结果。

（二）应急救护

1. 慢性肾衰竭患者应卧床休息，病情较重或心力衰竭者应绝对卧床休息，能起床活动的患者则应适当活动。

2. 严密监测生命体征、意识、瞳孔的变化；监测营养状况；观察患者活动的耐受情况；观察患者有无感染症状。

3. 饮食护理

（1）慢性肾衰竭行透析治疗者原则上不限制蛋白质摄入。未行透析者应予优质低蛋白饮食。并根据患者的内生肌酐清除率来调整蛋白质的摄入量。

（2）高热量、高碳水化合物饮食。尽量选择含蛋白质低的淀粉类食品。

（3）选择易消化、少刺激、富含多种维生素的饮食。

（4）少尿和高钾时必须限制钾、水、钠摄入，少用或忌用含钾高的食物。

（5）控制磷的摄入，避免食用动物内脏。

4. 维持水、电解质和酸碱平衡　严格记录24小时出入量，当天进水量为前一天尿量加500ml。有腹水者每天测量并记录腹围；及时处理电解质、酸碱平衡失调；预防压力性损伤发生；室内注意通风消毒；做好口腔护理与会阴冲洗；合理应用抗生素，避免产生耐药菌株。

5. 耐心安慰患者，给患者讲解疾病知识及日常生活注意事项，帮助患者尽快适应透析生活方式。

十三、糖尿病酮症酸中毒应急救护标准操作流程

目的：当应急救护时，患者出现糖尿病酮症酸中毒，启动本预案以确保患者的成功转运或现场救治（图3-204）。

适用范围：应急医疗队。

（一）护理评估

1. 评估既往史、家族史、用药史、诱发相关因素。

2. 有无恶心、呕吐、头痛、嗜睡、烦躁、心悸、胸闷、失水、肢体发凉、麻木或疼痛症状。

3. 评估神志、生命体征、瞳孔，呼吸频率、气味，有无休克征象。

（二）应急救护

1. 按昏迷患者常规护理，去枕侧卧，及时清理口腔分泌物及呕吐物，保持气道通畅，防止吸入性肺炎。

2. 卧床休息，密切观察病情变化，准确记录神志状态、瞳孔大小和反应、定时监测生命体征、心电图、血氧饱和度、血糖、血酮体变化、准确记录出入量，每1～2小时测末梢血糖，每6～8小时查血酮、β-羟丁酸、电解质、血气分析。

3. 留置胃管，可给患者补温开水或温生理盐水，还可通过胃管补充钾。做好口腔护理，保持皮肤清洁，预防压疮发生。

4. 中心静脉压监测，调整补液速度和补液量。

5. 加强对患者及家属的糖尿病教育和心理护理，帮助消除紧张、恐惧、悲观情绪；患者病情稳定、神志清醒后，指导糖尿病饮食及控制血糖的重要性，避免再次发生DKA。

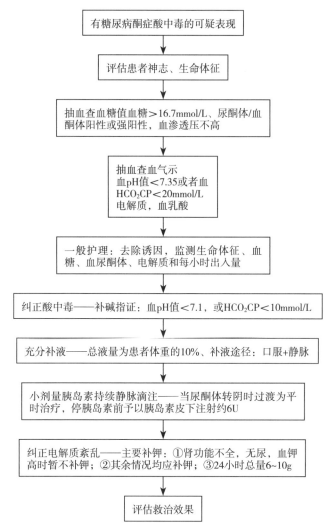

图 3-204　糖尿病酮症酸中毒应急救护标准操作流程图

（三）应急救护评价

1．恐惧与焦虑程度减轻，情绪稳定。

2．患者生命体征平稳、血糖控制理想或较好。

3．无感染发生或发生时得到及时纠正和控制。

十四、糖尿病高糖高渗状态应急救护标准操作流程

目的：当应急救护时，患者出现糖尿病高糖、高渗状态，启动本预案以确保患者的成功转运或现场救治（图 3-205）。

适用范围：应急医疗队。

（一）护理评估

1．评估现病史；既往史。

2．评估患者生命体征、精神、神志和瞳孔及尿量，观察有无休克症状。有无皮肤湿度、温度及弹性的改变。

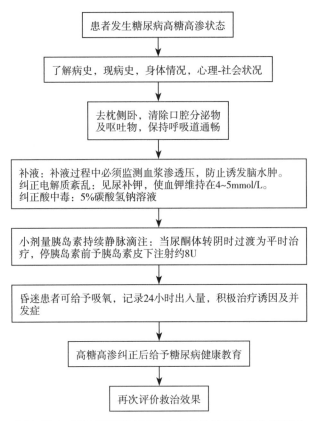

图 3-205　糖尿病高糖高渗状态应急救护标准操作流程图

3. 评估患者的心理反应及对本病的认识程度及态度。

（二）应急救护

1. 急救护理

（1）按昏迷患者常规护理，去枕侧卧，及时清理口腔分泌物及呕吐物，保持气道通畅，防止吸入性肺炎，病情危重者进行气管插管。

（2）监测血糖、电解质、血肌酐、BUN、血气分析、血培养、血常规、尿常规、尿糖及酮体、静脉充盈情况、血氧饱和度、心电图。

（3）监护每半小时监测意识状态、血压、脉搏及呼吸频率，每 2 小时测体温、尿糖及尿酮体。治疗开始 2 小时及以后每 4～5 小时测量血糖、钾、钠和尿素氮，并计算渗透压，详细记录出入量，保持尿量超过 100ml/h，老年和心功能不全者监测中心静脉压。

（4）留置胃管，可给患者补温开水或温生理盐水，还可通过胃管补充钾。做好口腔护理，保持皮肤清洁，预防压疮发生。

2. 安全护理

（1）高热时，患者可出现烦躁不安、谵妄，应防止坠床、舌咬伤。必要时加床栏或用约束带固定患者。

（2）安全使用胰岛素，确保剂量准确，监测血糖，根据血糖下降情况调整胰岛素剂量。

3. 健康教育　患者病情稳定、神志清醒后，指导糖尿病饮食及控制血糖的重要性，避免再次发生 HHS。

（三）应急救护评价

患者恢复意识清醒、生命体征及血糖稳定，水电解质平衡。未发生感染或发生时能被及时发现和处理。解除糖尿病高糖高渗综合征（HHS）及预防再次复发。

十五、腹腔脏器损伤应急救护标准操作流程

目的：当应急救护时，患者发生实质性脏器损伤，启动本预案以确保患者的成功转运或现场救治（图3-206）。

适用范围：应急医疗队。

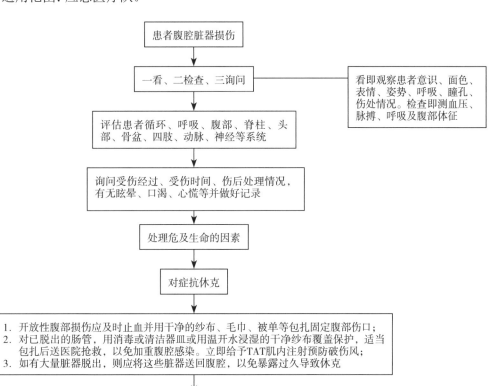

图 3-206　腹腔脏器损伤应急救护标准操作流程图

（一）伤情评估

1. 对患者进行一看、二检查、三询问。看即观察患者意识、面色、表情、姿势、呼吸、瞳孔、伤处情况。检查即测血压、脉搏、呼吸及腹部体征。

2. 同时评估患者循环、呼吸、腹部、脊柱、头部、骨盆、四肢、动脉、神经等系统,以防遗漏损伤。

3. 询问受伤经过、受伤时间、伤后处理情,有无眩晕、口渴、心慌等并做好记录。

（二）应急救护

1. 优先处理危及生命的因素,例如窒息、心脏停搏、开放性气胸和大出血等,维持呼吸道通畅。

2. 抗休克　迅速建立2～3条大静脉通道,建议在上肢、锁骨下、颈外静脉,作为快速输液、输血和用于监测中心静脉压静脉。通路不宜建立在下肢。遵医嘱使用止血药。扩容后仍出现休克体征没有改善时,警惕腹腔实质脏器破裂或血管破裂的可能,协助医生进行腹腔穿刺,腹腔穿刺阴性不能放松内脏脱出的警惕性,仍需密切观察。

3. 如有腹腔内脏器脱出,嘱伤员平卧,双膝屈曲,以放松腹肌。开放性腹部损伤应及时止血并用干净的纱布、毛巾、被单等包扎固定腹部伤口;对已脱出的肠管,用消毒或清洁器皿或用温开水浸湿的干净纱布覆盖保护,适当包扎后送医院抢救,以免加重腹腔感染。立即给以 TAT 肌内注射预防破伤风。但如有大量脏器脱出,则应将这些脏器送回腹腔,以免暴露过久导致休克。

4. 观察腹部体征　若患者腹痛缓解后又突然加剧,同时出现烦躁、面色苍白、肢端温度下降、呼吸及脉搏增快,血压不稳定或下降等表现,常提示腹腔内有活动性出血,立即报告医生并协助处理。

5. 禁食,必要时胃肠减压,禁食期间静脉补充能量。给予鼻导管低流量氧气吸入。在诊断尚未明确前忌用强镇痛药物,以免掩盖病情。

6. 如有以下情况时,应终止观察,进行剖腹手术:

（1）腹痛和腹膜刺激征有进行性加重者。

（2）肠蠕动音逐渐减少、消失或明显腹胀者。

（3）全身情况有恶化者,出现口渴、烦躁、脉率增快或体质及白细胞计数上升者。

（4）膈下有游离气体者。

（5）胃肠出血不易控制者。如手术者技术前准备要求处理。

7. 患者绝对卧床休息,不少于2周。禁止随意搬动患者,病情稳定,可取半卧位。遵医嘱合理应用抗生素,防治感染。

十六、开放性颅脑损伤应急救护标准操作流程

目的:当应急救护时,患者出现开放性颅脑损伤,启动本预案以确保患者的成功转运或现场救治（图3-207）。

适用范围:应急医疗队。

（一）护理评估

1. 评估伤口的部位、大小、数目、性质。有无脑脊液漏、偏瘫、失语、偏身感觉障碍及视野缺损等脑损伤症状。

2. 评估有无意识障碍及其程度、持续时间、生命体征、有无头痛、恶心、呕吐及脑膨出等颅内压增高症状。评估有无颅内感染、高热、颈项强直及脉速等颅内感染毒性反应。有无出血、感染等并发症。

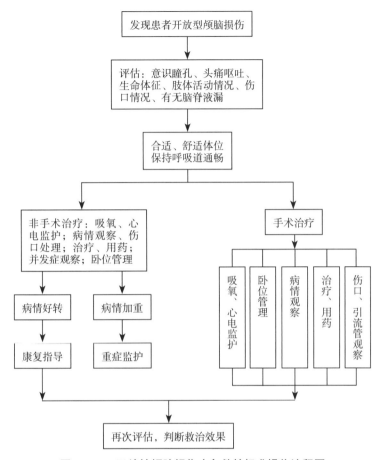

图 3-207　开放性颅脑损伤应急救护标准操作流程图

（二）应急救护

1. 紧急救治　首先争分夺秒地抢救心跳呼吸骤停、开放性气胸、大出血等危及患者生命的伤情。无外出血表现而有休克征象者，应查明有无头部以外部位损伤，如合并内脏破裂等，并及时补充血容量。

2. 保持呼吸道通畅　及时清除口、鼻腔分泌物。禁用吗啡止痛，以防抑制呼吸。

3. 伤口处理　有脑组织从伤口膨出时，外露的脑组织周围用消毒纱布卷保护，再用纱布架空包扎，避免脑组织受压。对插入颅腔的致伤物不可贸然撼动或拔出，以免引起颅内大出血。遵医嘱使用抗生素和 TAT。

4. 病情观察　密切观察病情变化，及时发现和处理并发症。如患者意识障碍进行性加重，出现喷射性呕吐、瞳孔散大，应警惕脑疝可能。

（三）围术期护理

1. 术前护理　止血及补充血容量；严密观察患者意识状态、生命体征、瞳孔、神经系统病症等，评估颅内血肿或脑水肿的进展情况；完善术前准备。

2. 术后护理　保持呼吸道通畅；继续实施降低颅内压的措施；做好创口和引流管的护理，注意有无颅内再出血和感染迹象；加强基础护理。

（四）应急救护评价

患者头部损伤及相应的头痛、呕吐等颅高压症状得到及时的处理，生命体征平稳、有效循环血量得以维持,恐惧与焦虑程度减轻,情绪稳定。患者呼吸道的通畅。未发生感染等并发症或有发生时被及时发现和处理。

十七、脑挫裂伤应急救护标准操作流程

目的:当应急救护时,患者出现脑挫裂伤时,启动本预案以确保患者的成功转运或现场救治(图3-208)。

适用范围:应急医疗队。

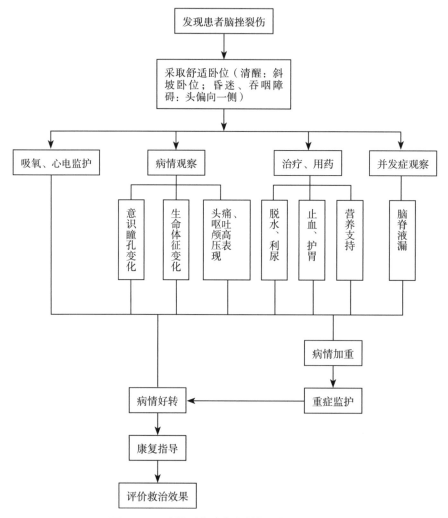

图 3-208 脑挫裂伤应急救护标准操作流程图

(一)护理评估

1. 受伤史及现场情况 详细了解受伤过程,如暴力大小、方向、性质、速度;患者受伤后有无意识障碍,其程度及持续时间,有无逆行性遗忘;受伤当时有无口鼻、外耳道出血或脑脊液漏发生;是否出现头痛、恶心、呼吸困难等情况;了解现场急救和转送过程。

2. 既往史 了解患者既往健康状况。

3. 身体状况 患者头部有无破损、出血,呼吸道是否通畅。患者生命体征、意识状态、

瞳孔及神经系统体征的变化,了解患者有无颅内压增高和脑疝症状。

（二）应急救护

1. 保持呼吸道通畅　意识清楚者取斜坡卧位,以利于颅内静脉回流。昏迷或吞咽功能障碍者取侧卧位,以免呕吐物、分泌物误吸。及时清除呼吸道分泌物。深昏迷者,抬起下颌或放置口咽通气道,必要时行气管切开或呼吸机辅助呼吸。

2. 预防感染　按时翻身拍背,遵医嘱使用雾化或抗生素。

3. 加强营养　早期可采取用肠外营养,待肠蠕动恢复后,无消化道出血者尽早行肠内营养支持,昏迷应预防肠内营养液反流导致误吸。

4. 病情观察　观察患者意识障碍程度及变化,及时发现两慢一高等颅高压及脑疝前期症状,为避免患者躁动影响结果的准确性,应先测呼吸,再测脉搏,最后测血压。注意发现体温不升或中枢性高热等间脑或脑干损伤的症状。注意两侧瞳孔的形状、大小及对光反射情况。

5. 观察有无脑脊液漏,有无剧烈头痛、呕吐、烦躁不安等颅内压增高表现或脑疝先兆,并注意患者肢体活动情况。注意 CT 和 MRI 扫描结果及颅内压监测情况。

6. 保持皮肤清洁干燥,定时翻身,尤应注意骶尾部、足跟、耳廓等骨隆突部位,不可忽视敷料覆盖部位。

7. 加强呼吸道护理,定期翻身叩背,保持呼吸道通畅,防止呕吐物误吸引起窒息和呼吸道感染。

8. 导尿时严格执行无菌操作,加强会阴部护理,定时训练膀胱功能。

9. 康复训练　脑损伤后遗留语言、运动或智力障碍,在伤后1～2年内有部分恢复的可能。提高患者自信心,协助患者制订康复计划,进行语言、运动、记忆力等方面的训练,以提高生活自理能力及社会适应能力。

（三）护理评价

患者呼吸平稳、营养状态维持良好、未出现因活动受限引起的并发症。未发生并发症,或并发症得到及时发现、处理。

十八、脊柱脊髓损伤应急救护预案标准操作流程

目的:当应急救护时,患者出现脊柱脊髓损伤,启动本预案以确保患者的成功转运或现场救治(图 3-209)。

适用范围:应急医疗队。

（一）护理评估

1. 尽快脱离危险环境。

2. 评估患者生命体征、意识、有无复合伤、四肢肌力、感觉。

3. 快速采集伤病史。

（二）应急救护

1. 尽快解除患者身上重物。

2. 保持呼吸道通畅　高位颈髓损伤在出现呼吸困难时应及早行气管切开术。

3. 处理危急合并伤,如合并颅脑、胸、腹脏器损伤或休克者首先处理紧急情况。

4. 正确搬运,严格制动　选用硬担架运送,绝对禁止一人背送或二三人抬送,采取轴线翻身和搬运,颈椎骨折及颈脊髓损伤的患者予颈托固定制动。

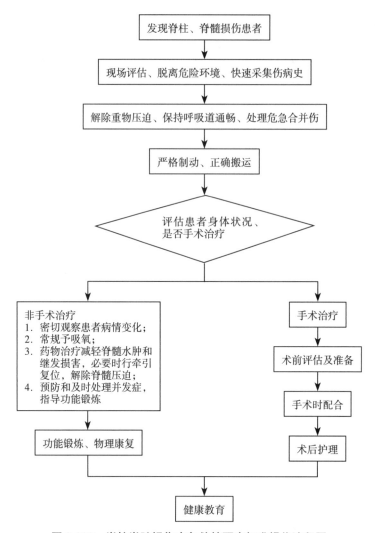

图 3-209 脊柱脊髓损伤应急救护预案标准操作流程图

5. 密切观察患者病情变化,常规予吸氧,药物治疗减轻脊髓水肿和继发损害,必要时行牵引复位,解除脊髓压迫。预防和及时处理并发症,指导功能锻炼。

（三）手术治疗及护理

1. 术前护理

（1）术前评估:全面评估患者身体状况包括心肺功能,各项辅助检查、药物过敏史、心理状况等。

（2）术前宣教:讲解手术方式、麻醉方式、麻醉相关知识及手术期间的注意事项及术前准备。

（3）术前准备:呼吸道的准备、胃肠道准备、个人卫生、术前适应性训练。

2. 术后护理

（1）病情监护:监测意识、生命体征、尿量及血氧饱和度情况,严密观察肢体感觉、活动情况。

（2）预防与处理颈部血肿、肢体血液循环障碍、脑脊液漏、感染、下肢静脉血栓形成、压疮、便秘等并发症。

（3）根据患者的恢复情况进行术后康复指导。

3．告知患者不可随意起身，翻身时由医务人员协助轴线翻身。

4．颈托固定者不可随意取下颈托，颈椎牵引的患者不能随意取下牵引装置或增减牵引重量。

5．出现头晕、心慌，肢体麻木时，及时告知医务人员。

十九、挤压伤、挤压综合征应急救护标准操作流程

目的：当应急救护时，患者出现挤压伤、挤压综合征，启动本标准以确保患者的成功转运或现场救治（图3-210）。

适用范围：应急医疗队。

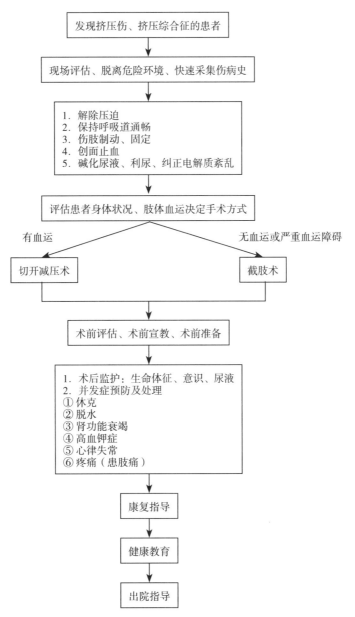

图 3-210　挤压伤、挤压综合征应急救护标准操作流程图

（一）护理评估

1. 评估现场、尽快脱离危险环境。

2. 快速采集伤病史，了解致伤原因和方式、肢体受压时间。

3. 评估患者生命体征、意识、询问患者伤后尿量情况，有无血尿、褐色尿病史。

（二）应急救护

1. 尽快解除肢体压迫。

2. 及时清除患者口、鼻异物，保持呼吸道通畅。

3. 受伤肢体制动、有条件予冰敷、骨折临时固定。

4. 创面止血，对活动性出血尽量不加压包扎禁用止血带（大血管断裂出血时例外），可以钳夹破裂的血管止血。

（三）手术治疗及护理

1. 术前护理

（1）密切观察病情变化：监测生命体征，有无休克，观察受伤肢体肿胀情况，及时进行尿液检查。

（2）碱化尿液及利尿、保护肾功能：立即建立静脉通道，肢体受压时间超过 45 分钟时，静滴碳酸氢钠溶液，防止急性肾衰竭，当血压稳定后，可进行利尿。

（3）纠正电解质紊乱：救治中需监测电解质，少尿期避免钠水潴留，在多尿期，容易发生低血压。

（4）完善各项术前准备，伤肢合并特异性感染，早期切开减压使骨筋膜室内组织压下降，肢体受严重长时间挤压后，患者无血运或有严重血压障碍，行截肢术。

2. 术后护理

（1）切开减压后的护理：监测生命体征、观察意识、尿液的量及色；观察肢体末梢血运、感觉、活动情况。局部伤口敞开，以无菌敷料覆盖，不可包扎。如创面过大，渗液过多，可内置减压后抬高患肢，减轻水肿。预防与处理休克、脱水、高血钾症、肾衰竭、酸中毒、心律失常等并发症。

（2）截肢后的护理：监测生命体征、观察意识、尿液的量及色。术后 24~48 小时抬高患肢，残肢包扎不宜太紧，术后残肢应用牵引或夹板固定功能位避免关节挛缩。床旁备止血带和沙袋，以防伤口大出血时压迫止血。关注患肢痛，适当的残肢活动和早期行走有利缓解症状。

3. 出现头晕、心慌、胸闷，患肢疼痛加剧、感觉减退或消失及时告知医务人员。

4. 截肢术后提醒患者下床防跌倒。

5. 进食高热量、高维生素、高脂肪、低蛋白的饮食，禁食含钾丰富的食物。

二十、四肢骨、关节损伤的应急救护标准操作流程

目的：当应急救护时，患者出现休克，启动本预案以确保患者的成功转运或现场救治（图3-211）。

适用范围：应急医疗队。

（一）护理评估

1. 评估现场、尽快脱离危险环境。

2. 快速采集伤病史，了解受伤部位、性质、持续时间。

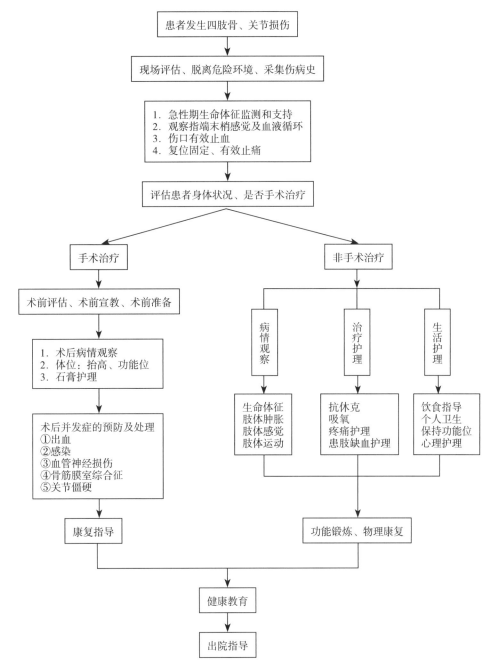

图 3-211 四肢骨、关节损伤应急救护标准操作流程图

3. 评估患者生命体征、意识、肢体感觉及运动情况。

（二）应急救护

1. 尽快解除肢体压迫。

2. 急性期生命体征监测和支持 如有休克症状者立即建立静脉通道补液。观察指端末梢感觉及血液循环：使用止血装置必须详细记录使用部位、使用起止时间。

3. 伤口有效止血 止血的方法包括局部加压包扎，近端动脉波动点压迫止血、止血带止血，如果碰到无法控制的大出血，又不便放置止血带时可用血管钳钳夹止血。复位固定、有效止痛：开放性骨折并脱位，伤口用无菌敷料包扎，临时固定制动暂不可复位。

4. 严密观察患者生命体征 有无休克、肢端有无剧痛、麻木、皮温降低、皮肤苍白或青紫、脉搏减弱或消失等血液灌注不足表现，一旦出现对症处理。若出现骨筋膜室综合征应及时切开减压，严禁局部按摩、热敷。关注疼痛，严禁粗暴搬动骨折部位，疼痛严重时遵医嘱给予止痛药。积极预防下肢深静脉血栓、急性骨萎缩和关节僵硬等并发症。

（三）手术治疗及护理

1. 术前护理

（1）术前评估：全面评估患者身体状况及各项辅助检查、药物敏史、心理状况等。

（2）术前宣教：讲解手术相关知识及手术期间的注意事项。

（3）术前准备：呼吸道、胃肠道、皮肤的准备、个人卫生、术前适应性训练。

2. 术后护理

（1）严密观察生命体征，伤口敷料、引流管，观察患肢血运、感觉、活动恢复情况。

（2）体位：患肢抬高心脏水平 20～30cm 保持功能位。

（3）石膏护理：保持有效固定，观察有无过松或过紧，预防压力性损伤。

（4）牵引术护理：保持牵引持续、有效，骨牵引针眼处防止感染，协助生活护理。

3. 观察伤口敷料、引流情况，发现异常情况及时报告医生处理。预防肺部感染及泌尿系统感染。严密观察患肢血液循环情况、感觉、活动恢复情况，早发现，恰当处理。

4. 注意 骨筋膜室综合征：观察肢体有无肿胀、动脉搏动及疼痛情况，避免外敷料包扎过紧。关节僵硬：若病情许可，鼓励患者早期进行四肢的功能锻炼。

（四）健康教育

1. 四肢骨损伤 安全使用步行辅助器械或轮椅，行走练习需有人陪伴，以防摔倒。出院后坚持功能锻炼的意义和方法。若骨折远端肢体肿胀或疼痛明显加重，肢体感觉麻木、肢端发凉，夹板、石膏或外固定器松动等，应立即到医院复查。

2. 关节损伤 向患者及家属讲解关节脱位复位后必须固定的时限。固定期间进行肌肉舒缩活动及邻近关节主动活动，切忌被动运动。固定拆除后，逐步进行肢体的全范围功能锻炼，防止关节粘连和肌萎缩。习惯反复脱位者，须保持有效固定并严格按医嘱坚持功能锻炼，避免再脱位。

二十一、离断伤应急救护标准操作流程

目的：当应急救护时，患者出现离断伤时，启动本标准以确保患者的成功转运或现场救治（图 3-212）。

适用范围：应急医疗队。

（一）护理评估

1. 评估全身情况、有无复合伤，断肢（指）局部情况，判断有无接受再植手术的条件。

2. 快速采集伤病史。

（二）应急救护

1. 消除致伤因素，尽快解除患者身上重物。

2. 密切监测生命体征，必要时建立静脉通道补液，防止休克发生。

3. 止血 断肢（指）残端应用清洁敷料加压包扎，如离断部位高可用止血钳夹住血管止血。

4. 创口包扎　用无菌敷料或清洁衣布类包扎伤口，创口内不要涂任何药物。转运过程中，无论伤肢是否有明显骨折均应适当加以固定。

5. 离断手指或手掌的保存　离断手指用无菌纱布或干净布包裹 3～5 层并装入塑料袋内扎紧，把塑料袋放入装有冰块的冰瓶内，周围温度 2～4℃为宜，断肢（指）不可接触冰块，也不可浸泡。

（三）手术治疗及护理

1. 术前护理

（1）病情观察：监测生命体征，严密观察离断肢（指）体的局部情况。

（2）术前宣教：讲解手术相关知识及注意事项，给予心理护理。

（3）完善相关术前各项准备。

2. 术后护理

（1）病情监护：严密观察生命体征、意识、尿量，测定尿比重情况；缺血时间较长的高位断肢再植，术后可出现休克、肾衰竭等并发症，发现立即报告医生对症处理。

（2）血管危象的观察：易发生在术后 48 小时内，若未及时处理，将危及再植肢（指）体的成活。①如果颜色变苍白，皮温下降，毛细血管回流消失，指（趾）腹干瘪，指（趾）腹切开不出血，说明动脉血供中断。②如颜色由红润变成紫灰色，指腹张力降低，毛细血管回流缓慢，皮温降低，指（趾）腹侧方切开缓慢流出淡红色血液，是动脉血供不足的

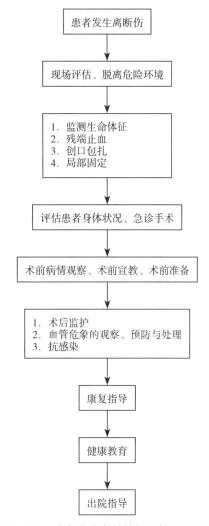

图 3-212　离断伤应急救护标准操作流程图

表现。③如指（趾）由红润变成暗紫色，且指（趾）腹张力高，毛细血管回流加快，皮温从略升高而逐渐下降，指（趾）腹切开立即流出暗紫色血液，不久又流出鲜红色血液，且流速较快，指（趾）腹由紫逐渐变红，表明静脉回流障碍。

（3）血管危象的预防措施：①体位：患肢放置略高于心脏水平，术后患者需绝对卧床 7～10 天。②肢体加温：一般用 60～100W 侧照灯，照射距离 30～40cm。③止痛：应用麻醉性止痛药，既可止痛，亦可保持血管扩张，防止血管痉挛。④适当应用抗凝解痉药物，如罂粟碱、肝素钠等。⑤禁烟。

（4）血管危象的处理：血管危象一旦发现应立即通知医师，首先解除血管外的压迫因素，完全松解包扎，如血液循环无好转，再拆除部分缝线，并应用解痉药物如罂粟碱等，仍未见好转者，应立即手术。

3. 抗感染　伤口感染可直接威胁再植肢（指）体的成活，有条件者住单人病房，减少探视。

4. 功能锻炼　术后肢（指）体成活，骨折愈合拆除外固定后，进行主动或被动功能锻炼。

5. 健康教育

（1）告知患者术后恢复的注意事项，如出院后坚持戒烟、注意肢体保暖。

（2）讲解术后功能锻炼的意义和方法，协助患者制订分期功能锻炼计划。

（3）遵医嘱定期复查，发现异常及时就诊。

二十二、肋骨骨折应急救护标准操作流程

目的：当应急救护时，患者出现肋骨骨折，启动本标准以确保患者的成功转运或现场救治（图 3-213）。

适用范围：应急医疗队。

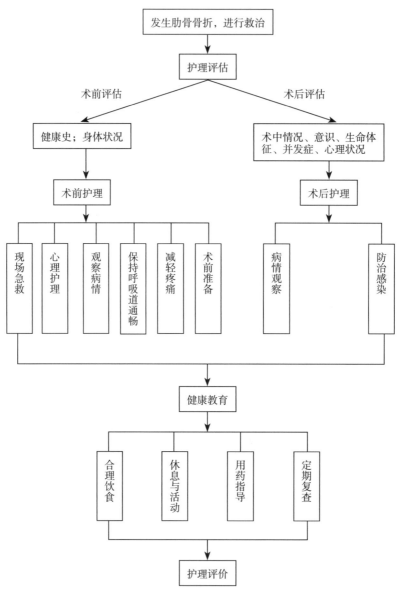

图 3-213 肋骨骨折应急救护标准操作流程图

（一）护理评估

1. 注意询问患者受伤的经过、暴力大小、受伤部位与时间，了解胸部是直接撞击受伤还是间接挤压而受伤。

2．了解胸部疼痛的部位与性质，触诊有无压痛，是否产生骨摩擦音，是否在深呼吸和咳嗽时疼痛加剧。

3．生命体征是否平稳，意识是否清楚；有无咳嗽、咳痰、咯血、皮下气肿等；是否有呼吸困难、发绀、休克等；有无开放性伤口；有无反常呼吸运动。

（二）应急救护

1．对于严重肋骨骨折的患者，尤其是连枷胸的患者，协助医师采取紧急措施。

2．密切观察生命体征、神志、胸腹部活动及呼吸等情况，若有异常及时报告医师并协助处理。观察患者有无皮下气肿，记录气肿范围，若有应立即报告医师。

3．保持呼吸道通畅，及时清理呼吸道分泌物，鼓励患者咳出分泌物和血性痰；对气管插管或切开、应用呼吸机辅助呼吸者，应加强呼吸道护理。

4．减轻疼痛，妥善固定胸部，遵医嘱镇痛，患者咳嗽、咳痰时，协助或指导其双手按压患侧胸壁，以减轻疼痛。

（三）手术护理

1．术前护理　做好血型及交叉配血试验、术区备皮等术前准备。

2．术后护理

（1）病情观察：密切观察呼吸、血压、脉搏及神志的变化，观察胸部活动情况，及时发现有无呼吸困难或反常呼吸，观察引流液颜色、性状及量。

（2）防治感染：监测体温变化，若体温超过 38.5℃且持续不退，通知医师及时处理。协助并鼓励患者深呼吸、咳嗽、排痰，以减少呼吸系统并发症。

（3）及时更换创面敷料，保持敷料整洁、干燥和引流管通畅。

3．合理饮食　食用清淡且富含营养食物，多饮水。

4．休息与活动　保证充足睡眠，骨折已临床愈合者可逐渐练习床边站立、床边活动、室内步行等活动，并系好肋骨固定带。骨折完全愈合后，可逐渐加大活动量。

5．用药指导　遵医嘱服用药物，服药时防止剧烈呛咳呕吐，影响伤处愈合。

（四）护理评价

患者恐惧与焦虑程度减轻，情绪稳定。能维持正常的呼吸功能，呼吸平稳。患侧肋骨骨折胸廓固定，疼痛减轻。未发生感染、出血等并发症，或发生被及时发现和处理。

二十三、血、气胸应急救护标准操作流程

目的：当应急救护时，患者出现血、气胸时，启动本标准以确保患者的成功转运或现场救治（图3-214）。

适用范围：应急医疗队。

（一）护理评估

1．一般情况　既往史，包括胸部手术史、服药史和过敏史等，受伤史包括受伤的经过与时间、部位、暴力大小、有无恶心、呕吐、昏迷等；是否接受过处理。

2．局部情况　有无开放性伤口、有无活动性出血、有无肋骨骨折、反常呼吸运动、气管位置是否偏移、有无颈静脉怒张或皮下气肿，肢体活动情况。

3．全身情况　生命体征情况，是否呼吸困难或发绀，有无休克或意识障碍；是否咳嗽、咳痰，痰量和性质；有无咯血，咯血次数和量。

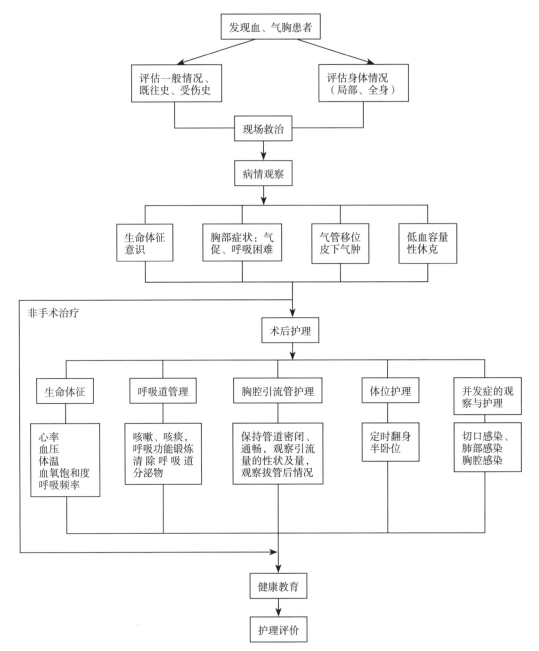

图 3-214　血、气胸应急救护标准操作流程图

（二）应急救护

1. 对开放性气胸者，立即用敷料封闭胸壁伤口，使之成为闭合性气胸。闭合性或者张力性气胸积气多者，立即协助医师行胸膜腔穿刺抽气或胸腔闭式引流。

2. 保持呼吸道通畅，及时吸氧，清理呼吸道分泌物。

3. 观察生命体征、呼吸频率及意识的变化。缓解疼痛，观察是否出现气管移位或皮下气肿的情况。

4. 预防感染，对开放性损伤者合理使用抗生素。

5．维持有效循环血量和组织灌注量，建立静脉通道，积极补充血容量和抗休克治疗，合理安排输注晶体和胶体溶液，控制补液速度。

6．观察胸腔引流液颜色、性状和量。若每小时引流量超过 200ml 并持续 3 小时以上、引流出的血液易凝固、脉搏加快，血压降低，胸部 X 线显示胸腔大片阴影，则提示有活动性出血，应积极做好开胸术前准备。

（三）手术护理

1．完善术前准备，及时输血、补液。

2．手术后严密观察病情　密切观察生命体征的变化，保持胸腔引流管固定通畅。

3．协助患者咳嗽、咳痰，定时翻身、叩背；指导鼓励患者做呼吸功能锻炼；实施气管插管或气管切开呼吸机辅助呼吸者，做好呼吸道护理。

4．胸腔闭式引流　保持管道密闭性，严格无菌技术操作。保持引流管的通畅，定时挤压引流管，防打折、扭曲。观察引流量的颜色、性状及量并记录，防止活动性出血。观察水柱波动情况是否在正常范围内。拔管后 24 小时内观察患者是否胸闷、呼吸困难、发绀、切口漏气、渗液、出血和皮下气肿等情况。协助患者改变体位，可取半坐卧位，利于引流。

5．预防切口感染　保持切口敷料完整、清洁、干燥并及时换药，观察切口有无红、肿、热、痛等炎症表现。

6．预防肺部感染和胸腔内感染，监测体温变化及痰液性状。

7．向患者讲解有效咳嗽、咳痰，腹式呼吸的意义并给予指导。锻炼应早期进行并循序渐进，在痊愈的 1 个月内，不宜剧烈运动。定期复诊，胸部损伤严重的患者，出院后定期复诊，伴有肋骨骨折患者术后 3 个月应复查胸部 X 线。

（四）应急救护评价

患者呼吸功能恢复正常，疼痛减轻或消失。并发症得到有效预防或控制。

二十四、气管、支气管损伤应急救护标准操作流程

目的：当应急救护时，患者出现气管、支气管损伤，启动本标准以确保患者的成功转运或现场救治（图 3-215）。

适用范围：应急医疗队。

（一）护理评估

1．一般情况，包括胸部手术史、服药史和过敏史。受伤的经过与时间、部位、暴力大小、有无恶心、呕吐、昏迷等；是否接受过处理。

2．有无开放性伤口、有无活动性出血、气管位置是否偏移、皮下气肿等。

3．生命体征，是否呼吸困难或发绀，有无休克或意识障碍；是否咳嗽、咳痰，痰量和性质；有无咯血，咯血次数和量。

（二）应急救护

1．及时清理呼吸道分泌物和血块，解除气道压力，立即给予高流量吸氧。对颈部、皮下及纵隔气肿有压迫症状者，尽快行颈部或胸骨切迹上切开引流，伴有严重的气胸或纵隔气肿应及时行胸腔闭式引流。

2．观察生命体征、血氧饱和度、特别是呼吸频率的变化。有无气促、呼吸困难、口唇、指甲是否发绀和缺氧等症状。

3．观察有无气管移位或皮下气肿的情况。

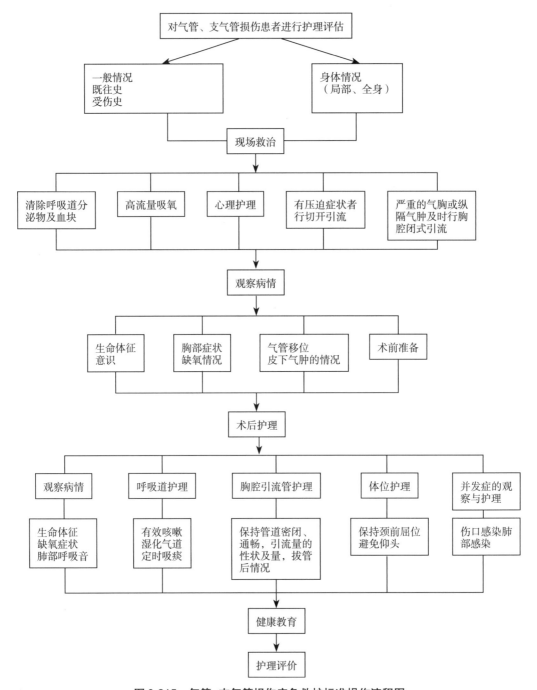

图 3-215　气管、支气管损伤应急救护标准操作流程图

（三）手术护理

1. 完善术前准备，及时输血、补液。

2. 手术后严密观察病情，密切观察生命体征的变化。持续给予 4～8L/min 面罩吸氧，定时听肺部呼吸音，了解肺膨胀的情况。

3. 保持颈前屈位 10～14 天，以后逐渐增加伸展程度，但应避免仰头，防止增加吻合口张力，3 个月后头部可自如活动。

4. 协助患者咳嗽、咳痰,定时翻身、叩背;指导鼓励患者做呼吸功能锻炼;实施气管插管或气管切开呼吸机辅助呼吸者,做好呼吸道护理。

5. 胸腔闭式引流。保持管道密闭性,严格无菌技术操作。保持引流管的通畅,定时挤压引流管,防打折、扭曲。观察引流量的颜色、性状及量并记录,防止活动性出血。观察水柱波动情况是否在正常范围内。拔管后 24 小时内观察患者是否胸闷、呼吸困难、发绀、切口漏气、渗液、出血和皮下气肿等情况。

6. 预防切口感染,保持切口敷料完整、清洁、干燥并及时换药,观察切口有无红、肿、热、痛等炎症表现。

7. 预防肺部感染和胸腔内感染,监测体温变化及痰液性状。

8. 向患者讲解有效咳嗽、咳痰,腹式呼吸的意义并给予指导。锻炼应早期进行并循序渐进,在痊愈的 1 个月内,不宜剧烈运动。定期复诊,胸部损伤严重的患者,出院后定期复诊,伴有肋骨骨折患者术后 3 个月应复查胸部 X 线。

(四)应急救护评价

患者呼吸功能恢复正常,疼痛减轻或消失。并发症得到有效预防或控制。

二十五、心脏、大血管损伤应急救护标准操作流程

目的:当应急救护时,患者出现心脏、大血管损伤,启动本标准以确保患者的成功转运或现场救治(图 3-216)。

适用范围:应急医疗队。

(一)护理评估

1. 既往史及受伤史 包括受伤的原因、地点、部位、暴力性质、强度和作用部位,伤后病情变化。

2. 局部 有无胸痛、胸闷、心悸、气促、呼吸困难、咳血性泡沫痰等症状。

3. 全身 生命体征,神志变化,尿量、尿色变化,有无休克征象。有无心脏压塞的症状与体征,心脏骤停的风险。

(二)应急救护

1. 绝对卧床休息,吸氧、心电监护,动态观察生命体征变化。注意中心静脉压及血氧饱和度变化。怀疑心脏压塞者,立即配合医生行心包腔穿刺术。

2. 观察出血情况,有无低血容量休克表现。观察神志、瞳孔情况及尿液颜色、尿量的变化。

3. 建立两条以上的输液通道,维持体液平衡、保证组织有效循环血量,积极进行抗休克治疗。注意伤情变化,备有气管插管、除颤仪和开胸急救器材。

4. 观察疼痛部位及程度,必要时予止痛治疗。

5. 感染的预防与护理,监测体温,遵医嘱使用足量、有效抗生素,外伤者要用注射破伤风抗病毒。

(三)手术护理

1. 完善术前准备,及时输血、补液。

2. 绝对卧床休息,心电监护,持续有创血压监测,动态观察生命体征变化。记录 24 小时出入量,评估皮肤颜色、温度、弹性。

3. 保持伤口敷料清洁干燥,观察伤口有无出血、渗液,切口愈合情况及周围皮肤有无红肿等异常。保持引流管固定、通畅,以离心方向挤捏管道;观察引流液颜色、性质、量并记

录。注意观察引流液有无突然减少的情况,挤压引流液有无血凝块流出。

4. 呼吸机辅助呼吸的患者,按需吸痰,保持呼吸道通畅,严格遵守无菌操作;拔除气管插管后,遵医嘱给予鼻导管吸氧,予加强叩背体疗、雾化,鼓励患者有效咳嗽、咳痰。监测体温,遵医嘱使用抗生素。

5. 遵医嘱安全使用正性肌力药、扩血管药物及心肌代谢药,促进心功能恢复。严格控制配制剂量及速度,更换血管活性药物时注意观察生命体征的变化。如是对血管活性药物敏感时,必须双泵更换药物。输液维持容量稳定,保持充足肾灌注,准确给予利尿药,注意使用利尿药后的效果。

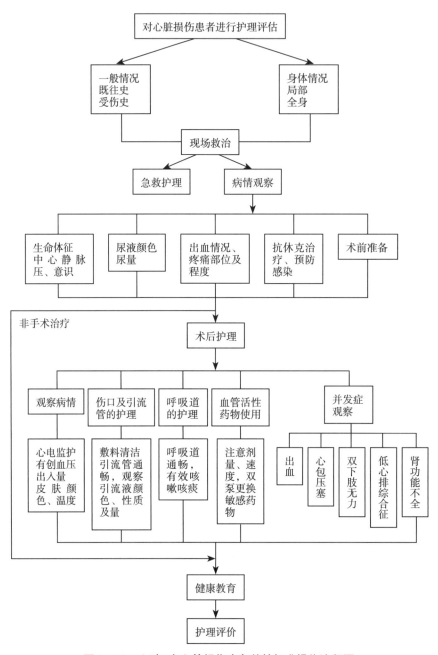

图 3-216　心脏、大血管损伤应急救护标准操作流程图

6. 术后并发症观察及护理

（1）出血：若术后 3～4 小时内，心包、纵隔引流的血性引流液成人>200ml/h，小儿>4ml× 体重（kg）/h，引流液呈鲜红，伴血压下降、脉搏增快、躁动和出冷汗等低血容量的表现，应考虑有活动性出血，立即报告医师并做好手术止血的准备。

（2）心律失常及心脏压塞：监测心率（律）的变化。如患者出现心率快，动脉压降低，颈静脉怒张，中心静脉压进行性升高等症状，则提示心脏压塞，应及时通知医师处理。

（3）低心排血量综合征：密切观察患者有无心率增快、血压下降、中心静脉压升高、尿量减少及末梢循环的情况。

（4）肾功能不全：观察患者有无少尿、无尿、尿素氮和血清肌酐升高等情况。定时检测电解质，观察患者有无水电解质紊乱情况。

（5）双下肢出现麻木、无力。观察患者是否有因术中低温下，脊髓缺血引起双下肢出现麻木、无力等症状。

（四）应急救护评价

患者心脏血管功能恢复正常，疼痛减轻或消失。并发症得到有效预防或控制。

二十六、肾脏损伤的应急救护标准操作流程

目的：当应急救护时，患者出现肾脏损伤，启动本预案以确保患者的成功转运或现场救治（图 3-217）。

适用范围：应急医疗队。

（一）护理评估

1. 既往史　包括受伤的原因、地点、部位、暴力性质、强度和作用部位；受伤至就诊期间的病情变化及就诊前采取的急救措施。

2. 局部　有无腰腹疼痛、肿块和血尿等，有无腹膜炎的症状与体征。

3. 全身　生命体征，尿量尿色变化，有无休克征象。

（二）应急救护

1. 绝对卧床休息 2～4 周，待病情稳定、血尿消失后可离床活动。定时测量生命体征并观察其变化。

2. 观察尿液颜色的深浅变化，若血尿颜色逐渐加深，说明出血加重。观察腰腹部肿块的大小变化。

3. 观察出血情况，动态监测血红蛋白和血细胞比容变化，以判断出血情况。定时观察体温和血白细胞计数，判断有无继发感染。观察疼痛部位及程度。

4. 维持体液平衡、保证组织有效循环血量：建立静脉通道，遵医嘱及时输液，必要时输血，以维持有效循环血量。合理安排输液种类，以维持水、电解质及酸碱平衡。

5. 保持伤口清洁、干燥，敷料渗湿时及时更换；遵医嘱应用抗生素，并鼓励患者多饮水；患者体温升高、伤口处疼痛并伴有血白细胞计数和中性粒细胞比例升高，尿常规示有白细胞时，多提示有感染，应及时通知医生，并协助处理。

（三）手术护理

1. 完善术前准备。有手术指征者，在抗休克治疗的同时，紧急做好各项术前准备。完善术前检查，除常规检查外，应注意患者的凝血功能是否正常。备皮、配血，条件允许时，术前行肠道清洁。

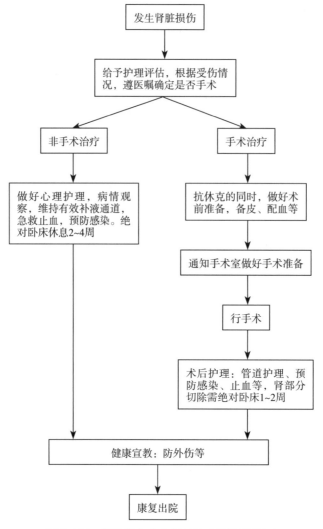

图 3-217 肾脏损伤应急救护标准操作流程图

2. 术后肾部分切除术后患者绝对卧床 1～2 周,以防继发性出血。

3. 严密观察病情,及早发现出血、感染等并发症。

4. 行肾切除术后的患者需注意保护健肾防止外伤,不使用对肾功能有损伤的药物,如氨基糖苷类抗生素等。

5. 非手术治疗、病情稳定后的患者,出院后 3 个月内不宜从事重体力劳动或剧烈运动。

（四）应急救护评价

患者肾功能恢复正常,疼痛减轻或消失。组织灌流量正常,生命体征平稳,皮肤温暖,毛细血管充盈正常。

二十七、输尿管损伤应急救护标准操作流程

目的:当应急救护时,患者出现输尿管损伤,启动本预案以确保患者的成功转运或现场救治(图 3-218)。

适用范围:应急医疗队。

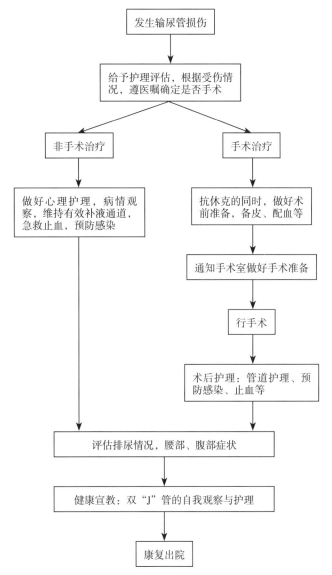

图 3-218 输尿管损伤应急救护标准操作流程图

（一）护理评估

1. 健康史　包括有无盆腔手术、腹腔手术、输尿管内器械操作、腹部闭合或开放性外伤史，受伤史包括受伤的原因、地点、部位、暴力性质、强度和作用部位；受伤至就诊期间的病情变化及就诊前采取的急救措施。

2. 局部　有无腰痛、腹痛、腹胀等不适，有无血尿或无尿的症状。

3. 全身　生命体征，有无休克征象，有无合并感染、发热等不适。

（二）应急救护

1. 严密观察生命体征、腹部体征，是否合并感染性休克及失血性休克等。

2. 观察排尿异常情况，尿量、尿液颜色、性状的变化。

3. 观察腹部疼痛、压痛、肌紧张情况。

4. 观察出血情况，动态监测血红蛋白和血细胞比容变化，以判断出血情况。维持体液平衡、保证组织有效循环血量：建立静脉通道，遵医嘱及时输液，必要时输血，以维持有效循环血量。合理安排输液种类，以维持水、电解质及酸碱平衡。

（三）手术护理

1. 术前准备　有手术指征者，在抗休克治疗的同时，紧急做好各项术前准备。完善术前检查，除常规检查外，应注意患者的凝血功能是否正常。备皮、配血，条件允许时，术前行肠道清洁。

2. 手术后严密观察生命体征、尿量、尿色、性质。

3. 预防感染　尿道口护理每日1～2次，嘱患者多饮水。遵医嘱应用抗菌药物。

4. 双"J"管的放置对于输尿管狭窄的预防至关重要，需要定期更换直至狭窄得以改善为止。术后指导患者尽早取半坐卧位，多饮水、勤排尿。带双"J"管出院，期间若出现排尿疼痛、尿频、血尿时，多为双"J"管的膀胱端刺激所致，嘱患者多饮水，减少活动及对症处理后能得以缓解。术后4周回院复查，遵医嘱1～3个月后回院拔除双"J"管。

5. 指导患者多饮水，增加排尿次数，切勿憋尿；不宜做剧烈运动。如果出现无法缓解的膀胱刺激征、尿中有血块、发热等症状，应及时就诊。

6. 术后并发症处理

（1）感染：术后密切观察体温变化，及早发现感染性征象。嘱患者多饮水，保持引流管通畅，做好尿道口及会阴部的清洁卫生。

（2）尿瘘：在拔除导尿管后，若出现尿液不受控制的随时流出，须警惕尿瘘，及时报告医生，并协助医生给予相应处理。

（四）应急救护评价

患者输尿管功能恢复正常，疼痛减轻或消失。并发症得到有效预防或控制。

二十八、膀胱损伤应急救护标准操作流程

目的：当应急救护时，患者出现膀胱损伤，启动本预案以确保患者的成功转运或现场救治（图3-219）。

适用范围：应急医疗队。

（一）护理评估

1. 受伤的原因、地点、部位、暴力性质、强度和作用部位。

2. 评估患者膀胱损伤的表现及程度，有无合并感染、尿外渗等情况。损伤后是否发生腹痛，有无放射痛和进行性加重；有无血尿、尿痛和排尿不畅。

（二）应急救护

1. 做好心理护理和病情观察　定时测量生命体征并观察其变化。注意有无休克或感染表现。观察血尿、排尿困难及腹痛有无好转或恶化。

2. 维持体液平衡、保证组织有效灌流量　遵医嘱及时输液，必要时输血，以维持有效循环血量和水、电解质及酸碱平衡；注意保持输液管路通畅；观察有无输液反应。

3. 感染（并发症）的预防与护理　保持伤口的清洁、干燥，敷料浸湿时及时更换，保持尿管引流通畅，观察尿液的量、颜色和性质，保持尿道口周围清洁、干燥；尿管留置7～10天后拔除；遵医嘱应用抗生素，并鼓励患者多饮水。及时发现感染征象。

（三）手术护理

1. 有手术指征者，完善术前检查。除常规检查外，应注意患者的凝血功能是否正常。备皮、配血，条件允许时，术前行肠道清洁。

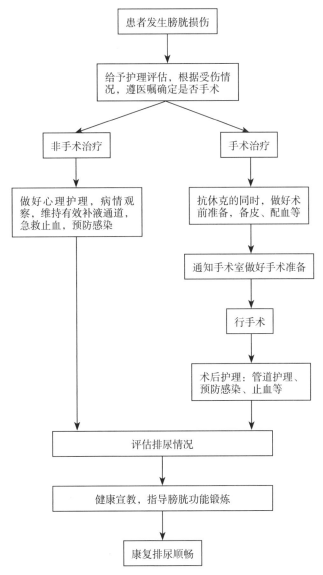

图 3-219　膀胱损伤应急救护标准操作流程图

2. 术后严密观察病情及早发现出血、感染等并发症。

3. 膀胱造瘘管的护理　保持引流管通畅，防止逆行感染；注意观察引流液的量、色、性状及气味；保持造瘘口周围清洁、干燥。膀胱造瘘管一般留置 10 天左右拔除，拔管前需先夹闭此管，待患者的排尿情况良好后再行拔管，拔管后用纱布堵塞并覆盖造瘘口。

（四）应急救护评价

患者生命体征平稳、有效循环血量得以维持。恐惧与焦虑程度减轻，情绪稳定。未发生感染等并发症或有发生时被及时发现和处理。

二十九、尿道损伤应急救护标准操作流程

目的：当应急救护时，患者出现尿道损伤，启动本预案以确保患者的成功转运或现场救治（图 3-220）。

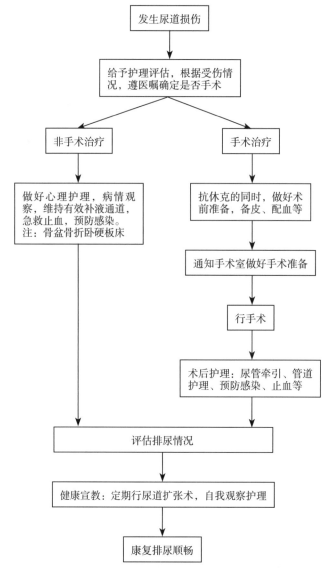

图 3-220 尿道损伤应急救护标准操作流程图

适用范围：应急医疗队。

（一）护理评估

1. 评估患者受伤部位及姿势，伤后排尿及血尿情况；伤前膀胱是否充盈是否为骑跨式损伤；伤后是否经过救治及措施。

2. 生命体征，有无休克征象，有无疼痛、尿道出血、排尿困难、血肿及尿外渗等情况。

（二）应急救护

1. 保证组织有效循环血量，迅速止血是抢救的关键。

2. 嘱患者勿用力排尿，保持伤口的清洁干燥。

3. 遵医嘱应用抗生素，鼓励患者多饮水，早期发现感染征象。

4. 骨盆骨折者须卧硬板床，勿随意搬动，以免加重损伤。

（三）手术护理

1. 完善术前准备，及时输血、补液。

2. 手术后严密观察病情，密切观察生命体征的变化。

3. 尿管妥善固定，减缓翻身动作，防止尿管脱落，尿管留置时间一般为4～6周，创伤严重者可酌情延长留置时间。

4. 尿道会师术后行尿管牵引，牵引角度以45°为宜，牵引力度以0.5kg为宜，维持1～2周。

5. 血块堵塞是导致尿管堵塞的常见原因，在无菌操作下，用注射器吸取无菌生理盐水冲洗、抽吸血块。

6. 严格无菌操作，定期更换引流袋，留置尿管期间，每日清洁尿道口。

7. 按引流管护理常规做好相应的护理，尿外渗区切开引流时保持引流通畅；抬高阴囊，定时更换切口浸湿敷料。

（四）应急救护评价

患者恐惧与焦虑程度减轻，情绪稳定。生命体征平稳、有效循环血量得以维持。排尿顺畅，未发生感染或并感染被及时发现和处理。

三十、气性坏疽应急救护标准操作流程

目的：当应急救护时，患者出现气性坏疽，启动本预案以确保患者的成功转运或现场救治（图3-221）。

适用范围：应急医疗队。

（一）护理评估

1. 患者受伤时间，有无开放性损伤病史，尤其应了解伤口污染程度、深度、开口大小、是否进行过清创和充分的敞开引流，有无空腔存在，是否使用抗生素及种类名称，了解清创冲洗溶液名称等。

2. 身体状况　评估患者有无伤肢沉重感，有无"胀裂样"剧痛，伤口周围有无捻发感，皮肤有无肿胀、苍白、发亮变为紫红色甚至紫黑色，有无恶臭味血性分泌物流出；患者有无头晕、头痛、表情淡漠或烦躁不安、高热、脉速、呼吸急促、大汗等。

（二）应急救护

1. 及早彻底清创；应用抗菌药物；高压氧治疗；全身支持疗法。

2. 观察局部疼痛性质、程度和特点。伤口创面彻底清创，对截肢后出现幻肢痛者，应给予耐心解释，解除患者忧虑和恐惧。

3. 控制感染，维持正常体温　动态观察和记录体温、脉搏等变化；遵医嘱及时、准确、合理应用抗菌药物，给予营养支持，提高患者抗感染能力。

4. 加强伤口护理，促进组织修复　观察伤口周围皮肤的色泽、局部肿胀程度和伤口分泌物性质。对切开或截肢后敞开的伤口，应用3%过氧化氢溶液冲洗、湿敷，及时更换伤口敷料。

5. 病情观察　对高热，烦躁患者应密切观察其病情变化，若发现患者出现感染性休克表现时，及时报告医师。

6. 隔离消毒　严格按照接触隔离的制度执行。

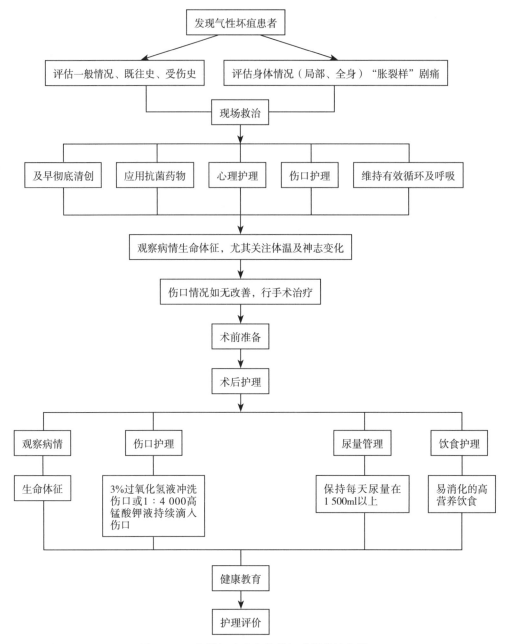

图 3-221　气性坏疽应急救护标准操作流程图

（三）手术护理

1. 术前准备　抗休克、输血、输液以纠正脱水、电解质及酸碱平衡紊乱。

2. 手术方法　一是再次清创，二是对全身毒血症状严重、肢体坏死已无法保留者，施行截肢。手术时禁用止血带。手术中，用 3% 过氧化氢或 1:4 000 高锰酸钾液反复冲洗伤口，并持续滴注；继续输液，视情况给予输血。

3. 术后护理　全身支持治疗，适当输血、输液，保持每天尿量在 1 500ml 以上，有助于毒素的排泄。给予易消化的高营养饮食。每天由静脉给予青霉素等有效抗生素。伤口敞开，每半小时用 3% 过氧化氢液冲洗伤口 1 次或用 1:4 000 高锰酸钾液持续滴入伤口，直至伤口感染完全被控制。

4.加强预防气性坏疽知识普及宣教,加强劳动保护,避免损伤;伤后及时到医院正确处理伤口;对截肢患者,加强心理护理和社会支持,指导功能训练,尽快提高适应能力和生活自理能力。

（四）应急救护评价

患者得到彻底清创,减少组织的坏死或截肢率。患者恐惧与疼痛程度减轻,情绪稳定。患者潜在并发症得到有效预防或被及时发现和处理。

三十一、破伤风应急救护标准操作流程

目的:当应急救护时,患者出现破伤风感染,启动本预案以确保患者的成功转运或现场救治(图3-222)。

适用范围:应急医疗队。

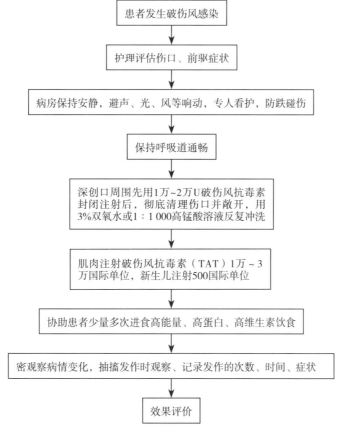

图3-222 破伤风应急救护标准操作流程图

（一）护理评估

1.评估患者有无开放性损伤病史,尤其应了解伤口污染程度、深度、开口大小、是否进行过清创和破伤风人工免疫注射。询问有无产后感染或新生儿脐带消毒不严。

2.评估患者前驱症状、肌肉收缩和痉挛症状发作的持续时间、间隔时间、严重程度等;观察患者有无呼吸困难、窒息或肺部感染等并发症;若为新生儿,注意其脐带残端有无红肿

等感染征象;了解伤口渗出物涂片检查及辅助检查结果,评估患者脏器功能状态等。

(二)应急救护

1. 病室安静,温暖,避声、光、风刺激。保护患者,防止受伤。使用带护栏的病床,必要时加用约束带;抽搐时应用合适的牙垫,防止舌咬伤。

2. 深创口周围先用 1 万～2 万 IU 破伤风抗毒素(理想的是肌内注射破伤风免疫球蛋白 250～500U)封闭注射后,再清创,不缝合,敞开创口。并用 3% 过氧化氢溶液或 1:1 000 高锰酸溶液反复冲洗。立即肌内注射破伤风抗毒素(TAT)1 万～3 万 IU,新生儿注射 500IU(注射前应做过敏试验)。

3. 保持呼吸道通畅,患者如频繁抽搐药物不易控制,无法咳痰或有窒息危险,应及早行气管切开,及时清除呼吸道分泌物,必要时进行人工辅助呼吸。气管切开患者注意做好呼吸道管理,协助患者定时翻身、叩背,以利排痰。患者进食时注意避免呛咳、误吸;频繁抽搐者,禁止经口进食。

4. 保持静脉通路通畅:遵医嘱补液。每次抽搐发作后检查静脉通路。

加强营养:协助患者进食高能量、高蛋白、高维生素饮食,少量多次,以免引起呛咳、误吸;病情严重不能经口进食者,予以鼻饲或静脉输液,必要时予以 TPN。

5. 严密观察病情变化 设专人护理,测量体温、脉搏、呼吸每 4 小时一次,根据需要测血压。患者抽搐发作时观察、记录发作的次数、时间、症状。注意患者意识、尿量变化,加强心肺功能监护,密切观察有无并发症发生。

6. 隔离消毒 严格执行接触隔离制度。接触患者应穿隔离衣、戴帽子、口罩、手套等,身体有伤口者不能参与护理。所有器械、敷料专用,使用后予以灭菌护理,用后敷料须焚烧。患者用物用 0.1%～0.2% 过氧乙酸浸泡后,再煮沸消毒 30 分钟。患者排泄物需经消毒后再处理,病室内空气、地面、用物等需定时消毒。

(三)应急救护评价

呼吸道通畅,无呼吸困难表现。未发生舌咬伤、坠床及骨折及意外伤害。体液维持平衡。未发生并发症或发生后得到及时发现和处理。

三十二、烧伤应急救护标准操作流程

目的:当应急救护时,患者发生烧伤,启动本预案以确保患者的成功转运或现场救治(图 3-223)。

适用范围:应急医疗队。

(一)护理评估

1. 着重了解烧伤原因和性质、受伤时间、现场情况、有无吸入性损伤。

2. 迅速评估有无危及生命的损伤;现场采取的急救措施、效果如何,途中运送情况。患者有无合并症,是否长期应用皮质激素类药物或接受化疗、放疗。

3. 评估生命体征是否平稳,有无血容量不足的表现;评估有无吸入性烧伤的迹象。有无全身感染征象。

(二)应急救护

1. 迅速脱离致热原 尽快脱离火场,脱去燃烧衣物。忌奔跑或用双手扑打火焰。小面积烧伤立即用冷水连续冲洗或浸泡。

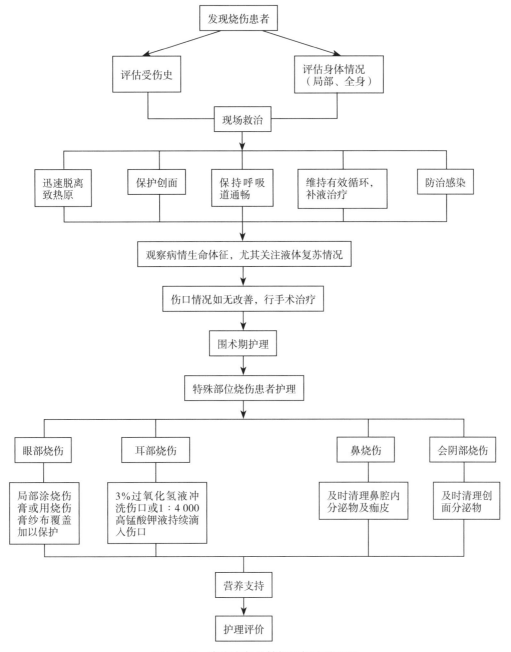

图 3-223 烧伤应急救护标准操作流程图

　　2. 保护创面　剪开取下伤处衣裤，不可剥脱；创面可用干净敷料或布类简单包扎，避免用有色药物涂抹。

　　3. 保持呼吸道通畅　给氧，氧流量4～5L/min。及时清除呼吸道分泌物，鼓励患者深呼吸、用力咳嗽、咳痰，定时帮助其翻身、叩背、改变体位；必要时吸痰。密切观察呼吸情况，积极做好气管插管或气管切开术的准备。

　　4. 尽快建立静脉通道，给予补液治疗，避免过多的饮水，可适量口服淡盐水或烧伤饮料。疼痛剧烈可酌情使用镇静止痛药物。烧伤较轻者：可予口服淡盐水或烧伤饮料（100ml

液体中含食盐 0.3g、碳酸氢钠 0.15g、糖适量)。重度烧伤者:迅速建立 2～3 条能快速输液的静脉通道,遵循"先晶后胶,先盐后糖,先快后慢"的输液原则合理安排输液种类和速度。液体复苏有效的指标是:①成人每小时尿量为 30～50ml,小儿每千克体重每小时不低于 1ml;②患者安静,无烦躁不安;③无明显口渴;④脉搏、心跳有力,脉率在 120 次 /min 以下,小儿脉率在 140 次 /min 以下;⑤收缩压维持在 90mmHg、脉压在 20mmHg 以上,中心静脉压为 5～12cmH$_2$O;⑥呼吸平稳。

5. 防治感染

(1) 遵医嘱及早应用抗菌药物,观察全身情况及创面变化,及时发现创面感染、全身性感染及感染性休克的发生。反复细菌培养以掌握创面的菌群动态和药物敏感情况。

(2) 正确处理创面,采取必要的消毒隔离措施,防止交叉感染。

6. 特殊烧伤部位的护理

(1) 眼部烧伤:及时应用无菌棉签清除眼部分泌物,局部涂烧伤膏或用烧伤膏纱布覆盖加以保护,以保持局部湿润。

(2) 耳部烧伤:及时清理流出的分泌物,外耳道入口处放置无菌干棉球并经常更换;耳周部烧伤应用无菌纱布铺垫,尽量避免侧卧,以免耳廓受压,防止发生中耳炎或耳软骨炎。

(3) 鼻烧伤:及时清理鼻腔内分泌物及痂皮,鼻黏膜表面涂烧伤膏以保持局部湿润、预防出血;合并感染者用抗菌药液滴鼻。

(4) 会阴部烧伤:多采用暴露疗法。及时清理创面分泌物,保持创面干燥、清洁;在严格无菌操作下留置导尿管,并每日行膀胱冲洗及会阴冲洗,预防尿路及会阴部感染。

7. 营养支持,增强抗感染能力。烧伤患者呈高代谢状态,极易造成负氮平衡。予以高蛋白、高能量、高维生素、清淡易消化饮食,少量多餐。经口摄入不足者,经肠内或肠外补充营养,以保证摄入足够的营养素。

(三) 应急救护评价

患者呼吸正常;血容量恢复,生命体征平稳;创面逐渐愈合;未发生感染;正确面对伤后自我形象的改变,逐渐适应外界环境及生活。

三十三、紧急分娩应急救护标准操作流程

目的:当应急救护时,孕妇出现紧急分娩,启动本预案以确保孕妇的顺利分娩或现场救治(图 3-224)。

适用范围:应急医疗队。

(一) 护理评估

1. 评估孕妇生命体征、宫缩强弱、胎心音的波动、胎位、阴道流血。

2. 此次妊娠检查(病历记录)、既往妊娠史。

3. 产程进展、孕妇的疼痛情况及心理 - 社会支持。

(二) 应急救护

1. 取孕妇觉得舒适的体位,每 5 分钟听胎心一次,宫缩后听诊,胎心率<110 次 /min 或>160 次 /min。

2. 发现宫缩乏力或过强及时处理。若宫口开全两小时仍未分娩,寻找原因,对症处理。

3. 给予鼓励性语言,让其感受到你的支持与关爱。宫口开全时指导孕妇屏气用力的方法与技巧,遵循无菌原则,协助胎儿娩出。

4. 防止会阴严重撕裂，预防产后出血，胎儿前肩娩出后肌注缩宫素，胎儿娩出后进行肌肤接触，实施结扎脐带。

5. 协助胎盘娩出，观察子宫收缩及阴道，准确评估阴道流血量。

6. 检查软产道，按组织解剖关系进行缝合修复。

7. 产后及新生儿护理。监测生命体征、注意保暖、饮食指导、保持产妇清洁。观察子宫收缩和阴道流血、防止尿潴留、母乳喂养、关注产妇情绪。新生儿出生后快速擦干，给予刺激，注意保暖。与产妇共同核对新生儿性别及是否存在外观畸形，佩戴手脚腕带，建立新生儿病历及其他信息登记。每小时评估一次新生儿生命体征。尽量保持母婴皮肤接触，协助完成第一次母乳喂养。

8. 做好健康宣教，促进母乳喂养的成功。

（三）应急救护评价

安全分娩，母儿出现异常情况时及时发现和处理，未发生并发症。

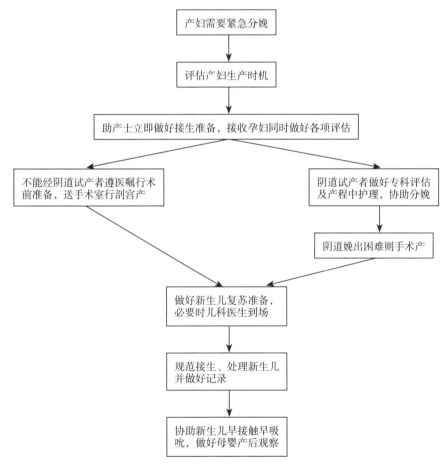

图 3-224　紧急分娩应急救护标准操作流程

三十四、妊娠期感染应急救护标准操作流程

目的：当应急救护时，孕产妇出现感染，启动本预案以确保患者的成功转运或现场救治（图 3-225）。

适用范围：应急医疗队。

（一）护理评估

1. 评估健康史　既往史，孕产史，本次妊娠过程以及哺乳动物喂养史或接触史。

2. 评估孕妇生命体征、精神状态；有无皮疹、赘生物等，阴道有无异常分泌物，有无临产先兆。

3. 评估胎儿胎心率、胎儿大小及健康状况。

（二）应急救护

1. 根据疾病传播途径，给予相应隔离方式。

2. 密切观察生命体征变化及产程进展，做好阴道助产准备、剖宫产及新生儿抢救的准备及配合。

3. 产后卧床休息。

4. 密切观察生命体征变化、精神状态，观察子宫收缩情况，恶露量、颜色及性质；观察腹部／会阴伤口愈合情况；做好管道护理。

5. 不宜母乳喂养者，指导退乳。

（三）应急救护评价

感染症状得到及时处理，孕妇及家属获得相关疾病预防知识，积极面对现实，妊娠及分娩经过顺利，母婴健康。

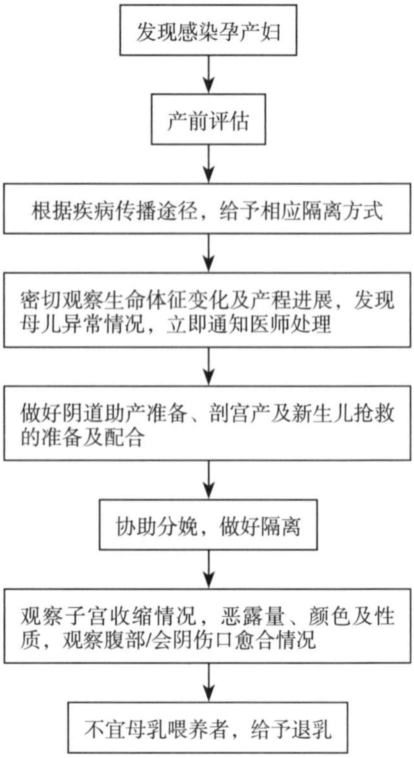

图 3-225　妊娠期感染应急救护标准操作流程图

三十五、产后出血应急救护标准操作流程

目的：当应急救护时，产妇出现产后出血，启动本预案以确保产妇的成功转运或现场救治（图 3-226）。

适用范围：应急医疗队。

（一）护理评估

1. 健康史　既往史，本次妊娠过程及分娩经过。

2. 专科情况　宫底高度，腹部伤口／软产道伤口有无渗血。

3. 一般情况　生命体征，意识，尿量，有无休克征象。

（二）应急救护

1. 严密观察生命体征、意识。

2. 留置尿管，观察尿色、尿量，记录出入量。

3. 留取血尿标本，必要时交叉配血。

4. 正确评估产后出血量；针对产后出血原因，迅速止血。

（三）手术护理

1. 完善术前准备，及时输血、补液。

2. 绝对卧床休息，病情好转后可适当运动。

3. 严密观察生命体征、意识以及恶露量、颜色；保持引流管通畅，观察引流液量、颜色和性质，记录出入量。

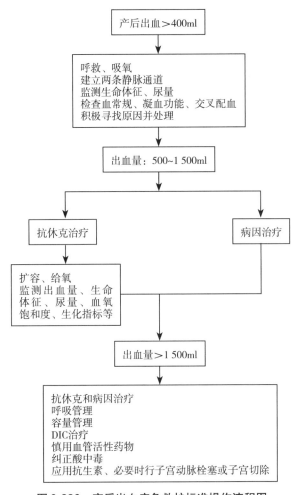

图 3-226　产后出血应急救护标准操作流程图

4. 观察腹部 / 会阴伤口愈合以及子宫复旧情况;观察产妇情绪变化,给予精神安慰及鼓励;预防感染。

（四）应急救护评价

产妇的有效循环血量得到恢复;生命体征及恶露正常,无感染征象;恐惧及焦虑程度减轻,情绪稳定。

三十六、子痫应急救护标准操作流程

目的:当应急救护时,孕产妇出现子痫,启动本预案以确保孕产妇的成功转运或现场救治(图 3-227)。

适用范围:应急医疗队。

（一）护理评估

1. 评估健康史　既往史,分娩史,本次妊娠过程。

2. 评估孕产妇　生命体征、意识、瞳孔、尿量,有无抽搐,专科检查、水肿情况,有无板状腹。

3. 评估胎儿　胎心率,估计胎儿体重。

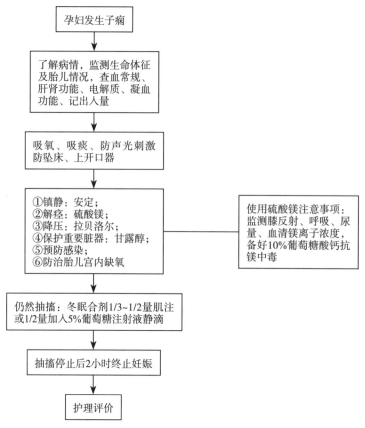

图 3-227　子痫应急救护标准操作流程图

（二）应急救护

1. 设专人守护，严密观察病情变化，控制抽搐及防止再抽搐。

2. 防止舌咬伤、舌后坠　将孕产妇平卧，头偏向一侧，置开口器及舌钳。加床栏，防止坠床。

3. 随时清理呼吸道分泌物，给予氧气吸入。

4. 抽搐发作停止后，监测胎儿状况和母亲血压，密切观察产兆，适时终止妊娠。

5. 留置尿管，密切观察尿色、尿量，记录出入量。

6. 做好新生儿抢救的准备和配合。

（三）产后／术后护理

1. 绝对卧床休息，病情好转后可适当运动。

2. 严密观察病情变化，谨防产后子痫。

3. 观察处理并发症。

4. 新生儿转入 NICU 进一步监护。

（四）应急救护评价

病情控制良好，并发症被及时发现和处理。恐惧与焦虑程度减轻，情绪稳定。

三十七、异位妊娠应急救护标准操作流程

目的：当应急救护时，患者出现异位妊娠，启动本预案以确保患者的成功转运或现场救

治（图 3-228）。

适用范围：应急医疗队。

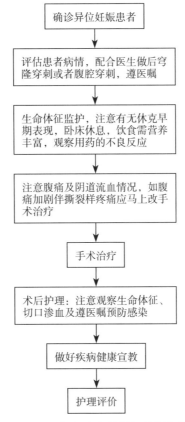

图 3-228 异位妊娠应急救护标准操作流程图

（一）护理评估

1. 评估健康史、月经史，是否存在相关高危因素；测量生命体征。

2. 有无休克症状及异常体征。

3. 是否有阳性辅助检查结果。

（二）应急救护

1. 介绍治疗计划，使患者消除恐惧心理，顺利完成治疗。

2. 定时测量生命体征，注意观察面色、腹痛及阴道流血情况，做好术前准备；阴道若有组织物排出应保留标本，及时通知医生。

3. 做好用药护理及饮食指导，正确留取血液标本，必要时交叉配血，做好术前准备。

（三）手术护理

1. 完善术前准备，及时输血、补液。

2. 根据麻醉方式给予合适体位。

3. 监测生命体征，观察胃肠道反应、手术切口及腹痛等情况，如有异常及时报告医生。

4. 做好会阴清洁和管道护理，防止逆行感染。讲解相关知识，协助患者正确面对妊娠失败的现实，增加自我保健意识。

5. 术后并发症处理

（1）出血：更换敷料、加压包扎、使用止血剂；加快输液，输血，做好再次手术的准备。

（2）腹胀：指导患者早期下床活动，环形按摩腹部，遵医嘱使用促进肠蠕动的药物。

（3）尿潴留：听流水声、下腹部热敷、轻柔按摩等诱导排尿；诱导排尿无效者导尿。

（4）切口血肿、感染、裂开：及时报告医生；内脏脱出者切勿盲目回纳，用无菌巾覆盖包扎，并送手术室协助处理。

（5）皮下气肿：可给予被动运动，协助患者床上翻身、活动，无须特殊处理。

（四）应急救护评价

患者的休克症状得以及时发现并纠正。患者消除了恐惧心理，愿意接受手术治疗。未发生并发症，或并发症得到及时发现和处理。

三十八、小儿低蛋白血症应急救护标准操作流程

目的：当应急救护时，患儿低蛋白血症，启动本标准以确保患者的成功转运或现场救治（图3-229）。

适用范围：应急医疗队。

（一）护理评估

1. 健康史　既往史，家族史，用药过敏史。

2. 局部　身体低垂部位有无水肿，有无腹水的症状与体征。

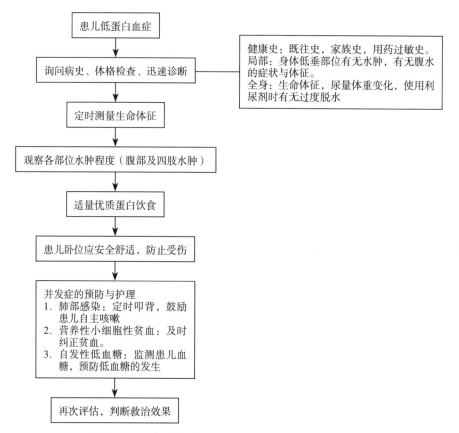

图3-229　小儿低蛋白血症应急救护标准操作流程图

3．全身　生命体征，尿量体重变化，使用利尿剂时有无过度脱水或酸碱失衡。

（二）应急救护

1．定时测量生命体征。

2．观察各部位水肿程度，以便采取相应的护理措施；有腹水者需每日测腹围一次以观察腹水的消长情况。

3．维持液体出入量平衡，每日记录 24 小时液体的出入量并测量体重一次。

4．推荐饮食　适量优质蛋白饮食，如鱼、肉、牛奶；宜吃新鲜的蔬菜水果；宜吃高营养素食物。忌吃辣椒等刺激性的食物；忌吃豆类及其制品；忌吃坚果及腌制食品。

5．患儿卧位应安全舒适，符合病情需要。保持床单平坦、整洁、干燥、柔软，以免损伤皮肤。及时更换湿、污的衣服、被褥。

6．并发症的预防与护理

（1）肺部感染：定时叩背，鼓励患儿自主咳嗽，及时排痰，避免肺部感染并发症的出现。

（2）营养性小细胞性贫血：观察患儿有无贫血的症状，及时纠正贫血。

（3）自发性低血糖：监测患儿血糖，预防低血糖的发生。

7．运动及休息指导　根据患儿的病情情况，合理安排休息及活动时间，不到人多的公共场合去。

（三）护理评价

患儿水肿消退。进食量是否达到适合其年龄的需要量。未发生感染等并发症或有发生时被及时发现和处理。

三十九、患儿创伤应急救护标准操作流程

目的：当应急救护时，患儿出现创伤，启动本标准以确保患者的成功转运或现场救治（图 3-230）。

适用范围：应急医疗队。

（一）护理评估

1．儿童年龄小，哭闹烦躁，语言表述不清，病情复杂、严重，应急护理难度大，因此应多次评估病情。先按 ABCs 法对患儿进行检查：气道有无堵塞、是否开放、呼吸活动度以及频率。

2．了解受伤部位，检查体表及体腔出血部位、出血量、出血情况；脉搏；血压以及末梢循环；有无合并伤及其他脏器损伤等。

3．观察患儿意识、生命体征、尿量等变化，有无休克及其他并发症发生。了解各项辅助检查有无异常。

（二）应急救护

1．急救处理、紧急复苏。迅速建立 2 条有效静脉通道，及时补充血容量。

2．保持呼吸道通畅及合理给氧　创伤患儿常因昏迷，舌根后坠，分泌物流入气道及呕吐物的吸入，使二氧化碳分压升高，致脑血管扩张，增高颅内压和加重颅内压出血。因此及时清理呼吸道，防止窒息尤为重要。

3．紧急对症治疗　对于大量出血的患儿应首先止血，止血后用清洁的布覆盖后立即送医院处理。严重创伤尽快恢复充足的组织氧合作用，控制外出血和尽快输液复苏。

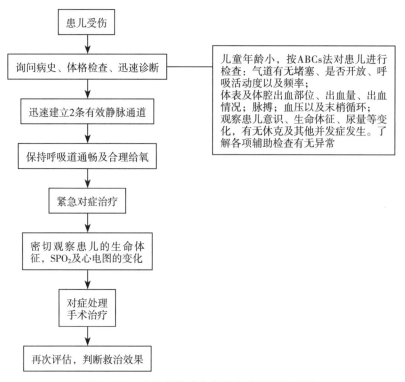

图 3-230 患儿创伤应急救护标准操作流程图

4.受伤及出现以下征象的儿童的情况是不稳定的,应及时救治:

(1)呼吸困难。

(2)出现休克或循环不稳定的征象。

(3)伤后任何时段失去知觉。

(4)胸部或腹部有严重的钝性创伤。

(5)肋骨骨折。

(6)骨盆骨折。

5.密切观察患儿的生命体征,SPO_2 及心电图的变化,详细记录病程。观察尿液颜色、性质和量,了解有效循环血量情况及泌尿系统损伤程度;胃肠减压者观察其胃液颜色、性质和量;胸腔闭式引流者严密观察其引流液颜色及量,确保引流管通畅。

6.入院后护理 未手术的骨折肢体固定于功能位,防止并发症发生;术后保持伤口敷料清洁,干燥。观察伤口渗血、渗液和末梢血运以及皮肤感觉情况,减少患侧肢体搬动。加强重症多发伤患儿基础护理,注意保暖,给予适当心理护理。如有手术指征按具体受伤部分及手术方式给予护理。

7.伤后恢复期加强功能锻炼,促进机体功能恢复,防止肌肉萎缩和关节僵硬等并发症的发生。

(三)护理评价

患儿生命体征平稳。疼痛得到有效控制。伤口愈合。并发症得以预防,或被及时发现和处理。

四十、轴线翻身标准操作流程

目的：为协助颈、胸、腰、髋部疾病的患者更换卧位时，预防再损伤及关节脱位，保证治疗护理操作安全，增加患者舒适感（图3-231）。

适用范围：应急医疗队。

（一）轴线翻身前准备工作

1. 评估

（1）患者病情、意识状态、心理状态及配合能力。

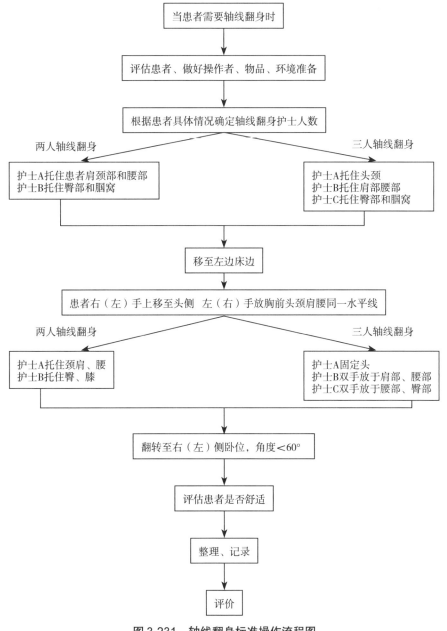

图 3-231　轴线翻身标准操作流程图

（2）患者损伤部位、伤口情况和管道情况（伤口敷料有渗液先更换敷料，颈椎损伤者需三人操作）、床单位情况。

（3）当患者因治疗或皮肤护理需要更换体位采用轴线翻身时，即组织 2～3 名护士进行分工。按照轴线翻身操作规范执行，保证翻身有效、安全。

2. 准备

（1）个人准备：着装整齐，洗手，戴口罩。

（2）用物准备：软枕、棉垫、手消液（必要时备大单、被褥、枕套等）。

（3）环境准备：安全、舒适、温度适宜。

（二）轴线翻身实施

1. 携用物至床旁，向患者解释操作目的。

2. 固定床脚刹车。

3. 妥善处置各种管路，将袖带、血氧饱和度探头放于床头。将床摇平。

4. 协助平卧患者取右（左）侧卧位，护士应先将患者水平移至左（右）边的床边，翻身护士站在床的同一侧。

（1）两人法：一人托住患者颈肩部和腰部，另一人托住患者臀部和腘窝，同时将患者抬起移向左（右）侧床边。

（2）三人法：一人扶起患者的头颈部，一人扶托患者肩部和腰部，一人扶托患者臀部和腘窝，三人同时用力将患者移至左（右）侧床旁。

5. 把患者右（左）手上移至头侧，左（右）手放胸前，左（右）腿屈曲，保持患者头、颈、肩、腰、髋在同一水平线上，颈椎患者需专人固定头部。

（1）两人法：两人分别扶托患者的颈肩、腰、臀、膝部，同时用力轻推将患者翻向右侧卧位。

（2）三人法：一人固定患者头部，沿纵轴向上略加牵引，使头、颈随躯干一起缓慢移动，一人将双手分别置于腰、臀部，使头、颈、肩、腰、髋保持在同一水平线上，翻转至右侧卧位（角度小于 60°）。

6. 翻身后患者背部予以枕头支托，两腿之间放置一枕头，上侧的腿微曲放在枕头上。

7. 了解患者感觉是否舒适。

8. 整理床单位。病床周围物品有序摆放。

9. 处理用物。洗手，记录。

（三）轴线翻身效果评价

1. 能正确实施轴线翻身。

2. 有效预防脊椎损伤及关节脱位。

3. 有效预防压疮，患者舒适。

四十一、口腔护理标准操作流程

目的：去除口腔异味和残渣物质，保持患者舒适；预防和治疗口腔感染（图 3-232）。

适适用范围：应急医疗队。

（一）口腔护理评估

1. 评估患者口腔情况　包括有无手术、插管、溃疡、感染、出血等及生活自理能力。危重患者大手术后、留置胃管、气管插管或气管套管、昏迷等患者实施口腔护理，至少 2 次 /d。特殊治疗、禁食、生活不能自理者，需护士协助。

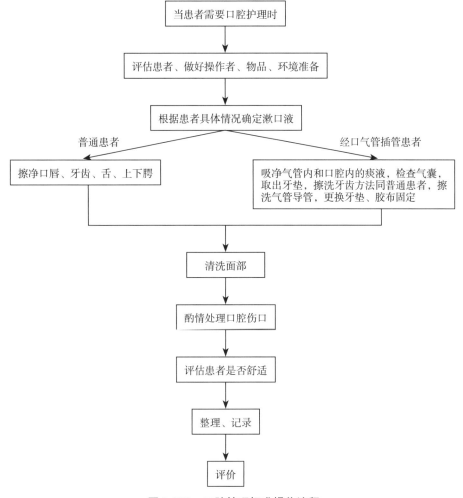

图 3-232　口腔护理标准操作流程

2.用物准备　手电筒治疗巾、治疗碗、弯盘、镊子、压舌板、手电筒、棉签、液状石蜡。一般患者可选用牙刷、长棉签或棉球擦洗口腔。对不合作或昏迷患者,使用止血钳夹紧棉球进行操作。

(二)操作重点步骤

1.将用物携至患者床旁,解释取得合作。协助患者侧卧或头偏向一侧(面向操作者)。取毛巾颔下及枕上,置弯盘于口角旁。

2.观察口腔有无出血、溃疡等现象,口唇有干裂时先予以湿润。

3.如有活动性义齿帮助患者取下,用冷水冲刷干净,暂时不用的可浸于清水中保存。

4.普通患者　擦净口唇,嘱患者咬合上、下齿,用压舌板轻轻撑开左侧颊部,以弯血管钳夹漱口液棉球擦洗牙齿左外侧面,沿牙齿纵向擦洗(上牙向下擦,下牙向上擦)。按顺序由内洗向门齿。同法洗外侧面。嘱患者张开上下齿,擦洗牙齿左上内侧、左上咬合面、左下内侧、左下咬合面,以弧形擦洗左侧颊部。以同法擦洗右侧。擦洗硬腭部(横向擦,勿触咽部,以免引起恶心)。擦洗完毕,擦洗舌面(纵向擦)、舌下等口腔黏膜。昏迷、不合作、牙关紧闭患者可放置开口器。

5.经口气管插管患者　吸净气管内和口腔内的痰液,检查气囊有无漏气,取出牙垫,检查口腔。湿润唇,擦洗牙齿方法同普通患者,擦洗气管导管,液状石蜡或润唇膏润唇,清洗面部,更换牙垫、胶布固定。

6. 口腔黏膜有溃疡者 可涂 1% 甲紫或散布冰硼散,取下毛巾,擦干面部,口唇干燥者可涂液状石蜡。

7. 擦洗完毕,帮助患者用吸水管吸漱口水漱口。整理用物,清洁后消毒。

四十二、吸痰(含人工气道患者)标准操作流程

目的:清除呼吸道分泌物,保持呼吸道通畅(图3-233)。
适用范围:应急医疗队。

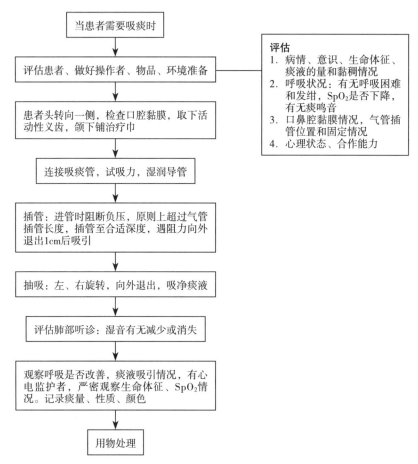

图 3-233 吸痰标准操作流程图

(一)吸痰护理评估

1. 评估 患者病情、意识状态、生命体征、氧饱和度、痰液的量和黏稠情况,听诊湿啰音的部位和程度。根据患者咳嗽有痰、听诊有湿啰音、血氧饱和度下降等指征,按需吸痰。

2. 用物准备 压吸引装置、吸痰管、听诊器、无菌手套等。选择粗细合适(小于气管套管内径的 1/2)、长短合适(经口鼻吸痰、气管切开的吸痰管长约 30cm;经气管插管吸痰管长约 55cm)、质地适宜的吸痰管。吸痰管一用一换。

3. 患者准备 吸痰前后给予足够的氧气。吸氧患者增加氧流量至 6～10L/min,机械

通气患者给予 100% 纯氧 2～3 分钟,以增加患者氧储备。吸痰前告知患者或家属吸痰的目的,配合的方法,如插入气管插管时患者做深呼吸。

(二)操作重点步骤

1. 携物品至患者旁,核对患者,帮助患者取合适体位。

2. 连接导管,接通电源,打开开关,检查吸引器性能,调节合适的负压。

3. 检查患者口腔,取下活动义齿。

4. 连接吸痰管,滑润冲洗吸痰管。

5. 插管深度适宜,吸痰时轻轻左右旋转吸痰管上提吸痰。如果经口腔吸痰,告诉患者张口。对昏迷患者可以使用压舌板或者口咽气道帮助其张口,吸痰方法同清醒患者,吸痰毕,取出压舌板或者口咽气道。每次吸痰时间≤15 秒,间歇 3～5 分钟。控制好压力成人 -400～-300mmHg,小儿:250～300mmHg(33～40kPa)。掌握正确的吸痰方法,安全有效的吸出痰液。吸痰管插入合适深度,调节合适的吸痰压力。左右旋转,自深部向上提拉吸净痰液。先吸气管内,后吸口鼻。

6. 清洁患者的口鼻,帮助患者恢复舒适体位。

7. 吸痰时应注意监测心律、血压和血氧饱和度,如患者出现心动过缓、期前收缩、血压下降等应停止操作,给予吸氧或连接呼吸机辅助呼吸。

8. 做好个人防护。对灾区呼吸道传染病患者,必要时密闭式吸痰,操作者佩戴 N95 口罩,护目镜,面罩等相应防护措施。

9. 擦洗完毕,帮助患者用吸水管吸漱口水漱口。

10. 整理用物,清洁后消毒。

四十三、有创监测监护标准操作流程

目的:重症患者进行连续性直接动脉血压监测,及时准确反映患者的血压动态变化。通过动脉置管处采取血标本,避免频繁动脉穿刺给患者带来的疼痛或血管壁的损伤(图 3-234)。

适用范围:应急医疗队。

(一)有创监测前准备工作

1. 护理评估　患者的意识、无创血压、合作程度、体温、出凝血功能、术肢远端肢体皮温、颜色;动脉套管针位置、穿刺口情况;仪器性能。

2. 用物准备　合适的动脉导管;充满液体且带有开关的压力连接管、传感器、连续冲洗系统;电子监护仪。

(二)有创监测实施

1. 建立压力装置。

2. 测压装置的调零校正

(1)传感器应放置在第 4 肋腋中线,与心脏同一水平线。

(2)调零开关与患者方向关闭(转动传感器活塞开关)。

(3)打开调零开关,开放系统与空气相通,小心保持接口和肝素帽的无菌。

(三)监测和护理

1. 设置适当的报警范围。

2. 血液标本采集。

3. 停止监测,定时观察有无出血的迹象。

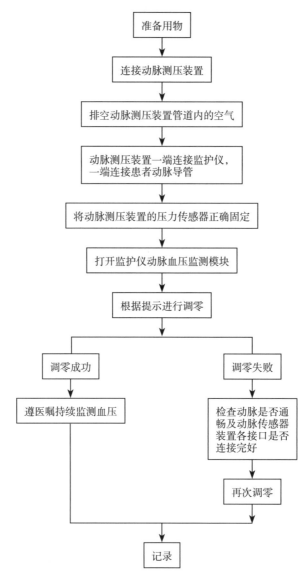

图 3-234　有创监测监护标准操作流程图

四十四、呼吸机标准操作流程

目的：应急救护时，对患者进行辅助呼吸或强制呼吸，改善呼吸道通气功能和氧合状况（图 3-235）。

适用范围：应急医疗队。

（一）呼吸机使用评估

1. 评估患者病情、神志、有无自主呼吸、血压、末梢循环情况、口鼻及气道情况、心理、合作程度，必要时解释。

2. 用物准备。安装好管道的呼吸机、湿化器、吸痰装置、急救车、灭菌注射用水、气管插管用物、必要时备纤支镜。

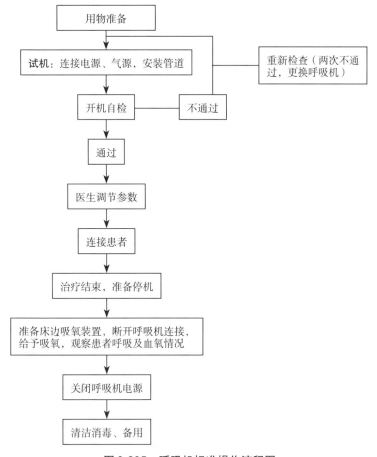

图 3-235　呼吸机标准操作流程图

3．试机　接通呼吸机主机及湿化瓶电源。插好氧气，压缩空气接头。呼吸机湿化瓶内加灭菌注射用水，连接模拟肺。开呼吸机，开湿化器，试机检测。

（二）操作重点步骤

1．操作者准备　着装规范，洗手。

2．协助建立人工气道　患者取去枕仰卧位，固定其头部。气管插管，听诊双肺呼吸音，固定气管插管。连接呼吸机及人工气道，协助医生调整呼吸机参数。

3．上机护理　保持气道通畅，及时添加湿化瓶水，倾倒呼吸机管道及贮水瓶内水。监测 SpO_2、HR、BP、血气分析，及时记录参数变化。每班测量、记录气管插管外露长度。根据病情调整体位，做好各项护理。按要求记录通气期间的模式、参数及生命体征变化等。

4．停机护理　停机前准备：解释，导管内吸氧、湿化。试停机：间断停机向患者解释，调整呼吸机模式及参数，气管插管内吸氧，拔管。关机顺序：关呼吸机、关湿化器，氧气、压缩空气接头拔出至备用状态。导管内吸氧，观察患者呼吸情况、血氧饱和度及血气分析结果。

5．整理用物　一次性管道用完后即弃，多次性管道送供应室高水平消毒，每周更换。呼吸机外壳与主机按消毒隔离制度执行。细菌过滤器即发热导丝送气体消毒，流量传感器、呼出阀清洁后用 75% 乙醇浸泡消毒。

6. 评价患者通气、氧合功能改善 呼吸机运行正常，管道通畅，参数调节符合病情需要。

7. 注意事项 做好患者气道护理、口腔护理、生活护理、心理护理等。牙垫、吸痰用物每天更换。

四十五、患者压疮预防标准操作流程

目的：当应急救护时，患者出现压疮，启动本预案以确保患者的成功转运或现场救治（图 3-236）。

适用范围：应急医疗队。

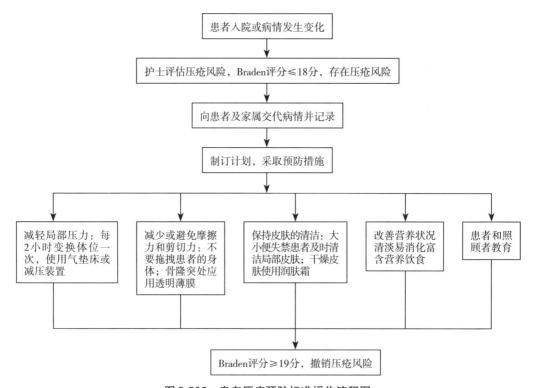

图 3-236 患者压疮预防标准操作流程图

（一）护理评估

根据 Braden 压疮风险评估量表进行评估（包括感知、潮湿、活动能力、移动能力、营养摄入能力、摩擦力和剪切力）。

（二）应急救护

1. 减轻患者局部压力

（1）更换体位：原则上，每 2 小时体位变换一次，使用有效的减压床垫后可延长至 4 小时一次。急性脊髓损伤患者由于微血管功能障碍需要缩短翻身时间（<2h/ 次）。坐轮椅者宜 15～30 分钟执行抬臀一次。

（2）宜采取 30°的侧卧位，可以使用坐垫或者体位变化枕等保持姿势。

（3）采取坐姿时，要保持髋关节、膝关节和足关节都处于 90°的坐位。

（4）使用可以分散身体压力的工具。

2．减少或避免摩擦力和剪切力

（1）变换体位时不要拖拽患者的身体。

（2）因浴巾的皱褶会造成皮肤受压，不要在患者背部放置浴巾。

（3）骨隆突处应用透明薄膜，泡沫敷料应用于呼吸机辅助呼吸的患者面部。

（4）无特殊体位要求者，床头抬起高度应该在30°以下。

（5）按摩不能作为压疮预防的策略。

3．预防性皮肤护理

（1）严密观察皮肤状况并做好交接班，不要剧烈摩擦皮肤。

（2）保持患者皮肤清洁无汗液，衣服和床单位清洁干燥、无皱褶。

（3）防止皮肤暴露在过度潮湿的环境中，使用有隔离功能的产品来保护皮肤。

（4）使用皮肤柔软剂（润肤霜）让干燥的皮肤保湿。

4．改善患者的营养状况。

5．正确实施管道护理，预防管道压迫。

6．预防手术患者发生压疮。

（三）应急救护评价

患者未发生新压疮，原有压疮无扩展，家属或患者了解相关预防措施的必要性。

四十六、禽流感应急救护标准操作流程

目的：当应急救护时，患者出现禽流感，启动本标准以确保患者的成功转运或现场救治（图3-237）。

适用范围：应急医疗队。

（一）护理评估

1．评估患者的一般情况，了解患者的生活习惯，询问患者近期是否到过疫区，或与家禽及禽流感患者有过密切接触史，了解患者既往感染病史及预防接种史。

2．询问患者起病情况、热程、热型，病后神志情况，有无鼻塞、流涕、咽痛、头痛、全身不适等症状，有无咳嗽、咳痰，评估痰液的量及性状，经过何种处理及其效果。

3．询问患者是否有恶心、腹痛、腹泻等消化道症状。评估患者的呼吸情况，有无呼吸频率、节律的改变。

（二）应急救护

1．执行严密隔离。

2．患者以卧床休息为主，适当在房间内活动，避免劳累及受凉。

3．给予高热量、高蛋白、高维生素、易消化饮食。不能进食者或高热者应静脉补充营养，注意水、电解质平衡。

4．密切监测生命体征，尤其应注意呼吸频率、深浅、呼吸形态的变化。病情较重者应持续心电监护，特别应观察血氧饱和度。对病情较重者应注意氧分压、二氧化碳分压的变化。

5．观察患者呼吸道有无阻塞；缺氧患者给予鼻导管或面罩吸氧，随时观察患者的缺氧状态有无改善、血氧饱和度、发绀情况等。备好抢救用品，必要时予以呼吸机辅助通气。随时询问患者有无胸闷、气短。咳嗽、咳痰。指导患者有效咳嗽，无力咳痰者，定时翻身拍背、雾化吸入，及时吸痰。

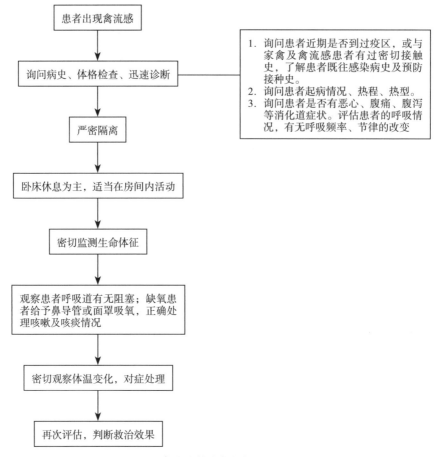

图 3-237　禽流感的应急救护标准操作流程图

6. 密切观察体温变化，对症处理　物理降温，如冰敷、温水擦浴、75%乙醇浴液擦浴等；药物降温。观察用药后的效果，预防并发症，并做好记录。保持床单位整洁干燥，寒战时给予保暖，做好皮肤护理。

7. 心理护理　由于患者被严密隔离，往往有孤独无助感，对病情的恐惧可出现焦虑、抑郁、烦躁不安的心理。对此，医护人员应及时与患者沟通，关心安慰患者，了解其真实的思想动态，并鼓励其面对现实，树立战胜疾病的信心和勇气。

（三）护理评价

患者体温逐渐恢复正常，呼吸道症状减轻或消失。

四十七、心理急救标准操作流程

目的：应急救护中以一种非打扰、同感的方式与患者建立联系，提供身体和情感上的支持，减轻创伤事件引发的初期不适感（图 3-238）。

适用范围：应急医疗队。

（一）护理评估

1. 评估患者心理创伤的程度。

2. 评估周围环境的安全性。发现和创造可利用心理干预的场所。

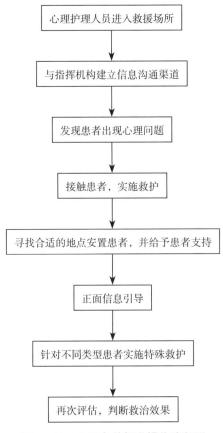

图 3-238　心理急救标准操作流程图

（二）应急救护

1. 心理护理强调针对不同年龄与背景的灾难患者，提供合乎情理与文化背景的处理策略。

2. 心理护理团队平静、谦和、服从组织领导、团结互助。适当地维持保密性。必须适当了解当地的文化风俗包括宗教信仰等敏感性议题。

3. 心理急救人员计划与准备。在事发现场，救助人员应快速反应，对轻重缓急做出即时判断，为紧接着的心理护理做准备。要专业、有序、忙而不乱。

4. 进入应急救援的场所，便已开始心理急救。立即与负责现场的指挥人员或组织建立沟通通道。辨认可能需要协助的人。可能需要协助的对象是表现出急性不适征兆的人，包括：定向力丧失、混乱、狂乱或激动、惊慌失措、极度退缩、冷漠、烦躁不安或易怒、过度担忧。

5. 救护时已经观察过情境、个体或家庭，判定接触可能不致唐突或干扰时，才开始首次接触。最佳的接触方式是提供实际援助（食物、水、毯子）。平静地说话，保持耐心、及时答话，不用专业术语。若救援对象想说话，做好倾听的准备，重点放在他们想告知什么、以及你能如何协助等。

6. 告诉患者为了目前安全情况所作的正面行为。提供正确且合乎对方年龄的资讯。不要臆测或提供可能错误的信息。如果你无法回答患者的问题，尽量了解事实后再做回答。

7. 心理急救的目标是减轻不适感、协助处理目前需求及促进适应性功能的运作，而非导出创伤与失落的情节和细节，以免加重患者的心理问题。

（三）特殊人群

1. 孩童与青年 面对幼童时，采取与孩童视线齐高的坐或蹲姿。协助学龄儿童说出感受、担心与问题在于提供常见情绪反应的简单标记（例如发狂、难过、害怕、担忧）。不要用激烈的字词，例如恐怖或可怕，这会增加不适感。仔细聆听，尽力让孩童确认你了解他 / 她。务必留意，孩童可能显露出行为与说话上的胆怯及退化。以对待成人（adult to adult）的方式与青少年谈话，以传递你尊重他们的感受、关注与问题。

2. 中老年人 中老年人具有优势与脆弱性。许多中老年人已从一辈子处理逆境的过程中，获得有效的因应技巧。对于可能有听力困难者，以低音清楚地说话。不要只根据身体外观或年龄做假定，疑似混乱的老人具有无法恢复的记忆、推理或判断困难。外观混乱的原因可能包括：周边环境变动造成的定向感能力丧失；视力或听力不佳；营养匮乏或脱水；睡眠障碍；医学疾病或药物相关问题；社交孤独；以及感觉无助或脆弱。有心理健康问题的中老年人在陌生环境中会更苦恼与混乱。如果发现有此情况者，及时给予心理卫生的护理。

（四）护理评价

取得患者的依赖，建立人文关怀的关系及联系。提高即时且持续的安全感，并使受灾者有生理及情感上舒适。减轻恐惧与焦虑程度，情绪稳定。

（冷梅芳　俞玲娜　汤　莉）

第四章

药 品 耗 材

药品与耗材管理是开展紧急医学救援行动的重要物资基础和不可或缺的条件，紧急医学救援药品耗材保障是国家紧急医学救援队组织实施技术服务的重要任务，直接影响到救治的效果。加强药品耗材保障是紧急医学救援队提高救援效果的重要手段，更是满足各类突发事件应急保障的需要，保证在执行救援任务中，保障药品以及耗材的科学筹备。

第一节 药 品

一、制定药品目录标准操作流程

目的：建立《国家紧急医学救援队药品目录》（简称《医学救援队药品目录》），规范品种遴选、变更等管理，保证应急医疗救助使用药品符合世界卫生组织相关要求。

适用范围：《医学救援队药品目录》建立、品种遴选与淘汰、使用等过程（图 4-1）。

《医学救援队药品目录》是指我国国家紧急医学救援队（以下简称医学救援队）需使用的药品信息数据库列表清单，是国家紧急医学救援队药学工作的基础文件。

（一）《医学救援队药品目录》品种遴选与变更原则

《医学救援队药品目录》的品种、规格遴选，控制在《世界卫生组织基本药物清单》《世界卫生组织儿童基本药物清单》范围内，与我院国家紧急医学救援队救援范围相匹配，以"使用安全、治疗有效、质量可控、合法生产"及符合《世界卫生组织药物捐赠指南》要求为原则，结合药品市场实际情况，确定每个药品品种的具体规格、剂型。《医学救援队药品目录》随《世界卫生组织基本药物清单》《世界卫生组织儿童基本药物清单》版本更新情况进行变更。《医学救援队药品目录》根据国家食品药品监督管理部门公布淘汰或停止使用的文件，进行品种淘汰或替换。

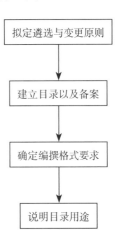

图 4-1 制定药品目录的标准操作流程图

（二）《医学救援队药品目录》建立及备案

由承担国际救援任务的医院药学部门负责，根据医学救援队各专业学科提出的诊疗用药清单综合建立，报医院药事管理与治疗学委员会审批，医院应急办备案。《医学救援队药品目录》版本更新后，需要重报医院药事管理与治疗学委员会审批，院应急办备案。

（三）《医学救援队药品目录》编制格式要求

《医学救援队药品目录》含"序号、药品通用名称、规格、剂型、最低储备数量、特别标记"

等药品信息。清单列表顺序按药理学分类,各类药品以药品名第一个汉字首拼字母 A-Z 排序;同品种中剂型按注射剂、口服、外用,规格按由小到大排序。最低储备数量按国家紧急医学救援队药品最低标准要求,用每种药品的最小制剂单位(瓶、支、片、粒等)为计数单位。转运箱编码是医学救援队外出随行药品装箱编码,遵循《随队携带外出药品装箱规则》。

(四)《医学救援队药品目录》的用途

医学救援队境内、外开展诊疗过程中,开具处方的药品目录。医学救援队建立移动、便携 HIS 系统的药品数据库文件基础。医学救援队随队药品的贮存管理参考文件。制定《国家紧急医学救援队药品处方集》的基础文件。医学救援队向有关国际组织申请注册提交的药品资料。医学救援队参与涉外应急救助时,向受援国提交随队携带捐赠药品报登记备案(需同时提供药品批准文号、有效期及实际装箱数量信息)。随队出、入境通关物品清单(实际装箱数量可能因药品包装规格限制与最低储备量有少许差别)。医学救援队撤离受援国时剩余药品捐赠报备(药品需与当地医疗服务范围及惯例相符,药品有效期需一年以上、数量需与实际剩余量相符)。医学救援队申请或接受其他国(组织)人道主义援助药品时的药品目录。在非英语国家,请求受援国协助,运用当地语言进行药品发药标签翻译的指引性文件之一。

二、药品常规储备标准化操作流程

目的:规范国家紧急医学救援队应急医疗救助药品的储备(图4-2)。

适用范围:《国家紧急医学救援队药品目录》中药品的采购、储备。

(一)模式

国家紧急医学救援队药品实施预先采购、大于最低标准数量储备的管理方式。保证在接到紧急调用命令60分钟内完成储备药品的出库。

(二)范围

国家紧急医学救援队药品的采购储备品种范围为《国家紧急医学救援队药品储备目录》。该目录的品种、规格遴选,控制在《世界卫生组织基本药物清单》《世界卫生组织儿童基本药物清单》范围内,与国家紧急医学救援队救援范围相匹配,以"使用安全、治疗有效、质量可控、合法生产"及符合《世界卫生组织药物捐赠指南》要求为原则,结合药品市场实际情况,确定每个药品品种的具体规格、剂型。

(三)制度

国家紧急医学救援队药品的采购、入库,遵循医疗机构现行的药品采购、入库验收等相关管理制度。已采购入库的、储备用国家紧急医学救援队药品,每一品种要登记药品批号信息。每一批号的药品要保

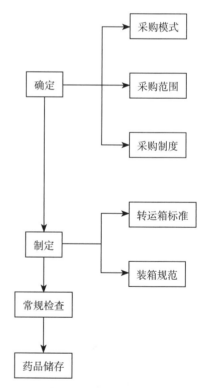

图4-2 药品常规储备标准化操作流程图

留药品检验报告书复印件(加盖生产厂家或配送企业红章),并在调用储备药品时作为随行文件发出。在库储备的国家紧急医学救援队药品,按各品种对应的药品贮存条件和相关的

法律法规的要求存放，遵循《药品贮存管理规范》。

（四）药品转运箱标准

一般转运箱：医疗队普通药品转运箱为专用药品转运箱，具有良好的密闭性及安全锁，承重性能良好，便于人工携带。药品转运箱符合国际航空包装箱要求。装入药品后每箱重量不超过 30kg。采用 AAA 材质，体积大小为：500cm×500cm×800cm。冷链转运箱：蓄冷剂式，外层硬料 HDPE，保温层 EPS，内层食品级 PP；保温时间 24 小时；体积 52L。

（五）装箱规范

确定装箱责任人，严把装箱药品质量关，包装不牢或者药品包装内有异常不可装箱。装箱时将同一品种的不同批号或规格的药品拼装于同一箱内；若为多个品种，分剂型进行拼箱，液体制剂不得与固体制剂拼装在同一箱内。包装质量好、能承重、自身较重的商品放在底层，轻质商品放在上面。包装盒不能承重的药品，应放置在包装盒承重较好的商品之间以形成空间保护。包装承重较差又贵重的药品使用专箱处理。内服药外用药分开，易破损药品分开，贵重药品分开，特殊管制药品应单独装箱。

对于有储存温度要求的药品，使用专门的保温箱及冷藏设备，确保运输途中药品的质量不受外界条件变化的影响。《应急储备药品装箱单》和箱编号，其中文字表述为中英文双语式。《应急储备药品装箱单》一式三份由装箱药师负责填写，一份与药品标签、检验报告书复印件等文件一并装入自封口式塑料袋中，固定在每箱箱盖内侧；第二份固定在每箱箱体外侧；第三份留档备查。

（六）常规检查

储备药品的数量能够满足国家紧急医学救援队两周的常规使用量，每日最低标准按照接受 100 名门诊患者，20 名住院患者以及进行 15 台小手术，7 台大手术的常规用药量进行准备。储备药品在非应急状态由专人负责日常管理工作，每月定期对药品的数量，质量进行检查，并且核对有效期，保证储备药品的有效期都保持在 1 年以上，填写《药品质量检查记录表》。

（七）存储

应急储备药品存放在药库的专属区域。药库温度全年维持在 2～20℃，湿度维持在 45%～70%，温湿度由电脑系统控制，具备 24 小时自动报警功能，全天候监视着药库的环境，保证储备药品的安全。

由于麻醉精神药品和冷藏药品的特殊性，在非应急状态下，麻醉精神药品和冷藏药品分别存放在药库的麻精药品专库和冷藏库中。药品的储备量大于 WHO 要求的最低储备药品数量。麻精药品专库由双人双锁管理，冷库具有自动调控温度的功能，有双回路供电系统，充分保障麻精药品的使用安全和冷藏药品的质量安全。

三、药品调用标准化操作流程

目的：规范国家紧急医学救援队应急医疗救助用药品的调用（图 4-3）。

适用范围：《国家紧急医学救援队药品目录》中药品的调用。

调用国家紧急医学救援队的在库储备药品，由院长或分管应急医疗副院长签发《应急储备药品调用令》。《应急储备药品调用令》的附属文件《调用应急储备药品清单》，由国家紧急医学救援队的药师队员根据指令制表拟定，队长审核签名。

药学部接到应急命令后立即启动应急程序，药师队员负责检查已经装箱的常规储备药品的质量,清点药品的数量,一切保证没有错误的情况下可以将已经装箱的常规储备药品直接转运到运载车上。

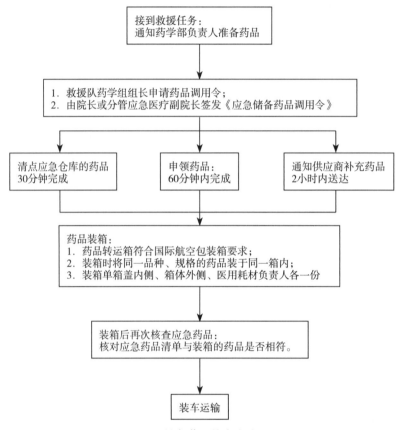

图4-3　储备药品的出库流程图

冷藏药品(破伤风抗毒素、破伤风免疫球蛋白和丙泊酚),尼古丁类药品(吗啡注射液和吗啡缓释片)和催眠镇静类药品(咪达唑仑注射液,地西泮注射液,苯巴比妥注射液和地西泮片)需要临时装箱,药库做好调用储备药品的准备。装箱时按照标准操作规程中装箱步骤进行。冷藏药品的运输按照《国家紧急医学救援队药品冷链维持标准操作规程》进行操作。最后将药物转运到运载车上。

药库保管员凭签发的《应急储备药品调用令》和《调用应急储备药品清单》发出药品。正常工作时间1小时内、其他时间2小时内完成储备药品的出库(表4-1)。

应急储备药品调用令

药学部:

　　现调用我院储备药品(具体品种见药品清单),随行我院国际应急医疗队参加下述应急医疗救援任务。

任务名称:

　　　　　　　　　此令。

　　　　　　　　　院长:

　　　　　　　　　日期:　　　年　　月　　日

表 4-1　调用应急储备药品清单

序列号	药名	规格	数量	单位	有效期	生产厂家

队长：　　　　　　药师：　　　　　　日期：

四、药品冷链维持标准操作流程

目的：保持需冷藏药品在转运及野外应急医疗过程中符合贮存要求（图 4-4）。

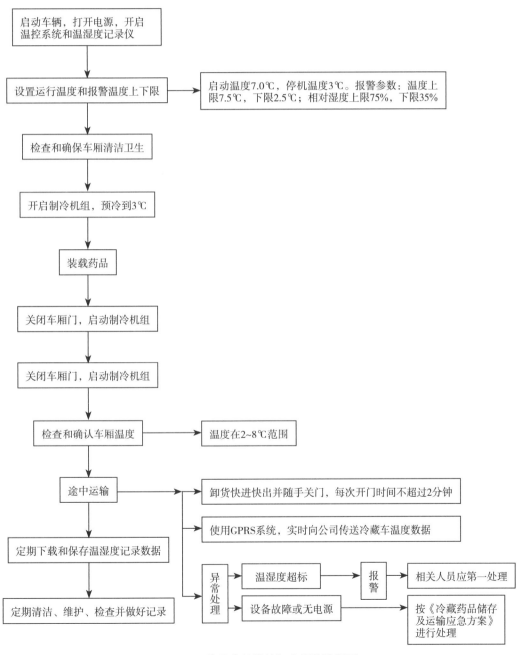

图 4-4　药品冷链维持标准操作流程图

适用范围：应急医疗队参加紧急医学救援任务时冷藏药品在转运和贮存过程中的温度控制。

（一）准备

冷藏药品的运输采用医用保温箱。医用保温箱可作为移动冰箱，是一种具有高隔热、恒温效果的移动冰箱，箱体中间填充橡塑保温棉，保证了箱体内与外在较大温差下热交换很小，从而起到保温或保冷的作用。保温箱无需电源，采用蓄冷剂制冷，无需用电即可维持箱内温度，节能环保，可重复使用，通过与科技冰盒的匹配持续冷藏保温时间可达 48 小时。适用于在无电源情况下，药品、疫苗、生物试剂、血液等产品的长距离低温运输。冷藏箱配备温度记录仪，全程跟踪记录温湿度数据，确保药品、试剂等产品温度数据的可追溯性。

拆零拼箱应在冷藏药品规定的贮藏温度下进行。需冷链运输的药品，装入冷藏保温转运箱时要做好防水包装。专用蓄冷剂要用自封口式塑料袋单独包装。在专用转运箱内装入蓄冷剂和药品。将转运箱密封。装载冷藏药品时，冷藏车或保温箱应预冷至符合药品贮藏运输温度。冷藏药品的装载区应设置在阴凉处，不允许置于阳光直射、热源设备附近或其他可能会提升周围环境温度的位置。

（二）转运

应制定冷藏药品发运程序。发运程序内容包括出运前通知、出运方式、线路、联系人、异常处理方案等。采用保温箱运输冷藏药品时，保温箱上应注明贮藏条件、启运时间、保温时限、特殊注意事项或运输警告。运输人员出行前应对冷藏车及冷藏车的制冷设备、温度记录显示仪进行检查，要确保所有的设施设备正常并符合温度要求。在运输过程中，要及时查看温度记录显示仪，如出现温度异常情况，应及时报告并处置。冷藏药品应进行 24 小时连续、自动的温度记录和监控，温度记录间隔时间设置不得超过 30min/ 次。冷库内温度自动监测布点应经过验证，符合药品冷藏要求。自动温度记录设备的温度监测数据可读取存档，记录至少保存 3 年。温度报警装置应能在临界状态下报警，应有专人及时处置，并做好温度超标报警情况的记录。

（三）维持

立即将药品贮存用冰箱通电，制冷。当冰箱温度达到规定温度后，将药品转移至冰箱中保存。使用后的蓄冷剂及时放入冰箱冷冻备用。每天上午检查记录冰箱温度，同时检查药品性状等。

（四）记录（表4-2）

表4-2　冰箱温度记录表

日期	时间	温度 /℃	调整措施	调整后温度 /℃	记录人

注：1. 检查时间在 8∶00—9∶00，记录时按时间格式填写实际检查时间；

2. 调整格式包括：①降温；②升温，根据实际情况选填；

3. 调整后温度应在下午 14∶30—15∶30 检查调整效果时记录。保存效果：1 年

五、药品报关标准操作流程

目的：指导国际应急医疗队在接受任务后迅速完成携带应急药品的通关工作，以保证按时到达救援地。

适用范围：应急医疗队携带救援药品参与国际救援时通过中国海关的过程。

（一）准备工作

1. 安装互联网报关软件

（1）下载互联网报关软件，签订《用户服务协议》。

（2）互联网报关软件下载完成后，即可开始安装（如果第一次安装，注意阅读相应操作系统的《安装步骤》）。

（3）激活互联网报关软件和进行参数设置

安装完成，并联系应急医疗队驻地最近的中国电子口岸数据分中心免费授权获得激活码，以激活互联网报关软件。

2. 登录互联网报关软件　在登录中国电子口岸预录入系统时，如果连续三次密码输入错误，则操作员 IC 卡会被锁死，需联系中国电子口岸数据分中心进行解锁。所以，当连续两次密码输入错误后，最好先退出系统然后重新进入登录页面再输入密码，以防操作员 IC 卡被锁死。

（二）报关单预录入操作流程（图 4-5）

1. 数据录入一般操作

（1）在系统登录后的主选单界面，鼠标点击"报关申报"图标。

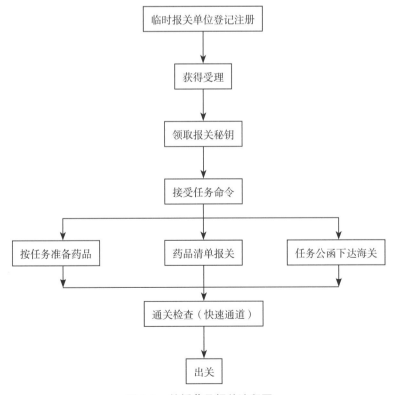

图 4-5　救援药品报关流程图

（2）按照企业提供的单证资料进行数据录入操作，在录入过程中如发现单证资料不齐全或存在其他问题，录入员应及时联系企业进行补充或修改。

（3）每个数据录入项之间可使用鼠标或↑、↓、Tab、Enter等按键互相进行切换。

（4）当光标停留在某录入框时，左下角会显示该字段的录入提示信息。

（5）代码类字段录入框可通过键入空格键、输入数字代码、文字等方式弹出下拉列表。

（6）数据录入、修改完毕后，录入员应点击暂存按钮，系统将弹出"暂存成功！"提示框，表示该电子数据已成功保存在中国电子口岸服务器中，可随时进行查询、修改、申报等操作。

（7）企业核对无误后，点击申报按钮，系统将弹出"申报成功！"提示框，表示电子数据已成功发送至海关电子审单中心。

2. 进出口货物报关单录入

（1）进入进出口货物报关单预录入操作界面，点击报关申报进入子系统。

（2）进口报关单

1）在报关单下拉菜单中点击进口报关单，进入"报关单录入/申报（进口）"界面。

2）企业根据自己进口报关单的资料完成数据录入操作。

3）填报完成，即可进行申报。

4）在互联网报关软件查询报关单审核状态。可以菜单"查询/打印"选择"单据查询/打印"。

（3）出口报关单

1）在报关单下拉菜单中点击出口报关单，进入"报关单录入/申报（出口）"界面。

2）企业根据自己出口报关单的资料完成数据录入操作。

3）参照进口报关单录入过程，完成出口报关单资料录入后申报。

3. 在微信对进出口货物报关单海关审核状态查询 报关员可以通过相关海关微信公众号，随时随地查询到进出口货物报关单的海关审核状态，以及时安排自己的工作。

（1）关注相关海关微信公众号，或者扫描微信公众号二维码。

（2）在"通关服务"下，选择"报关单状态"。

（3）在新的页面，输入报关单号，查看报关单状态。

六、药品使用管理标准操作流程

目的：为保证医疗队工作安全有序开展，保障药品质量和患者用药安全有效（图4-6）。

适用范围：应急医疗队救援期间药品的使用管理过程。

（一）药品存货统计

每发完一位患者的药物，应填写《药品发放登记表》（表4-3），每日对当天发放的药物进行一次汇总，将当日所有发放药物的品种、规格、数量进行统计，填写《药品存货清单》（表4-4），计算出目前剩余药品的品种、规格、数量。当发现某种储备量不足时，应向救援队长汇报，进行补给。当药品补给困难时，及时通知相关人员，合理控制药品使用量，或使用替代药品。

表4-3 药品发放登记表

序号	药名	规格	数量	备注

药师签名： 日期：

表 4-4　药品存货清单

序列号	药名	规格	单位	数量	有效期	备注

药师：　　　　　　　　　　　　　日期：

（二）临床药物退还

原则上病区不应留存药品，患者出院、死亡后的药品应在 2 天内退药给药房。

药房接收退药时，应严格检查和核对药品的名称、规格、生产厂家、批号、有效期、包装。

临床所退药品必须填写《临床药物退还登记表》（表 4-5）。有特殊保管条件的药品药房不予接收。

表 4-5　临床药物退还登记表

序号	药名	剂型	规格	单位	数量	退还原因

医师：　　　　　　　　　　　　　药师：

（三）特殊药品的管理

储存麻醉、第一类精神药品施行专人负责、专柜加锁。对进出专柜的麻醉、第一类精神药品建立专用账册，进出逐笔记录。负责麻醉药品、第一类精神药品管理的人员应坚持日结日清，账物相符率 100%。麻醉药品、第一类精神药品一律不得外借。麻醉药品、第一类精神药品保险箱张贴药品标识（表 4-6）。

表 4-6　麻醉药品、第一类精神药品使用登记表

日期	药品名称	规格	单位	患者姓名	数量

药师：　　　　　　　　　　　　　日期：

（四）冷藏药品的管理

冷藏药品存放于可调节温度的折叠冷柜中，品种应摆放整齐。药剂师每天在指定的时间检查冷藏设备的运行功能，如果运行不正常或温度达不到设定范围要及时维修，同时查看冷藏药品的质量，如不符合规定将药品停止使用，并做好记录上报医疗队长处理。发放冷藏药品时，应在核对处方无误后，再将冷藏药品从冰箱中取出、交予护士或患者，并提醒护士或患者冷藏保存或尽快使用（表 4-7）。

表 4-7　冰箱温度记录表

日期	时间	温度（℃）	调整措施	调整后温度（℃）	记录人

注：1. 检查时间在 8：00—9：00，记录时按时间格式填写实际检查时间；2. 调整措施包括：①降温；②升温；根据实际情况选填①、②；3. 调整后温度应在下午 14：30—15：30 检查调整效果时记录。保存期限：1 年

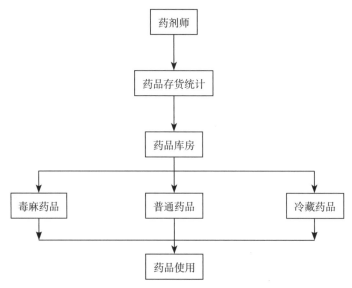

图 4-6　药品使用管理标准操作流程图

七、接收捐赠药品标准操作流程

目的：建立国家紧急医学救援队（以下简称医疗队）接收捐赠药品管理规则，保证应急医疗救助用药安全。

适用范围：应急医疗队队员救治过程。

1. 医疗队在紧急救援医疗中，接收捐赠药品要以《世界卫生组织药物捐赠指南》为原则。接收捐赠的药品首选《国际应急医疗队药品目录》（以下简称《医疗队药品目录》）品种，未列入的品种不得超出《世界卫生组织基本药物清单》《世界卫生组织儿童基本药物清单》范围。

2. 接收捐赠药品的数量视医疗队紧急救助任务规模，由捐助者和医疗队商定。避免因接收捐赠药品数量过多造成药品资源浪费及增加管理成本。

捐赠药品的组织在实施捐赠时，需提交捐赠药品清单及药品质量保证的附属证明材料。

药品的捐赠由受援国指定的组织和医疗队实施对接。医疗队不得擅自接收其他组织和个人的捐赠（表 4-8）。

表 4-8　药品接收登记表

捐赠组织名称										
接收捐赠时间	年　月　日			验收登记时间	年　月　日			登记人		
序号	药品名称	规格	剂型	包装规格	数量	单位	有效期	生产企业	特别标识	备注

3. 医疗队接收捐赠药品时，药师要对药品进行验收。每批捐赠每种药品至少验收一个大包装单元到最小包装单位。下列验收项目符合规定后，在《接收捐赠药品登记表》上做好记录方可使用。

药品种类、数量与捐赠组织登记表一致；药品质量（生产、经营合法性），检验报告等证明材料齐全。药品大、中、小包装标示语言采用英语或英语加其他语种双语系统。药品外包装完好,无破损及水浸、发霉等污染情况。

需要冷链贮存运输的药品,能提供运输过程符合温度要求的证明。

有药品外包装破损、药品质量完好性无法保证情况,属于药品验收不合格,该批捐赠药品不能接收(图4-7)。

八、药品调剂与登记标准操作流程

目的:保证国家紧急医学救援队(以下简称医疗队)药房工作的顺利进行,保证患者用药的安全有效(图4-8)。

适用范围:应急医疗队在紧急救援中的药品调剂过程。

紧急医疗救助中,医师使用授权的专用医嘱单。医疗队队员用药也需凭医师开具的专用医嘱调剂。医疗队药房发出的所有紧急医疗救助用药品为人道主义救助免费药品。

(一)审核

逐项检查医嘱前记、正文和后记内容应清晰、完整,并核对医生处方权。

药师应当对医嘱用药适宜性进行审核,审核内容包括:

1.规定必须做皮试的药品,医师是否注明过敏试验及结果的判定。

2.医嘱用药与临床诊断的相符性。

3.剂量、用法的正确性。

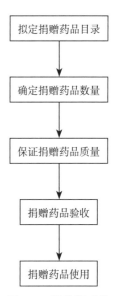

图4-7 接收捐赠药品标准操作流程图

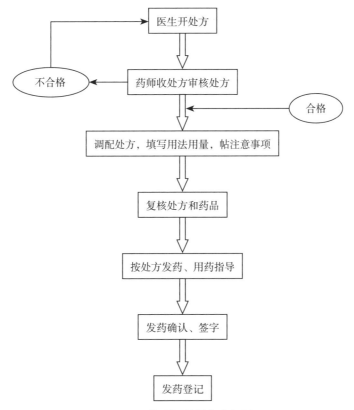

图4-8 药品调剂操作流程图

4．选用剂型与给药途径的合理性。

5．是否有重复给药现象。

6．是否有潜在临床意义的药物相互作用和配伍禁忌。

7．麻醉药品、精神药品、医疗用毒性药品、放射性药品是否按《特殊药品管理规范》规定执行。

药师对于不规范医嘱或不能判定合法性的医嘱不得调剂。

药师认为存在用药不适宜时，要亲自告知医嘱医师，请其确认或者重新开具医嘱。药师不得擅自修改医嘱。

药师发现严重不合理用药或者用药错误，应当拒绝调剂，及时告知医嘱医师。

（二）调配

审核医嘱无误后，药师按照医嘱开具的药品、剂型、规格、数量进行调配。急诊医嘱要随到随配。调配药品后应书写药袋或粘贴药品发药标签。所注明的患者姓名、药品名称、用法、用量。

调配医嘱时须使用合格药品，有质量问题或标签模糊的药品不得调配发出。

麻醉药品、精神药品、医疗用毒性药品、放射性药品的医嘱调配按照《特殊药品管理规范》的规定操作。

（三）核对与发药

发药药师核对医嘱姓名与取药人是否一致，防止错发。

医嘱审核发药员向患者交付药品时，按照药品说明书或医嘱用法，进行用药交代，包括每种药品的用法、用量、注意事项等。例如"用时摇匀""饭前"或"饭后"服，"一天几次，每次几片"等。

需要注射给药的患者，告知其凭"处方"及所取针剂到注射室注射。

已发出药品发现质量有问题、调配有差错时要立即根据患者留下的电话或地址通知其把药品召回，并立即向队长报告。

为保证患者用药安全，药品一经发出，不得退换。

九、药品破损处理及报废操作流程

目的：规范国家紧急医学救援队（以下简称医疗队）药品破损处理和报废管理，保障用药和环境安全（图4-9）。

适用范围：应急医疗队参加紧急应急医疗用药品的破损处理和报废工作。

1．除特殊管理药品外，凡符合以下条件之一的随队药品，必须进行报废：

（1）随队转运、驻地贮存、调剂使用过程中发生（现）破损、变质、过期失效的药品。

（2）需冷链转运、贮存，但不能保证转运过程符合冷链要求的药品。

（3）发出后因故退回，无法确认质量是否合格的药品。

2．出现待报废药品情况时，医疗队药师将待报废药品按一般性药品、细胞毒性药物和遗传毒性药物、疫苗和血液制品药物三类，分类装入黄色感染性废物胶带中密封、贴好分类名称和"报废药品"标签，置定位专用容器内妥善暂存在药房安全处。

3．医疗队药师填写《医疗队报废药品审批处理表》，经医疗队负责人审核同意后处理。

4．《医疗队报废药品审批处理表》获得批准后48小时内，在有第2人监察情况下，按下述分类处理。

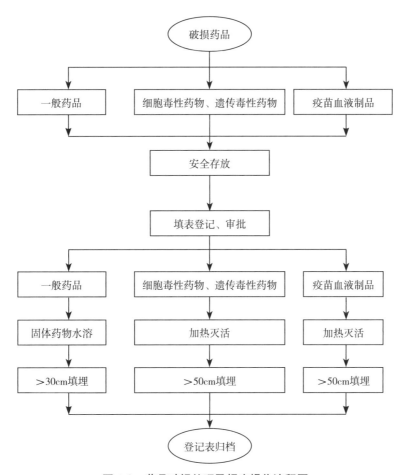

图 4-9　药品破损处理及报废操作流程图

（1）一般药品：用水溶化后的固体制剂、液体制剂，挖 30cm 土坑倾倒，填埋，压实填埋土。废弃的一般药品包装瓶、包装袋碎化后同法处理。

（2）细胞毒性和遗传毒性药品：连同包装物加热灭活后，挖 50cm 土坑倾倒，填埋，压实填埋土。

（3）疫苗和血液制品药品：倾出药品水溶化后，与包装物一起加热煮沸灭活，挖 50cm 土坑倾倒，填埋，压实填埋土。

废弃药品填埋点选择远离生活区、水源点。

处理废弃药品时，药师要戴口罩、防护镜，穿戴好工作服（鞋、帽、手套），保障自身安全。

十、未使用药品处理操作流程

目的：为规范国家紧急医学救援队在救援结束时，携带的未使用药品的处理，制定国家紧急医学救援队未使用药品管理标准（以下简称"医疗队"）（图 4-10）。

适用范围：应急医疗队队员的医疗援助过程。

（一）捐赠给救援地的药物

1. 一旦医疗工作完成，适用于捐赠的剩余药物可以经地方行政部门同意捐赠给受援国。

2. 药剂师在捐款时应提交捐赠药品清单，质量保证材料和药品说明书。

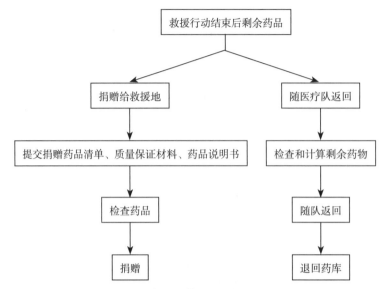

图 4-10　未使用药品处理操作流程图

3．药剂师应检查药物，并确保药物包装完好无损。没有损坏，如污染，浸泡和发霉。

4．如果药品包装损坏或药品质量和完整性不能确保，检验标准不合格，不能捐赠药品。

5．药剂师应填写药物捐赠登记表。药品种类和数量应符合《世界卫生组织药品捐赠指南》的要求，药品质量（生产经营合法性），检验报告等认证资料齐全。

6．药品的大、中、小包装标签采用英文。

（二）随医疗队返回医院的药物

1．一旦医疗工作完成，不适合捐赠给受援国的剩余药物必须归还医院。队伍药剂师应检查和计算剩余药物，然后将结果记录到国家紧急医学救援队未用药登记表。

2．如果不违反存储要求，没有包装或质量损坏，可以根据相关指导文件将医疗救援时携带的药物退回给药库。

3．不符合上述条件的药物应按"药品报废管理条例"进行处理。

（三）相关文件和记录

国家紧急医学救援队未用药品登记表（表4-9）。

表 4-9　未用药品归还表

接收组织（单位）：　　　　　年　　月　　日

序号	药品名称	剂型	规格	单位	数量	备注

移交人：　　　　　　　　　　　　　　　　　　接收人：

十一、药品不良反应 / 事件报告标准流程

目的：加强国家紧急医学救援队（以下简称医疗队）药品不良反应 / 事件报告、监测管

理，保障用药安全（图4-11）。

适用范围：应急医疗队队员救治过程。

1．医疗队药品不良反应/事件监测工作由医疗队领队、医师、护士、药师各一人组成监测小组，领导为组长。

2．监测小组负责对应急医学救治中新的、严重、突发、群发、影响较大并造成严重后果的药品不良反应/事件的调查，并执行处理决定。

3．医疗队药师队员负责收集、核实、评价、统计和上传《药品不良反应/事件报告表》（表4-10）。

4．新的、严重的药品不良反应/事件应在15天内报告，其中死亡病例须立即报告；其他药品不良反应/事件应当在30天内报告。有随访信息的应及时报告，新的或者严重的药品不良反应/事件报告必要时须提供相关的病历资料。

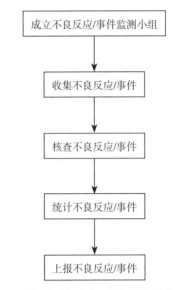

图4-11　药品不良反应/事件报告标准流程图

表4-10　药品不良反应/事件报告表（医疗单位使用）

医院名称：		科别：		电话：			报告日期：　　年　　月　　日		
患者姓名：		性别：男□ 女□		出生日期：年 月 日		民族：	体重：	联系方式：	
家族药品不良反应/事件：有□无□不详□					既往药品不良反应/事件情况：有□无□不详□				
不良反应/事件名称：				不良反应/事件发生时间：年 月 日				病历号/门诊号：	

不良反应/事件过程描述（原患疾病名称、用药情况、不良反应发生时间、症状和体征、干预措施与结果等）

	商品名称	通用名称（含剂型，监测期内品种用＊注明）	生产厂家	批号	用法用量	用药起止时间	用药原因
怀疑药品							
并用药品							

不良反应/事件的结果：治愈□好转□有后遗症□　表现：死亡□　直接死因：　死亡时间：年　月　日

原患疾病：

对原患疾病的影响：不明显□病程延长□病情加重□导致后遗症□表现：　导致死亡□

国内有无类似不良反应（包括文献报道）：有□无□不详□国外有无类似不良反应（包括文献报道）：有□无□不详□

关联性评价	报告人：肯定□很可能□可能□可能无关□待评价□无法评价□签名： 报告单位：肯定□很可能□可能□可能无关□待评价□无法评价□签名：
不良反应分析	1.用药与不良反应的出现有无合理的时间关系？有□无□ 2.反应是否符合该药已知的不良反应类型？是□否□不明□ 3.停药或减量后，反应是否消失或减轻？是□否□不明□未停药或未减量□ 4.再次使用可疑药品后是否再次出现同样反应？是□否□不明□未再使用□ 5.反应是否可用并用药的作用、患者病情的进展、其他治疗的影响来解释？是□否□不明□

续表

严重药品不良反应是指有下列情形之一者： □ 1. 引起死亡 □ 2. 致畸、致癌或出生缺陷 □ 3. 对生命有危险，并能够导致永久的或显著的伤残 □ 4. 对身体功能产生永久损伤 □ 5. 需要住院	
备注	

报告人职业：医生□ 药师□ 护士□ 其他□　　报告人签名：

（卢慧勤　王柏磊）

第二节 耗 材

一、医用耗材管理标准操作流程

目的：规范国际应急医疗队医疗医用耗材的管理（图4-12）。

适用范围：接到救援任务时，根据《国际应急医疗队医用耗材目录》迅速备齐医用耗材。

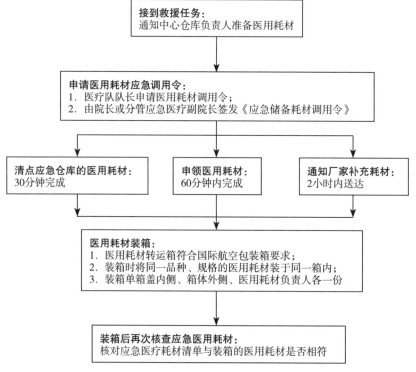

图4-12　医用耗材管理标准操作流程图

（一）接到救援任务

医院应急医疗队队长接到应急救援任务，通知中心仓库负责人准备医用耗材。

（二）申请医用耗材应急调用令

1. 应急医疗队队长申请医用耗材调用令。

2. 由院长或分管应急医疗副院长签发《应急医用耗材调用令》。

（三）清点应急仓库的医用耗材

接到由院长或分管应急医疗副院长签发《应急医用耗材调用令》后，医用耗材负责人组织应急队员在30分钟内清点完应急仓库库存的医用耗材。

（四）申领医用耗材

根据应急仓库清点的数目到中心仓库申领所缺的医用耗材。保证在接到紧急调用命令60分钟内完成申领医用耗材的出库。

（五）通知厂家运送医用耗材

通知厂家送货，补充缺货及医院库存，2小时内送达应急仓库。

（六）医用耗材装箱

1. 医疗队医用耗材转运箱为专用转运箱，具有良好的密闭性及安全锁，承重性能良好，医用耗材转运箱符合国际航空包装箱要求。

2. 装箱时将同一品种、规格的医用耗材装于同一箱内，并附《应急医用耗材装箱单》。

3.《应急医用耗材装箱单》一式三份由供应室负责填写，第一份装箱单固定在每箱箱盖内侧；第二份固定在每箱箱体外侧；第三份医用耗材负责人留档备查。

（七）装箱后再次核查应急医用耗材

核对应急医用耗材清单与装箱的医用耗材是否相符，保证准备的医用耗材数量能够满足紧急医学救援队两周的常规使用量，每日最低标准按照接受100名门诊患者，20名住院患者以及进行15台小手术，7台大手术的常规用量。

二、医用耗材使用管理标准操作流程

目的：为保证医疗队工作安全有序开展，保障医用耗材质量和患者使用安全有效（图4-13）。

适用范围：应急医疗队救援期间医用耗材的使用管理过程。

（一）医用耗材存货统计

1. 发放医用耗材，应填写《医用耗材发放登记表》，每日对当天发放的医用耗材进行一次汇总，将当日所有发放物品的品种、规格、数量进行统计，填写《医用耗材存货清单》，计算出目前剩余医用耗材的品种、规格、数量，有条件时采用信息化系统管理。

2. 当发现某种储备量不足时，应向救援队长汇报，进行补给。当补给困难时，及时通知相关人员，合理控制使用量，或使用替代物品。

（二）相关文件和记录

《医用耗材发放登记表》

《医用耗材存货清单》

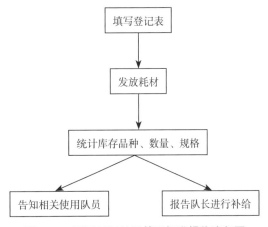

图4-13　医用耗材使用管理标准操作流程图

三、未使用耗材处理标准操作流程

目的：为规范应急医疗队在救援结束时，携带的未使用医用耗材的处理，制定应急医疗队未使用耗材管理标准(以下简称"医疗队")(图4-14)。

适用范围:应急医疗队队员的应急医疗援助过程。

(一)捐赠给救援地的医用耗材

1. 一旦医疗工作完成,适用于捐赠的剩余医用耗材,可以经地方行政部门同意捐赠给受援地。

2. 耗材负责人在捐款时应提交捐赠医用耗材清单。

3. 耗材负责人应检查医用耗材,并确保包装完好无损。没有损坏(如污染、浸泡和发霉)。

4. 如果医用耗材包装损坏或质量和完整性不能确保,检验标准不合格,不能捐赠。

5. 耗材负责人应填写《医用耗材捐赠登记表》。

(二)相关文件和记录

《应急医疗队医疗耗材目录》

《医用耗材捐赠登记表》

《应急医疗队未用医用耗材登记表》

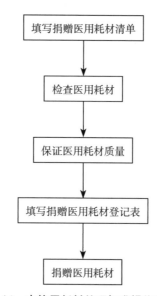

图4-14 未使用耗材处理标准操作流程图

(孙嘉增 卢 铖)

第五章

后 勤 设 备

第一节　营地建设

一、营地选择

目的：对帐篷医院进行合理布置与选址。

适用范围：应急医疗队协调专员与后勤人员。

（一）设置原则

1. 面积　一般帐篷医院约需 $600m^2$ 的平坦地形，其中医疗区 $400m^2$，生活区 $200m^2$。

2. 分区

（1）生活区：住宿区、餐饮区、后勤区。

（2）医疗区：分诊区、门急诊区。

3. 原则

（1）营地选择在开阔、安全、靠近交通要道位置。

（2）远离危险区域或建筑，靠近安全水源。

（3）应考虑通信信号。

（4）生活区在上风口。

（5）设置入口、出口、转运口在邻近道路方便区域。

（6）模块化配套设置，区分洁净区域与污染区域，考虑废物区。

（7）依照医疗习惯与足迹顺序设置。

（二）流程（图 5-1）

1. 协调专员向灾害现场协调组或当地卫生管理部门递交队伍营地布局图及营地要求。

2. 协调专员领取灾害现场协调组或当地卫生管理部门任务区域划分。

3. 协调专员与后勤人员按照选址原则选取任务区域内合适的营地地址。

4. 协调专员向灾害现场协调组或当地卫生管理部门报备营地地址，并报告相应的运输、展开、能源等方面支持需求。

5. 后勤人员按照营地布局图结合现场地形安排营地区域。

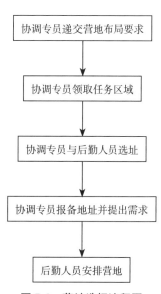

图 5-1　营地选择流程图

二、营地搭建

目的: 对帐篷医院进行布置与搭建。

适用范围: 应急医疗队后勤人员及全体人员。

(一) 搭建基础

1. 面积　帐篷医院约需600m²的平坦地形,其中医疗区400m²,生活区200m²。

2. 分区

(1) 生活区: 住宿区、餐饮区、后勤区。

(2) 医疗区: 分诊区、门急诊区。

(二) 营地布局图(图5-2)

(三) 营地搭建流程(图5-3)

1. 按照营地设计图结合实际地形布置区域。

2. 利用帐篷沙盘摆放各类帐篷。

3. 根据地理气候条件、测试风向,将生活区设置在上风口。

4. 在邻近道路区域设置入口、出口、转运口及分诊与疏散区域。

5. 按照医疗足迹与习惯设置医疗区域,区分洁净区域与污染区域。

6. 考虑各功能板块的衔接。

7. 考虑水、电、气布局,考虑划分废物区及废物处置方式。

8. 考虑营地安全因素。

9. 后勤负责人负责分工,营地人员负责按设计实地区域画线。

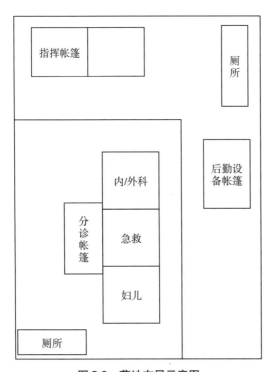

图5-2　营地布局示意图

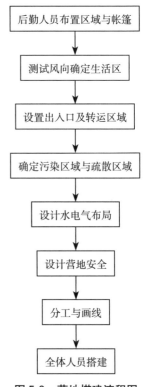

图5-3　营地搭建流程图

10. 搭建顺序：分诊/候诊区域及帐篷—急救帐篷—生活区—物资区—门诊区。

11. 营地帐篷搭建好后，由各帐篷人员负责医疗设备、工作设备等展开。

三、帐篷搭建

目的：快速搭建帐篷。

适用范围：应急医疗队全体人员。

（一）搭建基础

1. 帐篷类型与数量　应急医疗队队伍至少需要 7 个帐篷，其中医疗帐篷 4 个，后勤帐篷 2 个，指挥帐篷 1 个（表 5-1）。

表 5-1　帐篷类型与数量

序号	帐篷类别	数量	面积 /m²	备注
1	分诊帐篷	1 个	30	简易帐篷
2	急救帐篷	1 个	30	框架帐篷
3	内 / 外门诊帐篷	1 个	30	框架帐篷
4	妇产科帐篷	1 个	15	框架帐篷
5	仓库帐篷	1 个	15	框架帐篷
6	指挥帐篷	1 个	30	框架帐篷
7	后勤设备帐篷	1 个	15	简易帐篷

2. 帐篷参数（表 5-2）

表 5-2　帐篷参数

帐篷类别	展开尺寸	包装体积	总重量	包装数量
框架帐篷	6 060mm×5 600mm×2 720mm	0.745m³	220kg	4 包
简易帐篷	4 500mm×3 000mm×3 860mm	0.369m³	60kg	1 包

（二）流程

1. 框架帐篷搭建（图 5-4）

（1）打开 4 个框架排列好。

（2）连接横杆，一面框架撑起。

（3）展开外篷从一面覆盖框架，系好各个绳扣。

（4）撑起另一面框架，连接横杆。

（5）从侧面拉入底布，系好各个绳扣。

（6）砸入地桩系好拉绳，砸入地扣。

2. 简易帐篷搭建（图 5-5）

（1）4 人分别拉 4 个角向外拉开。

（2）覆盖顶布并系好各个绳扣。

（3）撑起 2 根中央顶杆。

（4）4 人同时撑起 4 个立杆。

（5）围上围布，固定帐篷。

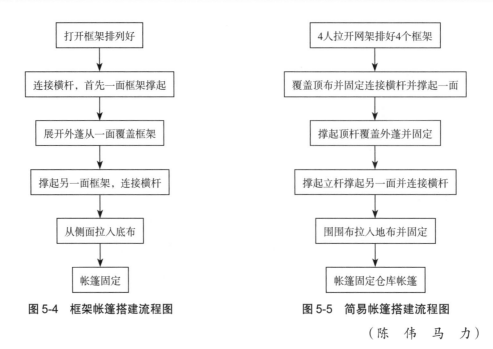

图 5-4　框架帐篷搭建流程图　　　　图 5-5　简易帐篷搭建流程图

（陈　伟　马　力）

第二节　配 电 管 理

目的：为帐篷医院提供稳定供电。

适用范围：应急医疗队后勤人员。

（一）供电线路架设及要求

1．到达目的地后，根据现场营地布置图，沿帐篷外围（非行人出入口一端）架设电力电缆。

2．每三个帐篷共用一个分线箱，分线箱使用 6mm×3 电缆，将分线箱置于最靠近发电机一端的帐篷内，将连接分线箱电缆线架设至发电机位置，待与发电机连接。

3．每一个工作帐篷，配置一个滚筒式拖线板作为电源点，帐篷设备用电从该电源点取用。同时将滚筒拖线板电缆架设至分线箱处（每三个帐篷共用），并连接好。

4．全部线路按要求从非行人一侧架设，横跨帐篷经过人行通道时，使用 2 槽专线地板铺设，全部铺设完毕后，连接发电机发电送电。

5．发电操作人员，每小时记录发电机运行情况，例如电压、电流、剩余油量等。储备油量少于 1/3 时，必须立即向现场指挥报告，申请及时补给。

（二）用电量情况（表 5-3）

表 5-3　用电量情况

序号	名称	标准数量	单台功率 /kW	总功率 /kW
1	除颤起搏监护仪	1	0.22	0.22
2	心电监护仪	2	0.035	0.07
3	吸痰器	1	0.1	0.1
4	呼吸机	2	0.125	0.25
5	心电图机	1	0.11	0.11
6	吸引器	1	0.38	0.38

续表

序号	名称	标准数量	单台功率/kW	总功率/kW
7	LED户外灯	10	0.05	0.5
8	水净化设备	1	0.5	0.5
9	加压泵	1	0.75	0.75
10	潜水泵	1	0.37	0.37
11	移动式冷暖设备	6	0.2	1.2
12	信息设备	1	0.5	0.5
	总计			4.95

（三）电源

1. 主机与备用（表5-4）

表5-4 发电机类别表

类别	数量	备注
发电机10.8kW	1	主用
发电机5kW	1	备用

2. 控电管理

（1）对高功率的设备进行控电管理，两类设备错峰开机。

（2）对同类高功率设备进行分时开机。

（3）对充电类设备进行生活与医疗错峰充电。

（四）配电操作流程（图5-6）

1. 按照电路设计铺设线路。

2. 连接配电箱。

3. 连接发电机。

4. 检查电路。

5. 检查发电机。

6. 启动发电机。

7. 插入照明设备。

8. 维护。

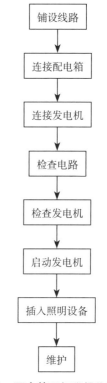

图5-6 配电管理标准操作流程图

（陈 伟 劳炜东）

第三节 供 水 系 统

一、供水管理

目的：为帐篷医院提供供水办法。

适用范围：应急医疗队后勤人员（图5-7）。

（一）供水及水管铺设要求

1. 到达目的地后，由后勤组人员一人寻找附件合适的水源，并按水质检验标准操作流程进行取水水源检测，并记录相关数据。

2. 经检测可用水源后，铺设深水取水泵（扬程152m）及管路。

3. 展开取水蓄水水囊，抽水蓄水。

4. 展开净化水处理设备，接通电源待开机运行。

5. 开机运行制水后，从净水蓄水水囊取样进行检测，由检验组及后勤组同事共同完成。并将检测结果做好记录。检测合格后方可供水。

6. 若检测不合格，分析具体原因并进行改进。紧急情况下，启用自带备用纯净水。

7. 根据现场营地布置图，沿帐篷外围（非行人出入口一端）铺设供水水管。

8. 供水使用快接水管，从后勤帐篷自动加压泵接口开始铺设至有需要用水的移动洗手盆边，再用软接管连接至水龙头。

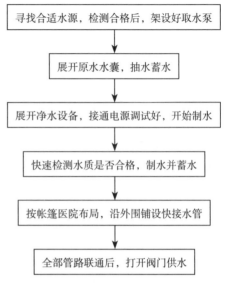

图 5-7　帐篷医院供水流程图

9. 根据帐篷的布局，医疗区分2路水管铺设，以保证末端水压和出水量。

10. 全部管路按要求从非行人一侧架设，横跨帐篷经过人行通道时，使用2槽专线地板铺设，以防绊倒行人。

11. 供水原则优先保证医疗用水和生活用水，提倡节约用水。

12. 蓄水水囊必须设置在靠近后勤帐篷位置，做好密封或覆盖，在后勤操作人员或值班人员可视范围内，以保证用水的安全及卫生。

13. 队伍出发前，充分了解受援地水源情况，是否有可用于净化的水源。若当地无水源时，出发前自带部分桶装纯净水，以保证基本生活保障。

（二）帐篷医院用水量（表5-5）

表5-5　帐篷医院用水量标准

序号	类别	WHO用水标准（L/d）	人数	用量（L/d）
1	门诊患者	5	100	500
2	队员个人	60	18	1 080
	总计			1 580

（三）供水设备（表5-6）

表5-6　供水设备详情表

项目	要求
型号	某品牌
制水速度	70L/H（25℃）
出水除盐率	93%～98%
适用人数	20～70人
工作电源	太阳能电池
进水水源	可将江、河、雨水、湖水等天然水（原水水质在Ⅳ类水以上）进行深度净化
净水水质标准	符合《饮用净水水质标准》（CJ94-2005）

二、水质监测

目的:监测帐篷医院水源、净水设备及污水设备的工作流程;净化水的水质及医疗污水排放水质的监测。

适用范围:应急医疗队后勤人员。

(一)监测方法(表 5-7)

1. 定时　每日两次监测,8:00 与 20:00。

2. 地点　水源取水点、净水设备出水口、污水收集水囊取样;手术室准备间洗手处水龙头(表 5-8)。

3. 专人　院感控制人×××、检验组×××与后勤组×××共同完成取样及监测。

4. 监测设备　便携式 35 参饮用水分析仪 WZL35-PC03。

表 5-7　取水水源检测登记表

日期	开机时数	设施运行情况	生产水量(L)	pH 检测(6.5~8.5)	余氯检测(大于0.05mg/L)	浊度检测(不超过3度)	电导检测(不大于2 000μs/cm)	检测人	检测时间

表 5-8　净水处理水质登记表

日期	开机时数	设施运行情况	生产水量(L)	pH 检测(6.5~8.5)	余氯检测(大于0.05mg/L)	浊度检测(不超过3度)	电导检测(不大于2 000μs/cm)	检测人	检测时间

(二)水质检测的标准指数和方法[详见《生活饮用水卫生标准》(GB 5749—2022)]

1. 感官性状和一般化学指标

色度:不超过 15 度,并不得呈现其他异色。

浑浊度:不超过 1 度,特殊情况不超过 5 度。

嗅和味:不得有异臭、异味。

肉眼可见物:不得含有。

pH:6.5~8.5

总硬度以 $CaCO_3$ 计 450mg/L

铁 Fe 0.3mg/L

锰 Mn 0.1mg/L

铜 Cu 1.0mg/L

锌 Zn 1.0mg/L

挥发性酚类以苯酚计 0.002mg/L

硫酸盐 250mg/ L

氯化物 250mg/L

溶解性总固体 1 000mg/L

铝 Al 0.2mg/L

高锰酸盐指数（以 O_2 计）3mg/L

氨（以 N 计）0.5mg/L

2．毒理学指标

氟化物 1.0mg/L

氰化物 0.05mg/L

砷 As 0.01mg/L

硒 Se 0.01mg/L

汞 Hg 0.001mg/L

镉 Cd 0.005mg/L

铬六价 Cr^{6+} 0.05mg/L

铅 Pb 0.01mg/L

银 0.05mg/L

硝酸盐以 N 计 10mg/L

三氯甲烷 0.06mg/L

四氯化碳 0.002mg/L

苯并（a）芘 0.000 01mg/L

敌敌畏 0.001mg/L

3．细菌学指标

菌落总数 100cfu/ml

总大肠菌群 不应检出

4．集中式给水除出厂水应符合上述要求外，管网末梢水游离氯不应低于 0.05mg/L；放射性指标：总 σ 放射性 0.5Bq/L；总 β 放射性 1.0Bq/L。

（三）监测记录

粘贴保存原始监测结果。

记录监测时间及取样点、检测人签名。

（四）操作流程

1．pH 值测定流程图（图 5-8）

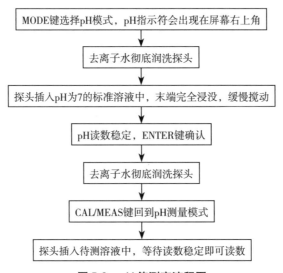

图 5-8 pH 值测定流程图

2. 余氯测定流程图（图5-9）

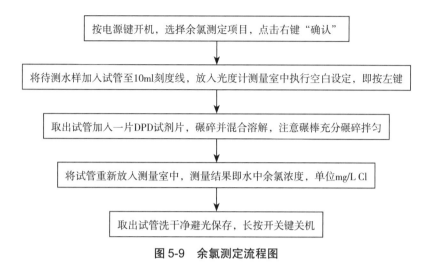

按电源键开机，选择余氯测定项目，点击右键"确认"

将待测水样加入试管至10ml刻度线，放入光度计测量室中执行空白设定，即按左键

取出试管加入一片DPD试剂片，碾碎并混合溶解，注意碾棒充分碾碎拌匀

将试管重新放入测量室中，测量结果即水中余氯浓度，单位mg/L Cl

取出试管洗干净避光保存，长按开关键关机

图5-9 余氯测定流程图

3. 浊度测定流程图（图5-10）

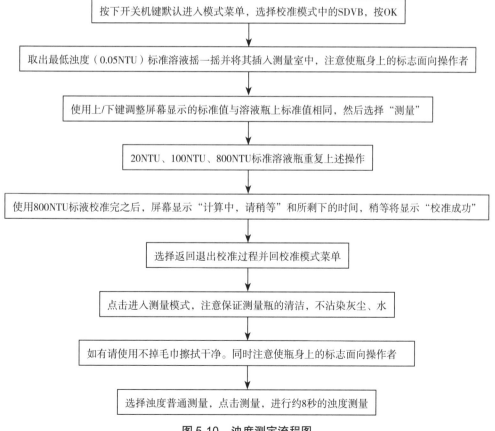

按下开关机键默认进入模式菜单，选择校准模式中的SDVB，按OK

取出最低浊度（0.05NTU）标准溶液摇一摇并将其插入测量室中，注意使瓶身上的标志面向操作者

使用上/下键调整屏幕显示的标准值与溶液瓶上标准值相同，然后选择"测量"

20NTU、100NTU、800NTU标准溶液瓶重复上述操作

使用800NTU标液校准完之后，屏幕显示"计算中，请稍等"和所剩下的时间，稍等将显示"校准成功"

选择返回退出校准过程并回校准模式菜单

点击进入测量模式，注意保证测量瓶的清洁，不沾染灰尘、水

如有请使用不掉毛巾擦拭干净。同时注意使瓶身上的标志面向操作者

选择浊度普通测量，点击测量，进行约8秒的浊度测量

图5-10 浊度测定流程图

4. 电导测定流程图（图 5-11）

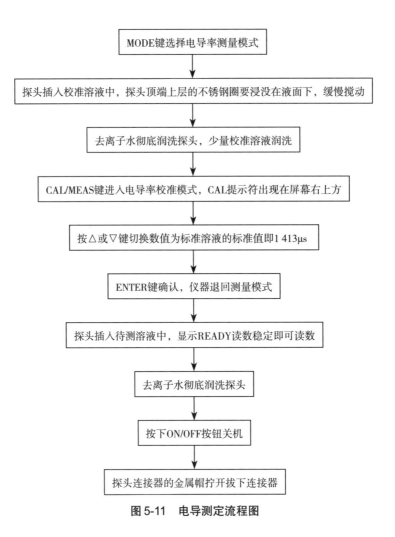

图 5-11 电导测定流程图

（陈　伟　丁文锋）

第四节 供 气 管 理

目的：为帐篷医院呼吸机与鼻吸氧提供稳定气源。

适用范围：应急医疗队后勤人员。

（一）供气要求

1. 呼吸机使用气源压力不低于 0.3MPa。

2. 整体流量不低于 15L/min。

3. 氧浓度不低于 90%。

4. 软式管路连接，配有减压阀、终端。

5. 配有呼吸机接头、湿化瓶等。

（二）供气系统配置（表5-9）

表5-9　供气系统配置表

序号	分项名称	型号/参数	数量
1	全无油空气压缩机系统	排气压力：0.6MPa、功率：2.5kW	1套
1.1	主路过滤器	SWS-2	
1.2	冷冻式干燥机	SHAD14	
1.3	后级精密过滤器	SHC-AA06	
1.4	电源电缆	$3×4m^2$/10米	
2	制氧主机	出氧压力：0.4MPa、氧气纯度：93%±3%、产氧量：1.0m³/h	1套（可定制）
2.1	主管	外∅22×内∅13/15m/1条（管路两端快插口）	
2.2	分支管	外∅20×内∅10/10m/2条（一端配德标氧气终端）	
2.3	供氧稳定装置	1分4快插口	

（三）供气管理操作流程（图5-12）

1. 连接

（1）将压缩机箱与制氧机箱连接。

（2）不锈钢软管将"空气进口"与"空气出口"对接扭紧。

（3）将压缩机"控制信号线"与制氧机"控制信号线"对接。

（4）将电源插头插入扭紧。

（5）将排水软管接好，排水至室外。

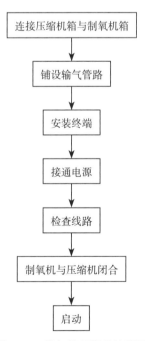

图5-12　供气管理操作流程图

（6）接好电源线后供电源头上电，确认 380V 三相顺序是否正确，将压缩机箱的电控箱空开闭合，如里面"相序继电器"指示灯常亮则相序正确，如不亮请将三相任意两个线调换即可。

（7）控制铺设连接，将氧气主管接入制氧机箱的氧气快速接口。

（8）氧气主管另一端接分支管道，之后连接氧气终端到使用端。

（9）将电源线的 380V 三相火线、零线、地线接入供电源（注意：接入之前请将压缩机与制氧机电控箱的空开关闭）。

（10）检查线路。

2．开机顺序

（1）先将制氧机与压缩机电柜箱里空开闭合。

（2）检查急停按钮是否松开，触摸屏上面板有无报警。

（3）在触摸屏控制面板上，点击"智能自动化"界面，点击"启动"，按"确认"机器即可完成启动。

（4）机器预热 3 分钟后正式启动。

开机后机器先运行 10 分钟打压冲氧，同时使用端打开缓慢排放氧气 5 分钟已排空管道内原来残留的空气，待氧气纯度上升至 90% 以上即可使用。

（陈 伟 郑 文）

第五节 废 物 管 理

一、医疗废物处理

目的：帐篷医院废物处理提供方法依据。

适用范围：应急医疗队后勤人员（图 5-13）。

（一）分类收集

1．感染性废物和病理性医疗废物应立即丢弃至黄色医疗废物专用包装袋内，损伤性医疗废物应立即丢弃至黄色医疗废物专用锐器盒内，生活垃圾丢入黑色垃圾袋内。禁止医疗废物在非收集点倾倒、丢弃或混入生活垃圾。

2．患者遗留的衣物，使用过的床单，应视为感染性医疗废物，并装入黄色医疗废物袋。

3．在盛装前，应对包装袋或锐器盒进行认真检查，确保无破损、渗漏和其他缺陷。

4．锐器盒放置点应便于就近丢弃。

5．少量的药物性废物可以混入感染性废物，但应当在标签上注明；大量药物性废物应由当地药品管理部门统一回收、集中处置。

6．病原体的培养基、微生物标本和菌种、毒种保存液等高危废物，应先在实验室内采用压力蒸汽灭菌（121℃，102.9kPa，20～30 分钟）消毒，然后按感染性废物收集处理。

7．患者的体液（如胸腔积液、腹水）及其他排泄物，先用

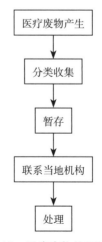

图 5-13 医疗废物处理流程图

含氯消毒剂进行消毒（有效氯含量达到 1 000mg/L，搅拌后作用>2 小时），然后深埋。

8. 放入包装袋或者锐器盒内的感染性废物、病理性废物、损伤性废物不得取出。

9. 隔离的传染病患者或疑似患者产生的医疗废物应当使用双层包装物，并及时密封。并在外包装上贴上标签，注明产生地及密封时间。

10. 化学性废物中批量的废化学试剂、废消毒剂应当交由当地专门机构处置；未能联系当地处置机构或当地无处置条件时，则妥善密封包装，带回国内交由专门机构处置。

（二）转运与交接

1. 转运

（1）盛装的医疗废物达到包装物或者容器的 3/4 时，产生地医务人员应当使用有效的封口方式，确保封口紧实、严密。

（2）封口后若发现包装物或者容器的外表面被感染性废物污染，或者发现包装物破损，应增加一层包装并再次封口。

（3）医疗废物的收集、运送及处置装置操作人员应采取必要的卫生防护措施，穿戴工作服、防护手套和口罩。每次运送或处置操作完毕后立即进行手部清洗和消毒。

（4）运送人员每天定时从医疗废物产生地点将分类包装的医疗废物打包装入黄色塑料转运箱，加盖上扣后送至暂存间。运送时间为早上、晚上各一次，运送路线少占用清洁通道。手术帐篷产生医疗废物，应立即通知运送人员，及时转运。

（5）运送人员每天定时从生活废物产生地点将分类包装的医疗废物打包装入转运车，送至暂存间。运送时间为早上、晚上各一次，运送路线少占用清洁通道。

（6）运送人员在运送医疗废物前，应当检查转运箱是否破损、泄漏，有破损的转运箱严禁使用。

（7）医疗废物应放置在运送车辆内密闭运送，防止包装物或容器破损和医疗废物的流失、泄漏和扩散，并防止医疗废物直接接触身体；生活废物与医疗废物不得混装及同时运送。

（8）每天运送结束后，应当对运送工具进行清洁、消毒。

2. 交接 医疗废物产生地医务人员和转运人员人应共同清点废物种类、数量，由转运人员统一记录，记录内容包括日期、部门及医疗废物类别、数量，交接人员分别签名。

（三）暂存

1. 医疗废物不应与生活垃圾混放、混装。医疗废物产生点应设立暂时贮存场所和贮存容器，设专人管理，不应露天存放。贮存场所应远离居民安置区、饮用水水源。

2. 暂时贮存场所和贮存容器应使用 0.2%～0.5% 过氧乙酸或含有效氯 500～1 000mg/L 的含氯消毒剂喷洒墙壁或地面，每天上、下午各 1 次。

3. 医疗废物暂时贮存时间不得超过 2 天。

（四）处理

1. 暂存点存储的医疗废物每个工作日由当地具有相关资质的公司回收。设立医疗废物交接登记本，交接时应记录项目包括医疗机构名称、感染性废物及其他［体积（袋），质量（kg）］、损伤性废物［体积（盒），质量（kg）］、医疗机构交接人员签名、医疗废物运送方人员签名、车牌号码、交接时间、废物种类、各类别废物质量、交接日期。

2. 通过联系当地政府、救援指挥中心等，确定医疗废物及生活废物处理方式。一般情况下，如果当地的垃圾处理厂还能运作，则运送到垃圾厂进行处理。如果不能运作，医疗废物按当地政府或救援指挥中心统一安排,集中填埋处理。填埋场地应远离居民安置区、饮用水水源,设置医疗废物专用警示标志明确范围。

3. 医疗污水经污水处理系统消毒后排放。条件有限时,也可用含氯消毒剂消毒,按有效氯50mg/L用量加入污水中,并搅拌均匀,作用2小时后排放。

4. 锐器盒中应倒入水泥,避免重复使用。水泥可在当地购买。

二、污水处理

目的:为帐篷污水处理提供方法依据。

适用范围:应急医疗队后勤人员。

(一)污水处理的原则及要求

1. 各帐篷医疗点产生的污水,当污水罐/水囊水满2/3时,将污水罐/水囊搬运至污水处理站2 000L/1 000L的污水水囊集中收集,再经污水处理设备进行处理。

2. 废水经正常处理后,基本可达到城市污水排放标准,可用于灌溉或直接排放。排放时要与受援地有关部门充分沟通了解清楚饮用水取水点及地下水水源深度等情况,经同意后远离上述地点排放,或按当地指定地点排放,避免造成二次污染。

3. 每批次处理的污水,需检测相关指标,由帐篷医院院感组、检验组同事及后勤组共同完成并做好登记(详见水质检测标准操作流程)。

4. 若因特殊情况,产生的污水无法自行处理时,则与当地卫生或防疫部门协调联系,将产生的污水用水囊打包装好,委托当地进行处理。

5. 生活污水引流至附近排水沟或草地、林地等。

(二)设备技术参数及性能

1. 设备型号:某品牌。

2. 废水处理量:6m³/d。

3. 出水水质要求:设计出水水质达到《城市污水再生利用》GB/T 18920中的中水回用标准,具体指标如下:CODcr≤50mg/L、BOD5≤10mg/L、氨氮≤15mg/L、SS≤30mg/L、pH:6~9。

4. 污水处理工艺采用MBR处理工艺,具有对污染物去除效率高,硝化能力强,出水水质稳定,剩余污泥产量低,设备紧凑,操作简单等优点。

5. MBR膜的清洗 在线化学清洗。膜组件设置在池内的状态下,也可使用药液进行清洗。而且多组件一起运行的情况下,也可对单组件或多个组件进行在线清洗。一般在线化学清洗周期为3~4个月。在线化学清洗药液:采用次氯酸钠药液进行清洗。

6. 充分考虑污水处理系统配套的减震、降噪、除臭等措施,消除对环境的二次污染。

7. 有防腐措施

(1)设备箱体、污水管、污泥管等工艺管道采用经防腐处理的钢管,曝气管采用ABS管,以耐腐蚀。

(2)为延长设备及构筑物的使用寿命,采用环氧树脂漆防腐涂料对设备管道防腐。

8. 电气控制 采用电器编程集中自动控制,一旦自动控制失灵或变更使用工艺所需时,本系统可进行人工控制,以信号指示运行正常与否。为了减少操作工的劳动强度,并实行运行操作自动化,水泵、风机能自动切换。

（三）污水处理操作流程（图 5-14）

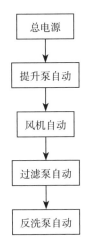

图 5-14　污水处理流程图

（四）附件

1. MBR 一体化医疗污水处理设备配置（表 5-10）

表 5-10　污水处理设备配置表

序号	名称	型号规格	数量	单位
1	调节池提升泵	SZB055	1	台
2	液位控制器	配套	2	套
3	一体化污水处理设备主体	调节池、沉降池、MBR 池、清水消毒池、设备间	1	台
4	PH 加药泵	S55	2	套
5	调节池	顶部配格栅，另配 PH 调节	1	套
6	沉降池	不锈钢制防腐	1	套
7	消毒池	不锈钢制防腐	1	套
8	接触氧化池曝气装置	D150 ABS、尼龙	1	套
9	空气压缩机	0.5kW	1	台
10	电气控制系统	永宏 PLC+ 威纶屏	1	套
11	设备内管道阀门	配套	1	套
12	MBR 膜	WX-MBR　PVDF	1	套
13	膜架	不锈钢制防腐	1	套
14	软管	DN50	1	套
15	自吸泵，反洗泵	0.37kW	1	台
16	自氧发生器消毒	消毒	1	台

2. 污水处理情况登记表（表5-11）

表5-11 污水处理情况登记表

日期	开机时数	设施运行情况	处理量（L）	pH检测（6.5~8.5）	余氯检测（大于0.05mg/L）	检测人	检测时间

三、生活垃圾处理

目的：为帐篷医院生活垃圾处理提供处理方法。

适用范围：应急医疗队后勤人员。

（一）分类收集

1. 帐篷医院生活废物，应丢入黑色垃圾袋内。

2. 隔离帐篷产生的生活废物，视为医疗废物，并按照医疗废物进行处理。

3. 医疗废物与生活废物应分开存放。

（二）转运、暂存

1. 盛装的生活垃圾达到包装物或者容器的 3/4 时，产生地医务人员应当使用有效的封口方式，确保封口紧实、严密。

2. 封口后若发现包装物破损，应增加一层包装并再次封口。

3. 运送人员每天定时从生活废物产生地点将生活废物打包装入转运车，送至帐篷营区生活垃圾去。运送时间为早上、晚上各一次，运送路线少占用清洁通道。

4. 生活废物与医疗废物不得混装及同时运送。

（三）处理（图5-15）

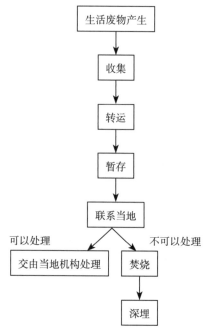

图5-15 生活垃圾处理流程图

1．通过联系当地政府、救援指挥中心等，确定生活废物处理方式。

2．一般情况下，如果当地的垃圾处理厂还能运作，则运送到垃圾厂进行处理。如果不能运作，按当地政府或救援指挥中心统一安排，进行焚烧填埋。填埋场地应远离居民安置区、饮用水水源。

3．生活废物可使用汽油桶进行焚烧。

（林冠文　石爱丽）

第六节　食 物 配 给

目的：为医疗队员提供至少 14 天所需食物。

适用范围：应急医疗队后勤人员。

（一）营养标准

1．能量　3 000kcal/（d•人）

2．蛋白质　113g/（d•人）

3．脂肪　83g/（d•人）

4．碳水化合物　450g/（d•人）

5．饮用水　3L/（d•人）

6．生活用水　17L/（d•人）

（二）食物配给标准

食物总量清单（包括普通人群、清真人群）见表 5-12。

表 5-12　食物总量清单（包括普通人群、清真人群）

食物名称	代表食物	数量	备注
谷类主食	自热米饭	300g	三餐量 / 人 五选一
乳制品	牛奶（常温）	1 杯（250ml）	三选二 /d
	奶粉	25g	
	奶酪	20g	
肉鱼蛋豆类	鸡蛋	1 个	全日量
	大豆	20g	
	肉（午餐肉、火腿等）	100g	
	鱼（风干鱼等）	150g	
蔬菜类	胡萝卜	500g	全日量
	土豆		
	卷心菜		
水果类	苹果	200g	全日量
	水果罐头		

续表

食物名称	代表食物	数量	备注
自由能量	方便面	1包	三选一
	饼干	6块	
	干面包	2块	
调味品	酱油	15ml	全日量
	碘盐	8g	
	植物油	40g	
	白糖	10g	
液体	水	3L	全日量
	红茶包	4	
	咖啡包	2	

（三）食物配给流程图（图5-16）：

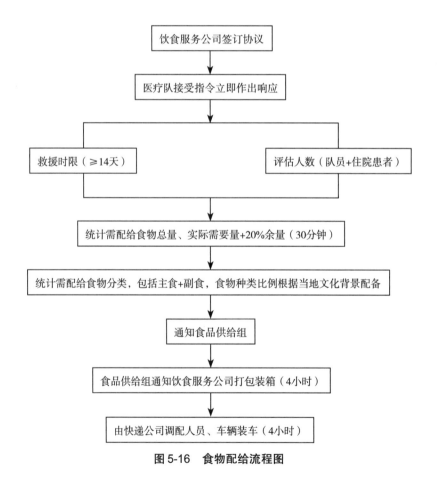

图5-16 食物配给流程图

国际应急医疗队食品紧急订购协议

采购方(甲方):

供货方(乙方):

为保障国际紧急医疗队(广东)执行救援任务期间队员食品供给,保证灾情响应后迅速调用储备物品,甲方与乙方经友好协商,签署如下协议:

一、合作关系

1. 乙方所供食品,必须符合食品安全标准,如出现食品卫生质量问题,甲方无条件退货或换货。

2. 乙方必须持有食品卫生许可证和工商营业执照,且经营状况良好。

3. 乙方在供货时不得提供以下食品:

(1) 无品名、产地、厂名、生产日期、保质期及中文标识及原料说明的定型包装食品。

(2) 超过保质期限或不符合食品标签规定的定型包装食品。

(3) 腐败变质、油脂酸败、霉变、生虫、污秽不洁、混有异物或者其他感官性状异常,含有毒、有害物质污染,可能对人体健康有害的食品。

(4) 病死或者死因不明的水产品、畜、禽及其制品、劣质食用油、不合格调味品、工业用盐、非碘盐或非食品原料和滥用食品添加剂、农药残留超标的蔬菜等。

(5) 以上其他不符合食品卫生标准和要求的食品。

4. 乙方必须根据甲方提出的品种、规格、品牌、数量送货,并在甲方规定的时间内及时送到。

5. 乙方提供货物的价格必须按国家物价局相关法律法规执行。

6. 甲方建立食品索证制度,向供货者索取食品的检验合格证或者化验单,并进行验收。做好索证登记工作,加强食品库房管理。

7. 甲、乙双方均自觉遵守国家有关法律、法规。

二、违约责任

乙方违反以上协议,①甲方有权中止甲方的供货商资格;②因所供应食品的质量问题引起食物中毒等食源性疾病的发生或其他事故由供货方负全部责任,并承担由此而引起的全部经济损失。

三、备注

1. 医疗队所需储备食品清单附后,库存量必须满足清单总量(即 70 人 ×14 天),储备食品需至少 20 天保质期,保质期从到货时间算起,储存方法甲方可自行决定。

2. 响应时间　从接到甲方通知起,乙方 4 小时内需备齐清单内所有食品。

3. 本协议一式四份,甲、乙双方各执二份,如有未尽事宜,协商解决。

4. 本协议有效期自 2016 年 9 月 1 日至 2019 年 8 月 31 日,经双方签字、盖章生效。

甲方:　　　　　　　　　　　　　　　　　乙方:

采购单位(盖章)　　　　　　　　　　　　供货单位(盖章)

授权代表签名;负责人签名:

_____年___月___日　　　　　　　　　_____年___月___日

(劳炜东　俞玲娜)

第七节 住宿管理

目的：对国际医疗队员提供合理住宿安排。

适用范围：应急医疗队后勤人员。

（一）原则

1. 为医疗队员提供相对安全舒适的住宿。

2. 应选择远离医疗区与道路的高地势安静区域。

3. 提供蚊虫消杀、安全警戒保障。

4. 提供生活必需。

（二）住宿装备

1. 适合18名队员休息、卫生及餐饮。

2. 装备（表5-13）

表5-13 住宿装备表

类别	规格	数量
住宿帐篷	单人（含睡袋、蚊帐、床）	18
餐饮帐篷		1
淋浴	双人，男女各1	2
厕所	单体，男女各2	4
照明	LED灯	6
防水接线板		9
晾衣绳	10m	6
衣架		40
水桶/水盆		18
安全警戒带	100m	3
电开水器	20L	1
微波炉	30L	1
蚊香	盒	50
消杀喷雾机		2

（三）住宿设置操作流程（图5-17）

1. 安全选址

（1）依照原则优先选择住宿区域。

（2）依据住宿区域设置餐饮后勤区域。

（3）依据住宿区域设备卫生区域。

2．布局　参照布局图。

3．搭建

（1）搭建住宿帐篷

（2）搭建餐饮后勤帐篷

（3）搭建卫生帐篷

（4）设置供电系统

（5）设置供水系统

（6）设置安全保障系统

（7）有害生物消杀

（8）搭建个人住宿床

（四）撤收

与搭建反程序实施。

（五）安全

1．专人轮值负责安全警戒，24 小时值班制度。

2．专人负责蚊虫消杀，每日 2 次。

3．专人轮值负责餐饮后勤保障。

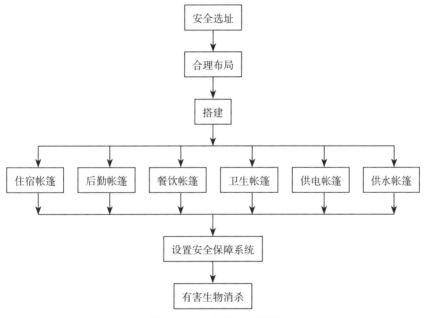

图 5-17　住宿管理流程图

（郑　文　俞玲娜）

第八节　个人卫生系统

一、个人洗浴管理

目的：为帐篷医院个人卫生提供方法原则。

适用范围：应急医疗队后勤人员。

（一）个人洗浴要求（图 5-18）

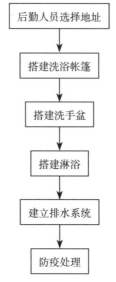

图 5-18　个人洗浴管理流程图

1. 采用便携式折叠帐篷搭建。
2. 位置避风、隐蔽，做好防蚊虫措施。
3. 使用淋浴储水袋，天气寒冷时需加注热水。
4. 每人每天限制 20L。
5. 挖掘排水渠，做好排水设施。

（二）淋浴帐篷（图 5-19）

帐篷+20L淋浴水袋

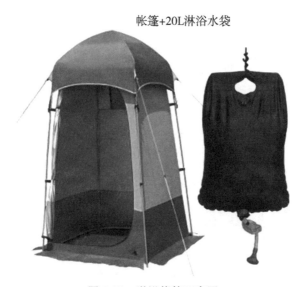

图 5-19　淋浴帐篷示意图

二、厕所

目的：为帐篷医院厕所搭建提供方法原则。

适用范围：应急医疗队后勤人员（图 5-20）。

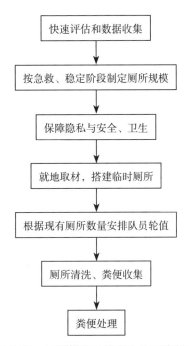

图 5-20　厕所搭建及排泄物处理流程图

（一）快速评估和数据收集

这个阶段的目的是迅速收集和分析关键信息，以评估是否确实需要干预。评估问题包括：

1. 当地的人口、人口密度，门诊的就诊量、野外帐篷医院的人流量。

2. 当地排泄物的处理传统及方式、清洁肛门的做法及清洁材料。

3. 当地人群排便习惯。

4. 当地卫生设施的状态及数量，包括残疾人、老人专用厕所。

5. 野外帐篷营区是否有足够的空间用于搭建排便领域或坑式厕所。

当地的气候（季节性降雨）、地形还有排水模式、土壤深度及渗透性，地下水位。

6. 厕所搭建材料、位置、方式。

7. 女性处理月经的方式、材料、设施。

（二）设计

1. 野外帐篷医院现有 8 个厕所帐篷，包括医疗营区 4 个、生活营区 4 个。

2. 当经过评估不够用时，按以下要求（表 5-14），结合现场，规划新建临时厕所。

（三）修建

就地取材，搭建临时厕所，需注意保护隐私和提供洗手设施，控制疾病传播。

表 5-14 排泄物处理的最低要求

项目	急救阶段	稳定阶段
规模	每 50 人设 1 间厕所	每 20 人设 1 间厕所
	男女厕所比例为 1:3	
位置	步行距离小于 50m	步行距离小于 25m
	离驻地距离不小于 6m	离驻地距离不小于 6m
	远离水源	远离水源
隐私与安全	能在厕所里面上锁；夜间照明	
卫生	洗手设施、肥皂或洗手液	
弱势群体	建立老人、儿童和残疾人厕所	

（四）厕所清洗、粪便收集

1．普通患者如厕，由应急队队员指引至营区厕所帐篷；患者如果不能移动，可使用坐便器，并由家属或者帐篷负责人将排泄物送至厕所帐篷，并清洁坐便器。

2．肠道传染病患者及隔离帐篷患者排泄物需单独收集。

3．后勤保障组安排队员轮值，每天清洁厕所并收集粪便（表 5-15），时间为上午 8 点、中午 14 点、下午 18 点。

表 5-15 厕所帐篷清洁排班表

日期 时间	第一天	第二天	第三天	第四天	第五天	第六天	第七天
8：00							
14：00							
18：00							

日期 时间	第八天	第九天	第十天	第十一天	第十二天	第十三天	第十四天
8：00							
14：00							
18：00							

（林冠文 汤 莉）

第九节 常用消毒剂使用标准操作流程

目的：指导应急队员正确配制和使用消毒剂。

适用范围：应急医疗队后勤人员（图 5-21）。

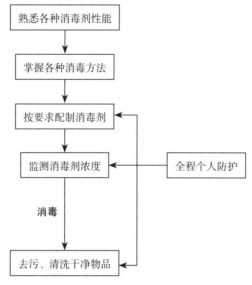

图 5-21　消毒剂使用标准操作流程图

（一）基本要求

1．使用前应认真阅读产品包装上的产品说明、使用范围、使用方法和注意事项等，并严格遵照执行。

2．消毒剂应放置于阴凉通风处，避光、防潮、密封保存。

3．按产品说明，根据有效成分含量按稀释定律配制所需浓度。

4．多数消毒剂配制后稳定性下降，应现用现配、使用前监测浓度。连续使用的消毒剂应每日监测浓度，或每次使用前监测浓度。

5．用过的医疗器材和物品，应先去除污染，彻底清洗干净，再消毒。

6．用于浸泡消毒时容器应加盖，并存放于通风良好的环境中。

7．消毒剂均有一定的腐蚀性，不宜长时间浸泡物品或残留在物品表面，作用时间达到后应取出或采取有效措施去除残留消毒剂。

8．消毒人员应做好个人防护，必要时戴口罩、橡胶手套、护目镜或防护面罩等。有强烈刺激性气味时，人员应尽可能离开消毒现场或加强环境通风。

（二）常用消毒剂

1．戊二醛

（1）属灭菌剂，广谱、高效、毒副作用大、腐蚀性小、受有机物影响小、稳定性好。常用浓度为 2%。适用于不耐热的医疗器械和精密仪器等的浸泡消毒与灭菌。

（2）诊疗器械、器具与物品的消毒与灭菌：将洗净、干燥的诊疗器械、器具与物品放入 2% 的碱性戊二醛中完全浸没，并应去除器械表面的气泡，容器加盖，温度 20～25℃，消毒作用到产品使用说明的规定时间，灭菌作用 10 小时。无菌方式取出后用无菌水反复冲洗干净，再用无菌纱布等擦干后使用。其他戊二醛制剂的用法遵循卫生行政部门或国家相关规定进行。

（3）注意事项

1）诊疗器械、器具与物品在消毒前应彻底清洗、干燥。新启用的诊疗器械、器具与物品先除去油污及保护膜,再用清洁剂清洗去除油脂,干燥后及时消毒或灭菌。

2)戊二醛对人有毒性,应在通风良好的环境中使用。对皮肤和黏膜有刺激性,使用时应注意个人防护。不慎接触,应立即用清水连续冲洗干净,必要时就医。

3)戊二醛不应用于物体表面的擦拭或喷雾消毒、室内空气消毒、手和皮肤黏膜的消毒。

4)强化酸性戊二醛使用前应先加入 pH 调节剂(碳酸氢钠),再加防锈剂(亚硝酸盐)充分混匀。

5)用于浸泡灭菌的容器,应洁净、密闭,使用前应先经灭菌处理。

6)在 20~25℃温度条件下,加入 pH 调节剂和亚硝酸钠后的戊二醛溶液连续使用时间应≤14 天。

7)应确保使用中戊二醛浓度符合产品使用说明的要求。

8)戊二醛应密封,避光,置于阴凉、干燥、通风的环境中保存。

2. 过氧乙酸

(1)适用于耐腐蚀物品、环境、室内空气等的消毒。

(2)使用方法

1)消毒液配制:对二元包装的过氧乙酸,使用前按产品使用说明书要求将 A 液、B 液混合并放置所需时间。根据有效成分含量按容量稀释公式 $c_1 \times V_1 = c_2 \times V_2$,$c_1$ 和 V_1 为过氧乙酸原液的浓度和毫升数,c_2 和 V_2 为配制过氧乙酸使用液的浓度和体积,用蒸馏水将过氧乙酸稀释成所需浓度。计算方法及配制步骤为:

计算所需过氧乙酸原液的体积(V_1):$V_1 = (c_2 \times V_2)/c_1$;

计算所需蒸馏水的体积(V_3):$V_3 = V_2 - V_1$;

取过氧乙酸原液 V_1(ml),加入蒸馏水 V_3(ml),混匀。

2)消毒方法

a. 浸泡法:将待消毒的物品浸没于装有过氧乙酸的容器中,加盖。对一般物体表面,用 0.1%~0.2%(1 000~2 000mg/L)过氧乙酸溶液浸泡 30 分钟;对耐腐蚀医疗器械的高水平消毒,采用 0.5%(5 000mg/L)过氧乙酸冲洗作用 10 分钟,用无菌方法取出后采用无菌水冲洗干净,无菌巾擦干后使用。

b. 擦拭法:大件物品或其他不能用浸泡法消毒的物品用擦拭法消毒。消毒使用的浓度和作用时间同浸泡法。

c. 喷洒法:用于环境消毒时,用 0.2%~0.4%(2 000~4 000mg/L)过氧乙酸溶液喷洒,作用 30~60 分钟。

d. 喷雾法:采用电动超低容量喷雾器,使用 5 000mg/L 过氧乙酸溶液,按照 20~30ml/m³ 的用量进行喷雾消毒,作用 60 分钟。

e. 熏蒸法:使用 15% 过氧乙酸(7ml/m³)加热蒸发,相对湿度 60%~80%、室温熏蒸 2 小时。

(3)注意事项

1)过氧乙酸不稳定,应贮存于通风阴凉处,远离可燃物质。用前应测定有效含量,原液浓度低于 12% 时不应使用。

2)稀释液应现用现配,使用时限≤24 小时。

3)过氧乙酸对多种金属和织物有很强的腐蚀和漂白作用,金属制品与织物经浸泡消毒后,及时用符合要求的水冲洗干净。

4）接触过氧乙酸时，应采取防护措施；不慎溅入眼中或皮肤上，应立即用大量清水冲洗。

5）空气熏蒸消毒时，室内不应有人。

3．过氧化氢

（1）适用范围：适用于外科伤口、皮肤黏膜冲洗消毒，室内空气的消毒。

（2）消毒方法

1）伤口、皮肤黏膜消毒，采用3%（30g/L）过氧化氢冲洗、擦拭，作用3～5分钟。

2）室内空气消毒，使用气溶胶喷雾器，采用3%（30g/L）过氧化氢溶液按照20～30ml/m^{3}的用量喷雾消毒，作用60分钟。

（3）注意事项

1）过氧化氢应避光、避热，室温下储存。

2）过氧化氢对金属有腐蚀性，对织物有漂白作用。

3）喷雾时应采取防护措施；谨防溅入眼内或皮肤黏膜上，一旦溅上及时用清水冲洗。

4．含氯消毒剂

（1）适用范围：适用于物品、物体表面、分泌物、排泄物等的消毒。

（2）使用方法

1）消毒液配制：根据新产品有效氯含量，按稀释定律，用蒸馏水稀释成所需浓度。计算方法及配制步骤与过氧乙酸相同。

2）消毒方法

a．浸泡法：将待消毒的物品浸没于装有含氯消毒剂溶液的容器中，加盖。对细菌繁殖体污染物品的消毒，用含有效氯500mg/L的消毒液浸泡>10分钟，对经血传播病原体、分枝杆菌和细菌芽孢污染物品的消毒，用含有效氯2 000～5 000mg/L消毒液，浸泡>30分钟。

b．擦拭法：大件物品或其他不能用浸泡消毒的物品用擦拭消毒，消毒所用的浓度和作用时间同浸泡法。

c．喷洒法：对一般污染的物品表面，用含有效氯400～700mg/L的消毒液均匀喷洒，作用10～30分钟；对经血传播病原体、结核杆菌等污染表面的消毒，用含有效氯2 000mg/L的消毒液均匀喷洒，作用>60分钟。喷洒后有强烈的刺激性气味，人员应离开现场。

d．干粉消毒法：对分泌物、排泄物的消毒，用含氯消毒剂干粉加入分泌物、排泄物中，使有效氯含量达到10 000mg/L，搅拌后作用>2小时；对医院污水的消毒，用干粉按有效氯50mg/L用量加入污水中，并搅拌均匀，作用2小时后排放。

（3）注意事项

1）粉剂应于阴凉处避光、防潮、密封保存；水剂应于阴凉处避光、密闭保存。使用液应现配现用，使用时限≤24小时。

2）配制漂白粉等粉剂溶液时，应戴口罩、手套。

3）未加防锈剂的含氯消毒剂对金属有腐蚀性，不应做金属器械的消毒。加防锈剂的含氯消毒剂对金属器械消毒后，应用无菌蒸馏水冲洗干净，干燥后使用。

4）对织物有腐蚀和漂白作用，不应用于有色织物的消毒。

5．醇类消毒剂（含乙醇、异丙醇、正丙醇或两种成分的复方制剂）

（1）适用范围：适用于手、皮肤、物体表面及诊疗器具的消毒。

（2）使用方法

1）手消毒：使用符合国家有关规定的含醇类手消毒剂，手消毒方法遵循 WS/T 313 的要求。

2）皮肤消毒：使用 70%～80%（体积比）乙醇溶液擦拭皮肤 2 遍，作用 3 分钟。

3）物体表面的消毒：使用 70%～80%（体积比）乙醇溶液擦拭物体表面 2 遍，作用 3 分钟。

4）诊疗器具的消毒：将待消毒的物品浸没于装有 70%～80%（体积比）的乙醇溶液中消毒≥30 分钟，加盖；或进行表面擦拭消毒。

（3）注意事项

1）醇类易燃，不应有明火。

2）不应用于被血、脓、粪便等有机物严重污染表面的消毒。

3）用后应盖紧，密闭，置于阴凉处保存。

4）醇类过敏者慎用。

6. 含碘类消毒剂

（1）碘伏

1）适用范围：适用于手、皮肤、黏膜及伤口的消毒。

2）使用方法

①擦拭法：皮肤、黏膜擦拭消毒，用浸有碘伏消毒液原液的无菌棉球或其他替代物品擦拭被消毒部位。外科手消毒用碘伏消毒液原液擦拭揉搓作用至少 3 分钟。手术部位的皮肤消毒，用碘伏消毒液原液局部擦拭 2～3 遍，作用至少 2 分钟。注射部位的皮肤消毒，用碘伏消毒液原液局部擦拭 2 遍，作用时间遵循产品的使用说明。口腔黏膜及创面消毒，用含有效碘 1 000～2 000mg/L 的碘伏擦拭，作用 3～5 分钟。

②冲洗法：对阴道黏膜创面的消毒，用含有效碘 500mg/L 的碘伏冲洗，作用到使用产品的规定时间。

3）注意事项

①应置于阴凉处避光、防潮、密封保存。

②含乙醇的碘制剂消毒液不应用于黏膜和伤口的消毒。

③碘伏对二价金属制品有腐蚀性，不应做相应金属制品的消毒。

④碘过敏者慎用。

（2）碘酊

1）适用范围：适用于注射及手术部位皮肤的消毒。

使用方法：使用碘酊原液直接涂擦注射及手术部位皮肤 2 遍以上，作用时间 1～3 分钟，待稍干后再用 70%～80%（体积比）乙醇脱碘。

2）注意事项

①不宜用于破损皮肤、眼及口腔黏膜的消毒。

②不应用于碘酊过敏者；过敏体质者慎用。

③应置于阴凉处避光、防潮、密封保存。

（3）复方碘伏消毒液

1）适用范围：主要适用于医务人员的手、皮肤消毒，有些可用于黏膜消毒。应严格遵循卫健委消毒产品卫生许可批件规定的使用范围。

2）作用方法

①含有乙醇或异丙醇的复方碘伏消毒剂可用于手、皮肤消毒，原液擦拭 1～2 遍，作用 1～2 分钟，不可用于黏膜消毒。

②含有氯己定的复方碘伏消毒剂，用途同普通碘伏消毒剂，应遵循该消毒剂卫生许可批件的使用说明，慎用于腹腔冲洗消毒。

3）注意事项：同碘伏，使用中应注意复方物质的毒副作用。

7. 氯己定

（1）适用范围：适用于手、皮肤、黏膜的消毒。

（2）使用方法

1）擦拭法：手术部位及注射部位皮肤和伤口创面消毒，用有效含量≥2g/L 氯己定 - 乙醇（70%，体积比）溶液局部擦拭 2～3 遍，作用时间遵循产品的使用说明；外科手消毒用有效含量≥2g/L 氯己定 - 乙醇（70%，体积比）溶液，使用方法及作用时间应遵循产品使用说明。

2）冲洗法：对口腔、阴道或伤口创面的消毒，用有效含量≥2g/L 氯己定水溶液冲洗，作用时间遵循产品的使用说明。

（3）注意事项：不应与肥皂、洗衣粉等阴性离子表面活性剂混合使用或前后使用。

8. 季铵盐类

（1）适用范围：适用于环境、物体表面、皮肤与黏膜的消毒。

（2）使用方法

1）环境、物体表面消毒一般用 1 000～2 000mg/L 消毒液，浸泡或擦拭消毒，作用时间 15～30 分钟。

2）皮肤消毒：复方季铵盐消毒剂原液皮肤擦拭消毒，作用时间 3～5 分钟。

3）黏膜消毒：采用 1 000～2 000mg/L 季铵盐消毒液，作用到产品使用说明的规定时间。

（3）注意事项：不宜与阴离子表面活性剂如肥皂、洗衣粉等合用。

9. 煮沸消毒

（1）适用范围：适用于金属、玻璃制品、餐饮具、织物或其他耐热、耐湿物品的消毒。

（2）使用方法：将待消毒物品完全浸没水中，加热水沸腾后维持≥15 分钟。

（3）注意事项

1）从水沸腾时开始计消毒时间，中途加入物品应重新计时。

2）消毒物品应保持清洁，所消毒的物品应全部浸没于水中，可拆卸物品应拆开。

3）高海拔地区，应适当延长煮沸时间。

4）煮沸消毒用水宜使用软水。

（林冠文 汤 莉）

第十节 物 资 管 理

目的：为国际医疗队员出发前物资准备提供指引。

适用范围：应急医疗队管理后勤人员与药品耗材管理人员。

（一）基本概况

1. 分类

（1）医疗装备：门急诊装备、医辅装备。

（2）后勤装备：营区装备、供电装备、供水装备、供气装备、通讯装备、安全装备、生活装备。

（3）医疗耗材

（4）药品

（5）食品

2. 管理系统　应用移动帐篷医院物资管理系统管理。

（二）配给流程（图 5-22）

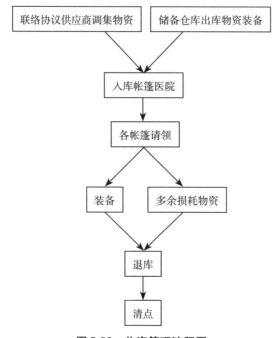

图 5-22　物资管理流程图

1. 各负责人员联络协议供应商调集物资。

2. 各负责人员从物资储备仓库出库物资装备。

3. 分别入帐篷医院项目仓库。

4. 各帐篷请领物资管理物资。

5. 撤收时装备退库。

6. 撤收时多余物资退库。

7. 清点物资。

（劳炜东　刘中民）

第十一节　包装运输

目的：规范帐篷医院物资包装运送流程管理，保证救援物资以最短的时间运送到达受援地。

适用范围：应急医疗队后勤人员（图 5-23）。

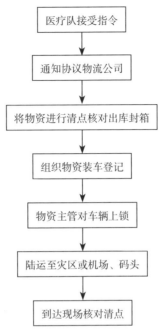

图 5-23　装车运输流程图

（一）包装箱分类（表 5-16）

表 5-16　包装箱分类表

功能模块	英文	RGB 色号
门诊	Outpatient Department	255.0.0
辅助检查	Medical Assistant Department	128.128.128
药房	Pharmacy	255.128.64
手术室	Operation Theatre	255.255.0
病房	Ward	0.128.0
仓储单元	Medical Store	150.255.200
通讯指挥	Telecom	128.0.128
后勤保障	Logistic Support	255.255.255
卫生防疫	Disease Control	128.64.64

（二）包装箱规格（表 5-17）

表 5-17　包装箱规格表

序号	颜色	外尺寸 [长（mm）× 宽（mm）× 高（mm）]	承重（kg）	用途
1	A	1 200×800×800	300	装备物资
2	B	2 000×620×500	300	担架急救器械
3	C	1 000×600×600	300	单人住宿
4	D	500×500×700	300	药品耗材
5	E	原包装	300	帐篷食物药品耗材

（三）包装要求

1．按照指定箱体分类放置，设备与其附件不得分离。

2．各类运输箱专人负责。

3．同一运输箱内不同设备用气泡海绵分隔。

（四）运输

1．与物流公司签订救援物资紧急运输协议，保证 4 小时内启运，24 小时内通过陆运从医院物资仓库将物资运送至灾区或机场。

2．将物资分类进行包箱打包管理，全部物资处于战备状态，紧急出动时可立即装车运输。

3．制订物资运送清单备案，包含物资各箱重量体积和总重量总体积，以便紧急出动时迅速启运。

4．与省卫健委、省府应急办等部门保持沟通协议，紧急情况下由政府层面出公函协调，走绿色通道迅速检验放行。

（五）运输计划

1．初步预计车型 1 台 9.6m 高柜厢式车。

2．初步预计水路运输船型。

3．初步预计航空运输机型。

（劳炜东　田军章）

第十二节　安保系统

目的：保障医疗队帐篷医院在外执行任务期间人员、救援物资、设备等的安全。

适用范围：应急医疗队后勤人员（图 5-24）。

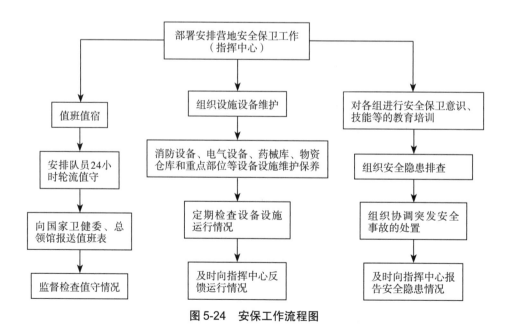

图 5-24　安保工作流程图

（一）安全守则

1．严格遵守有关法律法规，尊重当地人民的风俗习惯，遵守救援队的各项规章制度及规定。

2．保持高度警惕，防止意外事件的发生。

3．坚持请示报告制度。保持与现场协调中心、上级主管部门建立联系机制，定期报告情况，遇有重大情况要及时请示报告。

4．灾情记录　充分利用网络信息、媒体广播等，密切注意灾区险情动态。

5．值班制度　驻地安排人员轮流值班，防止袭击和偷盗事件发生。

6．熟悉疏散预案　在发生意外事件时，保证人员能及时安全地疏散和撤退。

7．保持联络　与当地警方和保安机构保持联系，遇有突发事件及时获得帮助和救援。

8．装备维护　完善安保措施和设施，通讯设备和器材保证正常使用。

9．遵守规程　严格遵守操作规程，防止工伤事故发生，保证设备处于良好工作状态，严禁带故障作业，电气设备保险设施要完备，否则不得使用。

10．三防　做好驻地防火、防电、防煤气泄漏等安全防范工作。

11．纪律　未经队长同意，不得带外人进入专家驻地。

12．保险　为每位队员购买完善的人身安全保险。

（二）相关表格（表 5-18）

表 5-18　安保排班表

时间 ＼ 日期	第1天	第2天	第3天	第4天	第5天	第6天	第7天
8：00—12：00							
12：00—18：00							
18：00—00：00							
00：00—8：00							

时间 ＼ 日期	第8天	第9天	第10天	第11天	第12天	第13天	第14天
8：00—12：00							
12：00—18：00							
18：00—00：00							
00：00—8：00							

（丁文锋　劳炜东）

第十三节　通　讯

目的：为帐篷医院提供对内或对外通讯保障。

适用范围：应急医疗队全体人员。

（一）通讯装备（表 5-21）

表 5-21　通讯装备表

序号	名称	数量	作用	使用场合
1	海事卫星电话	1	对外联络	无网络极端情况
2	短波电台	1	对外联络	无网络极端情况
3	对讲机	18	对内联络	无网络极端情况
4	个人手机	18	集结	备战状态
5	手持终端	18	信息传递	任务中

（二）通讯流程（图 5-25）

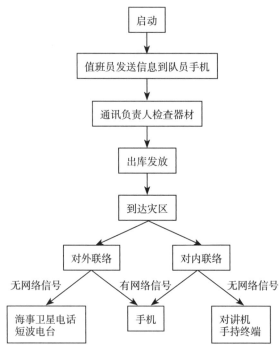

图 5-25　通讯保障流程图

1. 接受任务启动后，值班员通过指挥平台群发信息至个人手机。
2. 利用个人手机保持行动联系。
3. 通讯负责人检查器材并保证电量充足。
4. 出库发放通讯器材。
5. 到达灾区根据情况，决定采用对外对内联络手段。
6. 日常通讯。

（劳炜东　马　力）

第十四节　撤　收

目的：任务完成后对帐篷医院进行撤收。

适用范围：应急医疗队全体人员。

具体撤收流程如下（图 5-26）：

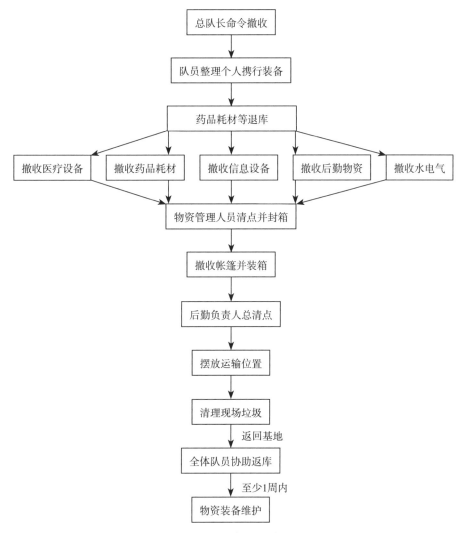

图 5-26　应急救援队撤收流程图

1. 按照总队长命令撤收。

2. 队员整理个人携行装备，并按要求统一堆放。

3. 各帐篷首先将剩余药品耗材退库到药品处与耗材处。

4. 各帐篷撤收医疗设备，并按原包装复位整理装箱。

5. 药品管理员清点登记药品，并装箱。

6. 耗材管理员清点登记器材，并装箱。

7. 信息人员整理除个人联络通讯器材外的装备，并按原包装复位整理装箱。

8. 后勤人员撤收营房设备、后勤物资、食品等，并按原包装复位整理装箱。

9. 后勤水电人员撤收水电气设施，并按原包装复位整理装箱。

10. 物资管理人员清点核查各运输箱内物资无误后落锁或封箱，并在箱体清点与物资系统内标注。

11. 全体人员撤收帐篷，顺序：急救帐篷—门诊区—生活区—物资区—分诊/候诊区域及帐篷，将帐篷一一装箱。

12. 后勤负责人总清点，并核对箱体清单。

13. 将物资运输箱按装运顺序排列好。

14. 清理现场垃圾废物，做好标志分类放置或按要求带走。

15. 物资回到储备仓库后，全体队员协助返库清点并上交通讯器材。

16. 至少在任务结束一周内，各帐篷指定人员对物资设备进行库内维护。

应急救援物资一般存放在物资储备仓库，药品仓库在药学部，医用耗材仓库在供应室。按照"平战结合"的原则，医疗装备可用于医院日常医疗行为，一旦救援队准备集结出发，应急救援装备必须立即到位，并保证良好工作状态。

（丁文锋 黄 雷）

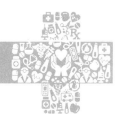

参 考 文 献

1. 梁万年,王声湧,田军章. 应急医学. 北京:人民卫生出版社,2012.

2. WHO.WHO Model List of Essential Medicines-23rd list,2023[EB/OL].(2023-07-26)[2023-08-01]. https://www.who.int/publications/i/item/WHO-MHP-HPS-EML-2023.02.

3. WHO.WHO Model List of Essential Medicines for Children-9th list,2023[EB/OL].(2023-07-26)[2023-08-01]. https://www.who.int/publications/i/item/WHO-MHP-HPS-EML-2023.03.

4. WHO.Guidelines for medicine donations,revised 2010[EB/OL].(2011-10-19)[2023-08-01]. https://www. who.int/publications/i/item/9789241501989.

5. WHO. Classification and minimum standards for Foreign Medical Teams in sudden onset disasters, 2013.

6. 中华人民共和国卫生部,国家中医药管理局. 医疗机构药事管理规定(卫医政发[2011] 11 号), 2011.

7. 中华人民共和国国家卫生和计划生育委员会. 国家突发公共事件医疗卫生救援应急预案,2006.

8. 中华人民共和国国家卫生和计划生育委员会. 突发事件紧急医学救援"十三五"规划(2016—2020 年) (国卫应急发〔2016〕46 号),2016.

9. 中华人民共和国国家质量监督检验检疫总局. 药品冷链物流运作规范:GB/T 28842—2012,2012.

10. 田军章,尹春艳. 医院应对危机的思考. 中华医院管理,2005,21:39.

11. 魏超,陈清华. 危机传播管理中的新闻发布研究. 江苏社会科学,2011(4):252-256.

12. 田宏明. 新闻发布会与公众舆论方向引导. 重庆工商大学学报,2016(2):89-93.

13. 张立斌. 浅谈医院危机管理中的新闻发布. 重庆医学,2006(1):97-98.

14. 王淑芳. 医院新闻发言人制度与公共关系. 中国医院管理,2007,,27(6):52-53.

15. 刘龙秀. 标准操作程序在门诊预检分诊质量管理中的应用研究. 实用临床医药杂志,2012,16(18): 101-103.

16. 中华人民共和国卫生部. 急诊病人病情分级指导原则(征求意见稿). 中华危重症医学杂志,2011,4 (4):241-243.

17. 中华护理学会急诊专业委员会,浙江省急诊医学质量控制中心. 急诊预检分级分诊标准. 中华急诊医 学杂志,2016,25(4):415-417.

18. Adini B,Goldberg A,Laor D,et al. Factors that may influence the preparation of standards of procedures for dealing with mass casualty incidents. Prehosp Disaster Med,2007,22(3):175-180.

19. 金静芬,陈水红,张茂,等. 急诊预检分级分诊标准的构建研究. 中华急诊医学杂志,2016,25(4):527-531.

20. Newgard CD, Fischer PE, Writing Group for the 2021 National Expert Panel on Field Triage, et al. National guideline for the field triage of injured patients: Recommendations of the National Expert Panel on Field Triage, 2021. J Trauma Acute Care Surg, 2022, 93 (2): e49-e60.

21. Sasser SM, Hunt RC, Faul M, et al.Centers for Disease Control and Prevention (CDC). Guidelines for field triage of injured patients: recommendations of the National Expert Panel on Field Triage, 2011. MMWR Recomm Rep, 2012, 61 (RR-1): 1-20.

22. 中国医学救援协会灾害救援分会. 大规模伤害事件紧急医学应对专家共识. 中华急诊医学杂志, 2016, 25 (04): 405-414.

23. John F Butterworth, David C Mackey, John D Wasnick. 摩根临床麻醉学. 王天龙, 刘进, 熊利泽, 译. 北京: 北京大学医学出版社, 2015: 9.

24. Neumar RW, Otto CW, Link MS, et al. Part 8: Association Guidelines for Cardiopulmonary Resuscitation and Emergency Cardiovascular Care. Circulation, 2012, 122 (18 Suppl 3): S729-S767.

25. Rossaint R, Bouillon B, Cerny V, et al. The European guideline on management of major bleeding and coagulopathy following trauma: fourth edition. Critical Care, 2016, 20: 100.

26. 尚红, 王毓三, 申子瑜. 全国临床检验操作规程. 4版. 北京: 人民卫生出版社, 2015: 443-448.

27. Cecconi M, De Backer D, Antonelli M, et al. Consensus on circulatory shock and hemodynamic monitoring. Task force of the European Society of Intensive Care Medicine. Intensive Care Med, 2014, 40: 1795-1815.

28. 刘大为, 王小亭, 张宏民, 等. 重症血流动力学治疗——北京共识. 中华内科杂志, 2015, 54 (3): 248-271.

29. Ddlinger RP, Levy MM, Rhodes A, et al. Surviving Sepsis Campaign: international guidelines for management of severe sepsis and septic shock, 2012. Intensive Care Med, 2013, 39: 165-228.

30. 邓小明, 姚尚龙, 于布为, 等. 现代麻醉学. 北京: 人民卫生出版社, 2014.

31. 白人驹, 张雪林. 医学影像诊断学. 3版. 北京: 人民卫生出版社, 2010.

32. 于布为, 吴新民, 左明章, 等. 困难气道管理指南. 临床麻醉学杂志, 2013, 29 (1): 200-203.

33. 中华医学会麻醉学分会. 困难气道管理专家共识. 临床麻醉学杂志, 2009, 25 (3): 200-203.

34. Frerk C, Mitchell VS, McNarry AF, et al.Difficult Airway Society 2015 guidelines formanagement of unanticipated difficult intubation in adults.British Journal of Anaesthesia, 2015: 1-22.

35. 王予生, 陈晓光. 骨关节数字X线摄影技术学. 北京: 人民军医出版社, 2012.

36. Emergency Department Patients With Chest Pain Writing Panel, James E Udelson, W Frank Peacock, et al. 2015 ACR/ACC/AHA/AATS/ACEP/ASNC/NASCI/SAEM/SCCT/SCMR/SCPC/SNMMI/STR/STS Appropriate Utilization of Cardiovascular Imaging in Emergency Department Patients With Chest Pain: A Joint Document of the American College of Radiology Appropriateness Criteria Committee and the American College of Cardiology Appropriate Use Criteria Task Force. J Am Coll Radiol, 2016, 13 (2): e1-e29.

37. 葛均波, 徐永健. 内科学. 8版. 北京: 人民卫生出版社, 2013: 220-242.

38. 中国医师协会急诊医师分会. 2015 中国急诊急性冠状动脉综合征临床实践指南. 中国急救医学, 2016, 36 (2): 108-115.

39. 中华医学会呼吸病学分会哮喘学组. 支气管哮喘防治指南 (2016年版). 中华结核和呼吸杂志, 2016, 39

（9）：675-697.

40. 中华医学会糖尿病学分会. 中国 2 型糖尿病防治指南. 中华糖尿病杂志，2014，7（6）：464-465.

41. Vernberg EM，Hambrick EP，Cho B，et al. Positive psychology and disaster mental health：strategies for working with children and adolescents. J Clin Psychol，2016，72（12）：1333-1347.